虎列剌

コレラ、朝鮮を襲う

身体と医学の朝鮮史

호열자

조선을 습격하다

申東源
Shin Dong Won

任正爀 訳
Im Jong Hyok

法政大学出版局

Original Korean edition published by Yuksabipyoungsa
Japanese edition is published by arrangement with Yuksabipyoungsa
through BC Agency, Seoul & The Sakai Agency, Tokyo

日本語版への序文

朝鮮医学史について知りたいのだが、どのような本を読めばいいか、と尋ねられるたびに、私は少しもためらうことなく三木栄先生の『朝鮮医学史及疾病史』をまず勧めてきた。膨大な史料に基づいた充実した内容とともに、朝鮮医学史の重要な脈絡を余すところなく解き明かした本だからである。けれども、日本語で書かれているので韓国人が読むのはすこし難しい。また、日本人でもこの本に引用された数多くの史料は漢文原典そのままなので、一読することは容易ではない。このような理由から、優れた本にもかかわらず、専門家を超えて一般読者を得ることは難しかった。

さらに、この本が出版されて五〇年以上も経っており、医学史への問いとそれに答える文章の形式が大きく変わった。私の本は、最新の東アジア医学史学界の研究傾向を反映しながら、一般読者が朝鮮医学の歴史を一瞥できるように著述されている。

私は本書で朝鮮の医薬文化史を明らかにしようとした。そこには、韓・中・日・ベトナムに共通するアジア的普遍性とともに、朝鮮だけの特異性が同時に含まれている。十数年前、私はケンブリッジ大学ニーダム東アジア科学史研究所で、この本に収められた「転女為男法」に関する発表をしたことがある。妊娠中に胎内の女児を男児に変える様々な秘法が言及されるたびに、日本と中国の学者たちはくすくすと笑った。みな、それが何かをよく知っていたからである。

けれども、他の国際セミナーではまったく異なる経験をした。私は「疫病が流行ったとき、朝鮮人は避難を上策と考えた」という発表をした。中国の学者は清代中国人もそうであったと述べたが、日本の学者は江戸時代の日本人は居住地を離れることはしなかったとした。治病・疫病・医療制度・医学学術・西洋医学導入と自己の医学の発信など、様々な側面で韓・中・日の医薬文化は似ていながらも大きく異なる。本書が日本の読者に日・韓医薬文化の共通点と差異を知るうえで助けとなれば喜ばしいことである。

本書は私の朝鮮医学史研究四部作の出発点となった本である。二〇〇四年に医薬文化史である『コレラ、朝鮮を襲う』を出した後、そこから出発して一〇年の間、概念史・医薬生活史・学術史の三つの側面を掘り下げた。その結果、一昨年に病の概念史である『虎患・媽媽・天然痘——病の日常概念史』を書き、昨年には日常生活史的な観点から朝鮮王朝時代までの医薬の歴史を眺望した『朝鮮医薬生活史——患者を中心に見た医療二千年』を出版、今年の一二月には東アジア医学史的観点から見た朝鮮医学学術史である『東医宝鑑と東アジア医学史』が世に出る予定である。四部作の最初の本である『コレラ、朝鮮を襲う』の拡大・深化の結実であり、その芽はすべて最初の本に含まれていた。

朝鮮大学校の任正爀教授との出会いは私にとって大きな幸運であった。彼は在日朝鮮人として、ディアスポラとして、朝鮮の科学史を観ることができる位置にいた。彼は自身の研究とは別途に日本で南北朝鮮の学術研究成果を等しく紹介することによって、私が今行っている研究の位置づけを相対的に把握することができるようにしてくれた。さらに、けっして容易ではないこの本を翻訳する労をもいとわなかった。ひたすら感謝するのみである。本書を出版してくれた法政大学出版局にも心から感謝したい。

最後に、本格的な朝鮮医学史研究を拓いてくれた故三木栄先生に感謝をしたい。私の本が日本語で翻訳出版されることで、先生から受けた学恩に少しは報いることができるのではと思っている。

二〇一五年一一月初め　申東源

コレラ、朝鮮を襲う――身体と医学の朝鮮史◉目次

II　歴史の中の医療生活

III　朝鮮医学か、西洋医学か

コレラ、朝鮮を襲う——身体と医学の朝鮮史

凡例

一、本書は、신동원、호열자、조선을 습격하다（역사비평、二〇〇七）の全訳である。

一、訳者による補足は〔 〕で括り訳文中に挿入した。

一、訳者註は番号を（ ）で括り各章末にまとめた。

一、文脈上の重要な語句ないし特殊な用いられ方をしている語句は〈 〉で括った。

本書を刊行するにあたり

なぜ、「虎烈剌《ホヨルチャ》」なのか

一八二一年、暑気が暴れまくった夏の終わり頃、朝鮮の人たちは正体不明の疫病の大流行を経験しました。驚くほど早く伝染し、発病率が非常に高く、病気にかかれば酷い苦痛のなかで即死しました。病気にかかった一〇人中八、九人は死にました。誰もこの病気が何なのかを知らず、どのような処方で防ぎ、治すのかも知ることができませんでした。人々はこの病気を怪疾《ケジル》と呼びました。私は少し前に世界を恐怖に陥れた怪疾であるＳＡＲＳ騒動を見た時、昔の怪疾の流行が頭に浮かびました。昔は朝鮮だけでも数十万人が死にましたが、今は全世界を合わせても一〇〇〇人も死にませんでした。それでも、二つの怪疾の間には共通点があります。苦痛と死、不安と恐怖、何よりも生きている人のうろたえぶりがそうです。異なる点があるとすれば、当時は疫病の時代で怪疾の恐怖が日常のことであったとするならば、現代は医学の時代であり怪疾が平穏な日常を壊すという点です。当時は、怪疾は単純な疾病としてではなく、どうしようもない天の災難と受け止められていました。最近では、科学によって病に打ち勝つことができると信じられているので、なおさら怪疾を克服しようともがきます。一八二一年の怪疾は「ホヨルチャ」すなわち「虎列剌《ホヨルチャ》」と名づけられ、この時からわれわれの歴史は怪疾の時代と虎列剌《ホヨルチャ》の時代に分かれます。怪疾は前近代であり運命論の時代、虎列剌《ホヨルチャ》は近代であり科学的楽観論の時代です。

怪疾の流行は一八二一年であり虎列刺《ホヨルチャ》という名前が用いられたのは一八八五年のことで、六四年の間に夥しい変化があったのです。当時、英語式発音であるコレラよりも、その音を韓訳した「虎列刺《ホヨルチャ》」という名前が公式名称となり、「虎列刺《ホヨルチャ》」前後で世の中が大きく変わったわけです。とくに、朝鮮人の身体と病気、朝鮮の医療と医学には広くかつ深い大変革がありました。正直に言えば、この本は虎列刺《ホヨルチャ》の歴史を本格的に扱ったものではありません。虎列刺《ホヨルチャ》は身体と病気、医療と医学を通じて「大変革」を感じ、ひいてはそれ以前と以後に展開されたわれわれの営みと歴史を理解する道に案内する一つの方便でしかありません。

苦痛を強いられる身体の歴史

少し前、幽玄な山寺とそこに茂る木々の生命力を過不足なく表現した文章を読んで本当に羨ましく思いました。私もそのような美しさを謳いたいのですが、不幸にも私の主題は苦痛です。死体と悪病、障害の苦痛を記録することが私の行う作業です。美しく幸福な瞬間は短く、苦痛と悲嘆の時間は実に長いのが人生のようです。それは昔も今も同じです。美しさを見出すことが散文となるように、身体の苦痛を描くのもまた散文となります。われわれの生がそうであるのに、なぜに苦痛に満ちた生の歴史からあえて目を背けることができるでしょうか。時々、苦痛に対する共感がカタルシスとなって生の滋養分となることを思えば、実に逆説的といえるでしょう。

「苦痛を強いられた身体の歴史」では、身体の苦痛に焦点を合わせました。疫病を統制することができなかった時代、それが酷い苦痛の根源でした。疫病の犠牲者はまさにわれわれの祖先と彼らの家族でした。疫病は飢饉とともに発生することが多く、貧しさと疫病は盲人と障害者を量産しました。疫病が統制される時代に入ってからは大量死の苦痛は減りました。そうだとして身体の苦痛が雪が溶けるように消えたのではありませんでした。

身体に対する近代的権力が新たに作動しはじめました。衛生という名目で数千年の伝統の凝集体であるサントゥ〔男性の身分や年齢に応じた髪型〕を切りました。細菌説は朝鮮人の生活習慣一つ一つを支配しようとする日本帝国主義者の植民地権力が活用する道具となりました。断髪令の施行や細菌説の消化が近代社会へと出て行くために不可避なことであったのを否定はしません。そうだとしても、朝鮮人の身体に新しく加えられた権力の息が新しい苦痛の源泉となった事実を忘れてはならないでしょう。

近代西洋医学の知識だけがわれわれの身体に権力を振り回したのではありません。高級医学としての漢医学にもそのような側面がありました。執拗に「男児善好」〔男子の誕生を願う〕観念を支える漢医学の歴史がそれを見せてくれます。

歴史のなかの医療生活

病の苦痛が日常であったならば、それに打ち克つための努力も日常でした。われわれが医療と呼ぶものが、その中心にありました。病気を治す方法としての厄払いと祈禱、漢医薬を利用することがあり、開港以降には西洋医術を施す病院を訪ねる方法がありました。

このようなものが時代によってどのように変わってきたのか、その全般的な様相が気になりました。まず、昔の医療機関と近代の医療機関がどのような姿で存在したのかを知りたいと思いました。恵民署と活人署〔朝鮮王朝の医療機関。一九六頁以下参照〕などがあったとしても、それが暗記の対象で終わるのならば、なんの意味がありましょう。済衆院〔二一七頁以下参照〕や大韓医院〔二三九頁以下参照〕も同じでしょう。われわれが病院を利用するようにそのような機関の実態を生き生きと描き出そうとしました。

これとともに女性患者を対象とした女性医療人である医女のはなしを通じて、その間、関心を示さなかった朝鮮伝統医療のまた別の一側面を、牛黄清心丸のような救急名薬を通じて家庭での救急医療の詳しい内容を摑んでみようとしました。

「韓国のヒポクラテス宣書」はおまけです。その起源についても誤解が多く、実際の内容が医療の現実と符合しないにもかかわらず、大きな医療事件が起こるたびに、オウムのように繰り返されるこの呪術を解きたいと思いました。医師や市民、記者の人たちはヒポクラテス宣誓に言及するまえに、この文章を一度読めば助けとなるはずです。

漢医学か、西洋医学か

わが国の医学の歴史を学ぶ者の悩みは一つ二つではありません。そのようななかでも「朝鮮医学は中国医学とどのように異なるのか？」という外国の学者たちの質問には、正直困惑します。同じ概念の医学を用いたとしても地域的、文化的差異を問わなければならず、歩んできた歴史や伝統が異なることを見せなければならず、医学的処方と薬材選択が異なっていることを指摘しなければなりません。なのに、それだけでも不足です。究極的には〈朝鮮〉、〈中国〉を規定する概念自体をもう一度検討することが必要であると気づきました。

今日の領土と民族概念に照らし合わせて把握すべき部分があり、東アジアネットワークのなかで中国と朝鮮、そして隣国がともに共有しながら作られてきたと見なければならない部分があったのです。結局、私は医学の起源の問題、過去の医学の伝統の継承問題、当時の東アジア医学間の交流という問題を分けて見なければならないという結論に至りました。このような考えで私は東アジア医学の伝統のなかで朝鮮医学の位置と独自性を評価しようと試みました。

西洋医学と漢医学の問題は、現在進行中なのでより難しい主題です。この問題に接近する時、私がとった戦略は、以前の学者が膨らませた部分を減らし、過小評価したり無視した部分を回復させる方法です。朝鮮医学史研究の大家たちは西洋医学の輸入に対してはかなり高い点数を与える反面、漢医学の評価を落としました。西洋医学が疫病を統制し、数多くの病気の苦痛を和らげるのに大きく寄与したことは貶下できない事実ですが、そうだとしても、それを時代状況を超越して当然なことと見るのはやはり歴史を無視する態度だと思います。

私は、西洋医学と朝鮮医学の関係を朝鮮後期、開港・開化期、日本の植民地期の三つに分けて考察しました。この時期を貫通するもっとも大きな特徴は、医学が漢医学となり、西洋医学が医学となった点です。幾人かの学者たちが高い関心を持って積極的に評価した朝鮮後期の西洋医学は本当に微々たるものであり、種痘法を除外した他のものはほとんど施術されませんでした。しかし、植民地時代以降は異なりました。西洋医学が公式の医学となり、漢医学は周辺に追いやられました。けれども漢医学が消えたり、没落したのではありません。たくさんの費用がかかる西洋医術が植民地朝鮮の中心的医療とはなりえなかったので、漢医学は以前のように朝鮮人の中心的医療の役割を果たし、一九三〇年代にはそれを基に、強大な西洋医学に挑戦状を出すほどでした。

開港・開化期には漢医学と西洋医学の関係が一方的ではなく、両者の対立もそれほどはっきりとしていませんでした。私は種痘法と済衆院の事例を通じてそのような内容を見せようとしました。けれども、二〇世紀以後の歴史では西洋医学とそれを伝達してくれた日本と米国を評価する作業が継続され、結果、池錫泳を頂点とする「牛痘法神話」とアレンを頂点とする「済衆院神話」が生まれました。私は、済衆院とアレン、池錫泳と牛痘法という叙事に込められた神話的要素を再検討して、わが医学の歴史に強く横たわる近代主義と植民地主義をあぶりだそうとしました。

このように西洋医学の問題点を指摘し、漢医学の無視された側面に関心を払ったとしても、現代韓国医学のもっとも大きな幹は西洋医学です。いや、西洋医学という表現は適当ではなく、それは韓国医学です。二〇世紀初頭・中盤の政治的・経済的苦難を経て、ついに韓国はその医学を側に置くことに成功しました。感動的なことです。しかし、依然として問題となる低水準生活者の医療疎外をはじめとする医療費の高騰問題と医療の非人間化傾向は現代医学に課された克服すべき問題です。

本書の文体について

この本はわれわれの歴史における身体と病気、医療と医学に関心を持つ一般読者のためのものです。私は専門的な内容を扱いながらも、誰もが簡単に読めて、そうでありながらも学問的信頼性を失わない文章を追求します。それが、うまくできたかどうかは全面的に読者の判断に委ねられている、としてもです。

私は、この本でいくつかの形態の書き方を試みます。重要なテーマを短い分量で巨視的に眺める方式の文章が半分程度になります。朝鮮の疾病史、医療史、医学史を一摑みにするためです。残りは、あるものは概念と事件の起源を追跡し、あるものはそれのネットワークを再構成し、あるものは小説に盛られた社会相の断面を読んでみます。そうすることによって、多様でありながらも深層的な内容と出会うことができるはずです。

元来、本書は特別にこのような本を構想して書いたものではありません。この数年間に書いた異なる形態の文章を集めたものです。けれども、私は一年弱、本書の体系を整えながら、本書が必ず包括すべき内容を補完し、文体をみな読みやすいように変えました。読むうえで邪魔にならないよう注釈は可能な限り減らし、これを本文に含ませました。詳細な注釈は、文章の最後に原典あるいは関連する文章に関する情報を入れたのでそれを参考としてください。本書に少なからぬ誤りがあるのではないかと心配しています。この点は識者の教えをお願いする次第です。

謝　辞

みすぼらしい一冊の本を刊行するにあたっても、それは一人の仕事ではないようです。母と兄弟たち、義父と義母の愛情に感謝します。たくさんの師――この分野に導いて下さった許正先生、学問の精神を教えて下さった金永植先生、文章の面白さがなぜ重要なのかを説いて下さった朴星来先生、年齢差があるにもかかわらず「学問の友」と冗談を口にされながら激励していただいた故奇昌徳先生、いつも関心と配慮を払ってくださった黄相翼先生――にも深く感謝します。いくつかの文章をよりよい条件で書けるように物心両面から助けてくれた金東源教授をはじめとする韓国科学技術院・人文社会学部の諸先生方にも感謝します。本を作るうえで苦労された歴史批評社のイ・サンフィ次長、キム・ユンギョン編集長、キム・ベギル社長にも感謝を捧げます。最後に、本を書くために、あまり一緒の時間を過ごすことができなかった家人と子供たちに、すまない気持ちにかえて、ありがとうの言葉を送ります。

二〇〇四年一〇月初旬　大田韓国科学技術院研究室にて

申東源

I　苦痛を強いられる身体の歴史

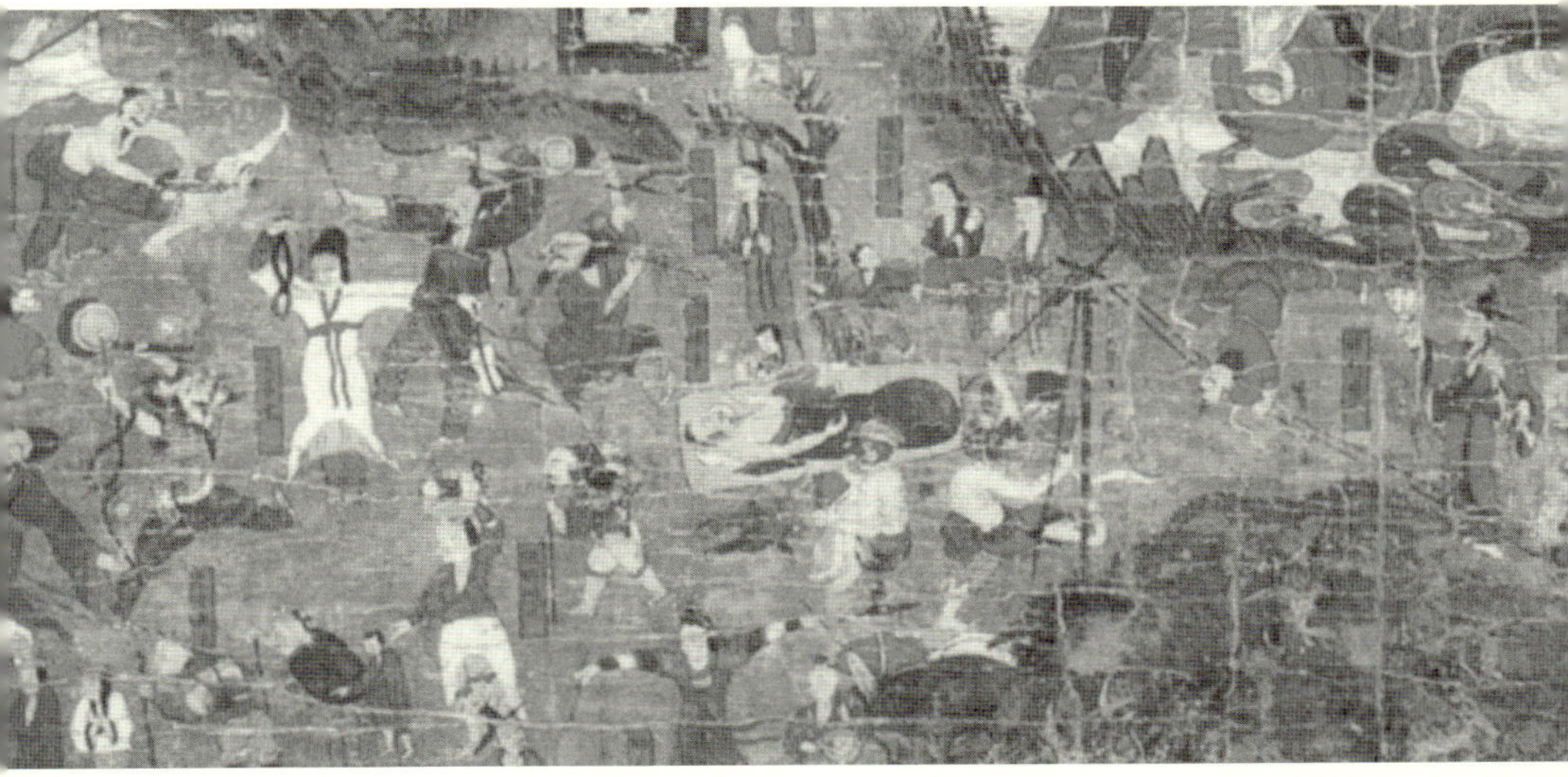

コレラ、朝鮮を襲う

恐怖の疫病、コレラ

代表的な疾病にはそれぞれを表象するイメージがある。結核は「美しく悲しい病」、らい病は「天罰」、痘瘡は「痘神の降臨」、梅毒は「性道徳の乱れ」、ペストは「突然の襲撃」、癌は「統制することができず広がる細胞」、エイズは「同性愛の疾病」、ではコレラは何だろうか？「ショッキングな」、「甚だしい恐怖を起こす」、「いつかかるか、まったく予想できない」無秩序としてイメージされた。欧米、アジア、朝鮮を問わずどこも同じであった。

コレラは、急に現れ瞬時に村を襲う。今まで健康であった人がすぐ倒れる。誰がかかり、誰がかからないのか、誰も予測できない。老若男女、身分、階層、階級による差異もない。コレラにかかれば、瞬時に徴候が現れ死んでしまうので、恐怖が倍加される。脚が痙攣を起こしはじめ全身が震え、口からすべてのものを吐き下痢が止まらない。脈拍が弱くなり、四枝が冷たくなり、意識が朦朧とし、しばらくして息を引き取る。高い伝染率と致命率に比べ予防法と治療法がなく、恐怖感が増幅される。

現代の人々は戦争よりもより恐ろしいコレラの脅威を知らない。疾病史家たちはコレラの恐ろしさに比する唯一の疾病としてペストを挙げる。朝鮮でコレラが「虎が皮膚を刺す」苦痛を与えるという意味の「虎疫《ホヨク》」、「虎列刺《ホヨルチャ》」と名づけられたことにもコレラの恐ろしさを読み取ることができる。初めてコレラが侵入した時には、当然、呼称がなく「妖怪のような」疾病という意味で「怪疾《ケジル》」と呼んだ。何も分からない現象を凝縮した疾病名である。

帝国と滅亡とともに拡がったコレラ

シカゴ大学の歴史学者ウィリアム・マクニールは『疾病と世界史』という本で、非常に興味深い仮説を提示した。「ミクロ寄生」と「マクロ寄生」の弁証法がそれである。

ミクロ寄生は病原体と人間を結ぶ関係で、病原体が人間を宿主として自身の命を保つことをいう。マクロ寄生とは、動物と人間あるいは人間社会での支配・被支配関係をいう。マクニールはミクロ寄生関係において人間と微生物は混乱期を経て生態学的均衡に至り、その均衡状態である文明が芽吹くとした。ところが、マクロ寄生状態の変化、いうなれば戦争、植民地略奪などがあれば安定状態にあった疾病と人間との関係が壊れる。そして、疫病が流行し、それは再びマクロ寄生関係の変化を招来する。

一四世紀西欧のペスト大流行と一六世紀南米の痘瘡大流行に対してマクニール教授は右の仮説を見事に適用した。蒙古軍の広範囲の征服が中央アジア・ステップ地方で安定化していたペストの眠りを覚まし、世界へと運び出す決定的な行為となり、ペストの流行は中世体制の崩壊に大きな役割を果したとみる。さらに、五〇〇人に過ぎないスペイン人のコルテス軍が二〇〇〇万人のアステカ文明を撃破したことは原住民に贈った「痘瘡菌に

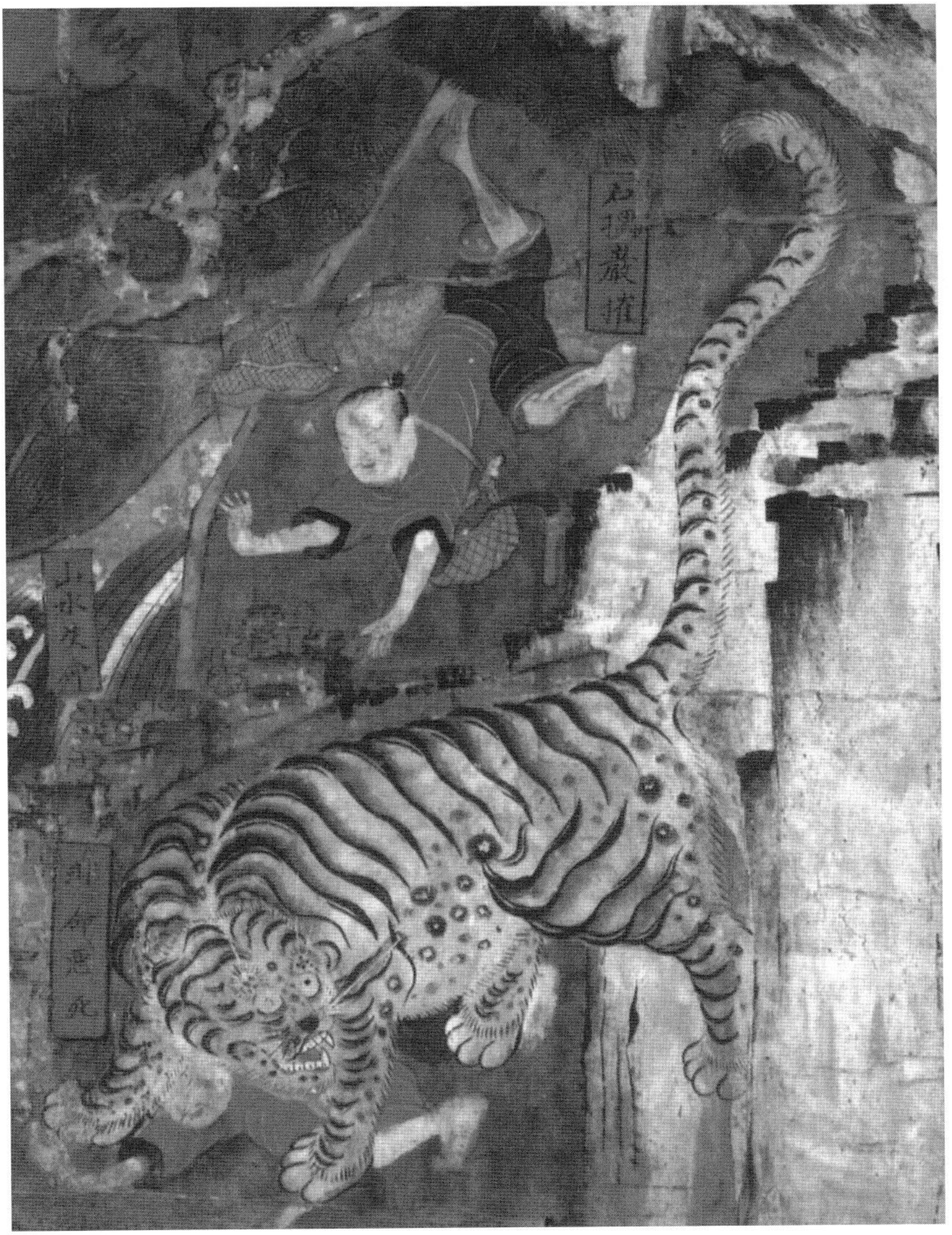

虎患 ── 通度寺甘露幀　甘露幀とは朝鮮独自の仏画であるが、一般的な仏画とは異なり、その主題は人間の生と救いにある。ゆえに、現実世界を赤裸々に描いたものが多い。猛々しい虎に引き裂かれ喰われる（虎患）というのは惨たらしいことである。このような虎患のイメージは虎疫、虎列剌という名称に反映された。

汚染された」毛布によるものとみる。西欧文明は長年の感染を通じて、その病気に一定の免疫力を持っていたが、不幸にも「処女地」アメリカはそうではなく瞬時に大量死をもたらすことになったのである。

マクニール教授は、コレラの世界的伝播にも自身の仮説を適用した。コレラは、一八一七年以前にはインド大陸とその周辺に限定されていた疾病であったが、イギリスが植民地統治のために新しく作った交易路と軍隊の移動に従い、過去の伝播経路から抜け出て世界各地に拡がったとする。アメリカ大陸の痘瘡のように、このような地域では誰もコレラに対する免疫力はなく、それを効果的に防ぐなんの民間レベルの慣習もなく被害が甚大であったという。

映画『インドへの道』では美貌のイギリス女性が船に乗り植民地インドへと旅行するが、コレラは逆にその船に乗って西欧・イギリスを攻撃した。手綱が切れたコレラは、この地域にとどまらず、アジア・アメリカ大陸・アフリカ・オーストラリア大陸など、南・北極を除外したすべての地域へと拡がった。今日、明らかになった事実に従えば一九世紀、コレラは一八二〇年前後、一八三〇年前後、一八五〇年、一八六六年前後の四次にわたり世界的に流行した。

名前もわからず、怪疾《ケジル》と呼ぶ

一八二一年（純祖二一年）八月一三日に平安道から上がった啓状が一つ朝廷に舞い込んだ。次のような内容であった。

平城府城内外で、先月末に急に怪疾が拡がり人々が下痢、嘔吐し筋肉が痙攣して瞬時に死にました。十日間

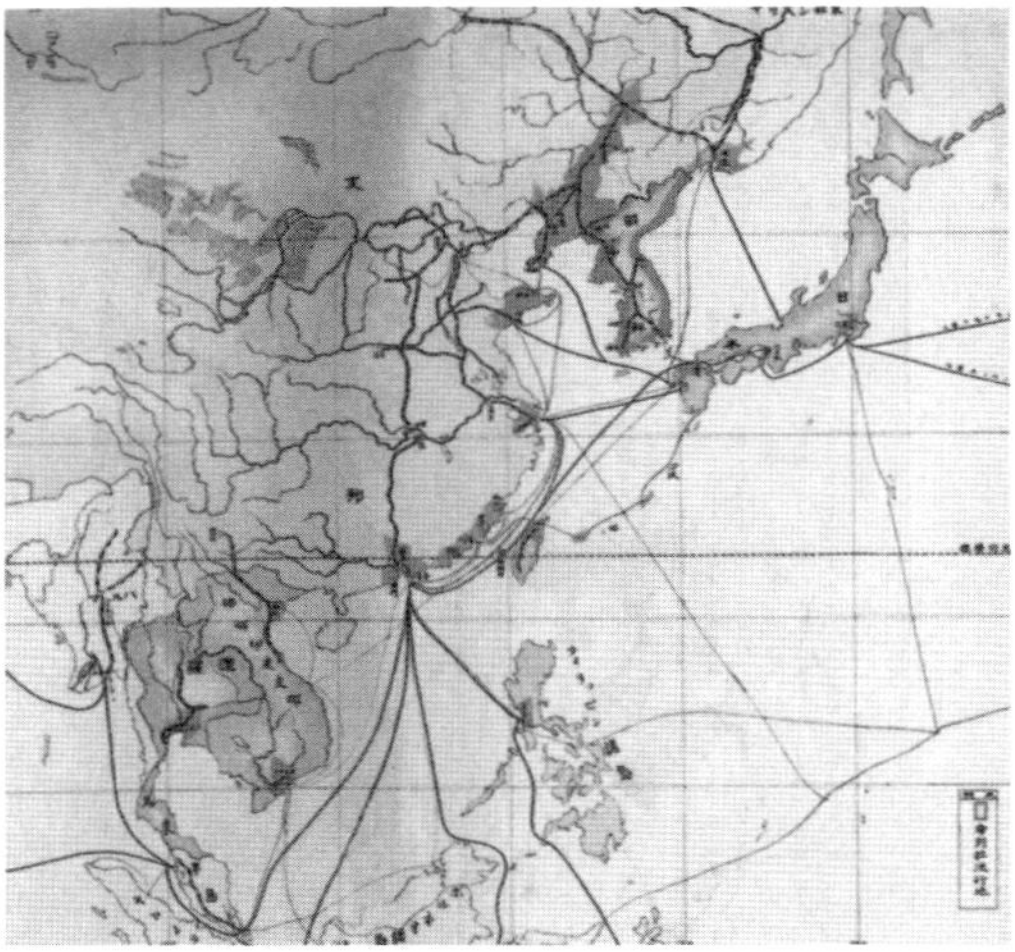

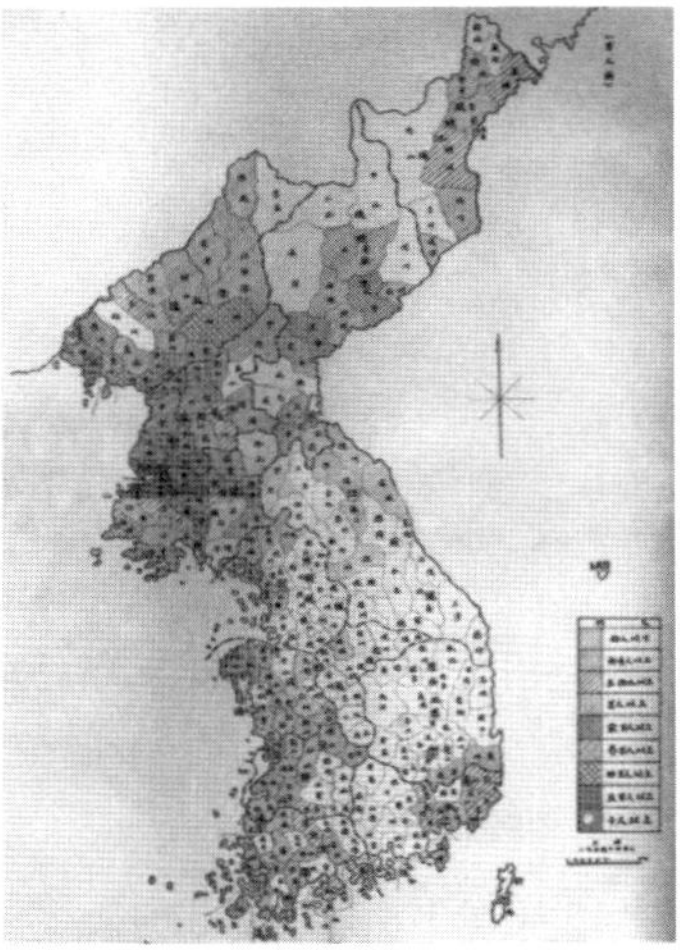

（左）1919 年度コレラのアジア大陸大流行　東南アジアの大流行、中国南部と東部地域の流行、朝鮮全域と日本の一部地域の流行が地図に表示されている。（出典：朝鮮総督府『大正八年虎列刺病防疫誌』）

（右）コレラ患者分布図　1919 年、3.1 運動があった年にコレラが全国的に流行した。報告されたコレラの患者数は 16,915 名、死亡者数は 11,084 名、致死率は 65.4% と高い数値であった。翌 1920 年にもコレラが大流行し、患者 24,229 名、死亡者 13,588 名、致死率は 56.0% であった。（出典：朝鮮総督府『大正八年虎列刺病防疫誌』）

で千余名が死にましたが、治療する薬と方法がありません。いかに祈禱しても流行がやむ気配はなく、近隣の村へと拡がりました。この病気にかかった者は……一〇名中一人二人を除いてみな死にました。平安府から始まり、いくつかの邑に伝染する早さはちょうど火が拡がるようです。……高官大爵の死亡が一〇名以上であり、一般官吏と百姓の死亡は数え切れません。およそ一〇万名が死にました。この怪疾は中国東北地方から入ってきたといいます。

この記録から、怪疾は中国東北地方から南下し、一八二一年八月時点で、平安道地方で大流行していたことを知ることができる。陰暦七月末から流行しはじめたコレラは陰暦九月まで漢城・京畿・領南地方を襲い、翌一八八二年には湖南・咸鏡道・江原道地方に拡がった。一八二一年、二二年のコレラは、死亡者が数十万名にもなった。これは報告された数字であり、実際にはそれ以上死亡したはずである。統計方法が不充分で、守令《スリョン》〔地方官吏〕が管理責任を逃れるために数を縮小・隠蔽するのが普通であったからである。どちらにしても、数十万名の死亡とは当時の人口を一〇〇〇万内外と見た時、とてつもない数字であったといえる。一九世紀後半まで、コレラによる人口喪失は甚大であった。大きな流行だけを見れば、一八五八年におよそ五〇万名余が死に、一八八六年、一八九五年にも数万名がコレラの犠牲となった。

なぜ、これほど被害が大きくなったのか？　単に朝鮮だけコレラの被害が大きかったのではなかったことを考えるならば、免疫力の欠乏がもっとも大きな要因であったはずである。コレラ菌群はビブリオ・コレラという驚くほどの感染力と致命率をもった種であった。さらに、以前にまったく経験したことのない細菌であったので、体には何の抗体もなく被害がとくに酷かったのである。この他に、朝鮮後期の劣悪な環境、交通の発達、都市化と人口の増加、市場の増加、集団的な葬礼風習の発達という要因も考慮せずにはいられない。

悲しい逃避行

「防ぐすべもなく治すすべもない。」「誰に移るか予測することはできない。」このような状況で貴方ならば、どのような方法を考えるだろうか？　逃げること以外に何ができるだろうか？　避難が上策であった。

一八三四年から一九五〇年まで六代にわたる咸陽朴氏家門の大河日記『渚上日月』には、一八三七年の流行病によって人々が避難する様子が次のように書き残されている。

一月一六日　柳村にも危険を感じて、妻方祖父と義母が栗谷へと逃れた。

一月二三日　雨と雪が降り、道が不通になった。母が流行病を逃れて大関嶺を越えた。
一月二六日　フクランも大関嶺を越えたという。
三月　九　日　栗谷も酷い流行だという。
三月二八日　梧柳洞の義母が死んだ。数ヶ月、避難していたが結局は運命からは逃れることはできないということだろう。本当に悲しい。私は棺にする板を買いに出た。
四月二五日　カンオビの妻が大関嶺を越えていった。

冬に流行したのでコレラではないかもしれないが、田舎の村で流行病が発生した時にどのように対処したのかを克明に示す例といえる。

金玉均《キム・オクキュン》(1)が一八八三年に書いた文章でも「医術を少しでも知る者は、このような場所から他所へと行きたくても、病人を診なければならず、あちこち慌てふためき駆け回る。そして、運良く生き延びたならば、今年は運がいいからと口にするのみである」とあるが、これもまた当時の避難の悲しさを物語る。

コレラのような流行病が拡がれば、都城の行政も麻痺した。一八九五年コレラ流行時の三つの資料を見てみよう。一つ目はロシア旅行者の記録である。「平壌と義州地方にコレラが流行った時、大部分の住民たちは東の山岳地帯へと逃れたが、病気となった妻を背負う夫をしばしば見た」と書いた。二つ目は日本公使館記録である。「現在、義州府内の民七、八割はすでに他の地方へと移って行った」と書いた。三つ目は『統署日記』という朝鮮政府の記録である。安州の守令《スリョン》に任命された者が、コレラの流行によって赴任地へと向かわず逃げて、他の官吏もまたみな避難したので官庁の事務が麻痺したと書いた。

災厄から逃れるために避難は最善の方法であったが、それも悲しさは同様であった。非難する苦労もそうだが、自身の生活基盤を捨てて、しばらくの間、山間僻地に住んで生きて戻るという方法は、飢え死にする危険を冒さなければならなかった。人々は流民となって一日の食べ物を得るのも容易ではなかった。さらに、避難地の住民たちが必ずしも好意的に接してくれるものでもなかった。自身たちの食べ物を減らし、病気を移すかもしれない招かれざる客とみたからである。

コレラを追い払うならば、大門に猫の絵を貼れ

疫病が流行れば、それを避けるために各種の儀式が行われた。国では、「伝染病鬼神」を祓うための厲祭《れいさい》を行った。また、疫病のような災厄は王の不徳と政事の誤りによるものとして人事を一新し、租税を減免したり、罪人を恩赦したり、宮中の食事（水刺膳）の料理の数を減らすなどした。このような慣習に関する記録は、三国時代から現れはじめ、高麗時代を経て朝鮮時代にも持続した。

民間では村の入り口にチャンスン[2]を立てたり、門のまえに針金を置いた。お祓いの絵を門に貼ったり、札を体に貼ったりした。たいがい、このような方法はすべての疫病に際して一般的に行われたものである。

しかし、コレラの場合はそれを追い払うための儀式があった。それは、どのようなものなのか？「大門に猫の絵を貼れ！」である。なぜ、虎ではなく猫なのか？　大韓帝国期、朝鮮に来た宣教師エビソンはその理由を次のように記録している。

朝鮮人は鼠鬼神という悪鬼が体のなかに入ればコレラにかかると考える。鼠が這うように、足から潜入し腹部に至り筋肉が鼠に喰われたと信じている。市内を歩けば、大門に猫の絵を貼ってあるのを見ることがあった。これは、鼠鬼神を捕まえるためである。どこにいっても、このような愚かな実例を見ることができた。

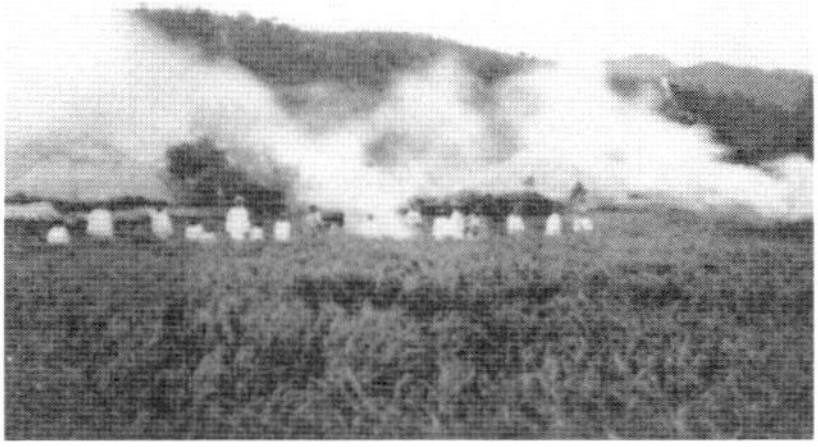

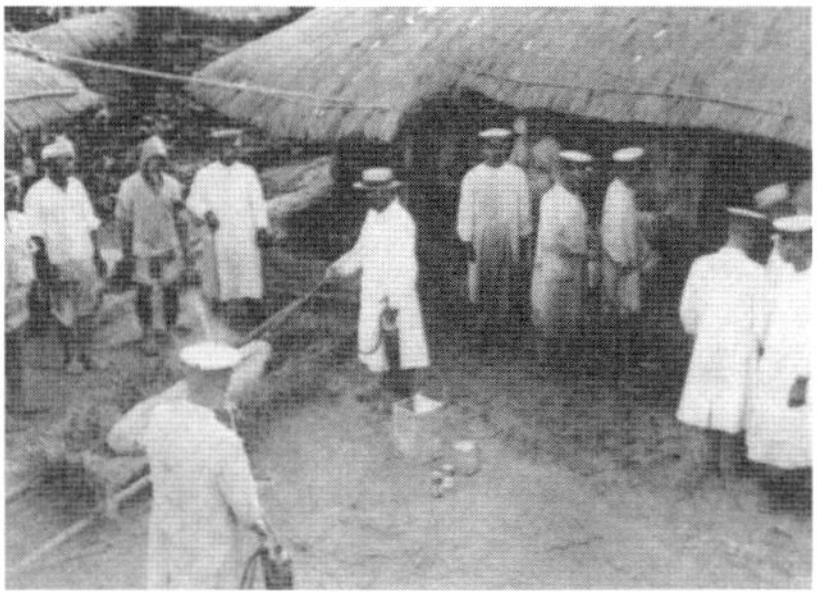

（左）死体の焼却、慶尚南道咸安栄東里（出典：朝鮮総督府『大正八年虎列刺病防疫誌』、以下同様）（右）患者消毒および死体の運搬

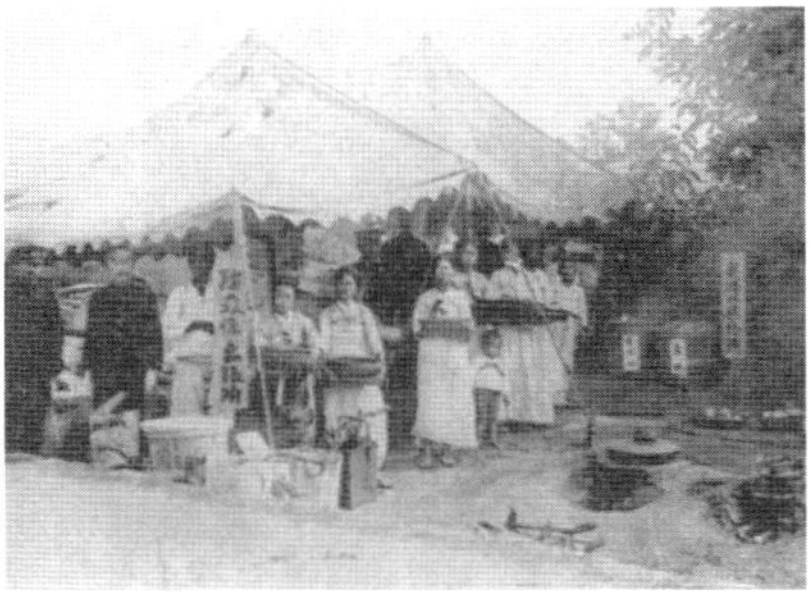

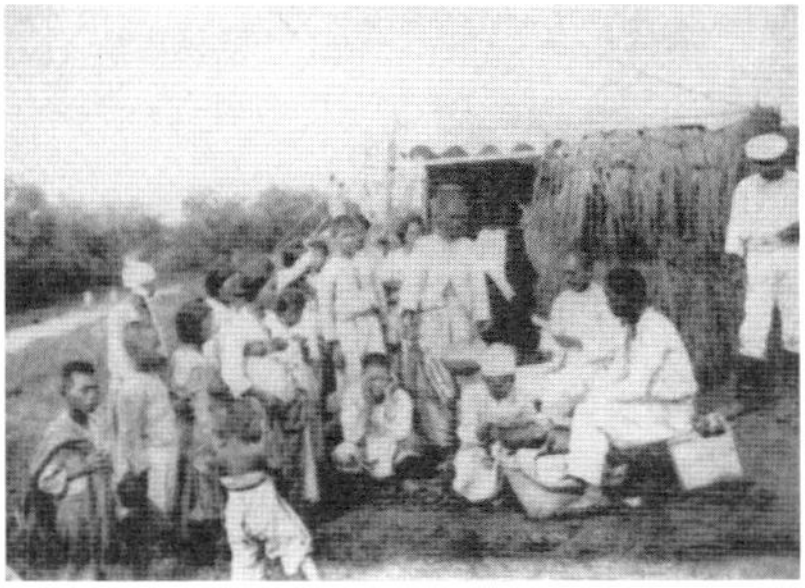

（左）遮断区域内での煮出した水の供給、慶尚南道晋州内城洞（右）遮断区域内で食料供給、平安南道大同郡古平面

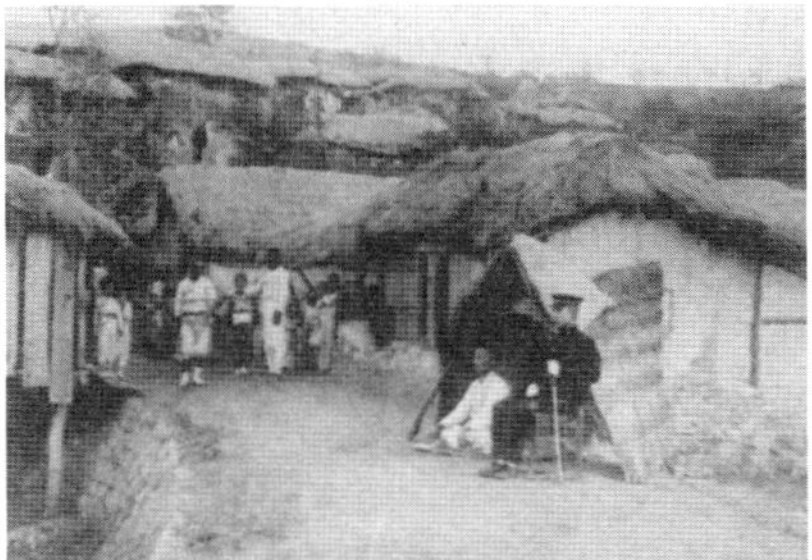

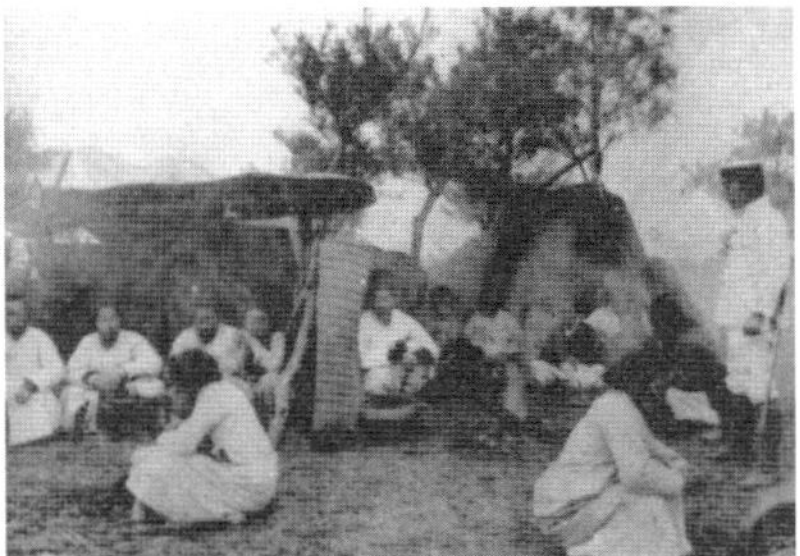

（左）交通遮断、京畿道仁川　サーベルをもった衛生警察と自警団員がコレラ流行地に対する交通遮断を行っている。（右）コレラを避けて山に避難、江原道金化郡　江原道金化郡地域でコレラが発生すると部落住民が山に避難した。臨時に立てたテントによりかかる住民の姿には不安と無気力が漂う。朝鮮後期の大流行時にもこのような様子であったはずである。

「鼠が足を噛み、筋肉が鼠に喰われた」と思ったから、コレラの俗称は「鼠痛」であった。鼠痛は鼠鬼神が起こすのである。雉を捕まえるのは鷹であり、ムカデを食べるのは鶏であるように、鼠の天敵は猫である。ゆえに、かなり以前から民間では、「鼠に噛まれた時には、猫の糞を塗るか猫のひげを煮て塗れ」という、類感療法が存在し、その延長として鼠鬼神が起こすコレラに際し猫の絵を貼るようになったのである。

「コレラに猫の絵を貼る」のを朝鮮人だけの愚かな迷信と考えないでおこう。宣教師の国であるアメリカやカナダでも「自然科学的」にだけコレラを認識したのではなかったからである。疫病をなくすために空に大砲を打ったのは誰なのか？ また、コレラは神が人間を試すために下した罰なので、熱心に祈禱し道徳心を養わなければならないとしたのは誰なのか？ 当時の西洋人は理性的であり、朝鮮人は非理性的であると強調する言説はけっして正当ではない。

治療法がわからない怪疾《ケジル》

一八二一年、朝鮮で初めて発病したコレラは夥しい発病者と死亡者を出したが、これに対して医学は無力であった。「医院も薬もみな役に立たない」という『王朝実録』の記録はその切迫を端的に示す。それでも、未知の怪疾コレラに対して医学処方がまったくなかったわけではない。丁若鏞《チョン・ヤギョン》が提示したいくつかの処方と黄道淵《ファン・ドヨン》(3)の「霍乱《かくらん》」治療処方が現在まで知られている。丁若鏞はこの怪疾の流行について、「治療法はわからない」としながらも、中国から伝わった「治時行瘟疫方」をはじめ二つの処方を急いで紹介した。医学者黄道淵も『医宗損益』「霍乱」の条で初めてその原因を「怪疾は霍乱の一種で、非常に暑く長い梅雨時に発生するが、〈濕熱〉が元気を

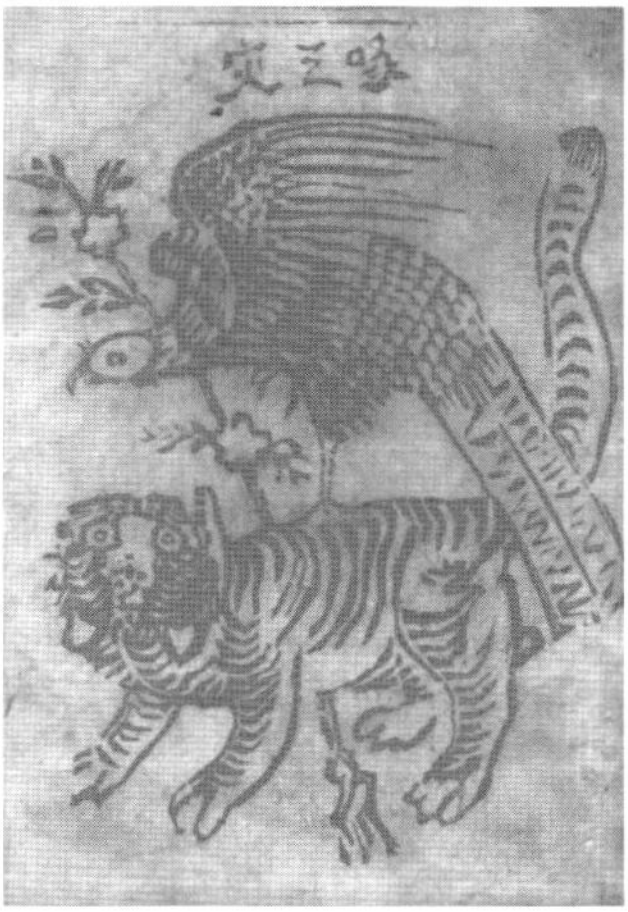

三災符籍（16 × 23cm、個人蔵）

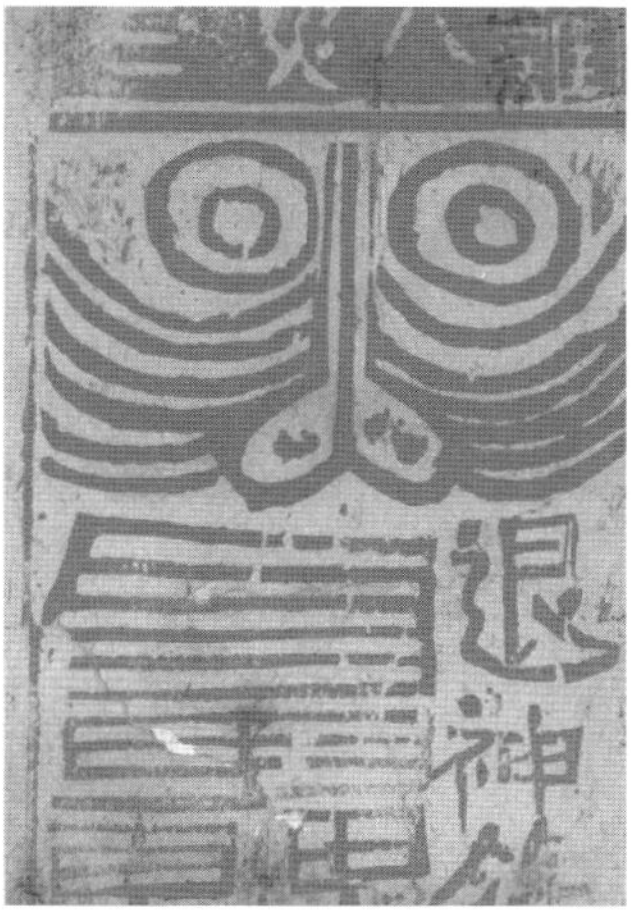

三災八乱符籍（10 × 15cm、個人蔵）

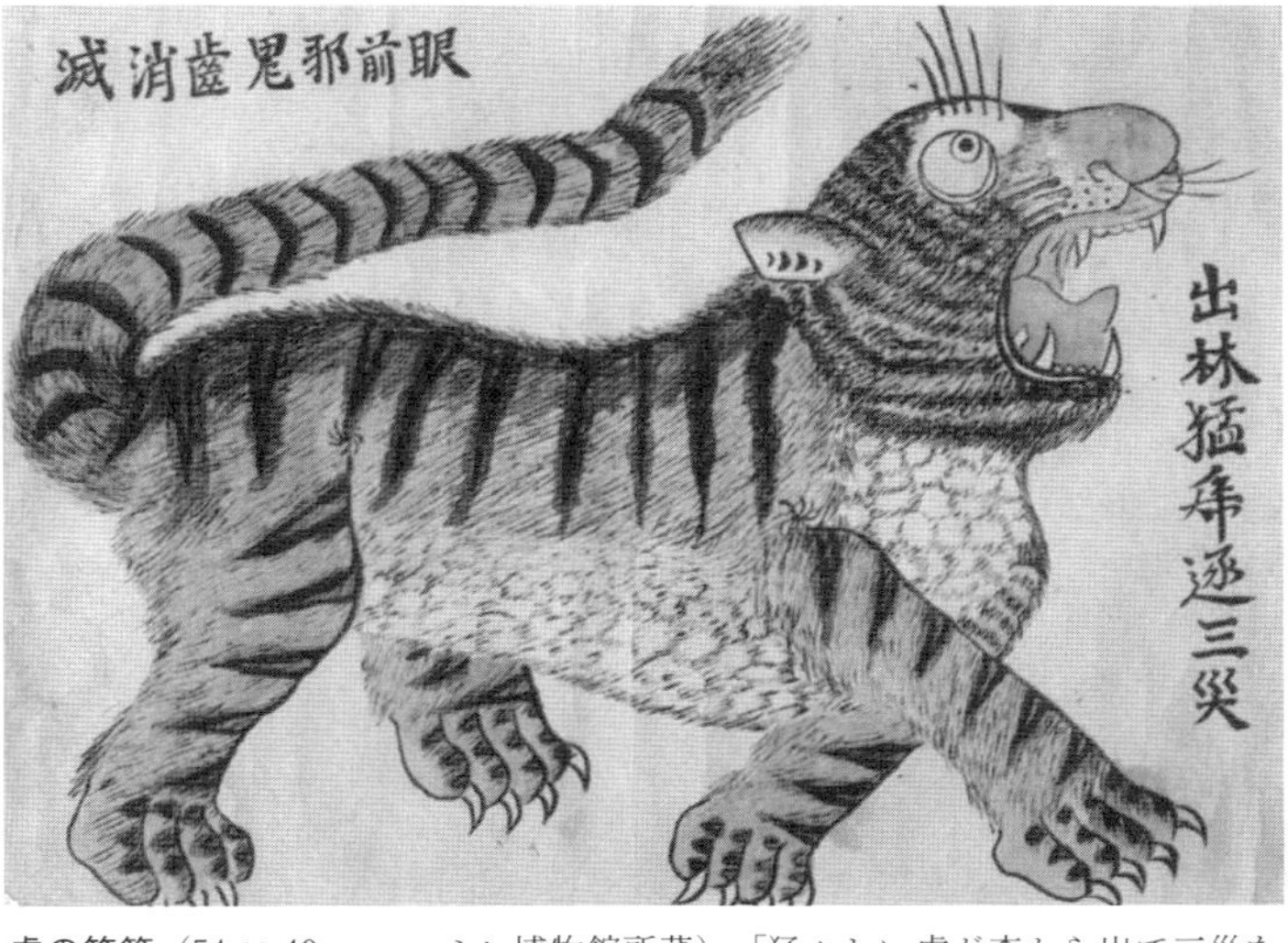

虎の符籍（54 × 40cm、エミレ博物館所蔵）「猛々しい虎が森から出て三災を追い払う。目の前にいる邪鬼を嚙んで消滅させる。」虎の符籍〔御札〕には三災を追い払う霊験がある。三災とは風・水・火をいうが、体内では熱病、中風などの風病、湿った気韻による水症など、あらゆる雑病がすべて含まれる。虎の絵を符籍にして、門の前に貼ったり、焼いて食べたりした。コレラ怪疾には虎ではなく、猫を貼ったりその髭を焼いて食べた。怪疾をねずみが足先を嚙んで生じる病気、すなわち鼠痛と考えたからである。

損なって発生する」として、いくつかの処方を紹介している。

なぜ、このように医学的対応が未熟だったのか。二つの側面から考えることができる。第一は、一九世紀初頭・中盤のコレラは酷く毒性が強いコレラであったので、これに対する医学的アプローチがこれといった効力をもたなかったからである。第二は、このコレラが前代未聞の疫病であったので、中国をはじめとする漢医学全体を通じて、これに対して確立された医学知識がなかったからである。

検疫だけが生きる道

医学史家たちは、中世が今日に残したもっとも大きな保健医療の遺産として検疫を挙げる。英語で"Quarantine"という検疫は、港口で伝染病流行地から来た人や物を四〇日間隔離したことを意味する。四〇日とは「当時の人たちが急性疾患と慢性疾患を区分した境界であり、また聖書に基づく日数」である。ノアの洪水は四〇日に及んで終わり、西洋の錬金術でも四〇日を平凡な鉱物が貴金属へと変わる期間とする。おもに、ペストとらい病を防ぐために考案された中世のこのような一般的な検疫原則は、ほとんど変わることなく今日まで続いている。

国内でも開港によって西洋文物が取り入れられる以前までは、検疫は実施されなかった。それでも、朝鮮時代にも疫病流行地の患者や死体を城の外へと隔離する処置はあった。これは法令で規定されており、もちろん伝染説に立脚したものであった。死体処理を怠慢した官吏は懲戒された。しかし、伝染病が大流行した時には、このような処置が充分に行われなかった。たくさんの死体に比べて官吏の数が少なかっただけでなく、官吏たちが恐ろしさのためにこのような仕事を忌避したからである。

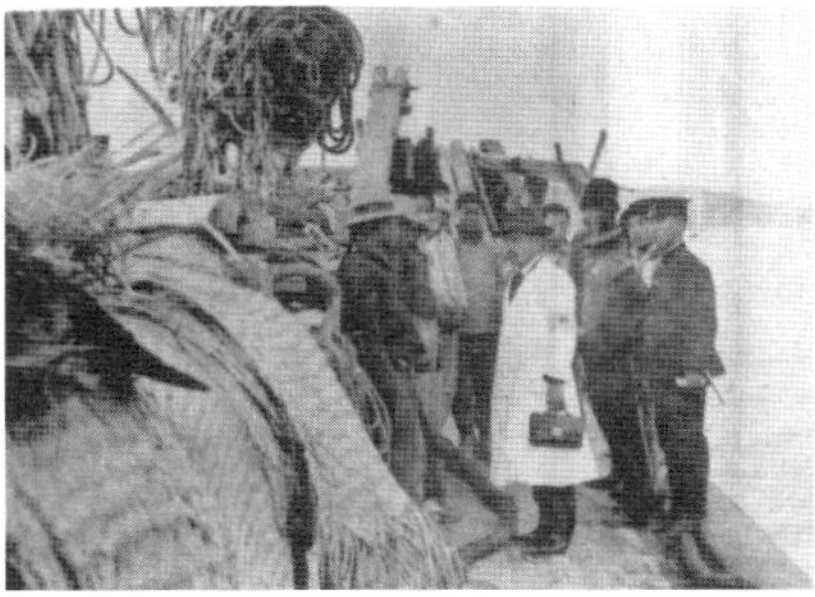

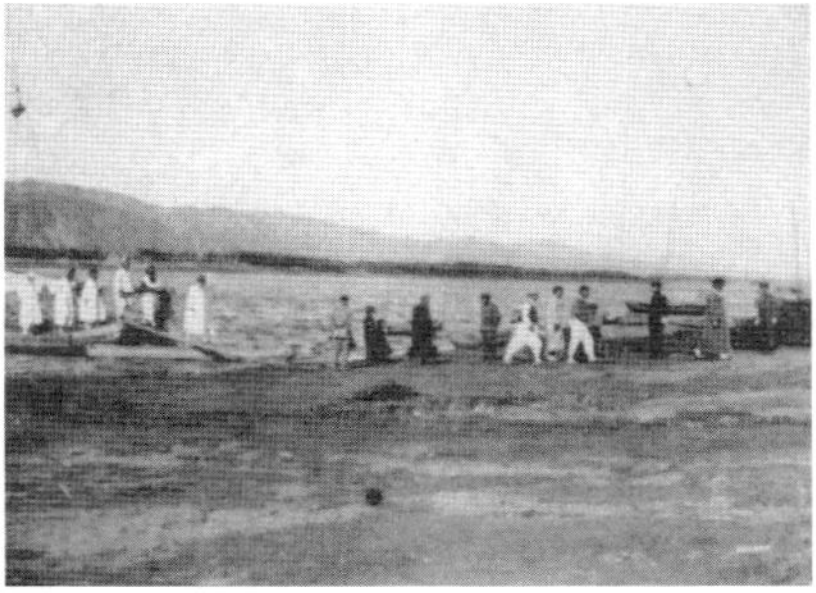

（左）船舶検疫、群山港（出典：朝鮮総督府『大正八年虎列剌病防疫誌』、以下同様）（右）中国入港者検疫、平北義州群クリョン浦監視所

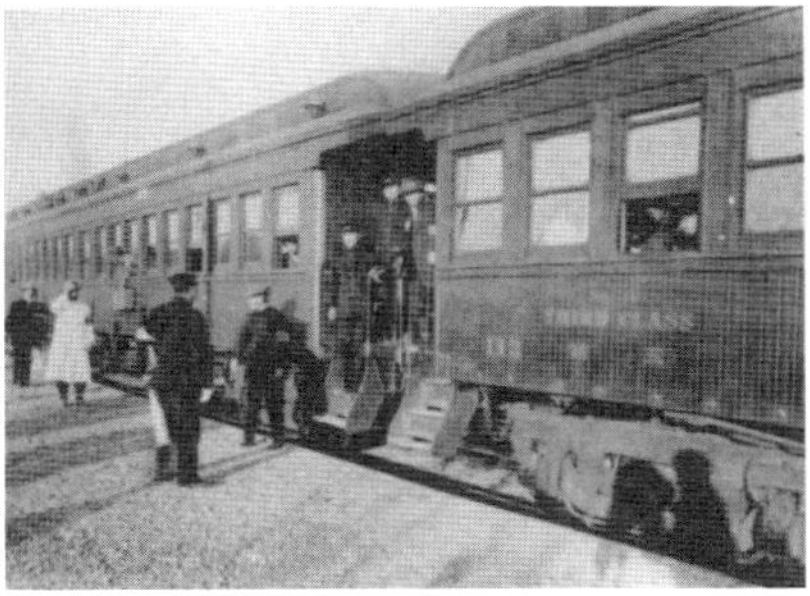

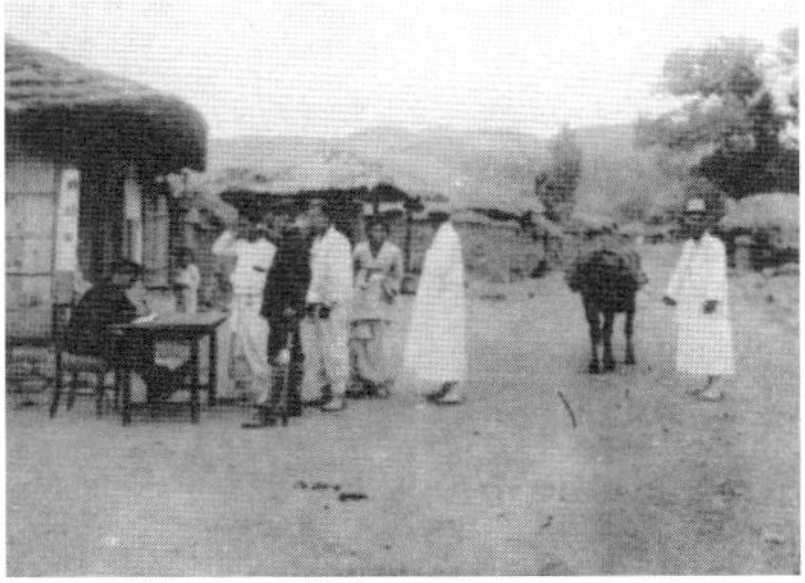

（左）汽車検疫、全南木浦駅（右）旅行者検査、慶尚南道咸安

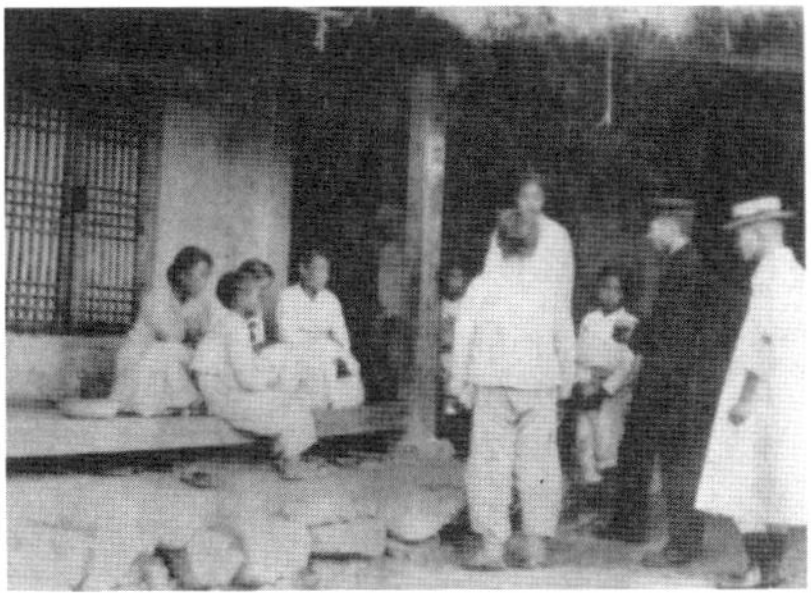

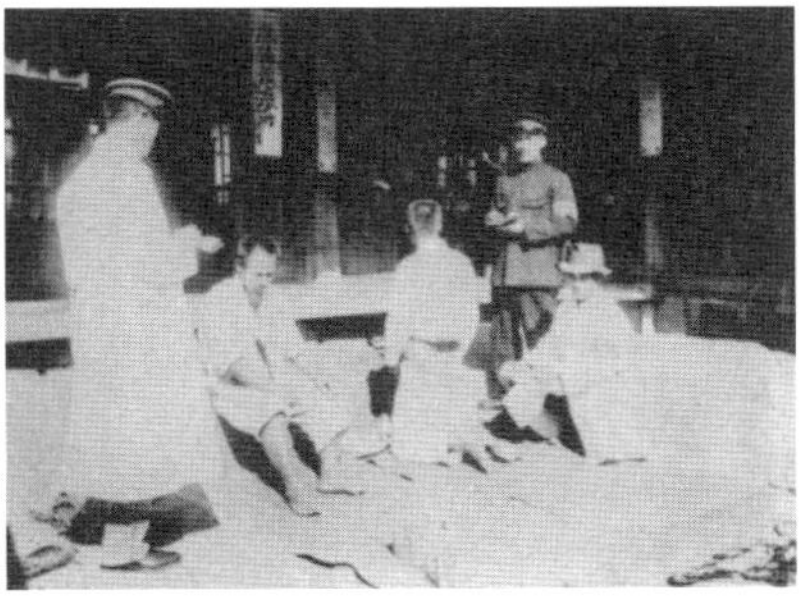

（左）患者索出のための家宅調査、全羅南道霊光上下里（右）採便検査、ソウル　旅行者がコレラに感染していないかを確認するために、衛生警察の立会いの下で衛生防疫陣が採便している。

朝鮮政府が海上検疫を制度として初めて取り入れたのは一八八五年のことである。これに先立ち一八七九年に検疫隔離をめぐって日本とひとつの大きな摩擦があった。一八七九年、釜山地域にコレラが流行すると日本側は東萊府事〔地方首長〕の許諾を得て絶影島に隔離病院と消毒所を設置した。ところが、絶影島は開港の対象地ではなかった。日本側は開港地近隣の要地である絶影島を虎視眈々と狙っており、コレラを口実に密かにこの地を使用したのである。このような情報に接した朝廷は大騒ぎとなった。許諾を与えた東萊府事を即刻ソウルに召喚する一方、日朝修好条規を挙げて即刻許可を取り消した。

朝鮮政府は一八八五年から本格的な開港検疫に入った。釜山・元山・仁川に検疫所を置き、「瘟疫章程」を置いて検疫の法的・行政的・技術的根拠を確保した。しかし、検疫の現場は政治・経済的な力の角逐場であった。検疫を施行する側では可能ならば防疫活動の幅を拡げようとした。軍船も検疫対象に含め、すべての貿易船についても乗客と物品に厳格な検疫を実施しようとした。反面、検疫を受ける側では軍事や商業目的の妨げになる不便さをできるならば免れようとした。検疫対象船舶の縮小、検疫対象疾病の縮小や面倒な消毒の撤廃、検疫時期の短縮などを要求した。その結果、列強の利益が優先され、海上検疫が大きく歪曲される様相をみせた。

陸上検疫と消毒活動は一八八六年のコレラ流行時に「最初の姿」を見せ、アレン[4]をはじめとする宣教師の活動が目立った。本格的な検疫・隔離・消毒は甲午改革の最中であった一八九五年に行われた。日清戦争の余波で同じ年の六月末に、コレラが義州・平壌を通って漢城に南下すると改革政府の内部長官兪吉濬《ユ・ギルチュン》[5]は「検疫規則」、「コレラ予防規則」、「コレラ病消毒規則」、「コレラ予防と消毒執行規則」などを続け様に発布し、検疫の法的根拠を確保する一方、防疫局を組織し検疫所を設置し検疫活動に入った。

コレラと疑われる疾病が報告されれば、警察が伝染地に出動し伝染病患者を確認して、管轄地域内で患者が発生した場合には家の中あるいは「避病院」に隔離した。さらに、薄めた硫酸あるいは石炭酸を使用して患者の家と使っていた物を綺麗に消毒した。コレラによる死体は地面深く埋めて、周辺を塩化炭材で消毒処理した。

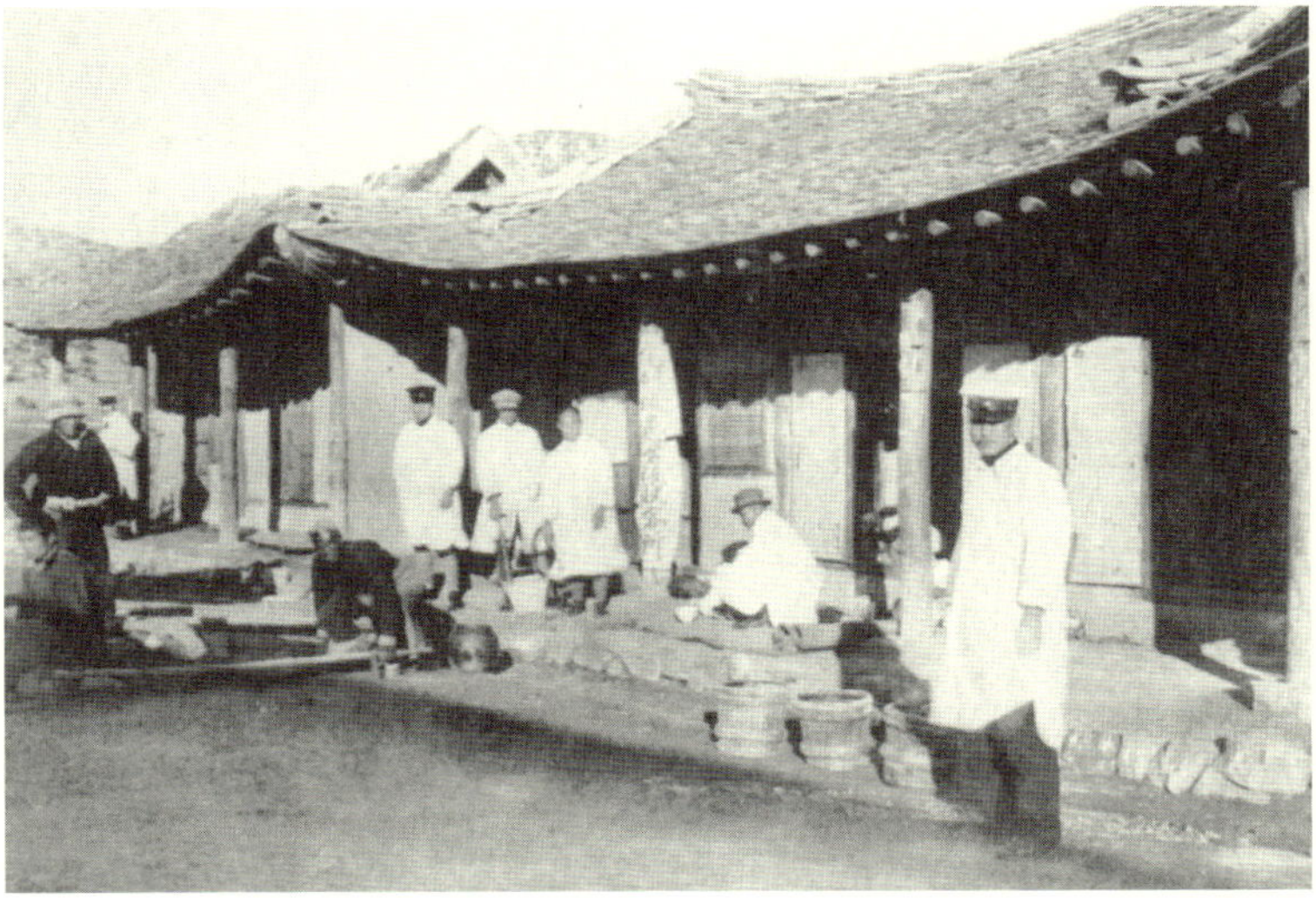

避病院の姿、黄海道通川　コレラ患者収容のため臨時隔離病舎の姿である。患者と思われる人が家の前で横たわり、死亡者の肢体が運ばれている。

検疫所は義州・平壌・仁川・漢城など地域の交通要地に設置された。しかし、検疫所の設置と運営はそんなに簡単ではなかった。なぜならば、検疫事務は住民の生業と関連していたからである。徹底した検疫は商人の移動を制限せずにはおかず、それは少しの間でも民間経済を脅かした。とくに、前年である一八九四年に民衆の大蜂起があったので、より彼らの目を気にしなければならなかった。

避病院設置と民衆の忌避

コレラ予防のための法令を頒布した直後の一八九五年七月、朝鮮政府はコレラ患者のための避病院〔隔離施設〕を設立した。東大門近辺の丘の上に位置する下都監の場所である。下都監避病院では宣教医師を医療陣として患者を受け入れたが、廃止される時まで一三五名の患者を収容した。致死率は七五%ほどであった。

朝鮮政府がソウルに最初に立てた避病院の施設は

みすぼらしいものであった。部屋の間には壁がなく、床に臨時に板を敷き床とした。梅雨になれば室温が下がるが暖房もなかった。したがって、医師と看護士の誠意ある努力にもかかわらず、大多数の患者は死んでしまった。状況がこのようだったので、避病院は「ただ、家がない人のみがそこに入ることを同意しただけ」の有名無実の場所であった。

朝鮮政府が直接建てた避病院以外に宣教会で運営した診療所が避病院に指定されることもあった。代表的なものが西大門の外、慕華館の片隅に位置した兵幕である。ここでは、宣教医師と朝鮮官庁による看護士とキリスト教支援者たちがコレラ患者を診療した。慕華館避病院は「必要な物資を得ることができ、安楽な入院室があり、暖かい床、その他によりましな病状の患者と初期段階患者の分離収容など」の要因によって朝鮮政府が運営した避病院よりもよりよい診療実績を挙げた。

比較的状態がよかった慕華館避病院とはいえ、朝鮮人はやはりこれを大きく忌避した。アンダーウッド(6)はこれを次のように書いている。

朝鮮人はほとんど病院に来ようとしなかった。彼らは、病院に連れて行かれるということは危ないこととみなす。彼らは自分の家でさえ外国人医師の治療を受けようとせず、われわれが朝鮮の薬品を用いても、それは変わらなかった。

この言及は、朝鮮人の西洋人に対する一般的な反感、コレラ治療に対する西洋医学の無力さが、その要因であることを指摘する。しかし、避病院を忌避した理由は西洋に対する反感によるものではなく、避病院の社会的イメージが悪かったせいである。エビソン(7)が表現したように、「劣悪な避病院環境は変えることはできるが、避病院はよくないところであるという一般大衆の先入観は変えることが難しいもっとも深刻な問題」であった。このような様相は、植民地時代にも同じような姿で現れる。警察の摘発を逃れて家族が患者を深い山に隠したり、摘発されて避病院へと移送される患者でさえも隙があれば逃げようとした。

弱化したコレラ菌

二〇世紀以降、コレラ流行の被害が顕著に小さくなった理由としては、厳しくなった検疫と消毒、予防接種の実施を挙げることができる。けれども、コレラ菌の毒性弱化を見逃してはならない。一九世紀後半以後に毒性が強いアジア型コレラ、すなわちビブリオ・コレラの流行が減って、毒性が弱いエルトル・コレラに変わった。

毒性弱化は他の伝染病でも確認される。ジフテリア・黄熱病・天然痘・腸チフス・発疹チフス・マラリアなども効果的な予防・治療方法が確立される前にすでに減少傾向にあった。これは、一九世紀以後、微生物と人間との間の均衡が再び確立されていく過程であったといえる。それは、微生物にとっても人間にとってもみなよいことである。互いに生き延びうることを意味するのだから。

訳註

（1）金玉均（キム・オクキュン、一八五一〜一八九四）。朝鮮王朝末期の政治活動家で、開化派のリーダー。金玉均は一八五一年に名門両班の家系に生まれる。幼い頃から才能を示し、一八七二年には科挙の甲科（文官の上級試験）に首席で及第する。そして、成均館典籍に任命されるが、この頃に訳官である呉慶錫と親交をむすぶようになり、朴珪寿、劉大致らとも接するようになる。そして、年下の洪英植、朴泳孝、徐光範、徐載弼らと開化のために行動をともにする盟約を固める。その後、金玉均は司諫院正音を経て、宮中の文書担当書記官である弘文館校理となり、さらに承政院右副承旨、刑曹参議などに抜擢され、国王高宗の信任を得るようになった。そして、官吏のなかでも進歩的考えの持ち主であった金弘集、金允植、魚允中らを仲間に引き入れ、国王やその側近に開化運動の必要を訴えた。

とくに、重要な契機となったのは一八八一年一二月から数ヶ月間日本に滞在し、視察を行いながら各層の日本人と接触し意見を交換したことである。初めて福澤諭吉と面会したのもこの時である。この視察によって、金玉均は近代国家制度、文物、生産力のあり方を学び、改革の方途を日本をモデルとして模索するようになる。「日本がアジアのイギリスになるならば、朝鮮はフランスになる」という言葉はそれを如実に示している。そして、それを実現しようとするが保守派の抵抗は激しく、とくに王妃の一族で当初は開化思想に共鳴する態度を見せていた閔泳翊は、守旧派の領主格におさまり、公然と開化派の弾圧に乗り出した。危機感を募らせた金玉均は政変を決意する。一八八四年一二月四日のことである（甲申政変）。洪英植を総弁（代表）とする郵政局の開設を祝う宴が催された時、急進開化派は隣家に放火し、その混乱に乗じて参席していた閔泳翊をはじめとする守旧派人士を殺傷する。そして、国王と王妃を隔離して日本軍の出動を求めて護衛した。五日には開化派を軸とする新政府を発足させ、六日には政綱を発表する。

しかし、王妃が清国に援軍を要請し、清軍が介入すると日本軍は引き揚げ開化派は孤立、最後まで王に随行した洪英植は清軍によって惨殺され、金玉均、朴泳孝、徐光範らは日本へと亡命する。朝鮮政府とのトラブルを避けたい日本は、金玉均を当初は小笠原諸島に、その後は北海道札幌に幽閉同然に処遇した。再起をはかるために金玉均は上海に渡るが、ここで朝鮮政府の刺客の手によって殺害される。享年四三の若さであった。

（2）昔、村や寺の入り口に建てた上部は人の頭の形をした柱。地域間の境界標や里程標にも用いたが、普通は村や寺の「守護神」とされた。

（3）黄道淵（ファン・ドョン、一八〇七〜一八八五）。朝鮮王朝末期に活躍した医学者。一六歳から医学を学び、開業医として人々の治療に当たり名医として知られ、一時は王を治療する御医にも任命された。彼は人それぞれで体質、生活風習および風土が異なるので、それに合わせた治療を行うべきであり、昔の治療法と処方、外国のものをそのまま用いるのではなく、疾病と患者の状態、わが国の実情に合わせてこそ効果があると主張した。彼は、また医学書編纂の重要性を強調し、朝鮮の資料とともに自身の臨床経験を総合した医書を編纂した。代表的なものとして『附方便覧』（一八五五）、『医宗損益』（一八六八）、『医方活套』（一八六九）がある。

（4）ホレイス・N・アレン（一八五八〜一九三二）。朝鮮末期に活動した宣教師で医師。一八八一年にウェスリアン大学を卒業、八三年にマイアミ医科大を卒業し医師免許を取得した。そして、八四年に北長老会宣教師として朝鮮に渡った。甲申政変の際に負傷した明成皇后の甥である閔泳翊を治療し、高宗に認められ西洋式病院である広恵院（後の済衆院）を開いた。一八九〇年に駐韓アメリカ公使館参賛官となり、九七年にアメリカ公使兼総領事となった。一九〇三年に親露・反日政策を提唱するアレンに対し、親日政策をとるローズベルト大統領と対立して、一九〇五年に解任され、アメリカに戻った。著書に申福龍訳『朝鮮見聞記』（平民社、一九八六）などがある。

（5）兪吉濬（ユ・ギルチュン、一八五六〜一九一四）。朝鮮末期から植民地初期に活躍した政治活動家、実業家で、『西遊見聞』の著者。一八五六年ソウルの貧しい両班の家に生まれた兪吉濬は、幼い頃から朴珪寿の指導を受け、開化の志を抱くようになり、金玉均らと行動をともにするようになった。二五歳の時に魚允中に随行し日本を訪れた兪吉濬は、そのまま日本に残り慶應義塾に入学、最初の留学生となった。留学中に新聞の役割に注目し、帰国して新聞を発行しようとするが、保守派の反対によって実現することができなかった。

そんな時、報聘使の一員として一八八三年にはアメリカを訪れる機会を得るが、そのまま残りマサチューセッツ州のダンマ学園に編入、今度はアメリカ最初の留学生となった。その最中に一八八四年の甲申政変が起こり帰国の途につくが、東まわりでヨーロッパを見て周り八五年に戻る。守旧派によって逮捕され幽閉生活を余儀なくされるが、この期間に執筆したのが、西洋事情を伝える『西遊見聞』である。

『西遊見聞』は、世界地理、政治、教育、法律、行政、経済、蚕業、学術、風俗、道徳、社会福祉、文明の利器などの内容で構成された啓蒙書である。この本は、漢文とハングルが混じった国漢混用文体の最初の本ともいわれている。その題名から福澤諭吉の『西洋事情』を思い浮かべる人も多いだろうが、実際、この本は一八九五年に福澤諭吉が設立した東京の交詢社から刊行されている。

また、この頃、朝鮮政府はアメリカ人との電気応用利権買収交渉を行っていたが、その英語の書類を正確に読めるものがおらず、兪吉濬がそれを精査し外国への権利譲渡反対の文章を起草し幽閉を解かれた。そして、金弘集内閣では内務大臣に抜擢され、甲午改革に尽力する。ところが、王である高宗がロシア公館に居所を移す「俄館播遷」が起きて金弘集が殺害され、兪吉濬も日本への亡命を余儀なくされる。

そして、一九〇七年に帰国した兪吉濬は、民族経済の発展のために「国民経済会」を組織し、同時に「湖南鉄道会社」の社長となり全羅道の鉄道敷設を試みる。また、商工人を集めて漢城織物株式会社を発起したり、初めての近代的地方自治団体である漢城府民会を組織し市政の改革を図った。その後も、教育活動や執筆活動を積極的に行うが、時すでに遅く朝鮮は植民地転落の一途をたどっており、彼も一九一四年にこの世を去る。

(6) ホレイス・G・アンダーウッド(一八五九〜一九一六)。朝鮮末期に活動した宣教師で医者。一八五九年にロンドンで生まれたが、一八七七年にアメリカに移住し、一八八一年にニューヨーク大学を卒業した。八四年に牧師となり、一年間医学を学んだ。一八八五年に朝鮮に渡るが、その一週間後に済衆院が設立され、アレンを助けて二ヶ月間医療活動を行った。その後、朝鮮最初の教会や孤児院(後の儆新学校)を設立した。また、伝道上の必要から朝鮮語を研究し、九〇年に『韓英辞典』、『韓英文法』を刊行した。八七年以来、聖書翻訳委員会に所属し、一九一一年に朝鮮語訳を完成させた。一九一六年にアメリカに帰国するが、その年に他界した。著書に朝鮮プロテスタント開教の記録である『朝鮮の呼び声』があり、韓哲儀による日本語訳が未來社から出版されている。

(7) オリバー・R・エビソン(一八六〇〜一九五六)。医師でセブランス病院、医学専門学校の創立者。トロント大学で医学を学び医師となり、同時に母校の教授となった。平穏な日々を送っていたが、宣教師アンダーウッドの話を聞いて刺激を受け、一八九三年に朝鮮に渡った。済衆院の医師として活動し、アレンの後を受けて責任者となった。済衆院は朝鮮政府が運営する病院であるが財政的には苦しい状況にあった。そこで、エビソンはアメリカの富豪であるセブランスの支援を受けて一九〇四年に病院を新築、同時に教育機関を設置した。それがセブランス病院および医学専門学校である。エビソンは一九三五年にアメリカに戻るが、一九三四年まで三五二名の医療人を育成した。一九四〇年、八〇歳の誕生日を迎えて、『朝鮮生活の回顧』を残した。これは一九八四年にエビソン記念事業会訳注で大邱大学校から『旧韓末秘録』という題で翻訳出版された。

なぜ、あれほど疫病が流行したのか――朝鮮時代の疫病と防疫

疫病で綴られたわれわれの歴史

疫病は人類文明の所産である。朝鮮史における伝染病も同様で朝鮮民族の歴史とその軌を一にする。おそらく、人間が社会をなし集団生活を行わなかったならば、歴史上に見える驚くほど多くの疫病の犠牲にはならなかっただろう。いや、人間集団を棲処として繁殖する疫病の存在すらなかったはずである。人間が家畜を飼い農耕生活に入って、社会的集団をなした瞬間から新しい微生物集団と以前にはなかった関係を結びはじめたのである。

この地で文明を築いた朝鮮民族においても例外ではなく、疫病はわが民族史の最初から存在した。有史以降その存在が確認された最初の流行記録として、紀元前一五年（百済温祚王四年）のものが伝わる。民族の成長と疫病の大流行は同じ軌道にある。疫病予防と特別な秘策がなかった伝統社会において疫病の大流行は、人口の増加・都市の発達・交通と商業の発達・外来交易増加・戦争の頻発などと明確な相関関係にあるからである。数百万に達する全人口、そのなかに数十万に達する首都人口などの存在は疫病を熟成させる条件となる。

正確な統計を出すのは難しいが、朝鮮民族の全人口は三国時代に三〇〇～四〇〇万、朝鮮初期五〇〇～

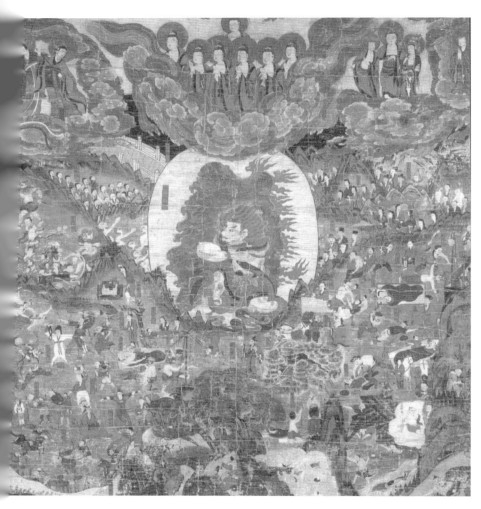

（上）餓鬼あるいは疫鬼 ── 無画記甘露幀（18世紀中頃、国立中央博物館所蔵）　絵の真ん中には飢えた餓鬼がおり、その下にはすべての死の類型がある。さまよえるこのような霊魂は仏教の餓鬼あるいは儒教の疫鬼となり、疫病と災厄をもたらす。疫鬼を慰めるために仏教では餓鬼に仏の甘露を与える水陸斎を行い、儒教では官庁で祭事を行う。
（次頁上）死のシルエット ── 雲興寺甘露幀（1730）　さまよえる孤独な魂の姿がシルエットで表現されている。それは疫鬼といえる。
（次頁下）餓鬼をなだめる ── 直指寺甘露幀（1724）　さまよえる鬼神は亡霊となり、身をかがめて合掌している餓鬼の後に従う。引路王菩薩が餓鬼と亡霊を集めている。

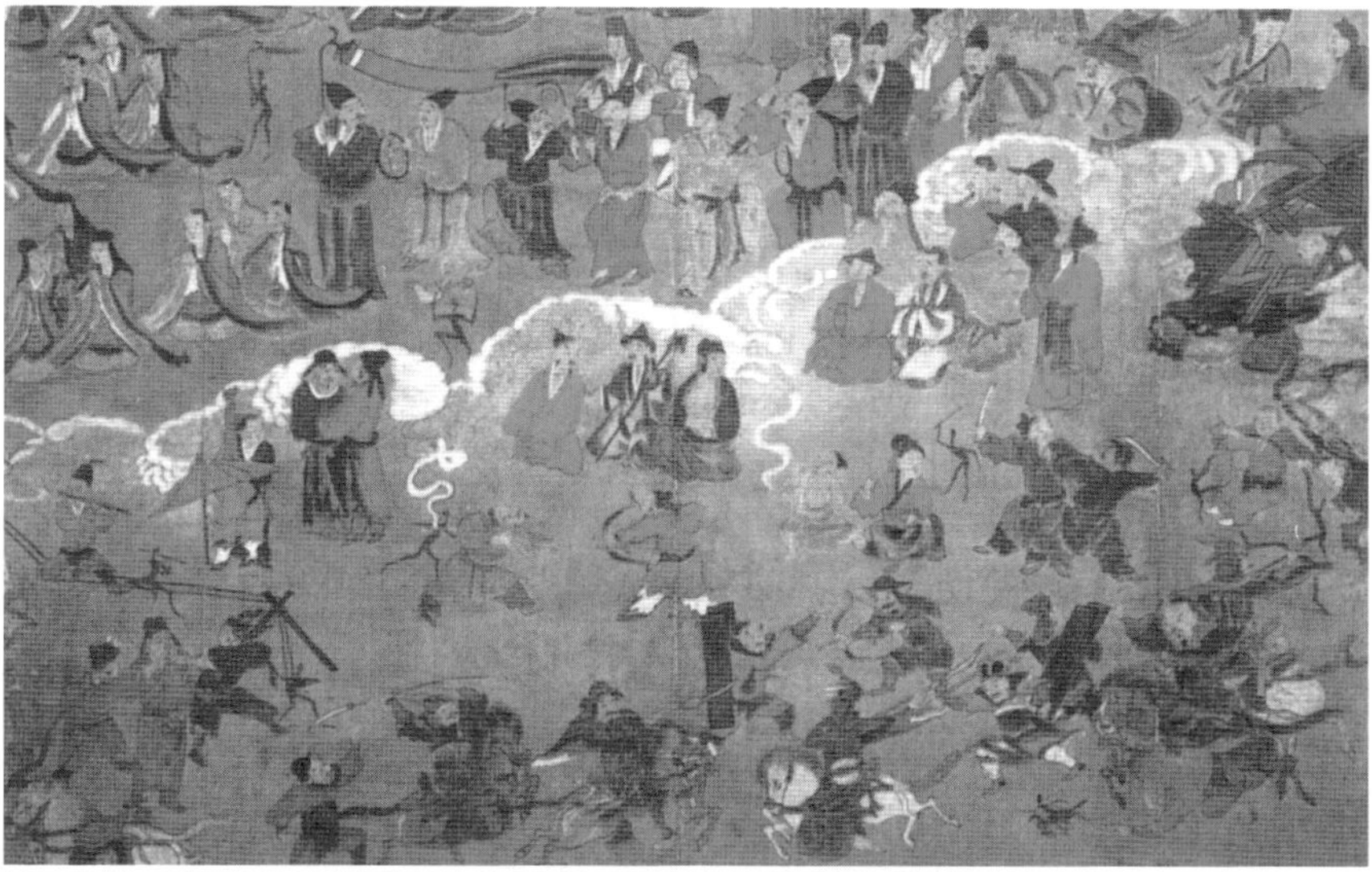

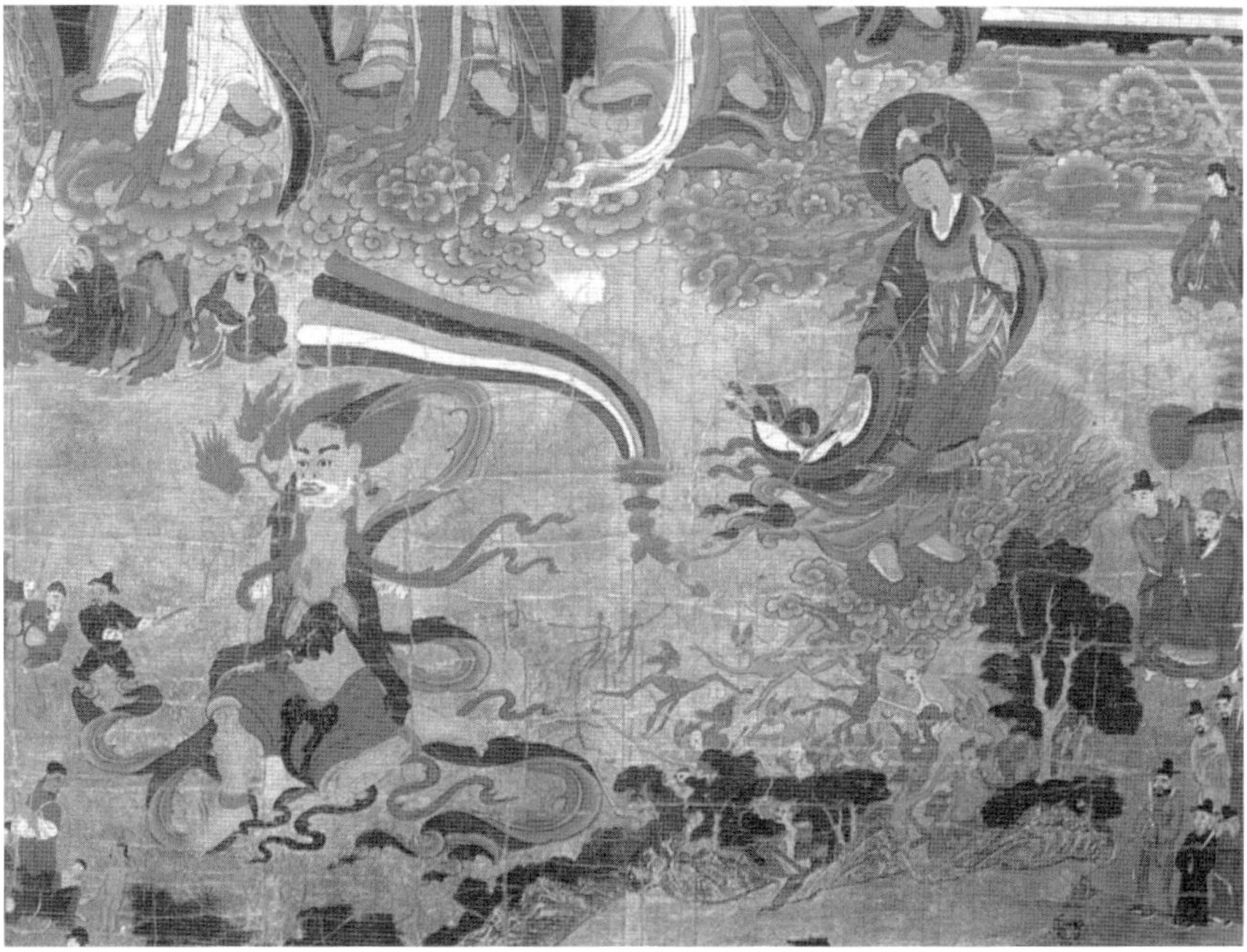

六〇〇万、朝鮮末期八〇〇～九〇〇万程度と推定され、隆盛期の徐羅伐（新羅の古名）の人口は二〇～三〇万に達し、朝鮮後期ソウルの人口は三〇万をかなり越えたものと推定される。このような人口規模は疫病大流行の基本条件となりもしたが、他の側面から見た時、疫病は伝統社会の人口増加を大きく制約した主要因であったと見ることもできる。疫病が制御された二〇世紀初期に朝鮮民族が二倍以上増加した事実がこれを証明する。

多産社会にもかかわらず人口増加が緩慢であったという事実は、人口集団の規模がある程度以上に大きくなれば必ず疫病が襲いかかったということを意味する。また、三国時代よりも高麗時代、高麗時代よりも朝鮮時代、朝鮮初期よりも朝鮮後期に疫病流行記録がより多く見られるのは、単純に記録の過多だけではなく、実際に流行の頻度と酷さがより大きかったことを反映する。社会の規模が大きくなり複雑になったからである。

朝鮮民族の歴史と同様であったという言葉から感知されるように、疫病は社会に影響を及ぼす外的存在に局限されず、それ自体一つの大きな文化を形作った。これを〈疫病文化〉と呼ぶことができるだろう。疫病文化には疫病の存在をどのように把握したのかという疾病観、疫病の予防と退治のため個人的・国家的対策と医学的・宗教的対策、疫病にかかり死んだり生き残ったことを説明する生死観などが含まれる。伝統社会において疫病の存在が軽くなかったように、疫病の文化はかなり多様な姿を帯びた。しかし、過去の疫病がそれほど問題とならない今日の目から見た時、この疫病文化はかなり異質である。それ自体が忘れ去られたり、そうでないものは可笑しいほど荒唐無稽に映ることが大部分である。そうだとしても、この文化に隠されている当時の人たちの非常に懇切な念願までも軽視してはならないだろう。

伝統社会の疫病を調べることは、単に昔の人の生活を眺めることだけではない。もちろん、現在とあまりにも異なる社会と文化を鑑賞することだけでも充分に興味深いことである。けれども、一歩進んで過去を通じて今日を省察することができるならば、錦上添花ではないだろうか？　わずか一〇〇年前まですべての人が慣れ親しんでいたものが、最近わずかの時間であまりにも珍しい存在になってしまったが、それはどうしてなのか？　また、われわれの社会ではどのような疾病が襲来し、それに対してわれわれは何を考えどのように対策したのか？　そして一〇〇年後の人たちは、それを見てどのように思うだろうか？

どのような病気が流行したのか

朝鮮時代は伝染病の時代であった。『朝鮮王朝実録』に現れた伝染病関連記録を見れば、伝染病が常に大きな規模で流行したことを知ることができる。流行は何年かに一度は起こるほど頻繁であり、その被害も多い時には数十万人、少ない場合も数千の死亡者が出る恐ろしいものであった。どのような病気が多く流行したのか？　小児伝染病であるウィルス性疱瘡は朝鮮王朝の五〇〇年間つねに、いや、それ以前から身近にあった病気であった。俗に疫病と表現されるウィルスと細菌の中間格であるリケッチアが起こすチフス系統の伝染病もしばしば流行した。民間では発疹チフス・腸チフス・赤痢を明確に区別できず、俗に〈染病《ヨムビョン》〉と呼んだ。「染病《ヨムビョン》〔病気を移す〕する奴、くたばってしまえ」という言葉は、われわれが表現するなかでもっとも酷い悪口の一つであった。

一七世紀初頭には最初のウィルス性猩紅熱《しょうこうねつ》と推定される〈唐毒疫〉が大きく流行し、許浚《ホ・ジュン》(1)がその病気を研究し『辟瘟神方』を著したりもした。この頃から、医書ではウィルス性紅疫を麻のようなぶつぶつができるとして〈痲疹《ましん》〉と呼んで痘瘡と区別しはじめ、紅疫は朝鮮後期の代表的な流行病となった。正祖(2)はこの病気に対処するために特別に治験にもとづく医書を著し提出することを命じたが、複数の学者がそれに応じた。正祖はそれを公布し病気の治療の先頭に立った。丁若鏞《チャン・ヤギョン》も幼い頃、紅疫で死にかかったこともあり、成長して紅疫を予防するための膨大な本である『痲科会通』を編んだ。紅疫以後、最大の疫病は怪疾《ケジル》、すなわちコレラであった。この他にも〈時気病〉と呼ばれた冬に流行する毒感〔インフルエンザ〕が、やはり主要な疫病の一つであった。

静かな朝の国、ほとんど滅びる運命に遇す

疫病の流行は朝鮮後期により酷くなったようであった。その理由は、当時の社会・経済的条件と連関させて推し量ることができる。すなわち、農村の解体と都市の成長、都市地域の人口密集などが伝染病大流行の条件を形成したと見ることができる。都市の成長は環境悪化をもたらし、環境悪化は伝染病流行をより促進させたのである。さらに、商業発達による全国的な交易の増加は、伝染病の伝播をいっそう加速化させた要因であったはずである。とくに、人口増加による環境悪化は主要因であった。ソウルの環境状態が極めて悪かったことは一八世紀末、朴斉家《パク・チェガ》[4]が『北学議』ですでに指摘していた。その一〇〇年後に金玉均《キム・オクキュン》〔二九頁訳注（1）参照〕は朴斉家より一歩進んで、このような環境不良が伝染病を起こす主要因と見て「数十年以来、怪疾と疫疾が秋と夏に流行り、一人が病気にかかれば伝染する人が一〇〇名、一〇〇〇名になり、死ぬ人が継続して増え、死ぬ人の大多数はまさに働き盛りの者であった。これは、単に住居が清潔でなく、飲食物に節制がないということだけでなく、汚い物が街に溢れ、その毒気が人の体に侵入するからである」（『治道略論』、一八八二）と嘆いた。

街の汚染物は雨が降れば河川を通じてソウルのあちこちに流れ出て、伝染病菌の伝播役となった。一八九五年、宣教医師であるエビソン〔三二頁訳注（7）参照〕が覆蓋されない下水口や溝に大小便が放流され、汚らしい様子の河川を見て、「色褪せた都市」と表現したことがある。また、あるロシア将校は報告書で「便所のなかの不潔物がすべて道に流れて、大きい都市ではこれが覆蓋されない溝渠に流入し、腸チフスの温床となっているが、これは驚くべきことではなく、このような有機物が飲料水を媒介として人体を犯すようである」[5]と書いた。

ソウルをはじめとし朝鮮全国の状況がこのようなので、エビソンは「朝鮮全域のすべての邑〔小都市〕と村落の井戸は汚物で汚染されたソウルの井戸と同様であり、朝鮮の死亡率が出生率より高くなる様々な疾病のおもな原因となった。このような非衛生的な状態を改善させる措置がない限り〈静かな朝の国〉はほとんど全滅する運命

に遇しているようである」と嘆息した。(6)

このような環境状態に加えて個人衛生の劣悪さも指摘できる。当時、朝鮮を訪れた旅行者は異口同音に個人衛生の劣悪さに言及した。「朝鮮人たちは服をほとんど着替えない」、「あまり沐浴しない」、「生の魚をそのまま食す」、「食器をそのままにしておく」、「狭い部屋で多くの者が寝ている」などが、それである。環境衛生、個人衛生状態は劣悪であったが、一つだけ肯定できる衛生的習慣があったとするならば、水を薄い粥《スンニュン》の形態に煮て食すという点である。これは、井戸水の不潔さを相当に相殺する慣習である。

疫病患者が急速に増えたもう一つの重要な要因は、朝鮮特有の葬式風俗であった。人が死ねば多数の弔客が葬式から墓に埋めるまで一緒にいて飲食を共にするのが、朝鮮の美徳であった。伝染病の震源地である死体の側に多数の人が留まり、さらに飲食まで集団で分けて食するとは！　酷い結果は当然の帰結であった。

環境衛生と個人衛生の劣悪さは伝染病が大きく流行した主要因であったが、他方では伝染病の不断の感染が各種伝染病に対する免疫力をつけたという点もまた指摘できる。あれほど、多くの伝染病が流行したにもかかわらず、人口が一定水準以下に落ちなかったのは、まさにこのためである。「不断に感染するので、ある人にはある程度免疫が生じ、幼い頃に死を免れた人たちのなかの多数が晩年まで生きたが、乳児死亡率は甚だしく高かった」(7)というエビソンの言及はこれを物語る。

疫病の多様な名前

朝鮮時代の記録物を見れば、今日、われわれが急性伝染病と呼ぶものが、様々な別の名前で呼ばれていたことがわかる。ある名前は伝染性を重視し、ある名前は病気の深刻さを示す。また、あるものは病気の原因を重視し、あるものは体に現れた症状を重視した。例えば、〈疫〉あるいは〈疫病〉とは人が辛い仕事（役）を行うように体が疲れた状態を表すものであり、古代から集団的にそのようなことが繰り広げられてきたことを指称するものとして使用されてきた。〈疫癘《えきれい》〉あるいは〈癘疫《れいえき》〉という名前には疫に〈荒々しい〉あるいは〈惨い〉という修飾語が一つ付いたものである。現在の猩紅熱《しょうこうねつ》と判断される唐毒疫は〈野蛮人《オランケ》のように荒々しく〉、〈毒を飲んだように苦痛である〉という修飾語が付いた。〈染病〉は流行性に注目した名前であり、痘瘡を意味する〈行疫〉は流行性に深刻さが合わさった名前である。〈輪行怪疾〉は車輪が回り移動するという意味で、病気の伝染性を大きく強調した名前である。〈時気〉あるいは〈時気病〉とは良くない気韻、普通の場合には季節によって生じる気韻が何人かに同時に憑いて生じる病気をいう。〈瘟疫《うんえき》〉あるいは〈瘟病《おんびょう》〉に入っている〈瘟〉も季節的要因を暗示する。この他に〈痘瘡〉や〈痲疹《ましん》〉などの病名は皮膚に生じた発疹の様子を強調したものである。

同じ伝染病でもより具体的に病気を意味する名前があり、かなり広い領域の病気を指称する名前があることがわかる。具体的な場合を見れば、痘瘡、行疫、疫疾、媽媽は天然痘を指す。ただし、媽媽という名称は朝鮮前期の文献には見えない。痲疹《ましん》は紅疫をはじめとする皮膚発疹性疾患、唐毒疫は猩紅熱《しょうこうねつ》を指す。また、朝鮮後期の輪疾や沴疫はコレラを指称する。これに比べて染病や疫癘は多少曖昧である。植民地期に朝鮮の疾病を観察しその名称を目撃した医学者たちは、だいたい染病が腸チフス疾患に該当し、疫癘が発疹チフス疾患をいうものと見た。おそらく彼らの解釈はそれほど間違ってはいないだろう。

しかし、染病と疫癘の場合には特定疾患というよりも急性伝染病全体を通称する伝統が強かったので、朝鮮の記録物に現れるこの病名を狭い意味に限定して使用すると大きな誤りを犯すことがある。〈疫〉あるいは〈疫病〉はもっとも曖昧に用いられたものである。この名前は特定疾患を意味するというよりも、種類に関係なく集団でかかる熱病すべてを指す。医学書ではない『朝鮮王朝実録』のような歴史書ではこの名称がもっとも好んで用いられた。病気自体の医学的側面よりも、その病気による全般的な被害規模に一次的関心があったからである。

疫病対策（一）——避難と救荒

伝染病を避けることができるほとんど唯一の方法は避難であった。文字通り疫病の難を避けるものである。避難が最善の方法であったという点は、当時の医学水準や救療対策が根本的に伝染病に対して無力であったことを意味する。とくに、一八二一年に初めて入ってきたコレラのような場合には医学的限界がよりはっきりした。避難は生き残るための最善の方法であったが、生活の場を捨てて長い間山間僻地に住んで戻ってくるというのは、飢え死にする危険を冒して決行しなければならない措置であった。避難にかかる費用も大きな問題であった。避難所で食べつなぐことは、それほど簡単なことではなかったからである。したがって、流民たちはすぐにも食べるものがなくて〈賑済所〉近辺に集まったり、流民となってさまよい他の地方へと伝染病を拡散させる媒介者となった。伝染源から脱出することは根本的な伝染病防止対策にはなりえず、かえって伝染病をより拡散させる羽目になった。

ソウルでは疫病が流行った時、漢城府から患者や死体を見つけ出して城外に隔離させる措置をとり、「恵民署」や城外のすぐ側にある「東西活人署」は、疫病で生じた棄民たちの面倒を見る任務を担った。「領議政金載瓚が報告するに、輪疾が大きく流行し死亡者が非常に多い。活人署、恵民署に救療を任せ、三軍門でテントを張って賑庁〔中央官庁の一つ〕が食料を供給するようにせよ」という一八一五年の『純祖実録』の記録は、当時ソウルの各機関でどのように伝染病患者を処理したのかをよく示す。

東西活人署の主要機能は、病人に対する薬物治療より棄民たちに粥の形態で最小限の栄養価を供給し、すぐに死なないようにすることにあった。伝染病が大きく流行すればするほど、救恤《きゅうじゅつ》対象者が増え政府が与えることができる食糧にも限界があるので、賑済所のなかでは棄民たちの生存競争がより熾烈であった。

伝染病を専門的に担当する活人署や恵民署の救療機関が常にそれなりに運営されていたのではない。救療医官は怠慢であり、薬の横領が日常であり、必要な時に薬を分け与えることができないのが茶飯事であった。朝鮮後期になって、この二つの機関の有名無実は『朝鮮王朝実録』に何度も登場し、学者たちの批判の的となっていた。そうして、結局、一八八二年の中央機構再編のときに廃止された。

テントを張って患者や棄民を収容し粥を与える方法の他に、政府では「救荒書」を印刷し民間に配布する政策を採ったりもした。救荒書には飢えに打ち克つ具体的かつ実用的な知識が含まれていた。救荒法で必ず肝に銘じなければならない点は「飢えて疲れた者たちにすぐに食べ物を食べさせたり、温かいものを与えたりするといけない」ということであった。なぜならば、体に生気がない状態では、このような飲食を消化できずに、死に至ることがあるからである。したがって、飢民には「必ず醬油を水に溶かして飲ませた後で、冷ました粥を与え症状が落ち着くのを待って徐々に粥やご飯を食べさせる」という方法が適用された。穀食が不足した場合に比べて、いくつかの救荒食物が推薦されたが、そのなかの代表的なものは松葉と楡の皮であった。この他に『救荒撮要』には、陰樹の花、豆の葉などを粉にして、米と混ぜて粥とする方法、葛根、桔梗を利用する方法など、多くのことが記されている。

疫病対策（二）――疫鬼の予防と逐出

避難するとか、病気になって死んだ者を見つけ出して城外に埋めるような方法などで伝染を回避できるという事実は、経験を通じてある程度把握されたことであった。しかし、疫病を起こす原因とメカニズムに対して今日のような科学的認識がなかったので、説明が難しい疫病の場合、鬼神によって生じるものと考えた。したがって、もっとも重要な疫病対策は鬼神をなだめたり、追い払う方法であった。

一九三〇年代に朝鮮の風習を研究した村山智順は『朝鮮の鬼神』で、疫鬼を祓う一五の方法を報告した。殴ったり、驚かしたり、火と煙を用いたり、痛む箇所に針を刺したり傷をつけたり、しっかりと縛り力を奪ったり、良い物品を捧げなだめたり、恭順に機嫌をとったり、護符で追い出したり、城隍神のような他の強力な存在の力を借りたり、苦く塩辛く辛い食べ物や薬物で困らせたり、先祖の墓を移して禍を福へと変えたり、五行相克の原理を利用して制圧したり、より気韻が強い存在に接触させたり、金の縄で入れなくしたり、陰陽の原理を利用して祓うという方法がそれである。

国家レベルでは疫病鬼神を祓う「厲祭《れいさい》」を催した。厲祭は疫病という災厄に国家が非常な関心を持っているという政治的装いに終わるものではなかった。実際に人々の無念や恨みなどが集まって冤気となると信じられており、それが散らばり災厄がなくなればという願いを込めた。全国に疫病が大きく流行すれば、政府では厲祭を行う祭官を選び祝文と香を与え、流行地域に派遣した。

流行規模に従い中央から派遣された祭官の等級が異なっており、多くの場合その地方の守令が直接祭事を挙行した。また、流行がかなり酷い時には王が直接祭文を起草したりもした。厲祭は鬼神をなだめるうえでもっともよい日を選択して行うのが普通であったが、急を要する場合は日を選ばず即時に祭事を行った。「コレラ鬼神を防ぐ祭壇が準備され、その上に供え物として獣肉が置かれており、その周囲には王が送った宮臣何人かが祭官資格で来ていた」(8)というエビソンの言及は、高宗時代末にソウルで行われた厲祭の姿を見せる。厲祭は朝鮮初期から行われ植民地期以前まで存在した。

厲祭以上に広く行われたものに仏教の「水陸斎《すいりくさい》」がある。亡くなった人をあの世にしめやかに送り極楽往生を願うこの仏教儀式は、朝鮮後期、伝染病の流行を経て普及した。斎供養の侍輩、対霊、灌浴、仏供、施食、奉送などの標準形式が整えられたのである。公式的には厳格な儒教を志向していた朝鮮王朝は、政府でこのような仏教儀式を執り行うという問題に関して甚だしい論争を繰り広げたりもしたが、民心を収拾するという目的に限定

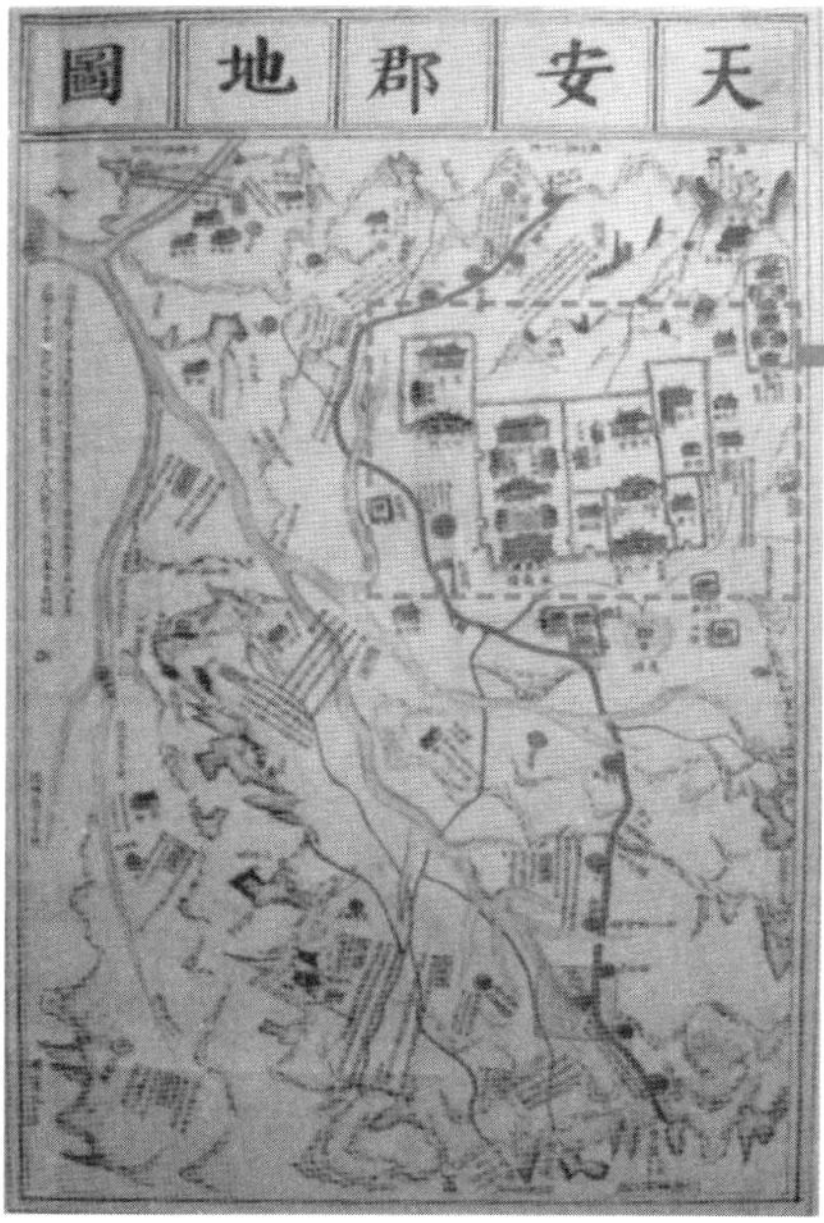

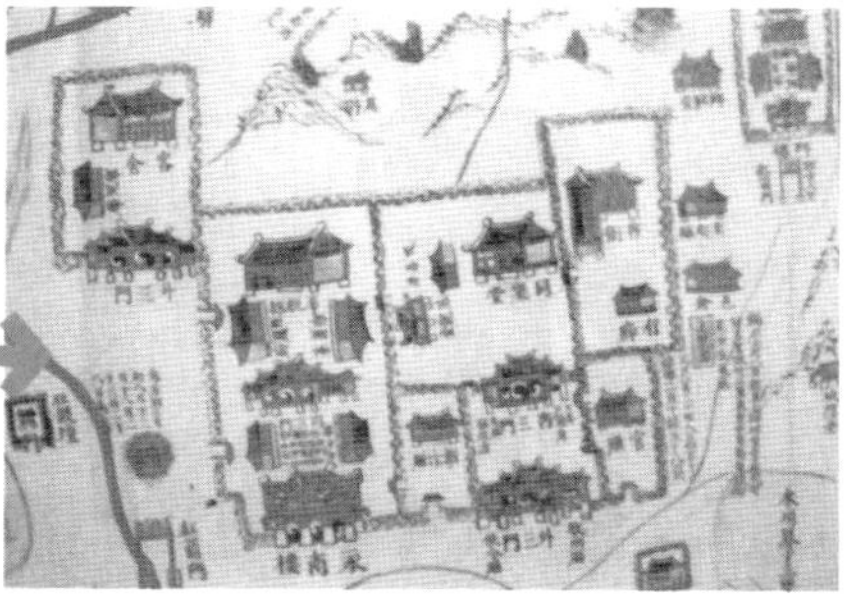

天安郡地図と厲壇部分の拡大図　各郡県にはソウルと同様に東軒北側に厲壇を置き、疫病の予防を祈った。この厲壇は東側の城隍堂、西側の社稷壇とともに官庁が建てる三つの必須祭壇の一つであるが、これは厲壇の重要性を物語る。

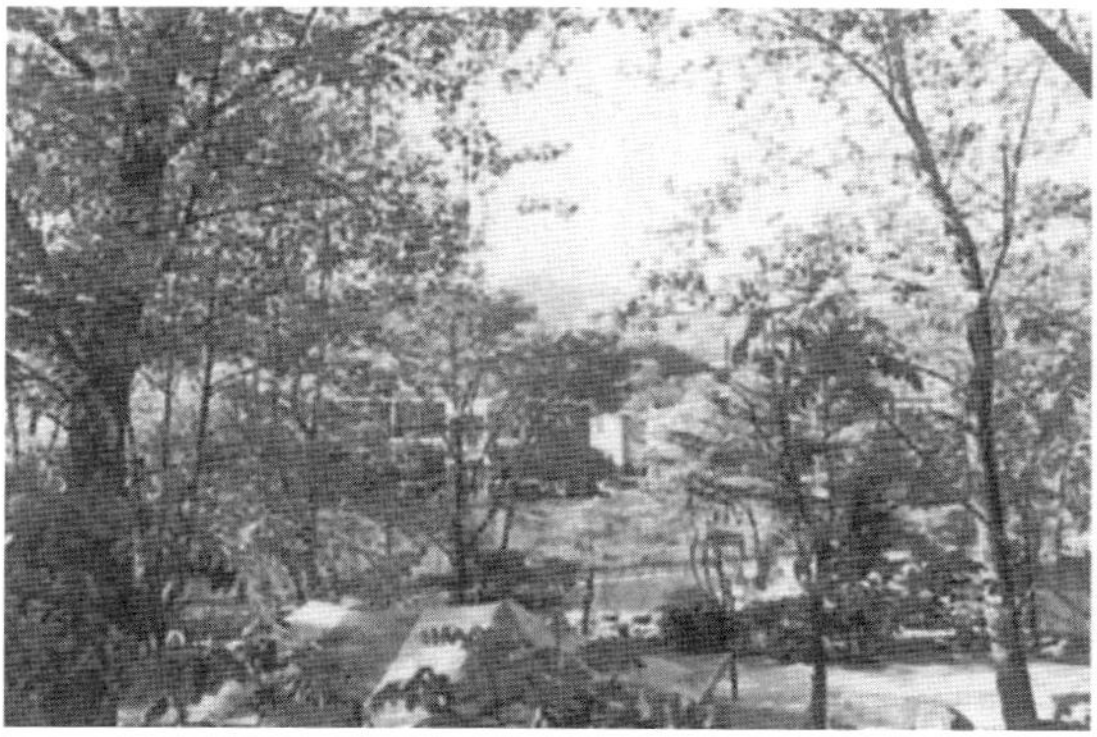

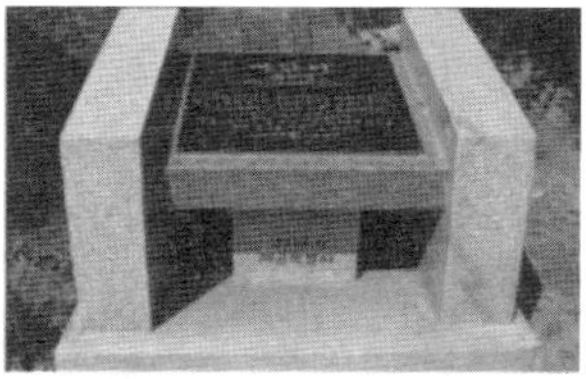

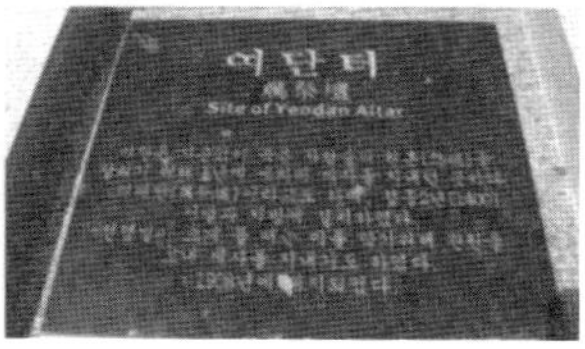

厲壇址　ソウルに建てられた厲壇は、疫病を予防するために国が建てた祭壇である。この壇は現在、北岳トンネル近くの北岳パークホテルにある。厲壇で行う水陸斎は朝鮮の国家的疫病対策のなかでもっとも基本的なものであったが、1908年、制度が廃止された。以降、近代化の激しい波のなかで徹底的に否定され、その存在が消えて忘れられた。今日では、ソウル市が建てた厲祭壇という小さな標石が山のふもとにあるだけである。それも説明が誤っており、「子孫がない死んだ人の霊を慰めるため」に建てたとなっている。現在、北岳パークホテルは営業を中止した状態にある。場所が疫病をなだめる場所だったからだろうか？

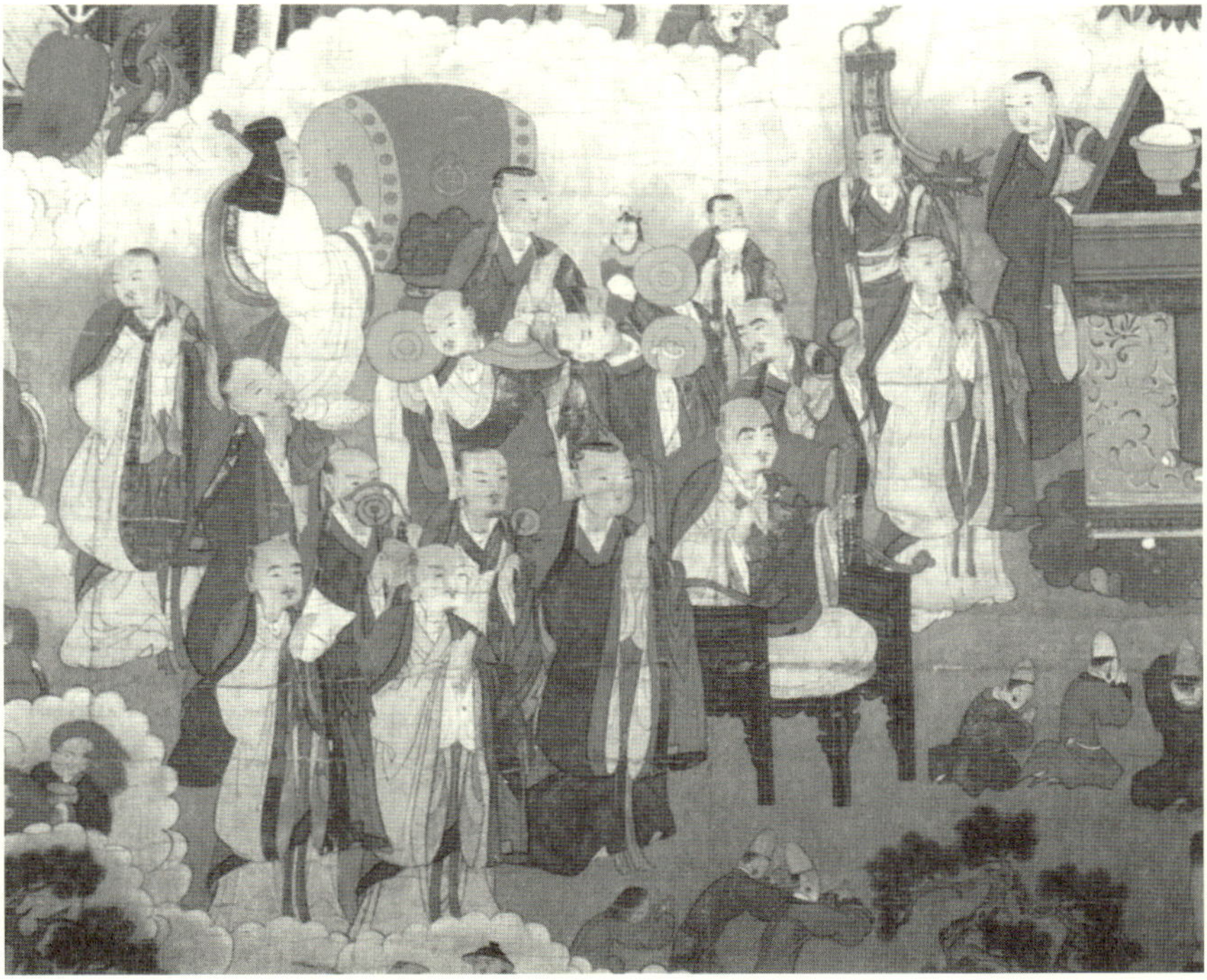

水陸斎の様子 ── 双渓寺甘露幀（1728）　金剛鈴と数珠を握り椅子に座って儀式全般を指揮する高僧を中心に、後ろの左右に小金、チルチャング（陶器製鼓）、その後ろに比丘の啰囉（ばら）と螺（ほら）、一番後ろに大きな太鼓が配置されている。

して官において直接これを挙行することにした。

水陸斎のような仏教儀式では疫病で死んだ人が決して可哀想で、はかない存在ではないと教える。複雑な儀式形式を通じてこの世の死があの世の極楽往生へと昇華する。死んだ人の家族や周りの人はこのような儀式を通じて悲しみと恐怖を克服する。水陸斎や厲祭は、国家が行ったり、その地方の有力者の供養で行われる場合もあったが、多くの場合、村の人たちの供出で行われた。貧しい人であれ富裕な人であれ、共同体全体の災難を克服するために各自の財力に応じて米やお金を出して儀式を準備したのである。

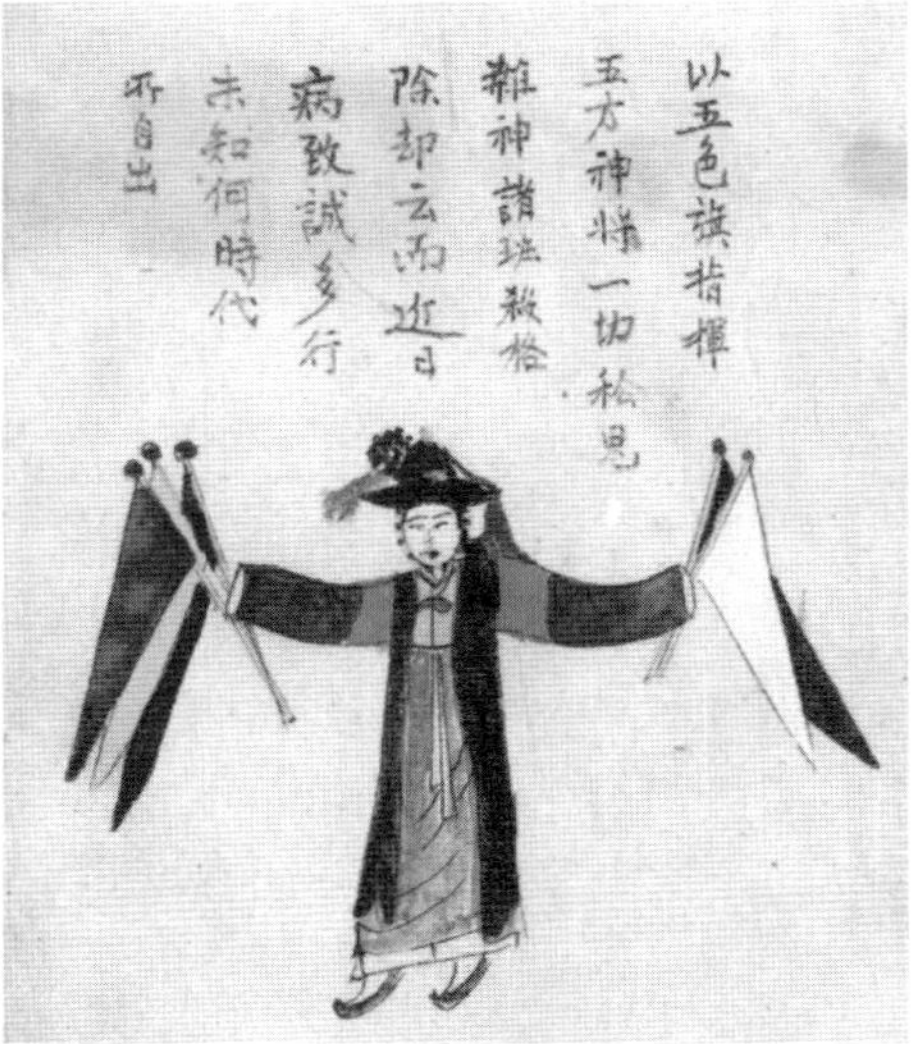

疫鬼よ立ち去れ（1885?）　「五色の旗をふりながら、五方神将を指揮する。すべての鬼神と雑神、諸般殺格をなくす。最近では、病気の致誠にこれを多く用いるが、いつの時代から始まったものかはわからない」と書かれている。

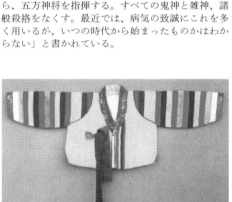

色服も疫鬼を追い払うため（刺繡博物館所蔵）
子供たちが好んで着る色服も美しさを表現すると同時に、僻邪の意味を持つ。色服に表現された原色自体が厄を防ぐが、各色に込められた五行の調和が邪な気韻を追い払う。死を意味する黒色が抜けているのも偶然ではない。

『林園一六志』の符籍　疾病の数だけ符籍〔御札〕の種類が多様なのは当然である。あらゆる病にかかった時に治ることを祈願する万病通治符籍もあるが、特定の病気のための符籍があるからである。とくに、難病の場合は医薬が役に立たないので、符籍はほとんど最後の希望となる。朝鮮後期の実学者徐有榘は『林園一六志』の「仁済志」で疫病と瘧（おこり）を治す各種の薬とともに、関連符籍を多数紹介した。薬や鍼とともに符籍を描くことは医院の大きな役割であった。

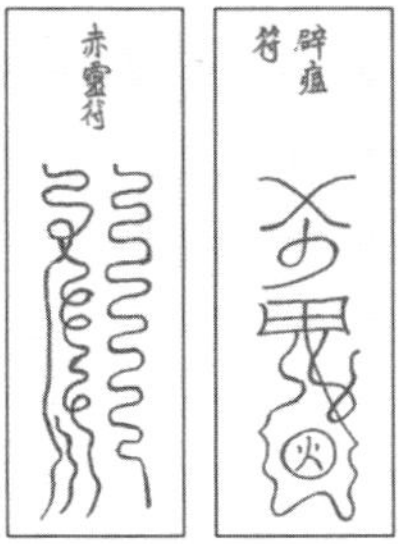

（上段左）赤符籍 ── 疫病とあらゆる病をなくす符籍　「5月5日に赤い字で書く。心のなかで諍いをなくし、瘟疫とすべての病をなくすので、百病符といえる。

（上段右）辟符籍 ── 瘟疫を追い払う符籍　道経の真君が瘟疫を払い、疫病を退ける符籍。「殺鬼」と書かれている。火は熱病であり、円のなかに閉じ込められている。

（中段）天下五方位の瘟疫をなくす符籍　五方位の瘟疫鬼神を退ける方法は、各方位を担う五つの符籍を描き貼ることである。左からそれぞれ中央・東・南・西・北の符籍。

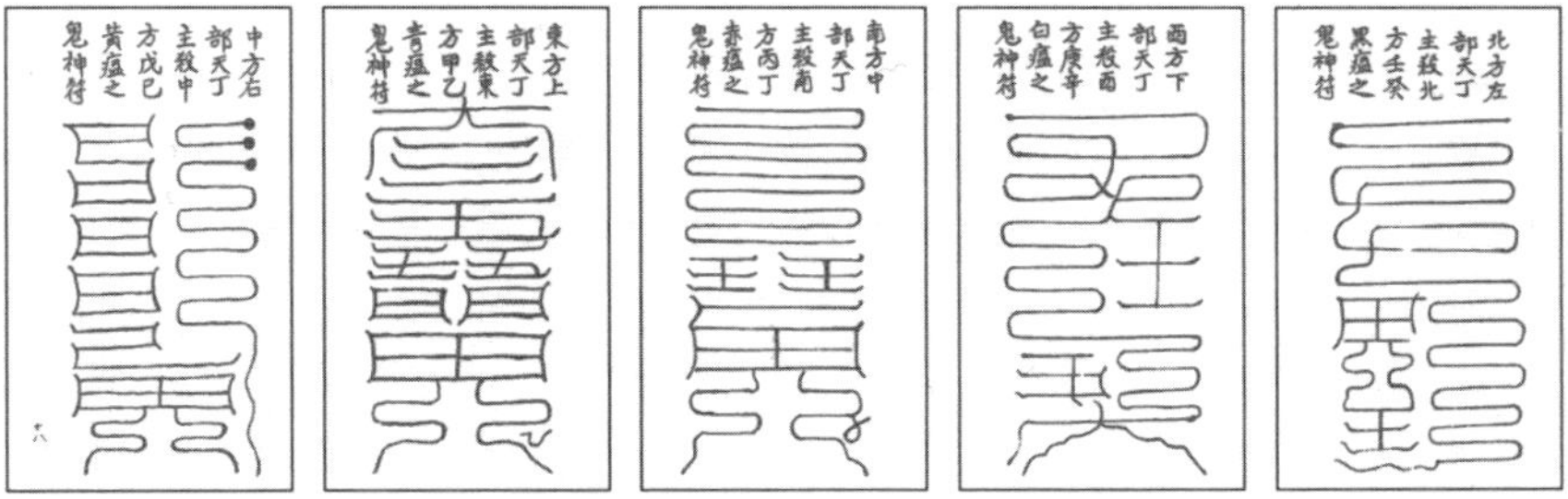

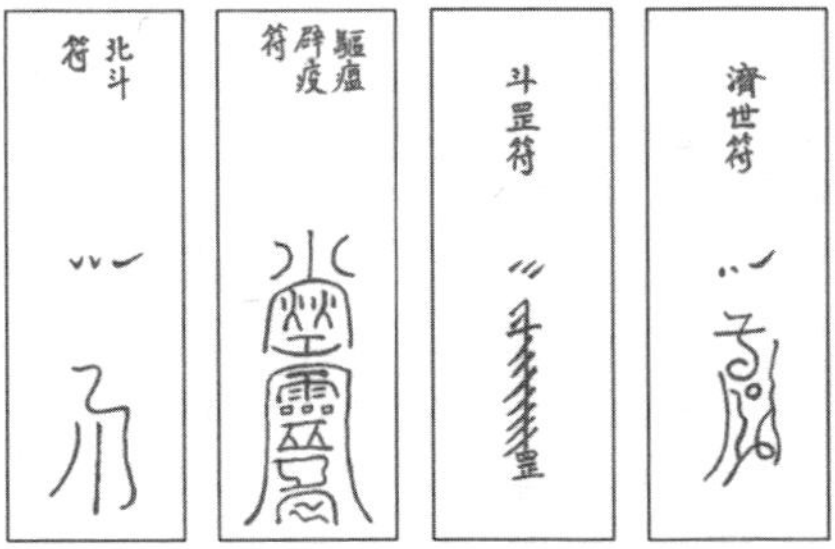

（下段左から）北斗符　北斗符には「鬼神をなくすのに律令のように早くしてください」という呪文とともに、符籍を描く。北斗七星の精気を受け疫病を防ぐもので、医師が疫病にかかった家を訪ねるときに用いる符籍である、黄色い紙に赤い字で書く。それを帽子のなかに入れた医師が疫病にかかった家を往診すれば疫病の災厄を防ぐことができるとされる。

驅瘟辟疫符 ── 瘟辟を追い出し、疫病を退ける符籍　熱病と疫病を追い払う符籍である。「天の神が瘟疫を起こしたのならば暖かい光で溶かし、地の神が瘟疫を起こしたのならば今ここでなくし、死体の鬼神が瘟疫を起こしたのならば煙のように跡形もなくしてください」という内容の呪文を唱える。

斗符籍　北斗七星を想いながら呪文を唱え、字を書く。呪文は「奥ゆかしい神霊は節度があり、栄華であり、長く生を助ける。太玄之道、その真なるものを守るので、五臓の神霊がすべて安寧となる」である。

済世符　太北斗を想いながら呪文を唱え、字を書く。呪文は「北斗の九つの星である中天の大神が上では金で造った大闕の調和し、下には崑崙神を被い、紀綱をもって政事を行い、天と地を治めて、すべての星たちの政治がうまくいき、災厄がみな消えて福はすべて来る」である。符籍は焼いて飲む。

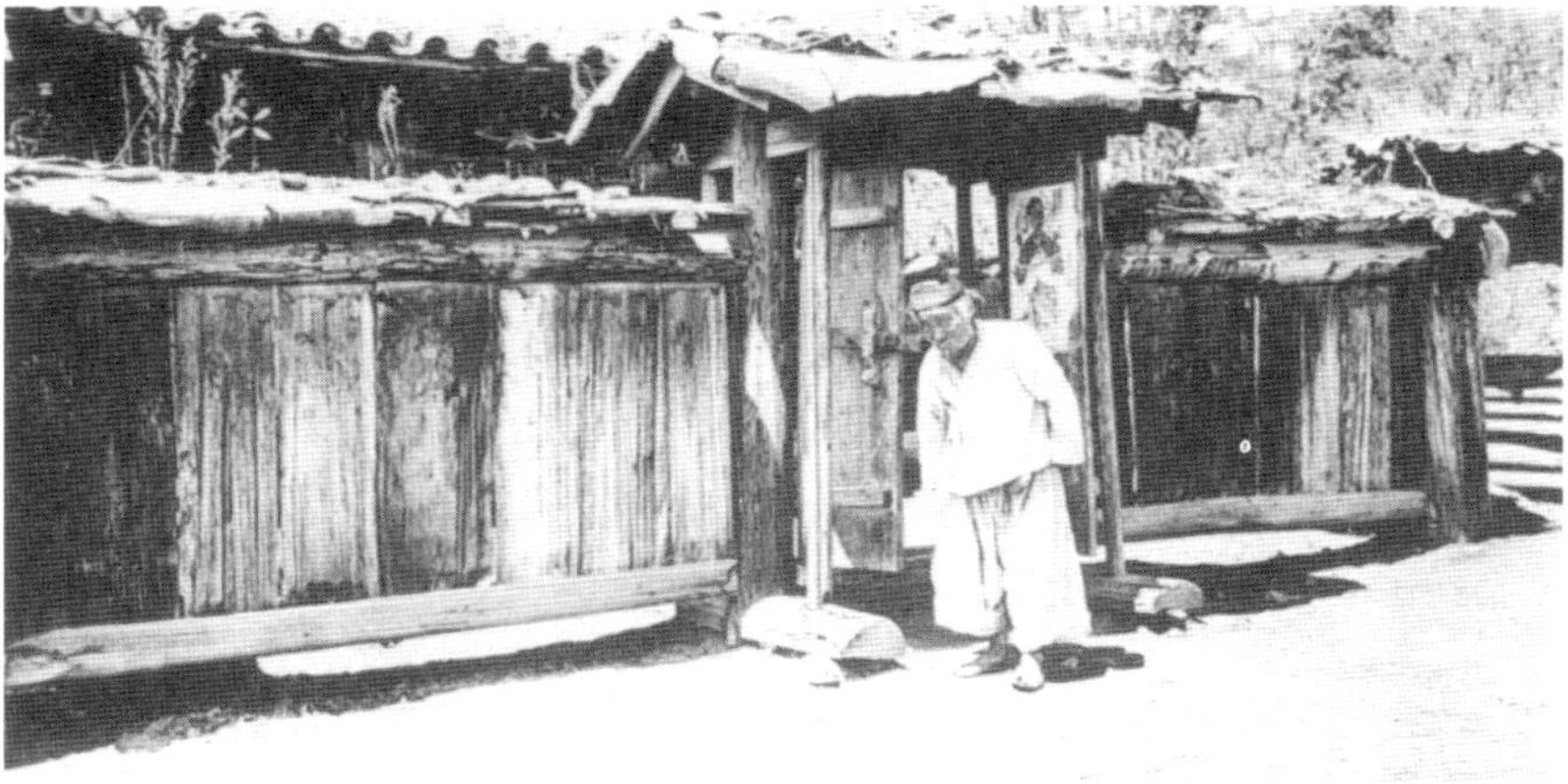

祭堂で病気が治ることを祈る（1919）　お爺さんが五日間の昼夜、祭堂のじめじめした床上で過ごし、自分が患っている神経痛を治してくれと祈った。門には病を追い払う武将が描かれている。

疫病対策（三）――漢医学的対応

漢医学的対応は朝鮮政府が編んだ『辟瘟方』を通じて確認することができる。これは、瘟疫《うんえき》を追い払う処方を集めたものという意味である。〈辟〉〔追い払う〕の字が入っていることからもわかるように、〈辟瘟方〉は、多分に呪術的な印象を与える。中国隋代に孫思邈が著した『千金方』に〈辟瘟方〉という単語が見え、そのなかの内容は多分に呪術的な性格を帯びていた。このように、中国の本では〈辟瘟方〉という単語が見られるが、中国で〈辟瘟方〉に関する部分だけを集めて本にした痕跡はほとんどない。反面、朝鮮ではすでに世宗時代から〈辟瘟方〉に関する内容だけを集めて本にする伝統を作った。以後、中宗時代に『簡易辟瘟方』（一五二四）と『分門瘟疫易解方』（一五四二）が、光海君時代に『新撰辟瘟方』（一六一三、許浚）が、孝宗時代に『辟瘟新方』（一六五三）が編纂出版されている。

これらの本は、みな疫病の流行が深刻な時に印刷されたものである。みな数十頁程度に過ぎなかったので、短い時間に多く印刷することができ、急いで疫病流行地に普及できた。疫病流行地の医師たちは、これらの本の内容を参考にして医学的措置を行った。人々はその本の内容に従い病気を予防し、病気の拡散を防ぎ、病気を治療しようとした。『辟瘟方』の内容は、大きく二つから構成されている。医師たちが読んで処方を下す部分と、一般人が病気を追い払うことができるようにした部分である。前者がおもに純粋医学的措置ならば、後者はおもに呪術的秘法と関連している。『新撰辟瘟方』を除外して、みなハングル翻訳があるが、これは一般人と女性たちが疫病対策を読めるようにするためのものであった。

われわれが知っている多くの世俗的風習は、この本と関連している。『簡易辟瘟方』を見れば「冬至に小豆粥を食べれば疫病を避けることができる」とある。また、「端午の節句に菖蒲酒を飲むこと」ともある。菖蒲酒に雄黄を溶かして飲めば、疫病だけでなくあらゆる虫の害も受けずにすむと書かれている。この他にも小豆・月桂樹・野蒜《のびる》・草・どろ粥・尿・松葉・桃枝《とうし》・よもぎのようなものを利用する各種方法が書かれている。

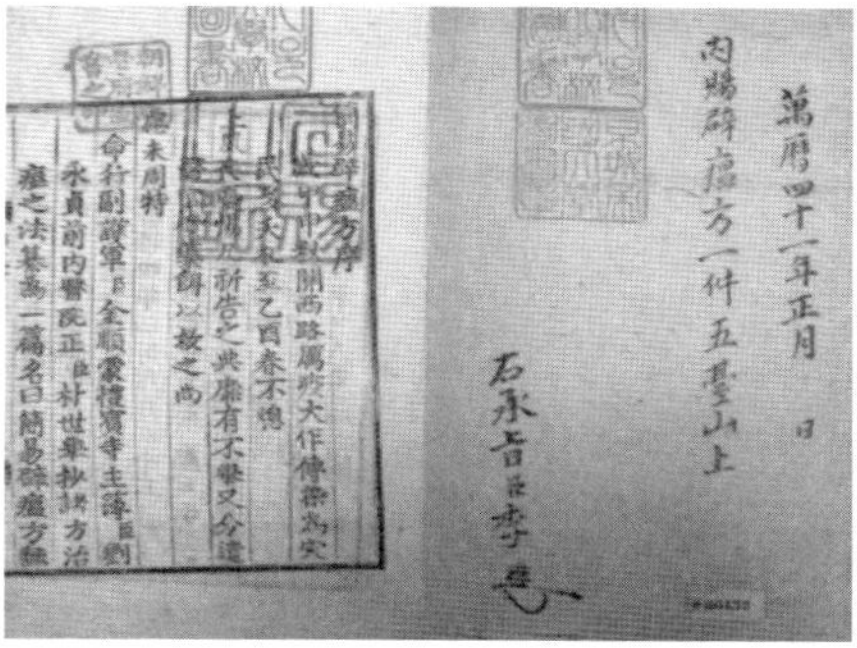

『簡易辟瘟方』（1613、増刊本、ソウル大奎章閣所蔵）

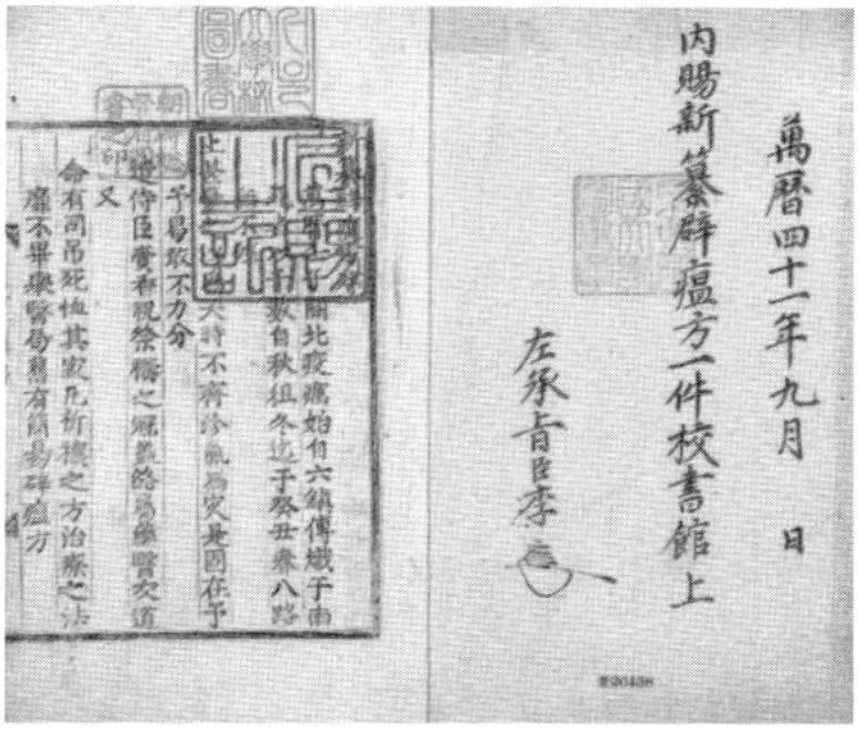

許浚『新撰辟瘟方』（1613）

辟邪〔邪悪を斥ける想像上の動物〕関連の内容が多いが、すべてがそうではない。なかには病気の伝染を防ぐことができるかなり合理的な方法もある。例えば、「病人の服をきれいに洗って、ご飯を炊く甑《こしき》で蒸す」がそうである。また、いくつかの処方は病気の症状をなくしたり、やわらげるための大衆医学的アプローチが見られる。例を挙げれば、川芎《せんきゅう》・甘草《かんぞう》・麻黄《まおう》など一〇の薬からなる「十神湯」は疫病の時に生じた感冒や発熱を治療するための処方であり、升麻《しょうま》・白芍《びゃくしゃく》薬・葛根《かっこん》など四つの薬からなる「升麻葛根湯」は疫病の時に随伴する頭痛、増寒、壮熱などを治療するための処方である。この他に屠蘇酒をはじめ相当数の処方は、それが医学的か呪術的かはっきりと区別できない程度に複合的な性格を帯びている。

エピローグ——現代の疫病と恐ろしさ

この頃の子供たちは映画やビデオなどに出てくる「虎患媽媽より恐ろしい」という表現を理解できないだろう。媽媽・虎烈刺・染病・疫疾など、多くの疫病名がすでに古語となった。現代医学と近代的防疫対策のおかげである。われわれは知っている。朝鮮後期に導入され開港期を経て根を下ろす種痘法、植民地時代から始まった伝染病予防接種、われわれの体に浴びせられたDDT消毒薬、担任の先生が鞭を持って検査した手足の爪の垢、港口で行われた検疫、クリスマスシールとBCGワクチン、病院や保健所で出会った子供の予防接種……この他にも清潔になった家のなかと綺麗な服、そして、かなり栄養価が高い飲食物、まさにこれらのおかげで一〇〇年前まで猛威をふるった過去の疫病から自由になれたことを。全世界的に天然痘が撲滅されたという世界保健機構の発表はこの事実をもっとも象徴的に物語る。

このように病気にかからなくなり、そうして長く生きることができるようになったとして現代人が過去の人たちよりも病気の苦痛から並外れて自由になれたのではない。エイズ、狂牛病など新しい疾病が大きな恐怖をもたらしている。これは、自分が気をつければかからないという、未だ遠い向こう岸のことと思うかもしれないが、そうではない存在が新しく大きく台頭した。まさに、長生きするようになったがために生じる各種慢性的な疾病による苦痛である。ある医学者たちは冗談に「昔であれば、みな淘汰された人が長生きして、あらゆる病気にかかる」という。癌・高血圧・糖尿病・交通事故をはじめとする各種事故による現代人の苦痛は、過去の疫病による苦痛に劣らない。多くの場合、身体の部分が壊れ、人間の社会的機能が喪失し、非常に長い間苦しむ。

医学の発達がこのような苦痛をすべてなくしてくれると信じたが、そう信じるがゆえにより苦しむ。健康に対する期待が増幅した医学は、それを満足させることができないからである。昔は医学を信じることができなかったので宿命論によって悲劇に折り合いをつけることができたが、今日では科学と医学に対する固い信用によってより健康に執着する。膨れた欲望に追いつけない医学の時代、それが現代の痛みである。

訳註

(1) 許浚（ホ・ジュン、一五三七〜一六一五）。朝鮮時代の代表的医学者で『東医宝鑑』の著者。平安南道龍川府使などを歴任した武官出身の許班の二男として生まれたが、庶子であるため官職への道が閉ざされ医師となった。

一五七五年に王の治療を行う御医となり、一五九二年に壬辰倭乱が起きて避難する王に随行する。そして、一時的に停戦となった一五九六年に、宣祖は医学書の著述を命じる。当初は鄭碏、楊礼寿、李明源、金応鐸、鄭礼南らと編纂局を設けて作業に着手するが、一五九八年の秀吉軍の再度の侵攻によって学者たちは散らばり、その後は許浚一人がその作業を行う。

壬辰・丁酉倭乱が終わり収まり、宣祖は倭乱時の功績を高く評価して一六〇四年許浚に官位を与え、さらに一六〇六年には医学上の功績を認めて「陽平君」という称号を与える。ところが、一六〇七年に宣祖が死亡した責任を問われて流刑となる。配流地でも医学書の執筆に専念するが、彼を敵対視する両班は極刑に処そうとする。そのことを知った光海君は幼い頃許浚の治療によって一命をとりとめたこともあり、自身の侍医としてソウルに呼び戻す。一年後の一六一〇年にその医書は完成するが、一五年の歳月許浚が心血を注いで書き続けたその医書が『東医宝鑑』である。

翌年にも許浚は、咸鏡道から流行しはじめた発疹チフスが全国に広がるのを防ぐため『新纂辟瘟方』を書き、さらにそれが収まらないうちに猩紅熱が流行した時にはその治療法として『辟瘟神方』を書いている。また、それ以前にも『諺解痘瘡集要』、『諺解救急方』、『諺解胎産集要』など、既存の医書をハングルで説明した本も著述している。人々が手軽に読めて利用できるようにとの意図によるが、大衆のために奮闘した許浚の人格を知ることができる。

許浚は一六一五年にこの世を去るが、光海君は彼に最高官職の「正一品輔国崇禄大夫」を追贈している。なお、彼を主人公とした韓流ドラマ『ホジュン――伝説の心医』は日本でも絶大な人気を得た。

(2) 正祖(チョンジョ、一七五二～一八〇〇)。朝鮮王朝第二二代の王で、在位は一七七六から一八〇〇年。祖父である英祖とともに文芸復興の王として知られ、自らの著書『弘済全書』を残している。父である思悼世子の非業の死を目撃し、それによる政争を防ぐために心を砕いた。即位してすぐに奎章閣を設置し、庶子であった朴済家や李徳懋らを官吏に任命した。また、党派に関わらず優れた人材を登用し、そのなかの一人が丁若鏞で、遷都のために水原城を築城したが実現しなかった。正祖時代に実学が盛行したが、彼の死後の辛酉邪獄(天主教弾圧事件)によって、西洋科学知識への接近は危険を伴うようになり、それを中心内容とする実学も衰退を余儀なくされた。

(3) 丁若鏞(チャン・ヤギョン、一七六二～一八三六)。一九世紀初期の実学者で、李瀷に代表される「経世致用」派、洪大容をはじめとする「利用厚生派」両方の実学を集大成したといわれる。丁若鏞の生涯は大きく三つに分けることができる。まずは、正祖の厚い信頼を受けて新進気鋭の学者として活躍する三〇代までで、この時期に現在ユネスコの世界文化遺産に登録されている水原城の設計施工に携わっている。次に、その正祖がこの世を去り辛酉邪獄時に配流となり全羅道康津で過ごした一八年間であるが、彼の代表的著作として知られる『経世遺表』、『牧民心書』が書かれたのはこの時期である。最後はソウルに戻り一八三六年に他界するまでで、刑罰制度に関する『欽欽新書』や言語学に関する『雅言覚非』をはじめ多くの著書をまとめている。また、丁若鏞はその生涯にわたって膨大な数の詩文を残している。

丁若鏞の業績は、詩文集・経集・礼集・楽集・正法集・地理集・医学集の全七集から構成されている『與猶堂全書』によって知ることができるが、その正法集に代表作といえる『経世遺表』、『牧民心書』が収録され、医学集が『痲科会通』となっている。実学は百科全書的な内容を持つが、個人でそれをなしたところに丁若鏞の秀逸さがある。

(4) 朴斉家(パク・チェガ、一七五〇～?)。一八世紀の実学者。両班の庶子として生まれ、子供の頃から差別的な状況のなかで育つが、一一歳の時に父が亡くなり、母の苦労によって勉学に励むことができた。

才能豊かな朴斉家はすでに少年時代に、その詩の優美さと達筆な書をうたわれたという。彼の友人で九歳年上の李徳懋も、朴斉家が一五歳の時に書いた書に驚嘆し、その後、街で偶然に出会った時に同じ庶子出身ということで意気投合、二人そろって朴趾源に弟子入りしている。そして、幸運にも二七歳の時、正祖が宮中に設置した「奎章閣」の書籍の校正と書写を担当する検書官に李徳懋、柳得恭、徐常修らとともに抜擢される。

一七七八年以降、朴斉家はしばしば清国訪問団に随行し、清国の進んだ産業や文化を見聞するが、その体験をまとめたものが『北学議』である。『北学議』は内編・外編から構成されているが、内編には車、船、城郭、煉瓦、瓦、磁器、住宅、道路、橋、牧畜、銀、鉄、材木、女服、紙、弓、銃、文房具、骨董書画など三九の項目があり、外編には田畑、肥料、桑、果実、農蚕総論、科挙制度、禄俸制度、兵論、北学弁など一六の項目がある。

朴斉家はここで人々の生活と国の富強発展に切実に必要な農業、手工業、商業に対する問題と、一連の政治問題、国防力を強化するための問題などを早急に是正すべきことを提起するとともに、朝鮮王朝の伝統的な事大主義の対象である明を滅ぼした清であっても、優れたものは学ぶべきであると主張したのである。新進気鋭の学者として面目躍如たるものがあるが、反面、庶子出身で大胆な改革案を提出し、正祖に厚遇された朴斉家に対する両班貴族たちの反発は強かった。辛酉邪獄時に朴斉家は中国を訪れていたが、それを斡旋した大臣も処刑され、彼もそれに連座して一八〇一年に東北地方の鐘城に配流されるのである。三年後に許されるが、以後、彼の消息は不明である。

(5) エビソン『旧韓末秘録』大邱大学校出版部、一九八四。

(6) 同前。

(7) 同前。

(8) 同前。

朝鮮人、細菌を眼で見る——細菌説と植民地近代性

数年前、小学校の子供たちが古い形式のトイレに行かずに便秘をしたという記事を読んで笑ってしまったことがある。洋式便器になれた世代の辛さである。反対の場合もある。二〇余年前、私の父の世代の話である。便器が洋式便器に変わってトイレが不便となった。この世代は洋式便器に慣れずに便秘になることもあったという。今でも田舎から出てきた老人が洋式便器の上に座り、しゃがんだ姿勢で用を足すという話を聞くことがある。私たちが幼い頃、よくある笑い話の一つが田舎のトイレの経験談であった。

変わった。そのすべてが変わった。過ぎし一〇〇年間、トイレは用を足すところに過ぎないものだったのが、シャワーと風呂を備えた化粧室となった。変わったのはトイレだけだろうか。サントゥ[1]に網巾〔結び布〕をして長いキセルをくわえた老人、清渓川の流れで洗濯する女性たち、道袍《トポ》〔朝鮮式コート〕の裾をなびかせた商人たち、薪を背負った老独身者《チョンガッ》、露になった胸の下でスカートを固く結んだ婦人たち……写真帖だけで見ることができる風景である。新しく開通した道路の真ん中に敷かれたレール、坊主刈の子供たち、西洋式帽子のハイカラな紳士、洋傘をさして散歩する女性、公衆トイレ、消毒された井戸、理髪店と浴場、石鹸と化粧品、家の中の陶器などが新しい場所を占めた。過去一〇〇年間、衣食住をはじめとする日常生活の変化は早く深く進んだ。

すべてではないがこのような変化の裏側には細菌説が横たわっている。細菌説がこのすべての変化を引き出したのではないが、変化を推進させた勢力が、この細菌説をしばしば、そして強く口にしたことは厳然たる歴史的

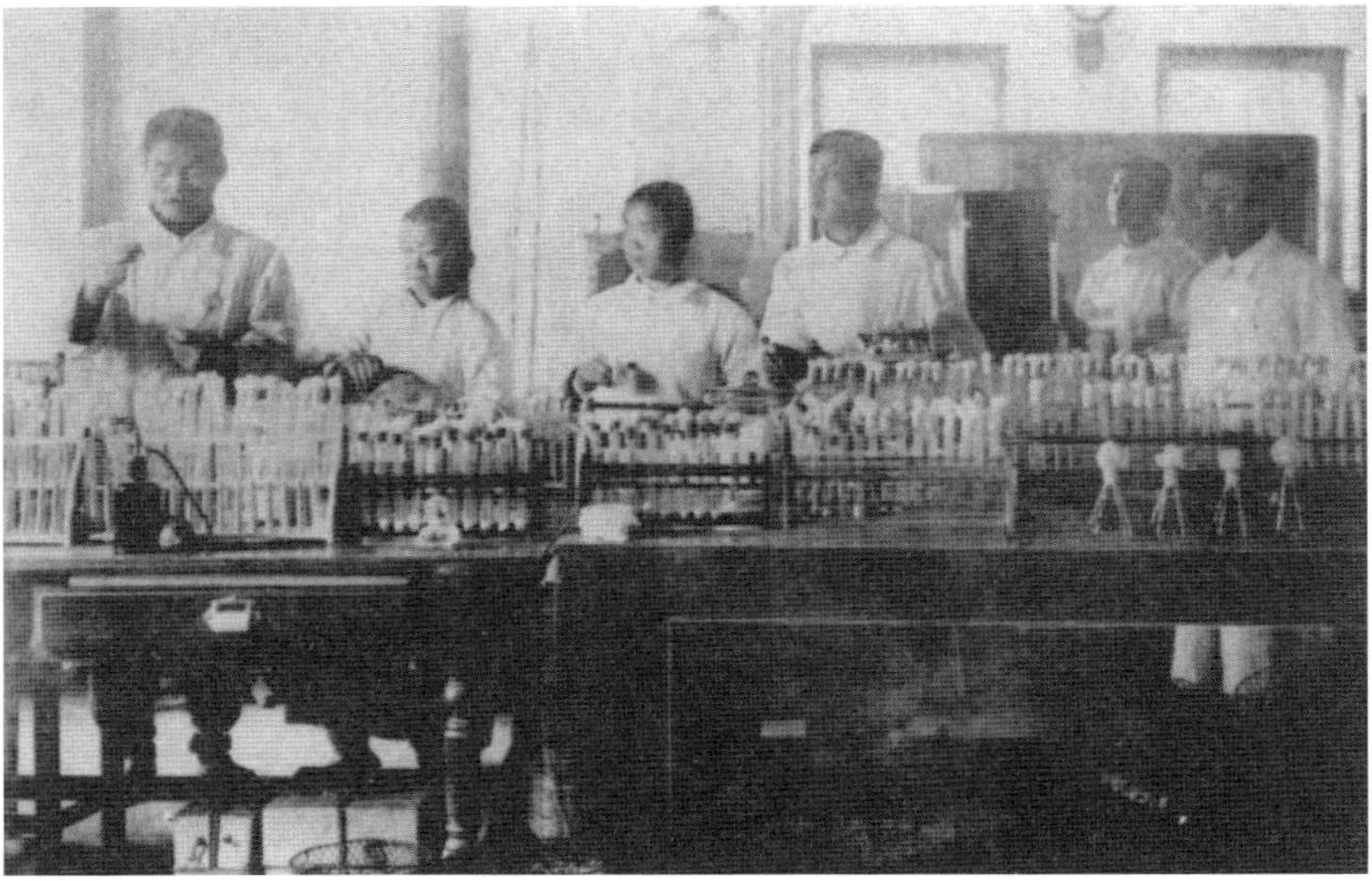

細菌検査の様子、京畿道開城　衛生防疫陣がコレラ病菌を確認している。（出典：『大正八年虎列剌病防疫誌』）

事実である。ゆえに、フランスの科学哲学者ブルーノ・ラトゥールは「細菌説革命が以前のそのどのような革命よりも大きな変化を引き起こした」と主張したのである。細菌説はパストゥールの祖国であるフランスでも猛威を振るったが、イギリスやドイツ、日本でもそれに劣るものではなかった。それは古い生活方式を変えることと密接に関連していたからであり、細菌説が引き起こした変化をすぐに〈近代的な〉変化としてみても差し支えのないほどであった。その〈近代的〉磁場の力は朝鮮の場合にも例外ではなかった。けれども朝鮮の場合、日本帝国の植民地という状況にあったので、その磁力の強さや方向が帝国列強と同じではなかった。

細菌説は科学・権力・日常生活の変化など近代の核心的領域において重要な位置を占めた。この三つは互いに連関しているので、その三つすべてに対する細密な分析が必要である。また、この三つに関しては帝国列強や日本、植民地朝鮮において共通する側面も、そうでない側面もある点に注目しなければならない。けれども、まさにこのような側面が存在

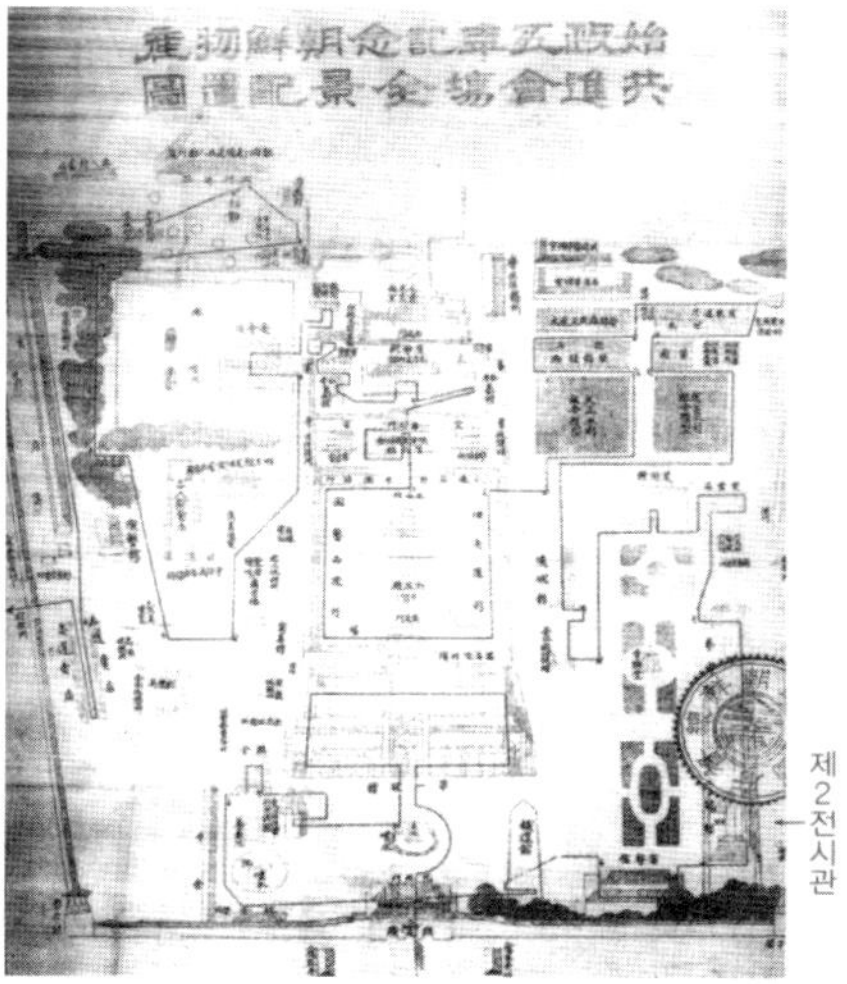

共進会物品配置図（1915）　共進会場に入ると、正面の中央展示館である第一号館があり、右奥に衛生関連物品が展示された第二号館と倉庫館がある。

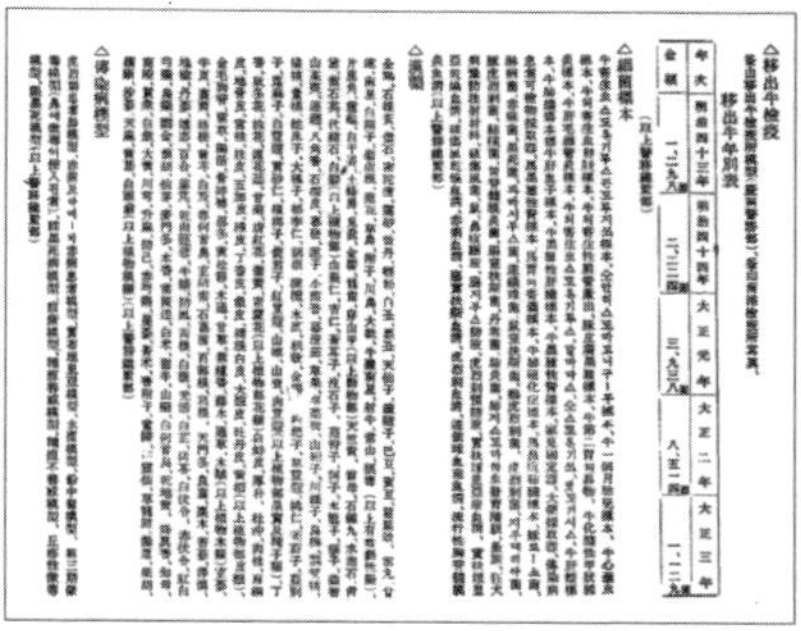

展示された細菌標本目録

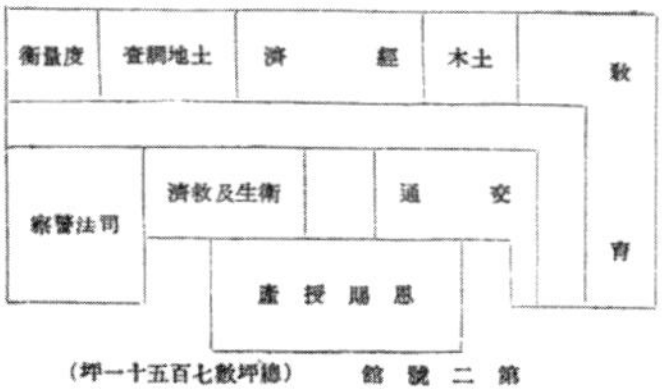

第二展示館配置図

するからこそ、細菌説という主題はたとえ小さくても、近代性と植民地性を論じるのによい主題となる。

細菌説と可視性、細菌説と植民地衛生警察の権力、細菌説の成果とその意味、細菌説の限界、細菌説と朝鮮医学、細菌説と朝鮮の細菌学研究など、細菌説と関連する諸問題を解明することで、植民地期朝鮮社会の近代性と植民地性を見ることができるだろう。

朝鮮人、細菌を目でみる

一九一五年九月一一日、植民地朝鮮の首都京城では大規模な朝鮮物産共進会が催された。この共進会は日本帝国が朝鮮を〈併合〉した後〈施政五年〉を記念するための行事であった。〈共進〉という言葉には、文字通り日本と朝鮮がともに〈発展〉しようという意味が込められている。この行事では、各種の近代文物とともに朝鮮全国の産物が展示された。農業・水産業・物産・金融・医学・薬業・娯楽などを網羅した。一〇月三一日まで五〇余日間の行事にはのべ一一六四三八三名が見学した。その中で朝鮮人有料入場者数は四四三八一一名であった。[2] この会場には三つの大きな陳列館があって、第二号館の一画には衛生および医療と関連した物品と標本が展示された。朝鮮人はそこで、それまで見ることがなかった異様なものを見ることができた。

まず、牛の内臓の模型が一隅に置かれていた。他の隅には伝染病予防に必要な医療器具が陳列されていた。そのなかには、顕微鏡・解剖器具・噴霧器・衛生手洗い器・メチルアルコール検査器・携帯用診察器などが含まれていた。他の隅にも各種寄生虫標本とともに肺ジストマ寄生虫標本とそれの中間宿主である淡水魚の標本が置かれていた。また、別の隅には淋病菌・赤痢菌・黒死病菌・パラチフス菌・連鎖状球菌・腸チフス菌はもちろんのこと、コレラ菌・ジフテリア菌・結核菌・脳脊髄膜菌・肺炎菌・破傷風菌などが病気を予防したり治療するのに用いる各種血清標本とともに置かれていた。この他にも、コレラ患者の腸模型、赤痢とアメーバ性赤痢患者模型、ジフテリア患者模型、水疱瘡模型、鼻に梅毒が侵入した第三期梅毒模型、腺ペスト模型、痘瘡患者模型などがその横にあった。[3]

精巧に作られた臓器と骨は人体を構造図そのままに解剖できるという暗示を与えた。各種病菌の模型は人間を酷い恐怖へと追いやる伝染病が、まさにこの小さい顕微鏡を通じてのみ見ることができる動物でも植物でもない微生物によるものであることを代弁した。各種病菌の模型と病気にかかった患者の姿は病気と患者の因果関係を明示した。

この展覧会は過去五〇年間の世界の伝染病医学史の目覚しい発展を凝縮したものであった。一八六五年、あの有名なフランスのパストゥールは発酵現象がある生物の存在によるものであることを明らかにした。さらに彼は一八六八年に蚕の繭に生じた伝染病が病原微生物体によるものであることを明らかにするとともに、その原因と予防法を提示した。一八七六年、ドイツの田舎の開業医コッホは微生物が疾病の原因ということの確証を提示した。彼は、病原菌を採取し人工的に培養した後、それを再び健康な個体に投与して、その病気が生じることを万民に示した。その事件の後、数多くの研究者が伝染病菌確認に成功し自身の名前を歴史に残した。一八八二年にはコッホが結核菌を、一八八三年にやはりコッホがコレラ菌を、一八八四年にクレブスがジフテリア菌を、ローゼンバッハが連鎖状球菌を発見した。続いて一八八五年にエショリヒアが大腸菌を、一八八六年にフランケルが肺炎菌を、一八九四年にイェルサンと北里柴三郎がペスト菌を、一八九八年に志賀潔が赤痢菌を学会に報告した。このすべての病原体が二〇世紀になる前に顕微鏡の中に捕捉された。共進会展覧室に置かれた標本はまさにそれらであった。未だ発見されていない病原体も、科学がより発達すれば顕微鏡の下に姿を現すだろうという楽観論が溢れた。かなり小さい病原体である痘瘡ウィルスが、結局、一九三五年の電子顕微鏡発明後に自身の姿を現したように。

非常に少数であるが、それまでも細菌を見た朝鮮人はいた。『皇城新聞』一九〇二年一〇月二八日付けには次のような記事が掲載された。

近頃、朝鮮人医師一人が虎列刺《ホヨルチャ》病菌一つを捕捉し、ガラス瓶のなかにおいた。非常に微細で目で見ることは難しかったが、四〇〇〇倍にもなる顕微鏡に目をあてて見たところ、その虫の形状は、頭の部分は黒く体の部分は赤く、体の周辺に黒い毛が生えていた。この医師がこれを病院において漢城内の親しい人たちに見せて、病菌によって病気が生じる理由と殺菌する方法を説明した。

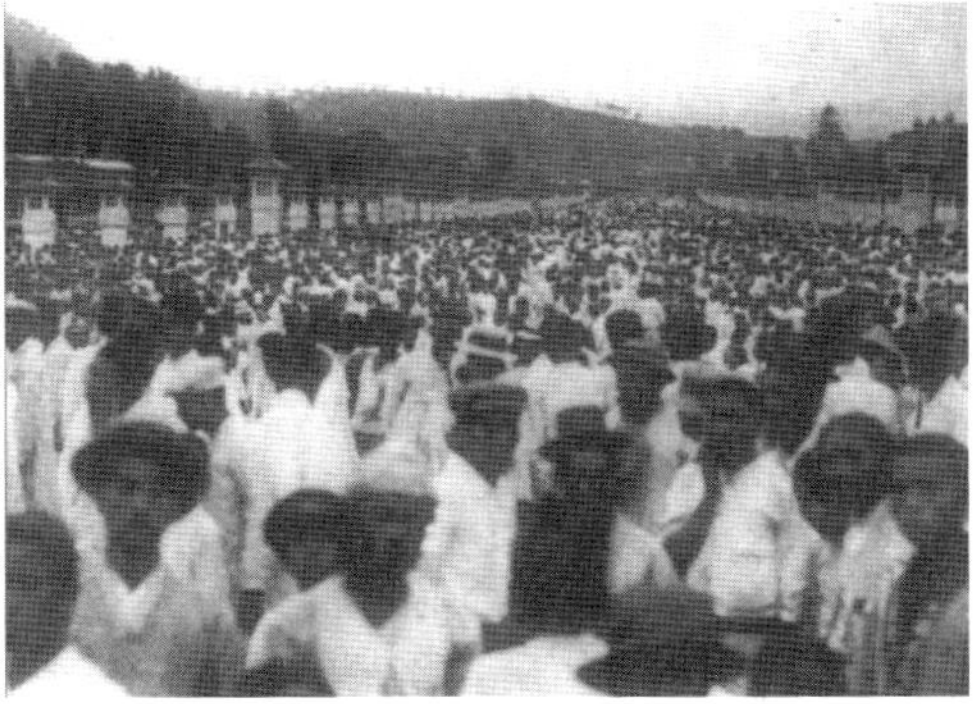

共進会に集まった人たち　朝鮮物産品共進会に全国から動員された数はのべ116万人であった。当時、ソウルの人口は約40万であった。光化門に隣接した人波の様子である。

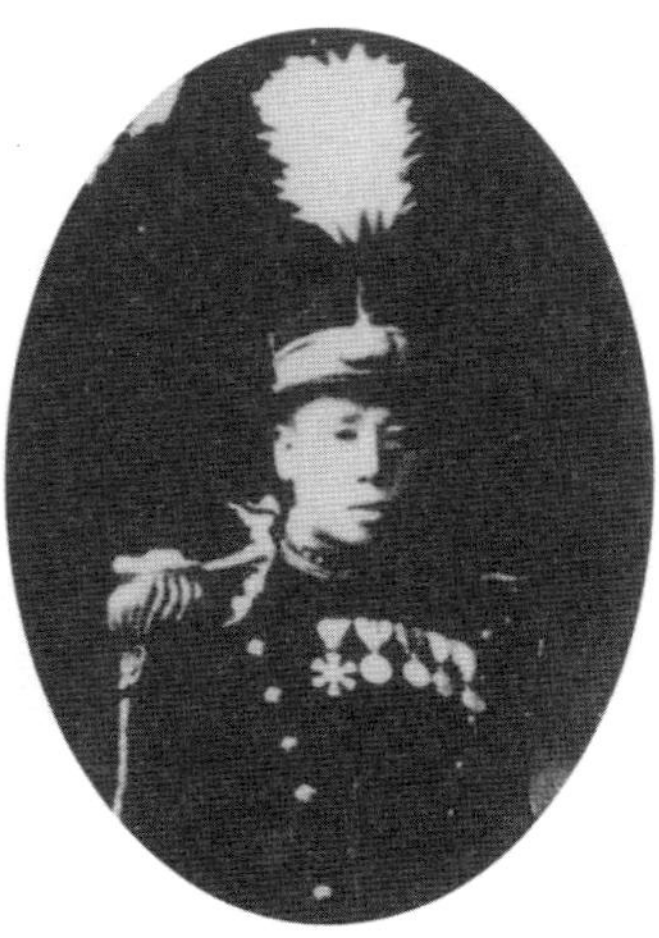

日本に留学した最初の医師金益南　金益南は1899年東京慈恵医大を卒業した最初の日本留学医師である。1900年4月から1904年9月まで大韓帝国軍隊の軍医長を務めた。『皇城新聞』がいうところの韓国医師とは金益南のことである。

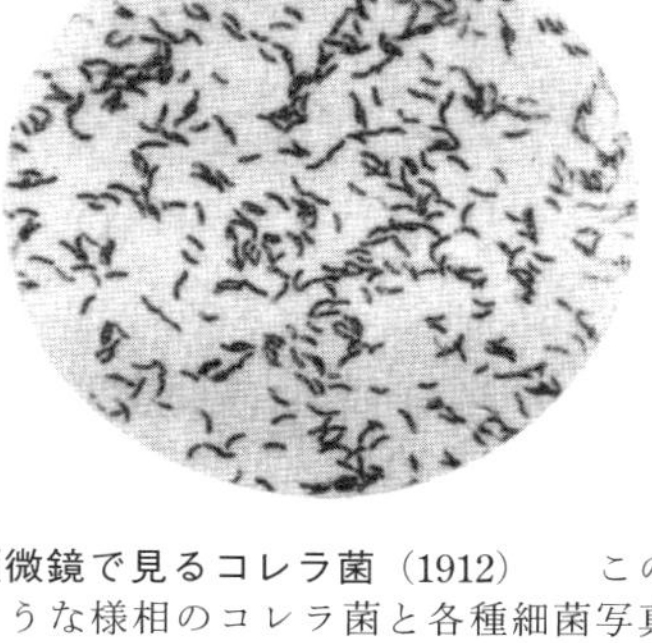

顕微鏡で見るコレラ菌（1912）　このような様相のコレラ菌と各種細菌写真がパネルで掲示されたはずである。（出典：北里柴三郎『虎列刺予防法』）

ここでの朝鮮人医師とは金益南《キム・イクナム》のことである。彼は一八九五年、官費留学生として日本に渡り、医学を専攻した二名中の一人である。一八九九年に東京慈恵医院医学校を卒業した後、彼は大韓帝国の招聘を受けてその年に設立された官立医学校教官として勤務していた。金益南は約二〇年前にコッホが見たコレラ菌を培養して大衆に見せた。彼は〈可視性〉をコレラの予防と撲滅、啓蒙に活用しようとした。

金益南よりもはやく細菌を見た朝鮮人は徐載弼《ソ・ジェピル》である[4]。彼は甲申政変〔二九頁註（1）参照〕失敗の後、アメリカに渡り医学を学び、甲午改革以後、一時帰国して『独立新聞』を発行した。徐載弼は『独立新聞』で自身の専攻を十分に活用した。『独立新聞』には衛生に関する具体的な情報と論説がとりわけ多い。アメリカで医学を学んだ人物らしく徐載弼は〈バクテリア〉という言葉を好んで用いた。彼が書いた『独立新聞』一九八七年九月二日付の論説では病原体の姿が次のように描写されていた。

（バクテリアがある）その水一滴を顕微鏡の下において見たならば、満ちているのは虫のような生物であるが、その生物であるがゆえに大概一〇人中九人は体症があるとか、下痢をするとか、瘧疾《ぎゃくしつ》になるとか、なんらかの病気になるとかして何もなかった人はなく……

これに先立ち彼は顕微鏡を通じてのみ見ることができる〈難見生物〉の「種類が数百万種で世界にもっとも多いのがこれで」、「この生物ゆえに草木と穀物が育ち、この生物ゆえに人が病気となり、大抵世界のどのような病気であれ一〇〇名中九九名はこの生物ゆえに病気となるのであり、この生物によって病気が伝染し一人の者が病気となればその生物がその人から離れ他の人へと移っていく」という見解を明らかにしたことがある。[5]

「百聞は一見にしかず」という言葉の通り、可視化はもっとも説得力のある方法である。病気の患者の姿を見ることができ、彼から採取した病原菌も見ることができ、両者の因果関係も図表で見ることができる。実態がはっきりとしているので非可視的などのような説明よりも強い説得力を持つ。それを確認した瞬間、五〇〇年以上の伝統を持つ媽媽（鬼神による発作）を起こす痘瘡《とうそう》の存在や、疫病を起こすあらゆる鬼神は強い護符を見るよりも力を失う。病原体が庶食する不潔な身体と環境、そのような身体と環境を作った無知と慣習を是正しようとする何らかの処置に対する抵抗は、また強力な非難の対象となる。徐載弼や金益南、共進会展示館に資料を提供した朝鮮総督府警務総監部が細菌を見せた理由はまさにここにあった。

細菌説で武装した植民地衛生警察

衛生警察の淵源は一八世紀後半から二〇世紀初期のオーストリアとドイツに遡る。医師警察はオーストリアの医師ウォルガン・トーマス・ラウが初めて創案し、以後ヨハン・ピーター・フランク、アントン・メイがこの概念をより精巧にした。

医師警察という言葉に含まれた〈警察〉という概念はかなり幅が広いもので、国家の国民に対する家父長的な配慮一般を包括するものである。ヨーロッパ大陸とくに絶対君主制であるドイツでは支配者と被支配者の関係を父子の関係として把握し、このような家父長的な理念に従い国家が臣民の健康を守らなければならないと考えた。フランクはそのような配慮が警察活動を通じて実現できると主張して、九巻からなる『完全なる医師警察システム』という本を書いた。この本には、出産・妊娠・結婚問題、乳幼児健康問題、食品衛生と衣服、娯楽、住居および環境問題、事故予防、人口動向、軍陣医学、性病、病院、伝染病の問題が網羅されている。以後、メイは住宅、大気汚染防止、食品衛生、衣服衛生、産業保健、母子保健などを網羅する総合的な医師警察保健法案を提示した。ドイツでは一九世紀末まで法に従い、公務員たちが公衆保健行政業務を遂行した。

一八七六年以後確立された細菌説は、衛生行政に強い力を付与した。すべての臣民の健康のために要人を監視・監督することは細菌説以前にも相当程度に発達していた。細菌説が確立する以前には、「不潔な環境と悪臭が病気の原因になる」という〈瘴気説〉は、かなり効果的な防疫戦線を広げてきた。けれども、瘴気説は不潔なすべてのものに対して広く戦線に釣り糸をたれた漠然とした戦略であった。これに比べて細菌説は目に見える細菌の撲滅に火力を集中することができる戦略であった。効果はもとより、この二つは、お金を引っ張り出し、行政力を借り、大衆を説得することができる側面において天と地ほどの違いがあった。伝染病の原因を目で見ることができ、それの自然史を知ることができ、それを効果的に制圧することができる手段を持つことができたのである。一九世紀末以降の衛生行政は、この細菌説で武装した。それの権限行使は確信に満ちたものであり、執行は多数の幸福のため正当なものであった。

一九世紀末、日本にも医師警察概念が導入された。日本は国家中心の、警察中心の衛生システムを受け入れた。日本は医師警察という名前の代わりに衛生警察という言葉を用い、彼らは保健・医療・防疫・家畜防疫に

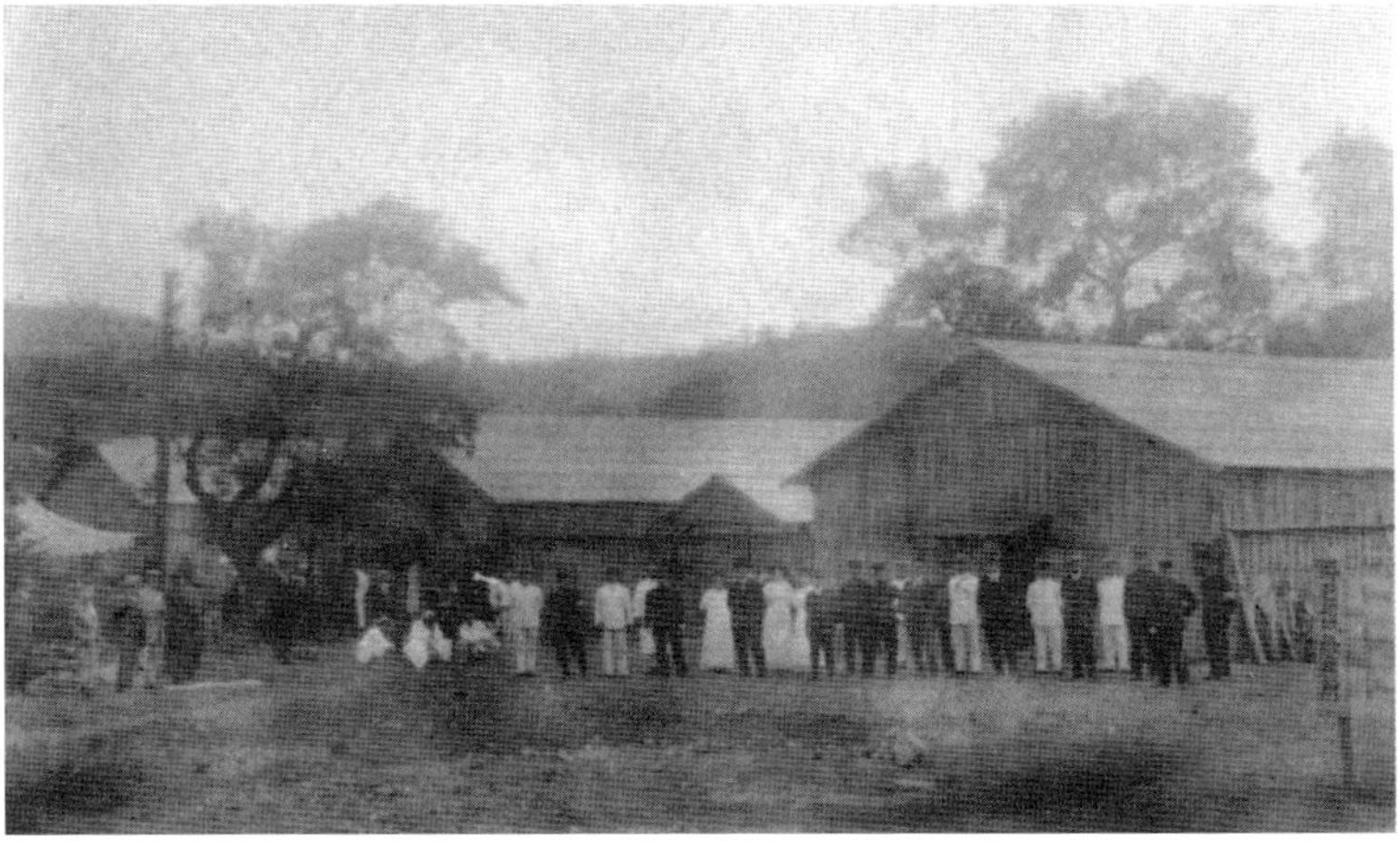

コレラ検疫に参与する日本人警察と憲兵　保健医療行政と学術面でドイツの影響を多く受けた日本は医師警察制を導入し、衛生警察制度を作り、植民地朝鮮のすべての衛生業務を警察が掌握するようにした。（出典：『大正八年虎列剌病防疫誌』）

関する一切の事務を担当した。明治維新以後、近代化の道に入った日本は保健医療の行政と学術の両側面でドイツの影響を非常に強く受けた。川上武は『医療と福祉』（一九八〇）で、日本が採択した天皇制と大日本帝国憲法（一八八九）はプロシアを模倣したものであり、改革のすべての方面でその要素が現れたが、保健医療部門も例外ではなかったということを指摘した。もう少し実用的な理由からバウアーは『日本の医学教育』（一九六五）で、「ドイツの医学水準が当時最高水準であった点」、「ドイツ医学がすでに明治維新以前から入り定着していた点」、「ドイツ大使ジボルトが日本政府の医療政策に相当な影響を及ぼした点」を挙げた。

　朝鮮も日本を通じてこの衛生警察概念を導入した。最初の試みは一八八二年、金玉均《キム・オクキュン》（二九頁註（1）参照）が著述した『治道略論』と、一八八三年朴泳孝《パク・ヨンヒョ》(6)の治道事業の実施である。金玉均は「道路脇を清潔にし、伝染病を予防し、消毒した糞尿を活用して農業生産を高め、交通を便利にして物流流通を増大させよう」という論理を掲げ、街の清潔に対する監視と処罰を新制度である巡検に担当させることを主張した。三ヶ月という短い期間で挫折に終わったが、朴泳孝はその志を漢城で貫いた。

甲午改革が成し遂げられるまで、この概念は死蔵されたままであった。甲午改革以後、内務大臣となった朴泳孝はいっそう本格的に警察の業務にこの衛生警察事務を定着させた。けれども、朝鮮の衛生警察は一九〇六年統監部設置以後、事実上無力となり、一九〇九年の〈警察権移譲〉後、強力な日本帝国の衛生警察がそれに取って代わった。

植民地衛生警察の業務範囲は『衛生警察講義一般』（一九一三年平安南道警務部発行）を通じて、その全貌を把握することができる。この本は、衛生警察業務を担当した官吏を教育するためのものであった。平壌憲兵隊長で平南警務部長である小沢壽が編纂し、日本の軍医と警察幹部が各論を書いた。この本は次のような内容を網羅している。

◉植樹衛生管理、糞尿など汚穢物管理
◉コレラ・赤痢・腸チフス・パラチフス・ペスト・痘瘡《とうそう》・猩紅熱《しょうこうねつ》・ジフテリア・発疹チフスなど九種の急性伝染病管理
◉淋病・梅毒のような性病と肺結核のような慢性伝染病
◉マラリアと肺ジストマのような朝鮮の風土病
◉伝染病予防のために必要な患者の隔離、強制入院、強制消毒、交通遮断、患者の家に対する戸口調査、衛生講話、消毒清潔方法、河水使用禁止
◉市場閉鎖と祭礼および集会禁止、商業制限、汽車と船舶に対する検疫、家畜伝染病防疫
◉医療人と医薬品取締り
◉水と氷、温泉、肉類と食肉加工品、牛乳と乳製品、植物性食品、アルコール飲料の検査と取り締まり
◉細菌の生活と死滅に関する事項

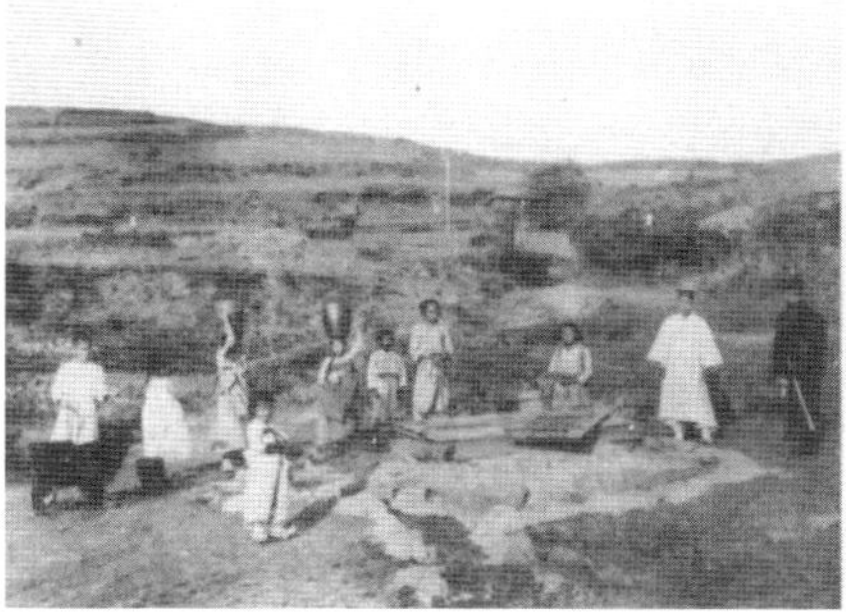
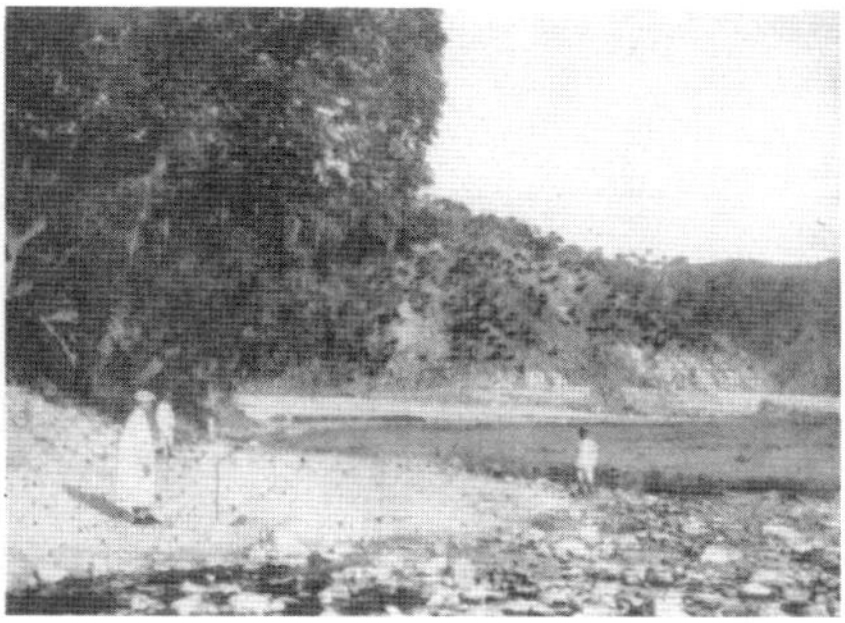

（左）井戸の監督、全羅南道霊光　サーベルをさした衛生警察が全羅南道霊光郡法聖浦地域の共同井戸を監督している。（出典：『大正八年虎列剌病防疫誌』、以下同様）（右）下水使用禁止、慶尚南道山清郡生草面

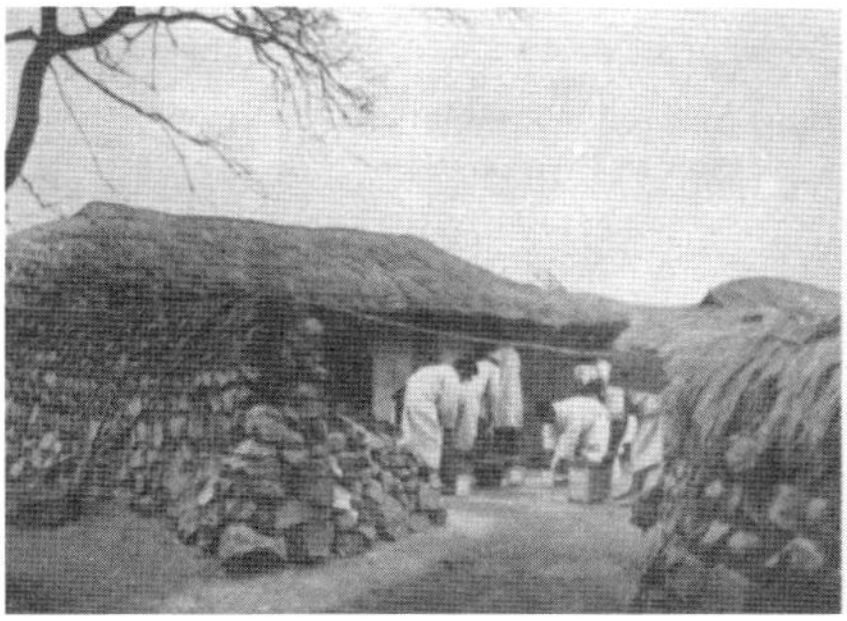
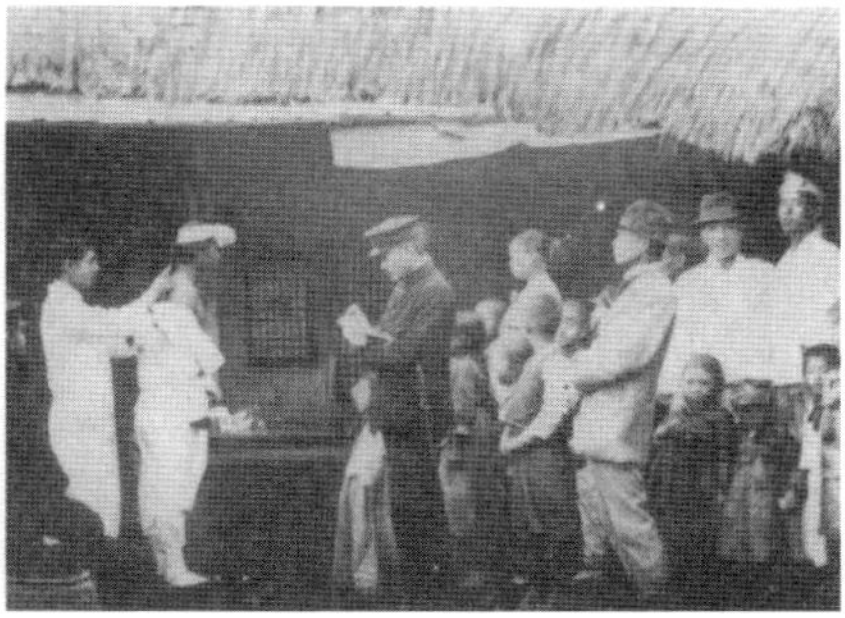

（左）患家消毒、江原道通川　衛生警察が消毒薬をまいてコレラ患家と患者が使用していた物品を消毒している。（右）予防注射、仁川　衛生警察の立会いのもとで、衛生防疫陣がコレラ強制予防接種を行っている。この頃から本格的なコレラ予防接種が実施された。

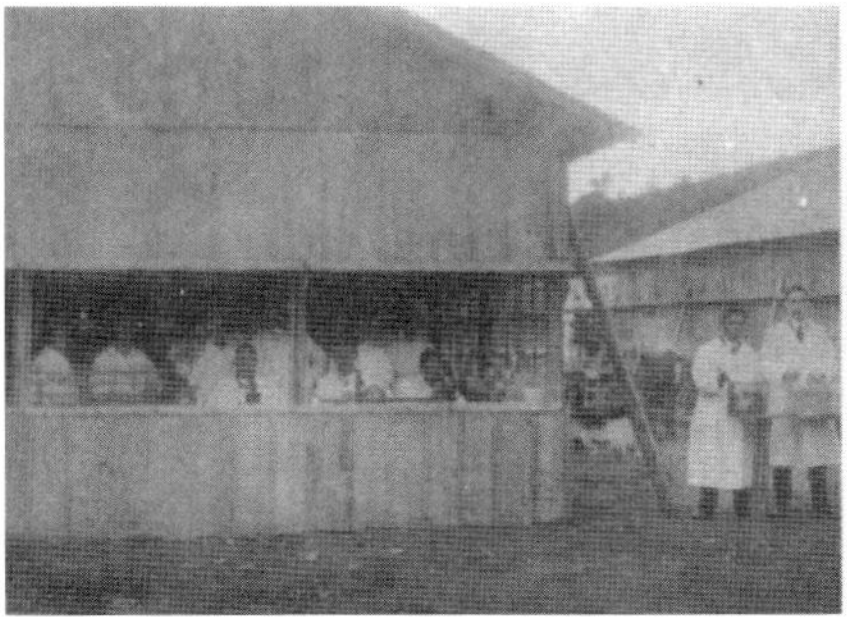
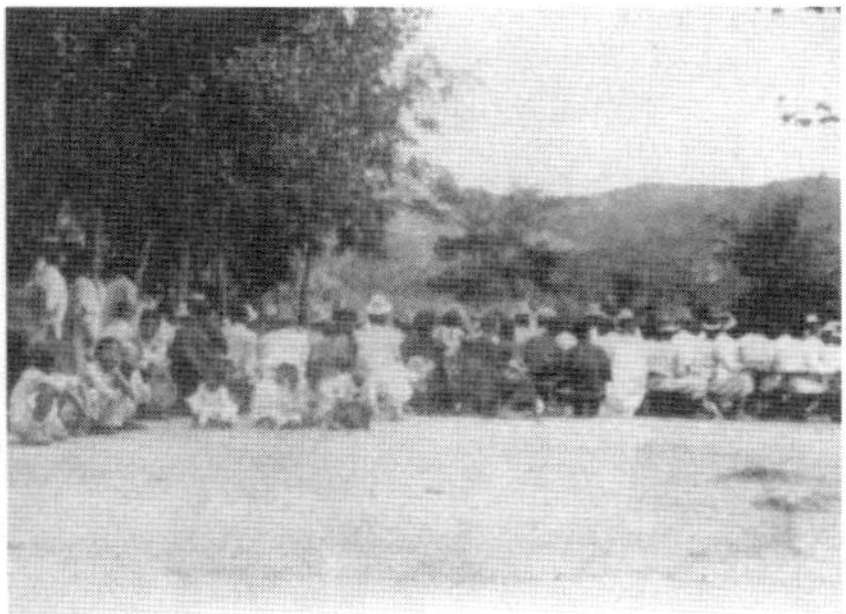

（左）細菌検査室、京畿道開城（右）野外衛生講習、忠清南道保寧

このような内容は植民地期間にこれといった変動はなく、当時、日本など帝国列強が管理の対象としたのとほとんど差異はない。このような側面を〈近代的〉と見ることができるだろう。それが、以前の時代に行われなかったという点において、類例のない効用をもたらした点において、その効用が確実な科学に基づいていた点において、そして個人と集団の生活様式を革新させたという点においてである。

このように植民地朝鮮の衛生警察の業務範囲は文明国家の普遍性を帯びていたが、執行方式はそうではなかった。大韓帝国や当時の日本と比較した時、朝鮮の衛生行政はかなり不完全で抑圧的であった。これを〈植民地性〉と呼ぶことができるだろう。

衛生行政の不完全性は、まず行政機構の編制によく現れている。植民地朝鮮ではすべての衛生事務を警察が掌握するようにした。中央では警務総監部が、地方では道警務局が衛生事務を担当した。すなわち、一般的な衛生事務まで執行を主とする警察の権限に服属させたのである。これは、当時、帝国列強や日本、以前の大韓帝国のそれとは大きく異なるものであった。大韓帝国では一般衛生事務は衛生局が、執行事務は警察が担当するようにしていた。また、日本の場合も一般的な衛生事務は内務省衛生局が担当し、警察は衛生事務の執行と関連した仕事を担当していただけである。この他にも、学術領域である衛生試験所と伝染病研究所が独立的な機関として設置されており、合議制諮問機関として中央衛生会があり、標準薬局方の財政活動を行う日本薬局方調査会があった。事実、一般衛生事務がなく警察執行だけがあるのは植民地の状況を反映したものである。一般衛生事務と学術事項は日本本土において提供すればよかったからである。

警察主導の衛生行政、それ自体にも抑圧性があるが、植民地法令と実際の執行方式にそれがよく現れている。伝染病予防法を例とすれば、朝鮮の法令は日本のそれよりもより強制的であり、任意適用が可能であった。一九一一年三月総督府令第四一号は「伝染病予防に関する公務員の指令・命令に従わない者に対しては四ヶ月以下の懲役、一〇〇円以下の罰金を課する」と規定した。この規定があまりにも曖昧で過酷なものだったので、一九一五年六月総督府制令第二号「伝染病予防令」では、懲役刑をなくし罰金を五〇円に下げる一方、罪状をよりはっきりさせた。罪となるのは次の通りである。

◉患者および患者と疑われる者と死亡者がいる家と機関の責任者で、これについて医師の検診を要求しない者と、警察官吏、憲兵、検疫委員に報告しない者
◉伝染病患者の家で医師と該当官吏の指示通り消毒しない者
◉伝染病患者や死体を官吏の許可なく勝手に移動した者
◉伝染病病毒に汚染したり、汚染したと疑われる物を該当官吏の許可なく使用、受付、移転、遺棄、洗浄した者
◉伝染病患者の死体を該当管理の許可なく火葬した者
◉警察官署の許可なく伝染病死体を二年以内に改葬した者
◉交通封鎖を違反した者
◉医師に請託して伝染病患者申告を報告しなかったり妨害した者
◉該当官吏の質問に虚偽の答弁をしたり、故意に妨害する目的で忌避した者

右の規定はだいたいにおいて伝染病の拡散を防ごうとする〈善良な〉意図が含まれている。また、それは細菌研究で得た科学的知識に基づくものであった。けれども、それらの条項はすべて個人の自由を深刻に制限するという性格を強く帯びている。また、対象者に対して恣意的権力行使の余地が大きかった。同時期、日本の場合「伝染病患者として疑われる場合」に対する医学的判断が慎重に考慮されており、伝染病患者であっても「故意

の危害行為ではない場合には処罰しない」という一九一七年大審院の判決が尊重された。けれども、朝鮮では伝染病の徹底防疫を掲げ、警察と憲兵が伝染病流行地の朝鮮人に対する厳しい取締りを行った。その過程では警察の〈恣意的〉判断が大きく介入し、〈憤懣やるかたない〉多数の朝鮮人が警察の取締りの対象となり、人権侵害を受ける素地が大きかった。さらに、この規定に違反した者は犯罪人として取り扱われ、懲役刑に処せられたり、罰金を払ったりした。

このように衛生警察が抑圧的だった理由は、二つの目的を同時に追求するためと考えられる。一つは比較的安い方法で伝染病を統制することができたという点である。これよりも、より大きな目的は科学と集団の生命を優先し、植民地権力がすべての朝鮮人の身体と生活を統制することができる根拠を確保することができるという点である。

実際、植民地朝鮮では右の条項に対する衛生警察の業務執行が強力になされた。各種違反行為に対する処罰が並んでいたが、もっとも抵抗が大きかった部分は伝染病患者、あるいは疑われる者に対する申告拒否と隠匿、患者の病院移送拒否であった。当時、劣悪な施設の病院は強制隔離以外にこれといった医学対策を講じなかった。朝鮮人はそこを人が行くような場所ではないとみなしたので、忌避し反発した。植民地衛生警察は密告や家々戸々の訪問を通じた捜索などの方法を用い患者を摘発して病院へと移そうとし、これに対して朝鮮人の抵抗は激しかった。

帝国列強や日本に比べ植民地朝鮮の衛生警察が、より抑圧的でなければならない論理が「まったく、なかった」のではない。総督府官吏や日本の学者は、等しく朝鮮衛生施設の劣悪さと朝鮮人の未熟さをその理由に挙げた。彼らは朝鮮人の絶対多数がまったく目覚めておらず、当分の間その可能性がなく、事毎に無知蒙昧な迷信と慣習に囚われた未熟な存在と見た。未熟なので成熟した近代人とは違った扱いをしなければならず、そのようにしてもよいという論理が可能であった。なぜならば、彼らの誤った衛生観念と行為が自身に害を及ぼすだけでな

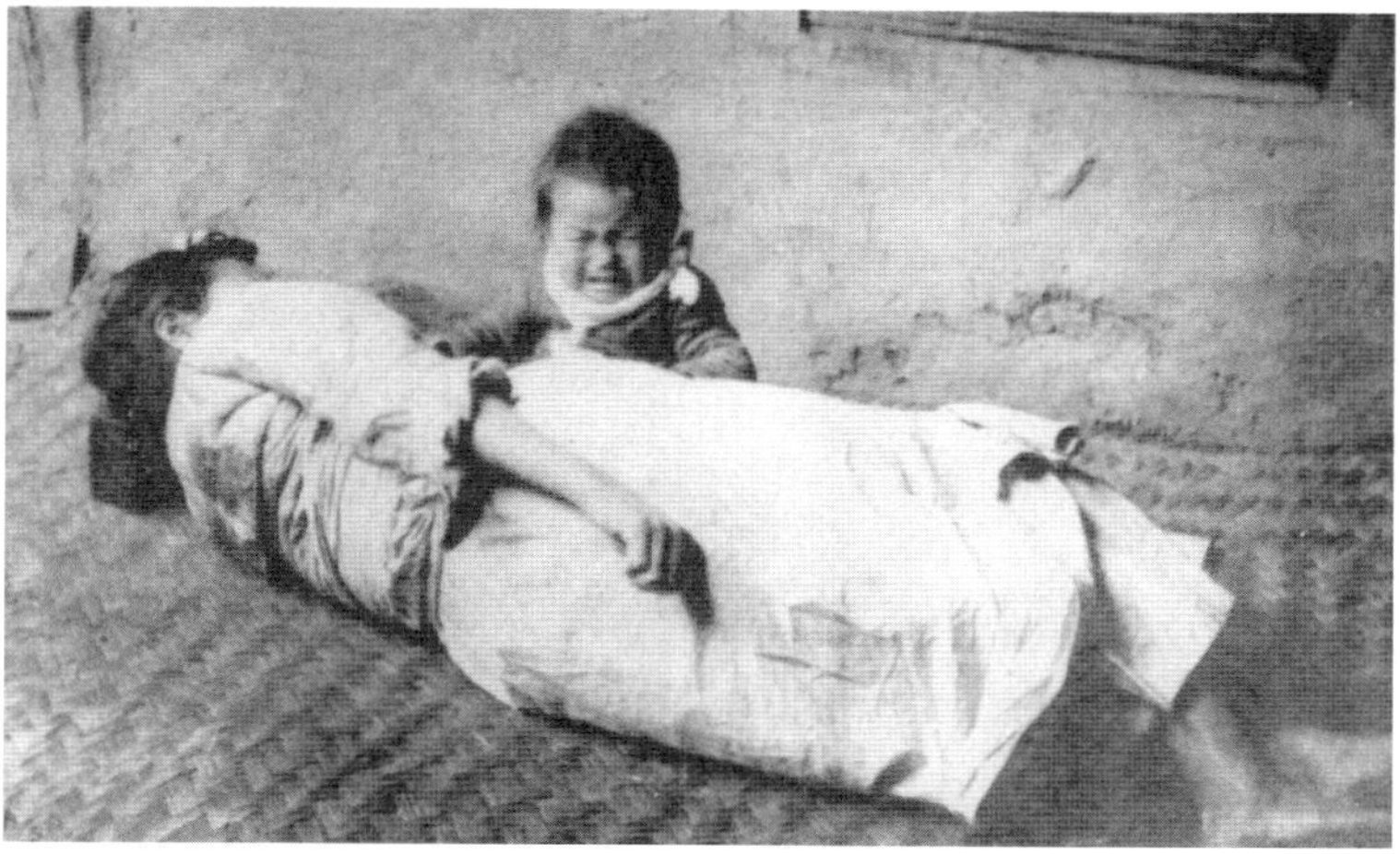

コレラで亡くなった母親の側で泣く子供　江原道金化郡岐城里　疫病にかかると多くの子供が死に、父母の死でたくさんの孤児が出た。写真はコレラで死んだ母親の側で泣く子供を撮ったものであるが、状況を再現した写真である可能性が高い。厳格な検疫システム下で、このように子供を側においておけるだろうか？　だからなのか、母親もただ寝ているように見える。（出典：『大正八年虎列刺病防疫誌』）

く、無辜の近代人にまで病気を伝染させるかもしれなかったからである。したがって、彼らの生命維持レベルにおいてのみならず、集団全体の生命保護のために彼らの統制は不可避である。ゆえに、未熟な朝鮮人に対する一方的な権力行使は善良なだけでなく、正当なものである！

植民地朝鮮人は日本人がもたらした近代の蜜の味がどのようなものであるかは知らなかったが、細菌説に基づき謹厳な制服を着て刀を携えた警察と憲兵が家々を回り、患者を見つけ出し、同意なく強制的に連れて行くその姿に本能的に抵抗した。それは可哀想そうな家族を守ろうとする家族愛であり、死者を丁寧に埋めなければならないという千年の慣習であり、それ以前の時代にはまったく経験したことのない「犯罪ではない、犯罪」に対する否定であり、そしてなによりも科学と衛生を優先するために自身の体に突きつけられた過度な権力に対する抵抗であった。

植民地朝鮮の衛生警察は日本や他の帝国列強の衛生行政とはまったく異なっていたことを知ることが

できる。二〇世紀初半、すでにヨーロッパの大部分では医師警察という概念が崩れていた。それが急速に産業化する現代社会の保険問題を指導する中心概念とはなりえないからである。国民の健康保護は君主あるいは国家の家父長的な配慮という次元で提供されるものではなく、彼らがそれを享受する権利があるので与えられるのであった。集団の生命を守らなければならないという功利主義的幸福に劣らず個人の自由が尊重された。古い医師警察に代わって人権に基盤を置いた新しい保健概念が登場した。たとえ、医師警察の概念が日本では完全に衰退しなかったとしても、そこでも新しい保健概念が流入してきていた。しかし、植民地朝鮮の場合には、それと反対の道を歩いていた。

細菌説の成果――人工増加と死亡率減少

統計学者によって数字は多少異なるが、日本の植民地統治期間に朝鮮人の人口が大きく増加し、死亡率が大きく減少したという事実は誰も否定しない。石南国の推計値を基準として見た時、一九〇二年には総人口数が約一三八〇万名、一九二〇年には一六八〇万名、一九三〇年には一九七〇万名、一九四〇年には二二九〇万名、一九四五年には二四四〇万名であった。[7] このように日本の植民地統治三五年間で朝鮮人の人口が約一〇〇〇万名以上増加した。

人口が大きく増加したのは出生率が相当に高い水準で維持され、漸減した反面、死亡率が相対的に急激に低くなったからである。もう少し推計を詳しく見れば表の通りである。

ここで出生率から死亡率を除いた数値が人口の自然増加率である。それを見れば、一九〇六～一一年の人口一〇〇〇名当たり一二・六四名、一九二一～二六年には一七・六一名、一九四一～四四年には二三・八六名とな

	出生率（人口1000名あたり）	死亡率（人口1000名あたり）
1906-11年	53.02	37.61
1911-16年	52.09	37.61
1916-21年	48.82	34.36
1921-26年	48.53	32.19
1926-31年	47.89	30.28
1931-36年	46.97	26.45
1936-41年	42.79	21.28
1941-45年	43.18	19.32

る。人口増加とともに平均寿命も増加した。植民地統治三五年間に生まれた子供の平均寿命が一九〇六～一一年では男子二二・六一歳、女子二四・四四歳から、一九四二年には男子四二・八一歳、女子四七・〇七歳に増えた。このように平均寿命が大きく延びたことには、乳幼児死亡率の減少がもっとも大きく寄与した。石南国が出した統計を見れば、乳幼児死亡率は一九三二年には一八・六五名であったのが、一九三五年には一六・〇八名、一九三八年には一二・五四名と低く推計される。

この統計は日本統治三五年間における多産少死の人口構造を示し、とくに死亡率減少が著しいことをはっきりと示す。その結果、集団的な観点では植民地朝鮮の人口が増加し、個人的な観点では朝鮮人が長生きする確率が高くなった。人口増加率・死亡率・平均寿命は保健事業の成功如何を示す重要な指標なので、植民地統治の成果を問うためには必ずこれに対する論議が必要である。

人口指標解釈の主要争点は、人口増加と死亡率減少に〈経済成長がどれほど寄与したのか？〉、〈衛生、医療の発達がどれほど寄与したのか？〉という点である。普通、この二つの大きな要因が近・現代世界各国の人口指標に大きな影響を与えた。ここに長期間にわたって形成された〈微生物‐人間〉生態環境の変化という要因を付け加えることができる。このそれぞれの要因を定量的に勘案することはかなり困難なことである。経済状態を知るためには農業生産と栄養摂取量、世帯の賃金水準、住宅保有の実態などを把握しなければならず、衛生と医療の寄与程度を知るためには各疾病の発生率・死亡率・致命率とその疾病の予防と治療に投与された資源に関する正確な統計資料が必要である。微生物‐人間の生態変化を知るためには各病原菌の時系列的な疫学的情報が必要である。これらの事項に対する正確な情報を突き詰めるのはほとんど不可能なように見えるが、保健指標解釈と関連して用いられた〈発展〉の内容と意味については近・現代世界人口史のモデルを通じておよその推論が可能である。

世界史的に見た時、一九世紀以後、世界の人口増加を説明するのには大きく二つのモデルがある。一つは先進国家型で、西欧列強の人口増加をこのモデルで説明する。このモデルでは衛生と医学発展より微生物の自然史的要因と経済的要因がより重要である。トマス・マキューン『新しい医学の役割』によれば人口増加の主要変数である死亡率は公衆保健や医学提供などの急激な発展以前に微生物の毒力減少と経済・栄養・住居状態の好転によって減少するものとされた。さらに、一九世紀中盤以降、公衆保健の発達が寄与し、二〇世紀中盤の治療医学発展がわずかであるが影響を与えた。経済成長を前提にそこに近代衛生と現代医学が合わさって低い死亡率を示したのである。もう一つは後進国家型である。このモデルに従えば経済成長、現代治療医学の大きな寄与はなくても死亡率は低い。このモデルでは近代衛生技術がもっとも重要な因子である。細菌説に基盤を置いた衛生技術は、病菌が生じる場所と伝染を統制して、死亡率を一定以下に絞ることができた。貧しさをそのままにし、高い薬を用いなくとも人口を増加させ、集団の平均寿命を高めることができた。

植民地朝鮮は後者のモデルに属する。植民地朝鮮での農業生産性は向上したが、農作物が日本へと持ち出され、大多数の植民地朝鮮人は貧しいままだった。総督府医院（京城帝国大学付属医院）、道慈恵医院（道立医院）など高級医療機関は、少数の富裕な階級のためのもので敷居を下げなかった。それにもかかわらず人口が増加し、死亡率が減少したのは、おもに衛生技術のおかげである。正確な原因を引き出す細菌学的知識、各種調査報告、患者捜索と監視、ワクチンの大量製造と投与、精巧な行政システム、強力な警察力の行使、迅速な交通通信網の確保などの方法だけでも充分に死亡率を下げることができたのである。ゆえに、植民地統治においてなされた〈発達〉は、おもに細菌説に基づく衛生技術の〈発達〉であり、それもおもに衛生警察を通じて行使された権力の〈発達〉であった。

細菌説の限界——衛生よりも厚生が必要な理由

結核は細菌が起こす病気であるが、人間が容易に飼いならせない疾病であった。コレラ・腸チフス・痘瘡・発疹チフスなど九つの伝染病をはじめとする急性感染疾患は食水や飲食など汚染源管理・伝播遮断・汚染地域消毒・衛生習慣の変化・予防接種などの方法を通じて比較的容易に管理できるが、結核はまったくそうではなかった。結核が細菌によって生じることはすでに一八八二年から知られていた事実であり、結核陽性反応を調べる方法であるツベルクリン反応は一九〇八年に明らかにされたが、人類は慢性的な形態で体内に発展していく疾病である結核を容易に統制できなかった。しかし、結核菌は他の急性伝染病菌よりもかなり住居環境・栄養状態・健康状態と関連した疾病だったので、都市が不潔なほど、経済力が低いほど、療養施設が少ないほどより多く発生し、より多くの人々を苦しめ、より多くの命を奪った。

植民地朝鮮で肺結核は驚くべき速さで増加した。一九二〇年に朝鮮人患者数が五八八二名であったのが、一九二八年には九〇四一名に増加した。患者数とともに死亡者数も継続的に増加した。一九二〇年に朝鮮人死亡者数が二三一五名であったのが一九三〇年には三四二二名となり、一九三七年は五九七三名、一九三九年には六一〇一名に増えた。(8) この数値はその年の九種の伝染病患者数の合計よりも大きなものである。一九三七年の場合、九種伝染病死亡者数は二七八九名であったが、肺結核による死亡者数はその二倍以上であった。京城帝国大学付属医院の患者数変動を通じても肺結核患者の急増を実感することができる。

一〇年前には一〇〇名に対し一二人になり、その後、徐々に増加して五年前には一〇〇名に対して二五人という多数に達した。そして、昨年の統計を見ればこれよりもさらに増加し一〇〇名に二八人が肺結核患者である。[9]

慢性伝染病である肺結核は経済状態、栄養状態と密接な関数関係にある疾病であったので、階級的な差異があり、それは再び民族構成員の差異に反映された。右の大学病院統計をもう一度見れば、「日本人患者の比率は一〇〇名に一三・七名であった。〔これは〕朝鮮人の割合の二分の一に過ぎなかった。」致命率においても差異があり、在朝日本人の場合一九二〇年一六・九名、一九二八年二六・七名であったが、朝鮮人の場合には同じ年にそれぞれ三九・三六名、三四・二四名であった。[10] 一九三〇年代の日本の結核事情はかなり深刻で、世界第三位にあったが、植民地朝鮮はそれ以上により深刻な状態にあったのである。

結核がもっとも重要な問題であったにもかかわらず、この病気に対する関心は一九三〇年代後半になって本格化した。一九三七年に日中戦争で戦線が拡大すると、軍と産業の現場に投入する壮健な人員の確保が喫緊の問題となった。戦争が激化し日本人だけでは戦争を行うことが困難な状況になると、植民地朝鮮の男子を投入するようになった。そんな状況に直面して大日本帝国は厳格な取締りで伝染病を防ぎ、在朝日本人が被害を受けないようにするという消極的な保健政策をとった。そして戦争に活用できる〈健康〉な身体を確保しようとする厚生政策に関心を持つようになった。

一九三〇年代末、『毎日申報』主催で優良児選抜大会が開催され、一九四一年、総督府は警務局衛生課事務を厚生局事務に全面改編した。厚生局の目標は国民体位向上・施設拡充・国民体育運動団体の二元化・結核と性病対策・医療機関の一元化・医薬品確保対策強化・軍事援護事業の強化・社会事業体制の整備・人的資源の増強・

住宅の増加・労働者の徴用と貢出・朝鮮内労働者需給調節などであった。けれども、戦争状況が悪化すると厚生局は予算不足を理由に一年もならずに以前の制度に戻した。

朝鮮人の体力に対する関心は、一九四五年に制定された「朝鮮体力令」の発表で頂点をなした。この法令を公布するさい植民地保健衛生実務責任者であった朝鮮総督府警務局衛生課長であった阿部泉は「朝鮮の保健衛生に関しては当局がもっとも力を入れたものであり、併合当時に比べて完全に面目を一新した。従来は病院を建て、医者を養成し、伝染病の防疫に大きく力を注いだが、保健厚生、すなわち積極的に半島民衆の体力向上を図るのには手が及ばなかった。『朝鮮体力令』[11]は半島民衆の体力状況を把握しその欠点を是正し、指導を加え体力向上を図って半島人の繁栄増殖を目的とする」ものであるとした。これは既存の防疫を主とする衛生政策を自ら批判するものである。個々人の健康向上を図ることに焦点を合わせたものではない、細菌説に基盤を置いた集団的な伝染病防止を最優先とした政策の問題点と限界を是認したのである。

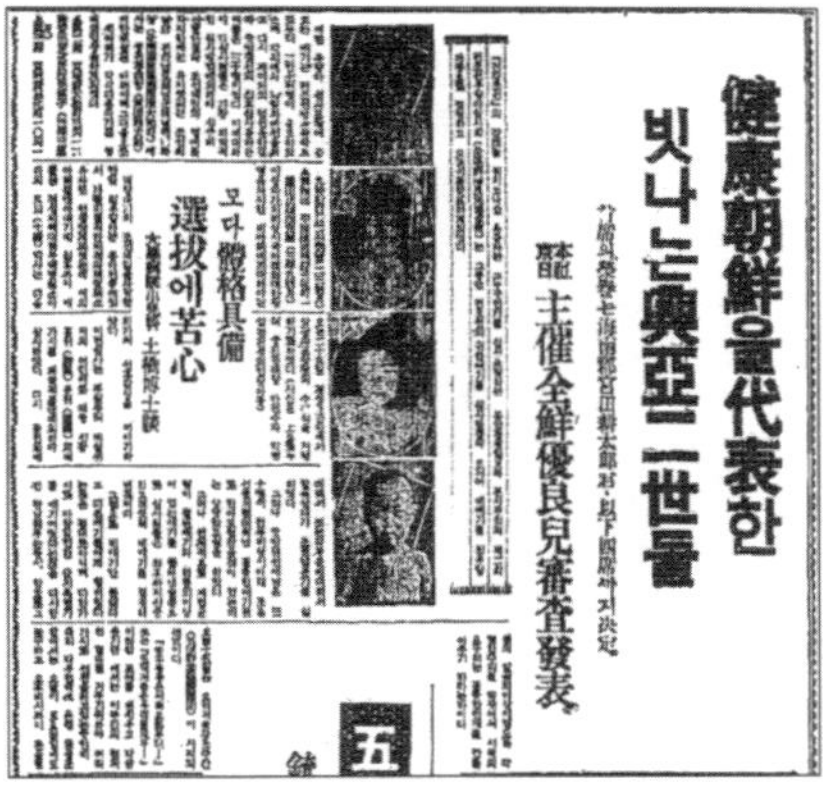

優良児選抜大会（『毎日申報』1940年6月15日付） 1937年、日中戦争により戦線が拡大し、軍と産業の現場に投入する健康な人員の確保が必要となり、日本はその間の消極的な保健政策を脱し、戦争に活用できる強い体力を確保するための厚生政策に関心を持った。優良児選抜大会はその一環として実施された行事である。

細菌説と朝鮮医学の屈服

一九一五年一〇月二三日、共進会行事のなかの一つとして第一回全鮮医生大会が開かれた。一九一三年に公布された「衛生規則」に従い既存の朝鮮医師が医学生を意味する〈医生〉に格下げされた後、初めて開かれる行事であった。総督府では可能であれば、多くの団体をこの行事に動員したいと考え、将来が不透明な〈医生〉指導部はこの共進会を活用して利益団体として全国の医生を結集する契機とした。この行事以後、朝鮮医師は『東医報鑑』という雑誌を編集したが、創刊号には〈われら約定しましょう〉という〈朝鮮医生会〉への勧誘が掲載されていた。全八条からなる勧誘文は医師の個人衛生に関するものであった。

◉洗顔時に歯磨きを必ず行って歯の本当の色を出すこと
◉散髪を行わなかった人は毎日必ず髪をといで、ふけや汗垢をなくすこと
◉耳垢をきれいにすれば聴感も敏感になり見た目にも不精にならぬこと
◉下半身と足は少なくとも一ヶ月に四、五回、冬は温水、夏は冷水で洗うこと
◉全身の沐浴は少なくとも一ヶ月に一回行うこと
◉手足の爪は、頻繁に切ること
◉口臭や液臭がある人はより清潔に注意し対人時には美麗な香料を携帯すること
◉大小便後、必ず手を洗うようにし、便所に水桶を準備すること

「医師が他人の病気を治そうとしながら、自分から他に病気を持ち込み、伝染させることは道理ではない」というのがその理由であった。また、病気になることは顕微鏡を通じて見るに、そこにある病菌によるものであるので、われら約定しよう、というのである。

このように細菌説が朝鮮医学ともっとも早く出会ったのは医師の清潔衛生と関連する部分であった。病気を治すといいながら他人に病気を移すならば、これは本末転倒である。たいがい、朝鮮医師はサントゥに網巾〔結び布〕を巻いて伝統衣服に伝統的な行動に慣れており、それは体の内外での細菌の温床となった。したがって、朝

鮮医師に対して普通の朝鮮人よりもより細心の神経を使ったのは自然なことであった。

細菌説が朝鮮医学と次に出会ったのは、伝染病患者の診断と関連した部分であった。「医生規則」では医生による疾病の診断と申告を規定した。もちろん、その申告は朝鮮医学の診断名ではなく西洋医学の診断名で行われた。ゆえに、朝鮮医師は西洋医学に関する大要を知らねばならず、そこで用いる疾病名とその疾病が朝鮮医学でいうどのような疾病に該当するものであるかを学ばねばならなかった。

総督府警務総監部と地方の警務局が医生の再教育を担当した。彼らは医生を集めて、解剖学・生理学・病理学・伝染病管理法を教えた。朝鮮医は時痘の替わりに痘瘡、紅疫の替わりに痲疹《ましん》、容毒の替わりに猩紅熱《しょうこうねつ》、瘟疫《うんえき》の替わりに腸窒扶斯、怪疾《ケジル》の替わりに霍乱、時気病の替わりに流行性感冒などの名前で自身が診断した伝染病患者を報告した。朝鮮医学の疾病の範疇と西洋医学の疾病の範疇が一致しない部分が多いので、これらの診断には少なからず問題点があり、それは伝染病統計の正確性を落とす一つの要因でもあった。

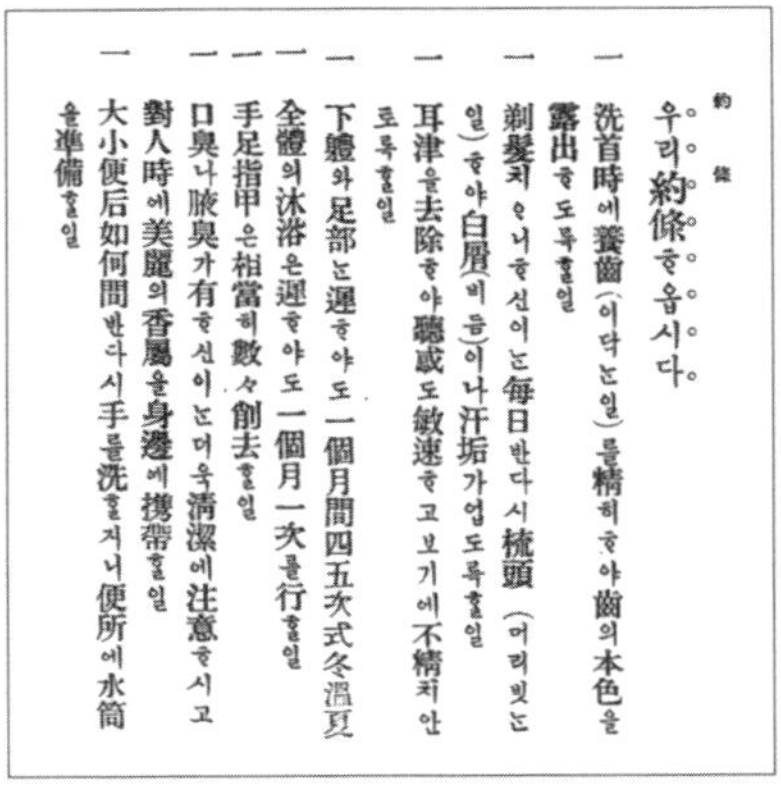
約條
우리約條ᄒᆞ옵시다。
一 洗首時에養齒(이닥ᄂᆞᆫ일)를精히ᄒᆞ야齒의本色을露出ᄒᆞ도록ᄒᆞᆯ일
一 剃髮치ᄋᆞ니ᄒᆞᆫ신이ᄂᆞᆫ每日반다시梳頭(머리빗ᄂᆞᆫ일)ᄒᆞ야白屑(비듬)이나汗垢가업도록ᄒᆞᆯ일
一 耳津을去除ᄒᆞ야聽感도敏速ᄒᆞ고보기에不精치안토록ᄒᆞᆯ일
一 下體와足部ᄂᆞᆫ遲ᄒᆞ야도一個月間四五次式冬溫夏
一 全體의沐浴은遲ᄒᆞ야도一個月一次를行ᄒᆞᆯ일
一 手足指甲은相當히數々削去ᄒᆞᆯ일
一 口臭나腋臭가有ᄒᆞᆫ신이ᄂᆞᆫ더욱清潔에注意ᄒᆞ시고對人時에美麗의香屬을身邊에携帶ᄒᆞᆯ일
一 大小便后如何間반다시手를洗ᄒᆞᆯ지니便所에水筒을準備ᄒᆞᆯ일

朝鮮医の衛生順守決意（『東医報鑑』第1号、1916）

細菌説が朝鮮医学と最後にぶつかった部分は病理学部門であった。それは朝鮮医学の存在理由とも関連する重要な部分であった。顕微鏡に見える実体である細菌が病気を起こすものであるならば、朝鮮医学でいう気と陰陽五行説的病理学はいったいどのように受け入れられるべきものなのか？　朝鮮医学では目に見えない死気あるいは精気の不足と滞りが病気の原因と主張し、ひいてはそれを実体を立証することができない五臓六腑や経絡と関連させて説明しているではないか？　細菌の実体性とそれを得るまでの科学的方法は、そのような観念的な説明方式を受け入れることはできなかった。

究極的に朝鮮医学は否定しなければならない対象であり、一時的な生存を許容したとしても、それは朝鮮医学の理論によるものではなく歴史を通じて取捨選択された〈経験〉あるいは科学的説明を待っている〈生薬〉の知られていない効能によるものである。このように、他の解剖・生理学的知識とともに細菌説は西洋医学と朝鮮医学を差別する準拠として作動した。そこには相互交流の通路が閉ざされており、力は西洋医学から朝鮮医学に向から方向にのみ流れた。

細菌説と遅れた植民地科学

一九一一年二月二五日、大日本帝国を代表する世界的な細菌学者・北里柴三郎（一八五二〜一九三一）が京城駅に到着した。彼は前年の一二月に北満州地方で流行したペストの伝染病学を研究するためにかの地に出向いた。満州ではペストの自然史を明らかにするために、先進各国を代表する細菌学者たちが自身と国家の名誉をかけて熾烈な競争を繰り広げた。北里はその地で他の細菌学者とともにペストに関する重要な事実を見つけた。この研究を終えた後、彼は義州を通って京城に入った。北里は東京帝大を卒業した後、ドイツで細菌学を提唱したコッホに学び、前述のようにイェルサンとともにペスト菌を共同で発見するなどペスト研究の最頂点にいた。当時、彼は日本の国家機関である伝染病研究所所長であった。京城に到着して彼は「京城と仁川の官民の意思によって」という名目で「北満州地域のペストについて」という講演を行った。要旨は北満州地方のペストの性格とその朝鮮侵入の可能性と防疫対策に関するものであった[12]。

北里の訪問後、約一〇年が過ぎた一九二〇年、京城医学専門学校の第三代校長に志賀潔が就任した。彼は一八九八年に赤痢菌を世界で初めて発見した人物であり、北里研究所の副所長を勤めた。彼は一九二六年に京城帝国大学が設立された時に医学部長、後に総長を歴任した。北里の場合と違って志賀潔は植民地朝鮮に一〇余年も滞在して病院と医学教育の総責任者を務めた。すなわち、「顧問格で中央と地方衛生の開発進運に関して総督に進言する」役割を果たしたのである。(13)

世界的細菌学者がこのように植民地朝鮮と縁を結んでいたが、植民地朝鮮の細菌学研究はどうだったのだろうか？　京城帝国大学をはじめとするいくつかの医学専門学校教授陣と学生を中心とした細菌学研究水準は、同級の日本の医学大学に比べて劣るものではなかった。朝鮮においてなされた細菌学研究水準は低いものではなかったが、日本や他の帝国列強と比較した時、いくつかの側面で差異があった。

第一に、研究主題が当然のごとく植民地経営に必要な主題に集中していた点である。細菌学研究主題は朝鮮と満州で流行した猩紅熱《しょうこうねつ》・コレラ・痘瘡《とうそう》・発疹チフス・ジフテリア・花柳病（性病）、肺結核などに関する主題に集約された。研究成果は日本、朝鮮、満州地域で発行される医学雑誌に掲載され、そのなかで重要なものは『朝鮮』のような総督府機関誌に掲載され広められた。第二に、教育・研究機関の数がかなり少なかったという点で

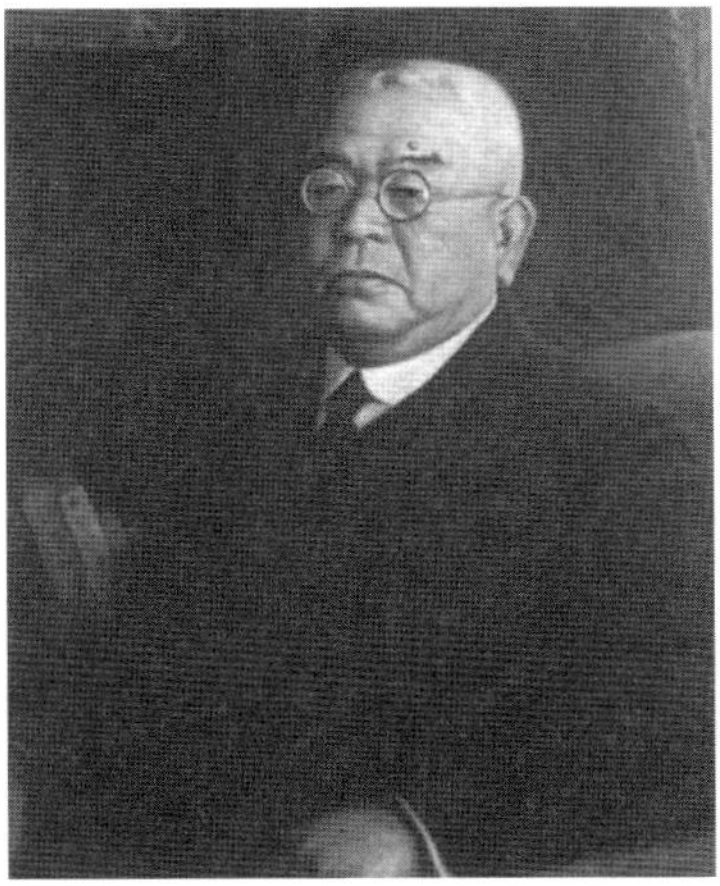

ペスト菌を発見した北里柴三郎

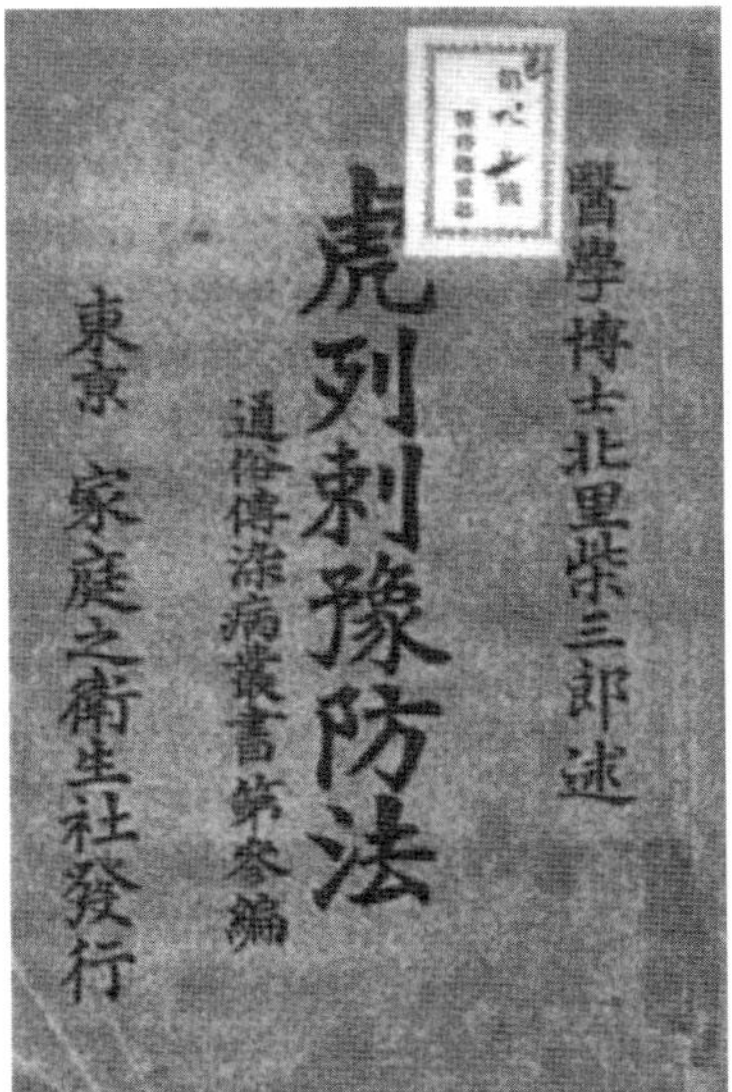

北里が執筆した『虎列刺予防法』

ある。一九三〇年当時、人口二〇〇〇万余名の地域に医科大学が一つ、専門学校が四つに過ぎなかった。第三に、何よりもほとんどすべての研究が日本人学者によってなされた点である。私立であるセブランス医学専門学校を除いた他の医学教育機関は日本人教授陣が掌握していた。これらの学校を卒業した後、学者の道に進んだ朝鮮人は少数いるものの、彼らの研究は日本人教授の作業を補助する範囲を大きく越えるものではなかった。この三つの特徴を総合した時、朝鮮の細菌学研究は日本の細菌学者の移植に過ぎなかったといえる。

細菌学の深刻な問題は細菌説の科学が大衆に〈ブラックボックス〉として残されていたという点である。細菌と伝染病に対する植民地警察が掲げた論理、新聞と雑誌に掲載された論説や記事、初・中等教科書に載せられた内容は、衛生学の教材に載った内容を要約したものであった。それは、科学的法則や真理の述語で表現されていた。けれども、厳密な〈科学〉の目から見た時、細菌の実態と活動はそれほど単純なものではない。統制された実験室で生まれた細菌学的知識は、複雑な実際の状況にすべて符合するものではない。防疫のための衛生技術がもっとも核心的な部分を攻撃するための方法であることには間違いないが、自然と微生物、人体の活動一切をそれほど単純なものへと還元できるものではなかった。体の状態によって細菌に対する抵抗性が異なるという側面がすでに知られていたが、それは注目の対象ではなかった。体の健康状態は単に清潔にして衛生習慣を変えることだけで解決できない経済状態や栄養状態と密接な関連を持っていたからである。また、細菌が体のなかで病気を起こすメカニズムは論争的なものであったが、この側面も重視されなかった。反面、直接的に権力を行使する領域だけに焦点が合わされていた。

細菌説と〈近代〉の刻印

それは近代であった。細菌説が科学であり、よく訓練された権力行使があり、生活様式の一大変貌があった。予防接種増加や死亡率減少の数値がこれを裏づける。このような現象の変化を近代というならば、それは近代である。しかし、列強や、程度は小さくなるが日本の場合のように高水準の研究とそこにはじまる科学的合理性が生きており、経済成長と中産層の拡大、教育と知識の増加とそれによる衛生、健康状態の改善がなされた社会を〈より良い〉近代とするならば、植民地朝鮮はそうではなかった。

〈量〉を扱う学者は、その量の変動自体に大きな価値を付与する傾向がある。けれども、少なくとも二〇世紀の人口変動は、他の重要な価値（変数）の変化がなくても起こる時代であった。衛生技術の発達がそれを可能とした。それは物理力を通じて行使された。その〈物理力〉の性格を論じるならば、植民地朝鮮の場合はフーコーが言う抑圧的ではない権力の微視的〔ミクロ〕形態のネットワークではなく、巨大植民地権力の露骨かつ抑圧的な行使であった。

植民地の歴史はそれの効果を評価するに先んじて、消し去ることのできない明確な事実である。生まれたばかりの鵞鳥の子が最初に見た身体を母と思ってしまうように、朝鮮人が本格的に〈近代文明〉を経験したのは植民地状況においてであった。その経験は解放以降にも無化せず今日まで持続する側面がある。

なんということだ！　浅はかにも「科学、科学」だけを叫べば近代人と感じるようになってしまったのではないだろうか？　その科学を掲げ権力が監視の目で近づいても、それに甘んじて耐えることを〈近代〉として刻印したのではないだろうか？　他の近代を経験したことがない朝鮮人にとっては。

訳註

(1) サントゥとは男性の身分や年齢に応じた髪型。長い伝統があり、甲午改革の一環であった断髪令に反対して義兵が蜂起するほどであった。

(2) 『朝鮮彙報』一九一五年一一月号。

(3) ソン・ウイル『共進会実録』博文社、一九一六。

(4) 徐載弼(ソ・ジェピル、一八六六〜一九五一)。朝鮮末期の開化派の中心人物で、大韓帝国の社会活動家。一八八三年に日本留学、翌年の甲申政変にも参加したが、失敗に終わり日本に亡命した。その後、アメリカに渡り医学を学んだ。一八九四年の甲午改革時に金弘集内閣の要請を受けて帰国したが、要職への就任を断り、啓蒙活動にために九六年に『独立新聞』を創刊した。『独立新聞』にはハングル版と英語版があり、徐載弼はハングル版の論説と英語版を、残りは後に国語学者として知られる周時経が担当した。『独立新聞』は一面に論説があり、その他官報、外国通信、物価などが掲載されており、民衆啓蒙の目標とともに、経済関係者の実用に役立つように配慮されていた。

また、同年に独立協会を結成し顧問となったが、政権の守旧派からその活動を問題視され、九八年にアメリカに追放された。解放後の一九四七年にアメリカの軍政顧問として招聘され帰国したが、大韓民国成立時にアメリカに戻り他界した。

(5) 『独立新聞』一八八七年七月二二日付。

(6) 朴泳孝(パク・ヨンヒョ、一八六一〜一九三一)。朝鮮王朝末期の文臣で急進開化派の主要人物。金玉均らと一八八四年の甲申政変を主導するが、失敗し日本に亡命した。一時、帰国し金弘集内閣で内部大臣となったが、敵対していた明成王后殺害事件に関与して、再び日本に亡命する。その後、赦免され国内で活動したが、一九〇七年に日本の圧力による高宗譲位に反対し、済州島に配流された。植民地初期には企業活動に専念したが、朝鮮総督府の懐柔により中枢院議員と貴族院顧問となり、現在、親日反民族真相究明委員会が発表した親日反民族名簿に掲載されている。「太極旗」をデザインしたことでも知られる。

(7) 石南国『韓国の人口増加分析』勁草書房、一九七二。

(8) 朝鮮総督府『防疫統計年報』。

(9) キム・ドンイク「朝鮮人と肺結核」、『新東亜』四二、一九三五。

(10) 申東源「日帝下、保健医療政策および韓国人の健康状態に関する研究」ソウル大碩士論文、一九八六。

(11) 武智春義『朝鮮体力令概説』序文、結核予防会著地方本部、一九四二。
(12)『警務彙報』八(一九一一)。
(13) 佐藤剛蔵、リ・チュンホ訳『朝鮮医育史』蛍雪出版社、一九九三。

断髪とサントォの戦争、衛生の名で

一八九五年、断髪令が下る

開港以後、社会的に衛生の強い力をもっともよく見せる例として断髪令を挙げることができる。以前の医薬に関する談論が病人に対する治療、あるいは人々に対する家父長的な配慮を意味するとすれば、甲午改革期の衛生に関する談論は文明、富国、強兵を成し遂げるための条件を意味した。断髪令は一八九五年一二月三〇日に断行された。当時は乙未事変で王妃が殺害され、国王が事実上軟禁状態にあり、朝廷では日本の影響が衰えていた状況であった。すなわち、乙未年の改革がそれほど成果を挙げることができない状態で起こったものであった。サントォ[1]を切るという青天の霹靂のような処置が断行された過程をイザベラ・バード[2]は次のように書いている。

サントォを事実上廃止する一八九五年一二月三〇日の法令制定は青天の霹靂のようなものであった。その施策はアメリカを訪問したことのある朝鮮人たちによって以前から主張されてきたものであった。日本人も支持しており、内閣で議論されてきたものであった。しかし、この施策は国民から強い反発を受けると思われ、

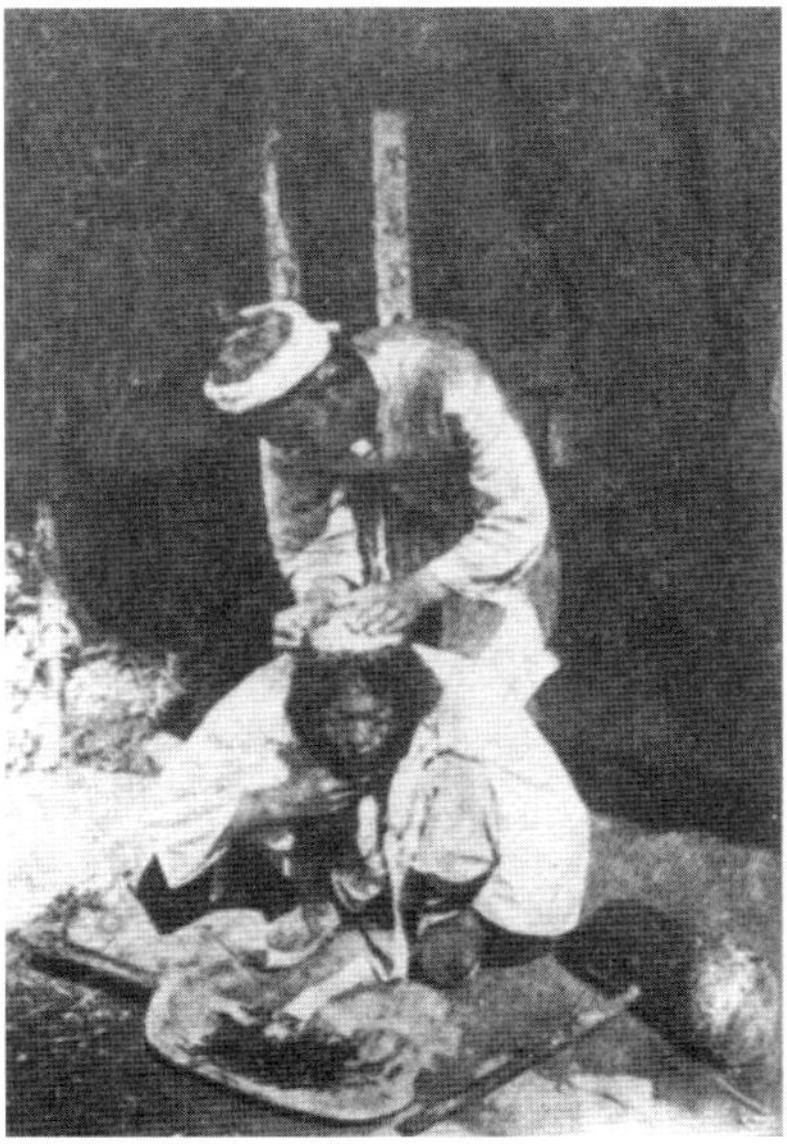

散髪する様子（1896）　断髪令が施行され互いにサントゥを切っている。

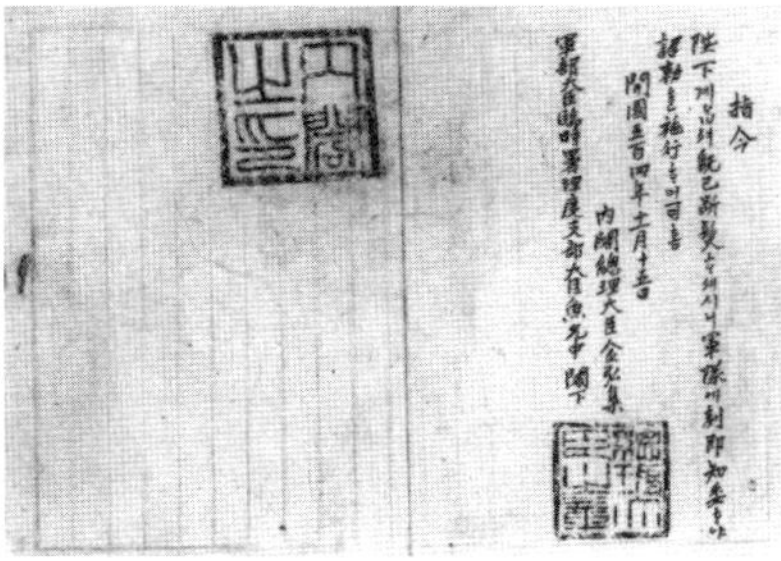

断髪令（1895、崇実大付設韓国キリスト教博物館所蔵）　「陛下がすでに断髪をされたので、軍隊にすぐに命令を出し、勅令を施行すること、開国504年11月15日、内閣総理大臣金弘集、軍部大臣臨時署理度支部大臣魚允中」

政府はこれを強行することをためらった。この法令が発布される数日前に訓練隊の三名の将校が武器を携え宮中に入り、法令の即時発布と、政府に雇用されている者たちの断髪を要求した。命ほしさに大臣たちは承服したが、ただ一人の大臣は王妃の葬儀のあとの発布に先延ばしするとした。しかし、しばらくして事実上拘禁状態にあった王がこれを承認するように強要された。世子も内閣の大臣たちもサントゥを切り、将校も警察もこれに従った。

一二月三〇日（旧暦一一月一五日）、内務大臣書吏・兪吉濬《ユ・ギルチュン》〔三一頁註（5）参照〕の名前で発表された断髪令に関する告示内容は以下の通りである。

この度、断髪するのは衛生的で、執務上便利であるためである。わが聖上陛下が政治改革と民国富強を図るため自ら範を示された。すべての大朝鮮国民はこのような聖意を仰体することとし、衣冠制度は次のように告示する。

開国五〇四年一一月一五日　内部大臣書吏内部協弁・兪吉濬

一、喪中なので、衣冠は国喪期限前は旧令により、白色を使用すること。
一、網巾〔結び布〕を廃止する。
一、衣服は洋服を使用してもかまわない。

ここで、断髪と衣服制度変更の理由として挙げているのは、広いレベルでの政治改革と民国富強であることがわかる。また、その改革を支える論理が衛生と仕事上の便利さの二つであることもわかる。

断髪令、衛生の名で

断髪令は旧習廃止と徹底した改革の象徴として選択された。一八九六年一一月一一日付で発表された高宗[3]の詔勅がこれを語る。

朕が……定朔〔太陰暦における暦法の一つ〕を改め、年号を定め、服飾を変えて頭髪を切り……広い袖と大冠が昔からの旧習であり、髯《おおひげ》と網巾が一時の便宜として初めて実施された時には、やはり新しい法であった……

仕事をするのに不便で養生するに不利であることはむろん、船と車が往来する今日に至っては鎖国独処していた旧習に執着することは正しいとはいえない。……朕が服飾を変え断髪したのは、国民の耳目を一新させ旧を捨て、朕の政治を維新するためであり……朕の富強の業に協賛させるためである。

朕の子供といえる者たちへ

ここでは、断髪令が改暦と同一のレベルで断行されたことが明らかにされている。

断髪とはそれほど大きなことだったのか

断髪令は富強と文明、衛生と利便の武器として朝鮮のもっとも強い慣習と一戦を交えた。衛生という名目でなされたこのような強圧的処置は以前には皆無であった。一八八〇年代後半、衛生という名目で牛痘を強制的に接種させたことがあったが、それはかなり小規模であり強圧的ではなかった。また、一八九五年に朴泳孝《パク・ヨンヒョ》〔八二頁註（6）参照〕ががひとしきり訓示を下したといえども、それは綱領のレベルを越えるものではなかった。しかしながら、断髪令の場合は異なっていた。地位と階級にかかわらず、サントゥをしていた男子の頭に鋏を入れた。すなわち、衛生と利便の名目で「権力の力が朝鮮人の頭にまで」[4]及んだのである。

サントゥは男性、成人、結婚などを意味する観念、社会的政体性と関連しており、中国人や日本人と異なる朝鮮人の数百あるいは数千年の歴史性が凝縮した象徴物であった。したがって、朝鮮人たちはサントゥを切る行為を、衛生を増進させ便利さをもたらすという行為として認識するよりも、社会的・歴史的政体性を壊す邪悪な意図として把握した。「断髪は朝鮮人を日本人や中国人と区別する特徴に対するいち早い一撃であった。われわれ

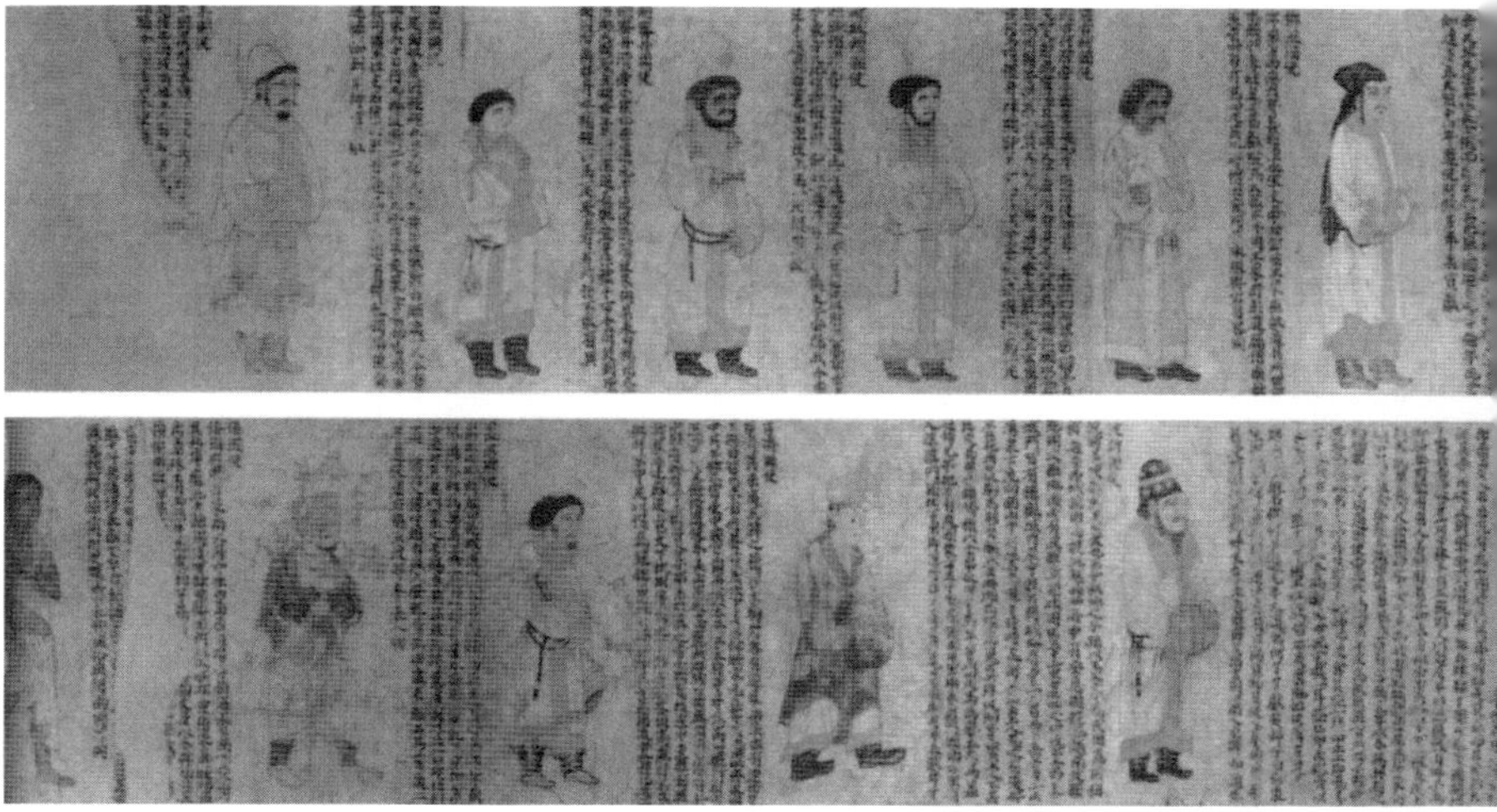

朝鮮人サントゥの伝統 ── 梁職貢図　6世紀頃、中国梁に来た各国使臣を描いた絵。この絵を通じて百済使臣だけサントゥをしていることがわかる。

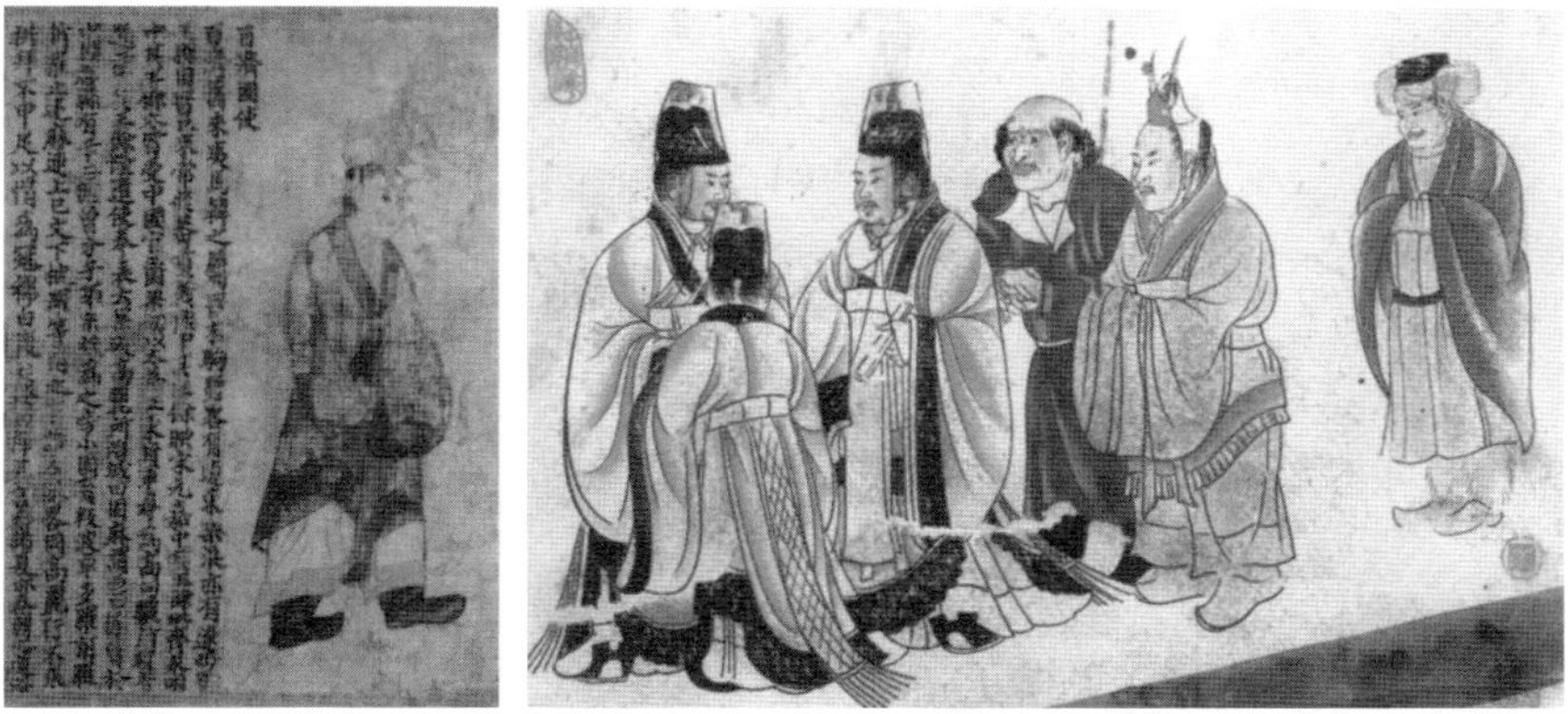

（左）梁職貢図の拡大した百済使臣の姿（右）サントゥの伝統 ── 李賢墓使節図　統一新羅初期、唐の使臣のサントゥをしている姿。

はそれを朝鮮の民族主体性を抹殺し、日本と同化させようとする計画の最初の重要な部分として考えざるをえなかった」というアンダーウッド夫人の言及がこれを如実に示す。[5]

朝鮮人にとってサントゥは野蛮人と区別されるもっとも重要な伝統の一つであった。満州族や日本人、ひいては西洋人と異なる尊周の伝統が綿々と伝わっていた結晶体が朝鮮人の衣冠とサントゥであったからである。生活に便利であり、仕事をしやすくするという論理を身体に関する近代の普遍的論理とするならば、野蛮人に対する文明国（周公と孔子の理念を実践するという意味において）の自尊、女性に対する男性の権威、子供に対する成人の自負などが複合している論理は朝鮮の特殊なものであった。言葉を変えれば、断髪して生物学的な生命の保護維持が促進されるものであったならば、断髪すれば社会的・歴史的生が完全に破壊されるのであった。アンダーウッド夫人は後者の内容を如実に表現した。

早くから成年となった時にもった優雅な意識の記憶たち、名誉なる家門の伝統、恐ろしい迷信、先祖の怒りと不快感、鉄のように凝り固まった旧い慣習、軟弱で卑しい層に対する嫌悪感、これらすべてによって断髪するというその侮辱的なことを受け入れることはできなかった。彼らの矜持と自尊心と威厳はすべて奪われ踏みにじられた。いたるところで顔をしかめた者を見たし、家々で慟哭する声と嘆きの声がやむことがなかった。[6]

一時に強制権力によって社会的・歴史的生が否定されたので、一般人としては恥辱に甘んじるか、それに強く抵抗するかの二つに一つの選択を迫られた。ある者たちは断髪されて自ら命を絶ち、ある者たちは官吏の目を避けて隠遁し、またある者たちは武器を取って立ち上がった。

地方各地で義兵が蜂起したが、それは単に断髪に反対することを越えて、それを施行した政府と日本に対する宣戦布告であった。このように抵抗が強くなると一八九六年一月末、総理大臣・金弘集《キム・ホンジッ》(7)は断髪令は断髪を強制するものではなく、個人の意思によって行われなければならないという談話を発表した。また、二月初め俄館播遷(8)があった後、高宗は二月一一日付で「サントゥを切ることに対して朕がなにを述べることがあるのか？ それがそれほど緊迫した問題だったのか？ 反逆者たちは力と強圧によってサントゥ事件を起こした。……サントゥを切る場合のように誰であっても衣服と網巾を強要することはできないだろう。民を苦しめる悪は政府が是正すべし」という詔勅を発表し一段落した。発表直後、執務室にいた総理大臣をはじめとする大臣たちは囚われて街で斬首に処せられた。すなわち「サントゥが勝った」のである。

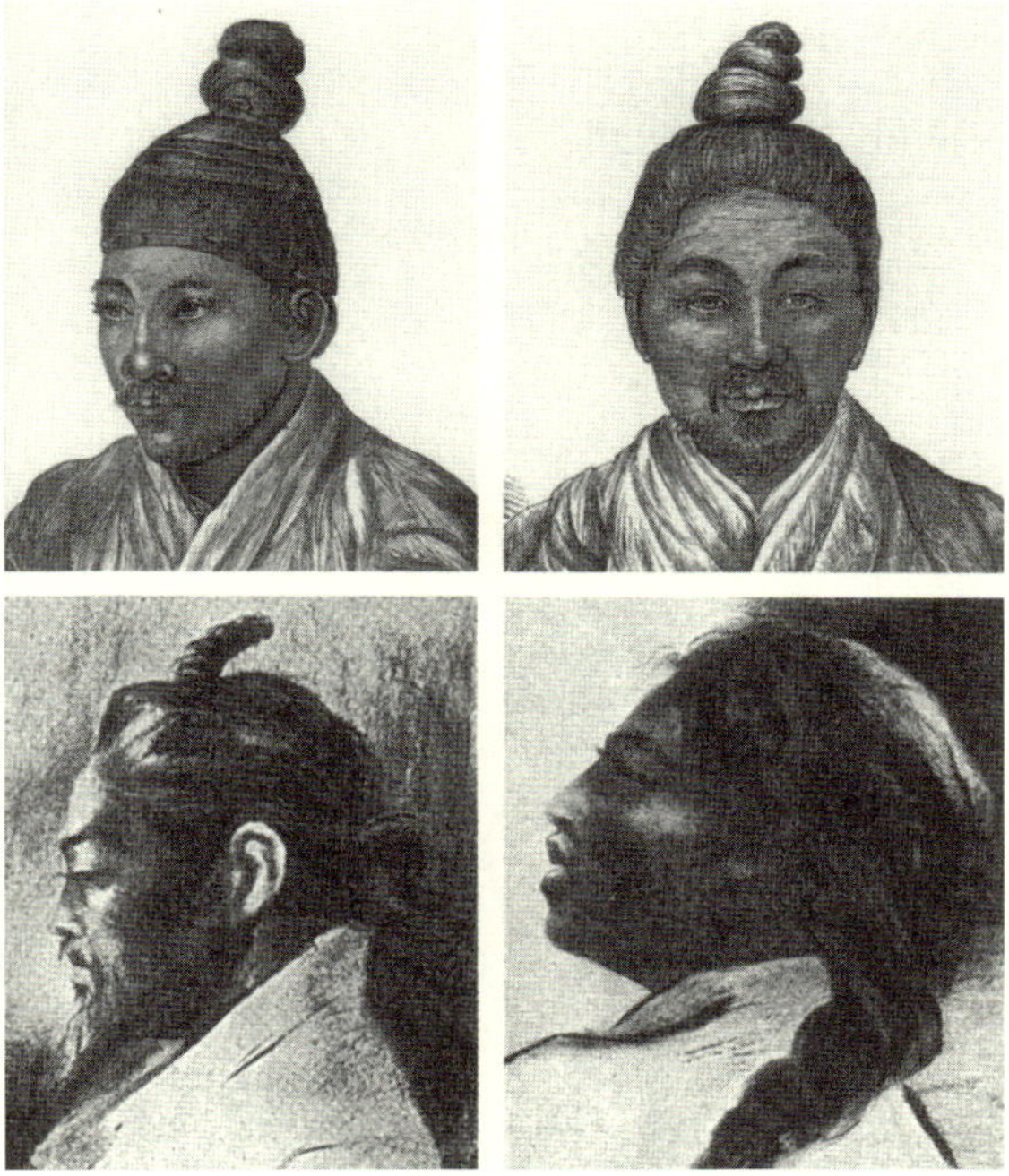

朝鮮人のサントゥ　左上から時計回りで、上流層の男性、下層の男性、未婚の男性、既婚の男性のサントゥ。

　一八九六年の断髪令事件は、サントゥの勝利となったが、「衛生」という談論の地位が驚くほど上昇したという点が注目される。すなわち、数百年、数千年間の慣習を一挙に掃き捨てるということの前衛を担うほどの地位を獲得したのである。それは、文明・富国・独立などの概念と絡まっており、甲午改革以後により威力を発揮する。このような事実は、朝鮮社会の変化と近代保険医療制度の誕生を理解するうえで大きな要素である。

断髪令、その後——理髪店・公衆浴場・公衆トイレの登場

サントゥの勝利は一時的なものであった。一九〇〇年代に入り官吏と学生、キリスト教信者、開化に賛同する人士や時流に迎合する人たちはこぞって断髪を行った。断髪は新しく変わる近代的な世を受け入れるかどうかを分ける強力なリトマス試験紙となった。断髪する者が増えて削髪組合所が増え、日本人が独占していたこの職業に朝鮮人も参与しはじめた。一九〇八年には朝鮮人数十名が削髪組合所設立を申請し、一九〇九年にはお客をめぐって日本人理髪業者と朝鮮人理髪業者が競争を行った。

理髪器具であるバリカンのようなものも登場したが、断髪が増えてサントゥと関連する既存の商売に少なからぬ打撃が予想された。「開化以後にできなくなった仕事も多い。鉄道が敷設されて酒幕《チュマク》〔宿屋を兼ねた居酒屋〕が立ち行かなくなり、水道が設置されたので水売りがいなくなるだろう。頭髪をみな刈ったら官帽屋や網巾屋は暮らしていけないだろう。……改革時代になって新しい事業をはじめなければ、餓死せぬとも限らない」(9)という、寸評はこのような状況を語っている。しかし、結局、断髪は時代的趨勢となり、理髪店は「開化」あるいは「近代」を象徴する代表的な機関としての位置を占めた。

理髪店とともに連想されるのは公衆浴場である。朝鮮人のなかで両班は湯船を利用して湯浴みを行ったが、一般庶民は寒い冬でなければ小川などで水浴びをおこなった。しかし、それほど頻繁ではなく、治療を目的とするものではなく、単に垢を落とす大衆浴場もなかった。韓末に西洋人や日本人は家に浴槽を設置しはじめ、一九二〇年代に入り日本人が朝鮮にも大衆浴場を設置した。けれども、何人かが集まった場所で沐浴をするのは賤しい者がすることとした朝鮮人はほとんど大衆浴場を利用しなかった。

大衆浴場と異なり石鹸は韓末から非常に人気を得た。美容や洗濯のための伝統的な洗浄剤があったが、石鹸はそれらに比べて垢がよく落ち、使用に便利であるだけでなく香りもよく、長い間保管できるという長所があった。

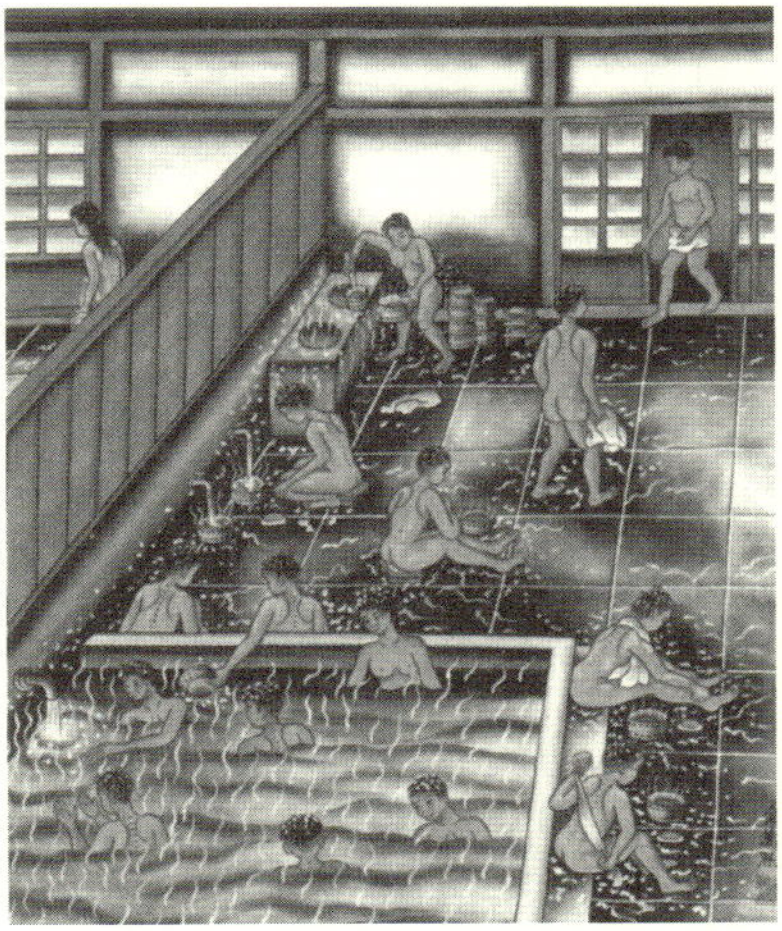

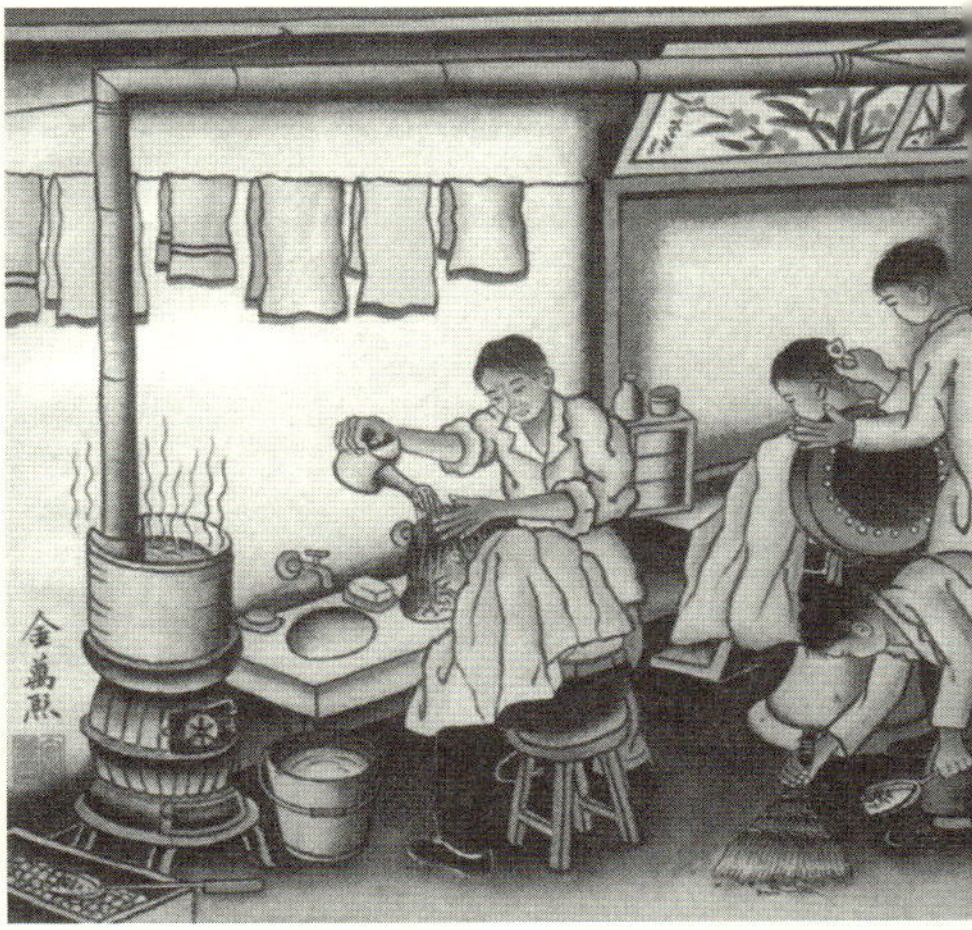

（右）**昔の理髪店の風景、金万熙**　困難な時代ではあったが、それなりの村には理髪店があった。しかし、大人やすこし裕福な家の子供たちだけが利用し、大部分は家で散髪した。当時はバリカンで子供の頭を刈った。（左）**植民地時代の銭湯の風景、金万熙**　植民地時代には日本人が銭湯を運営した。入り口でお金を払い、男女それぞれの湯船に入る。

ゆえに、石鹼はかなりの贅沢品であり、日清戦争直後には石鹼一個の値段が米一斗をゆうに越えた。

理髪店は頭髪を整えるためのものであり、浴場は体の垢を落とすために設置されたように、家屋と街、河川の汚れをなくすために公衆トイレが設置された。朝鮮最初の公衆トイレ設置の議論は一八八二年にあった。公衆トイレの設置は漢城市内の全般的な整備計画の一つであった。しかし、漢城住民の強い反発にあって成功しなかった。

公衆トイレの設置論議は一〇余年後の一八八七年に再び復活した。『独立新聞』では、市街を綺麗にするためには、国で「公的な便所」を設置しなければならないという主張を行った。けれども、警務庁では大人・子供の区別なく一切道での脱糞を禁じる勅令を出しただけで、公衆トイレは設置されなかった。そうして、一九〇四年、漢城の大々的な清潔法が施行されて、初めて朝鮮にも公衆トイレが作られた。

訳註

（1）男性の身分や年齢に応じての髪型。長い伝統があり、甲午改革の一環であった断髪令に反対して義兵が蜂起するほどであった。

（2）イザベラ・バード（一八三一～一九〇四）、イギリスの旅行家で、紀行作家。一八九四年から一八九七年にかけて、四度も朝鮮を旅し、『朝鮮紀行』を残している。ちょうど、日清戦争や甲午農民戦争（東学党の反乱）、明成皇后暗殺などの歴史的事件が続発する時期であり、その様相とともに開港間もない朝鮮に色濃く残る伝統的風土・民俗・文化など、自身の見聞に基づく紀行文で、資料的価値も高い。時岡敬子による日本語訳が講談社学術文庫、朴尚得によるものが平凡社東洋文庫の一冊として出版されている。

（3）高宗（一八五二～一九一九）、朝鮮王朝第二六代の王で在位は一八六三から一九〇七年。国内では父である大院君と王妃である明成皇后の閔一族が権力争いを繰り広げ、対外的には日本、ロシア、清国が朝鮮に対して覇権を争うなか、国権を守ろうと努力した。国号を「大韓帝国」と改めた時、初代皇帝になった。一九〇五年の「乙巳五条約」を批准せず、外国の首班に無効であるという密書を送った。また、一九〇七年のハーグの平和会議にも密使を派遣し、不当性を訴えようしたが果たせず、逆に日本に退位を強制された。一九一九年に他界するが、日本人による毒殺説が流れ三・一独立運動のきっかけになった。

（4）イザベラ・バード『朝鮮紀行』

（5）アンダーウッド夫人（一八五一～一九二一）、朝鮮末期に活動した医療宣教師。本名はリライアス・ホートン。三一歳の時に医療宣教師を目指し、シカゴ女子医科大学に入学し医師となった。一八八八年に朝鮮に渡り済衆院の婦女科を担当、明成皇后の侍医も務めた。一八八九年にアンダーウッドと結婚、出産以降健康を害したが、診療所を設立するなど活動を続けた。一九〇四年以降は宣教に専念し、一九二一年にソウルで他界した。著書に『アンダーウッド夫人の朝鮮生活』（根深い木出版、一九八四）がある。

（6）『アンダーウッド夫人の朝鮮生活』

（7）金弘集（キム・ホンジッ、一八四二～一八九六）、朝鮮末期の文臣で政治家。開化思想に共鳴し、早くから金玉均らの人士と関係を深めた。一八八〇年に修信使として日本に訪問、開化の意志を強くするが、一八八四年の甲申政変には直接参加しなかった。政変失敗後、守旧派の政権でも要職につき、開化派勢力を温存した。そして、一八九四年に内閣を組織し、「軍国機務処」の総裁として、甲午改革を推進した。近代化のための改革ではあったが、人々に全面的に支持されたわけではなく、とくに反発が激しかったのは「断髪令」で、それに反対して義兵が蜂起するほどであった。一八九六年に国王がロシア公使館に居所を移すという事件（俄館播遷）が起きた時、親日派と目され殺害された。

（8）一八九六年に国王がロシア公使館に居所を移すという事件。日本軍による明成皇后の殺害事件によって朝鮮民衆の対日感情は極度に悪化し、各地で義兵が起こった。ロシア公使ヴェーベルは公使館保護という名目で水兵数百名をソウルに引き入れるが、その際、政府内の親露派勢力が高宗をロシア公館に移した。当日、金弘集らは免職となり、兪吉濬は日本に亡命した。

（9）『大韓毎日申報』一九〇七年七月二日付。

男子を産むための長い欲望の歴史——転女為男法の考古学

「転女為男法《てんじょいなんほう》」とは、お腹のなかの女子を男子に変える法をいう。それは二〇〇〇年以上の長い歴史を持ち、韓国と中国、日本など東アジア地域に存在した。この転女為男法は医学文化と出産の民俗文化が重なった空間に位置し、二つの間の相互関連性をよく示す事例である。転女為男法の歴史的地盤は朝鮮と中国、日本地域を対象とするいくつかの異なる地層から構成されている。筆者はその地層を掘り進めながら、転女為男法の起源と分化、そして変異について述べるつもりである。

われわれが当然の風習と知っているものも、掘り進んで行けばその起源が非常に古く、広い地域で共通したりもする。われわれは転女為男法を通じてそれを確認することができる。突拍子もないこの方術のために、なぜ医学があれほど奉仕したのか？

医学はそれに理論を付与し、その行為を正当化するのに先頭に立った。甚だしくは、より良い方法を求め紹介しようと努力した。男子を得ようという欲望は、家父長制秩序維持の核心だったからである。このように医学は単に病気を治す学問だけでなく、ある社会のイデオロギーを守るための統治の道具でもあった。

一七〜二〇世紀の朝鮮で――慣習として固まった転女為男法

今日でも男子を得るために、時おり銀の斧を妊婦の布団の下に置きなさいといわれる。最近、ある研究によれば転女為男法の可能性を信じ、妊娠中に男子へと変える漢薬を服用したという経験がある老婦人は、小学校卒以下五〇歳以上五七二名中三二名であり、方術を用いた婦人は三八七名にもなった。また、孫を得るために嫁に漢薬を飲ませたり、二つ以上の方術を用いさせた婦人はおおよそ九六％以上にもなった[1]。

転女為男法の存在を最初に公式調査した文献は、朝鮮総督府が編集した『朝鮮衛生風習録』（一九一七）である。朝鮮総督府は植民地朝鮮を効果的に統治するために、各種慣習を調査したが、そのなかに衛生風習も含まれていた。調査結果、朝鮮全域で次の三つの形態の転女為男法が報告された。

◉男子を得ようとすれば、雄鶏のもっとも長い尾の毛を三本、あるいは夫の髪の毛か指の爪を切って妊婦が知らぬ間に布団の下に置けば効果がある（忠清北道）。
◉米で作った餅で男性の姿を作り、寺に行き仏の前で願えば必ず男子を産む（咸鏡北道）。
◉柳の木で作った斧を妊婦が知らぬ間に布団の下に置けば男子を産む（全羅南道）。

このなかで咸鏡北道地方の方法は仏の力を借りて男子を得るというものであるが、他の二つは本章での転女為男法と関連する内容である。この二つが一九世紀朝鮮の代表的医書といえる黄道淵《ファン・ドヨン》（三〇頁註（3）参照）の『医宗損益』に載っているものである。『医宗損益』には効果を立証する方法まで、丁寧に説明されている。「もし、その効果を信じられなかったら、雌鳥が卵を抱くのを待って斧を巣の下に置くがいい。みな雄鶏にかえる」とした。さらに、次のような三つの方法を紹介した。

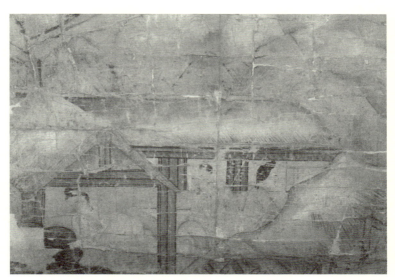

女子を生んだ産室の悲痛 ── 観龍寺甘露幀（1791）　産まれたばかりの子供を抱く女性の半寝の様子が描写されている。姑は期待していた男子を産むことができなかった嫁を見たくなく背を向け、父親は戸の外で複雑な表情で中を見ている。夫と姑に申し訳ないと思う産母は泣くことをこらえながら子供から目を背けている。家父長中心の前近代社会の一断面を反映した場面である。

◉石雄黄〔ヒ素の硫化鉱物〕一両を絹の袋に入れて妊婦の腰にぶら提げる。
◉弓の弦を腰に巻いて、三ヶ月そのままにした後に解く。
◉忘れ草を佩用する。

ここで注目すべき点は、「三ヶ月そのまま」という表現である。『朝鮮衛生風習録』では見られなかったものである。〈転女為男〉と妊娠中三ヶ月間という期間に密接な関連があることが暗示されているが、『医宗損益』ではその理由を説明していない。『医宗損益』の転女為男法の内容は、憑虚閣李氏婦人が編纂した家庭百科全書といえる『閨閤叢書』[2]（一八六九）にも載っており、一世紀前に編纂された医書である康命吉《カン・ミョンギル》（二九五頁註（9）参照）『済衆新編』（一七九九）にもそのまま載っている。『閨閤叢書』にこのような内容が掲載されているというのは意味深長である。な

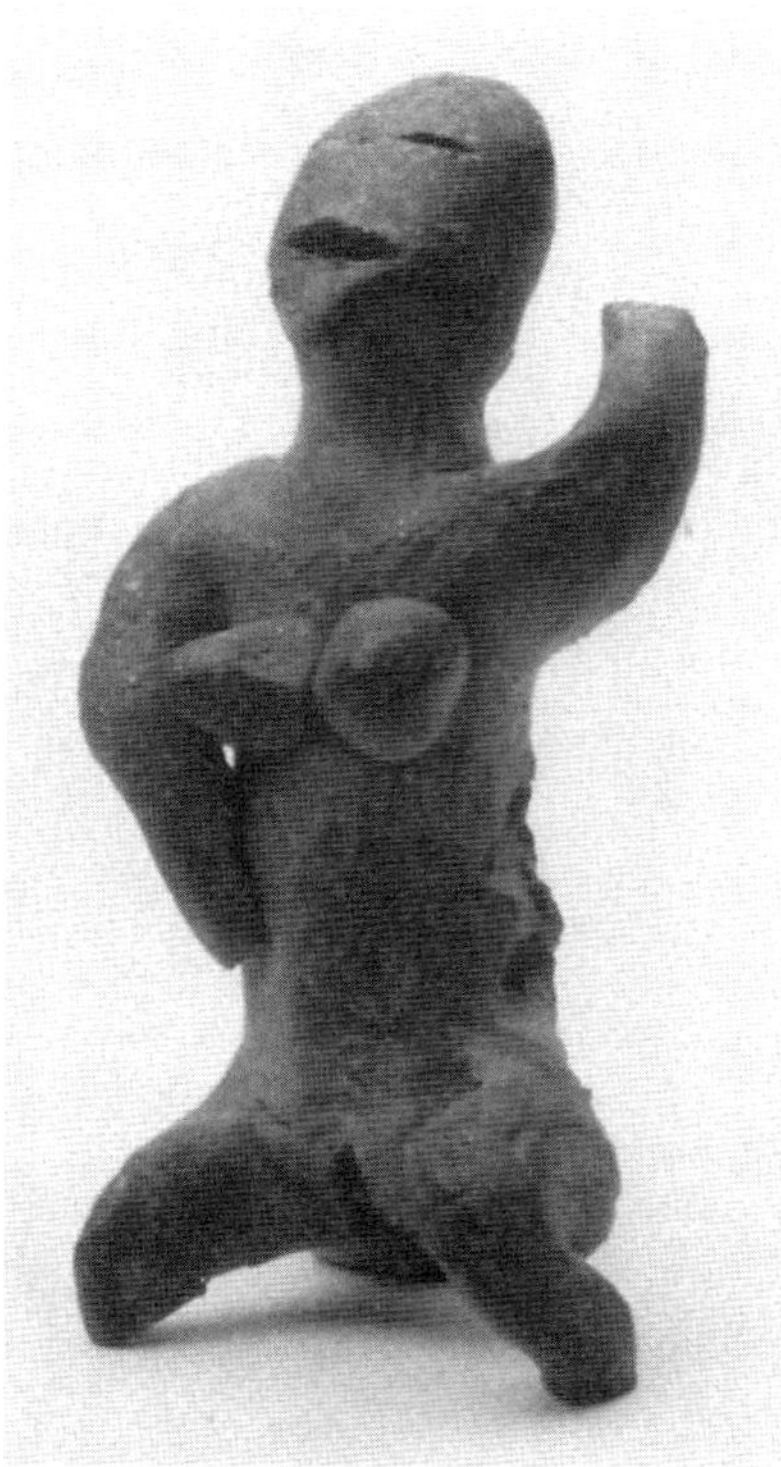

多産を願う女人像土偶（新羅時代）　何の細工もない頭と切れ長の目が簡素である。豊満な乳房とあまりに誇張された陰部は多産を祈願する呪術的意図と思われる。

ぜならば、この本はハングルで書かれ、徹底して婦人の教化を目的としたものであるからである。

朝鮮で転女為男法の理論的根拠を最初に述べた本は、許浚《ホ・ジュン》〔五一頁註（1）参照〕の『東医宝鑑』（一六一三）である。

> 妊娠して三ヶ月の時を始胎という。この時には血脈が流れず、見て感じる姿によって変化する。この時には男女が定まっていないので、薬を飲んだり方術を用いて男子を産むことができる。

ここで、初めて〈三ヶ月〉の意味を知ることができる。三ヶ月が妊娠中、男女の性別が変わる分岐点と見ているのである。『東医宝鑑』では、その内容をより詳しく説明している。

> 三ヶ月目は、「手心主心胞経絡」が胎を育む。三かける九の二七日がすなわち三ヶ月目の数なので、以後一

○○日間変じて男女の姿を備えはじめる。ちょうど、薄い鼻水のなかの絹糸のようなものが人の姿となる。鼻と男女の生殖器がまず明確となり、つづいて他の身体の姿が隠然たる中に、すべてが備わるがこれを名づけて胎という。太極の乾道が男子を成させ、坤道が女子を成させる。

これを見れば、三ヶ月以内の対策が重要であることがわかる。三ヶ月になれば、男か女か性別が決まる。ゆえに、男子を得ようとすれば、この時、手段を講じなければならない。この論理を吟味すれば、厳密にいって転女為男法というのはすでに決まった女子を男子に変えるものではない。性別が決まっていない状態で、娘が産まれるかもしれない可能性を予め封じるものなのである。

許浚は三ヶ月の論理を明らかにしたが、「娘を息子に変えてくれる」薬と方術の論理は提示しなかった。おそらく、〔陰陽説で男性に分類される〕陽気を強めてくれるもののはずであるが、その理致〔道理にかなった趣旨〕があまりに当然であるため省略したのであろう。どのようにして、このような薬や方術が陽気を強めるのだろうか？　この

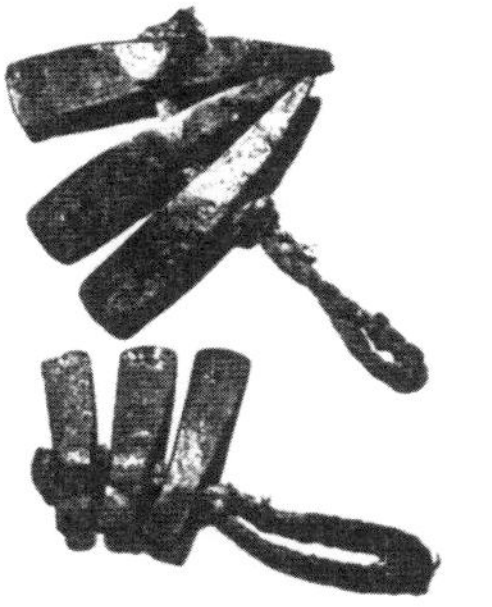

鉄斧佩用（朝鮮時代、7 × 4.5㎝）　この鉄斧は男子を産むことを願う女性が吊り下げていたものである。

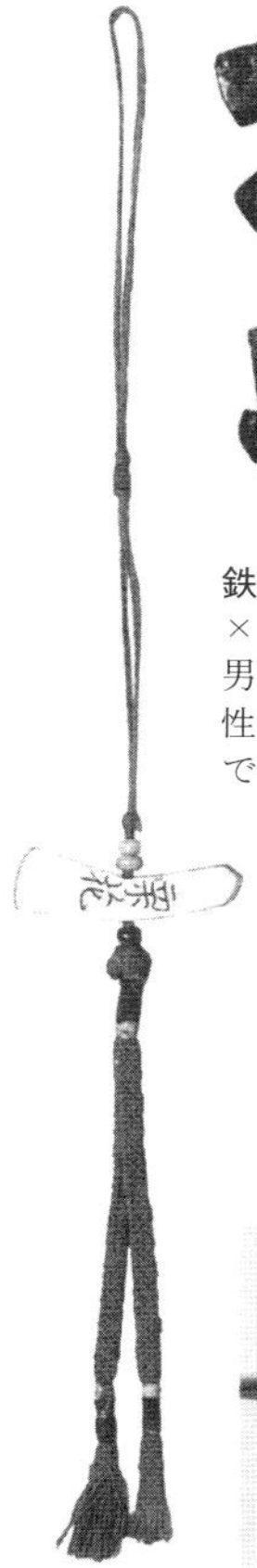

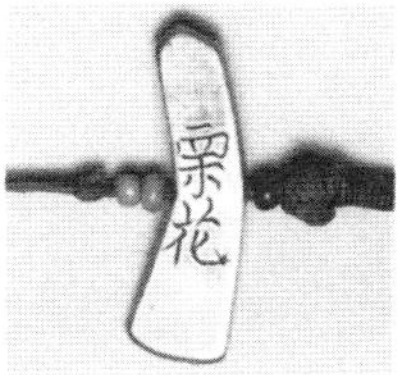

斧飾り佩用（朝鮮後期）　男性を象徴する斧はお腹のなかの女子を男子へと変える転女為男法方術に非常に効果的だと考えられた。布団の下に黙って置いたり、このような飾りを佩用したりした。

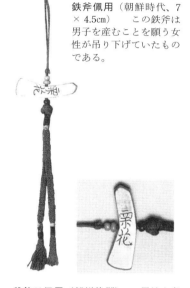

点について『東医宝鑑』は何も述べていない。ただ、忘れ草についてのみ「これを別名宜男という」という注釈が付けられているだけである。突き出すような花茎と紅い唐辛子のような蕾が男性の性器に似ているからだろう。『東医宝鑑』の二年前に許浚は『諺解胎産集要』という本を出しているが、その本にも前述のような内容が書かれている。ただ、それがハングルに翻訳されているという点が異なるだけである。

諺解《げんかい》〔ハングル翻訳〕が注目されるが、主な目的はもっとも基礎的な漢医学知識の普及と拡散にあり、おもに漢文をあまり知らない階層である婦女子を対象としたからである。許浚は諺解の理由について「処方と薬を諺解し、その妙を詳しく記し婦女子たちがみなよくわかるようにするため」とした。したがって、胎産に必要な内容を抜き出し、諺解を付けた小冊子である『諺解胎産集要』に込められた内容は、婦女子たちの手に渡って広い範囲に

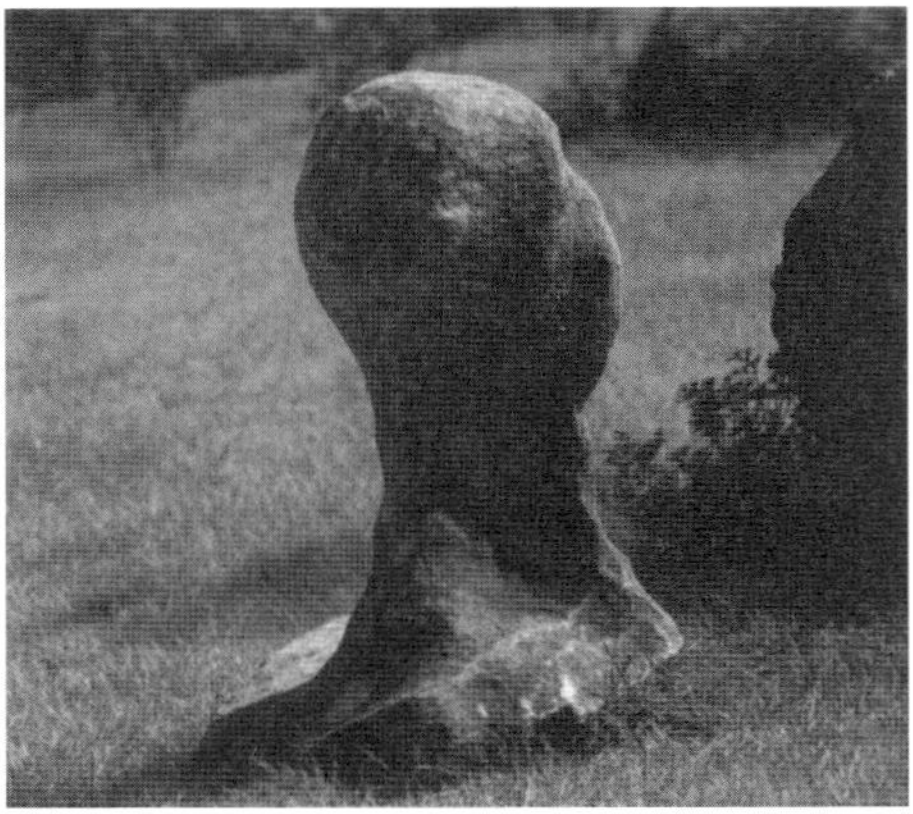

祈子石 ── 温陽博物館（牙山郡排芳面から移転）
男子を産むことができなかった人たちは、男子を得るために山川を廻って祭事を行い祈禱したが、その対象はおもに男子の性器に似た岩であった。

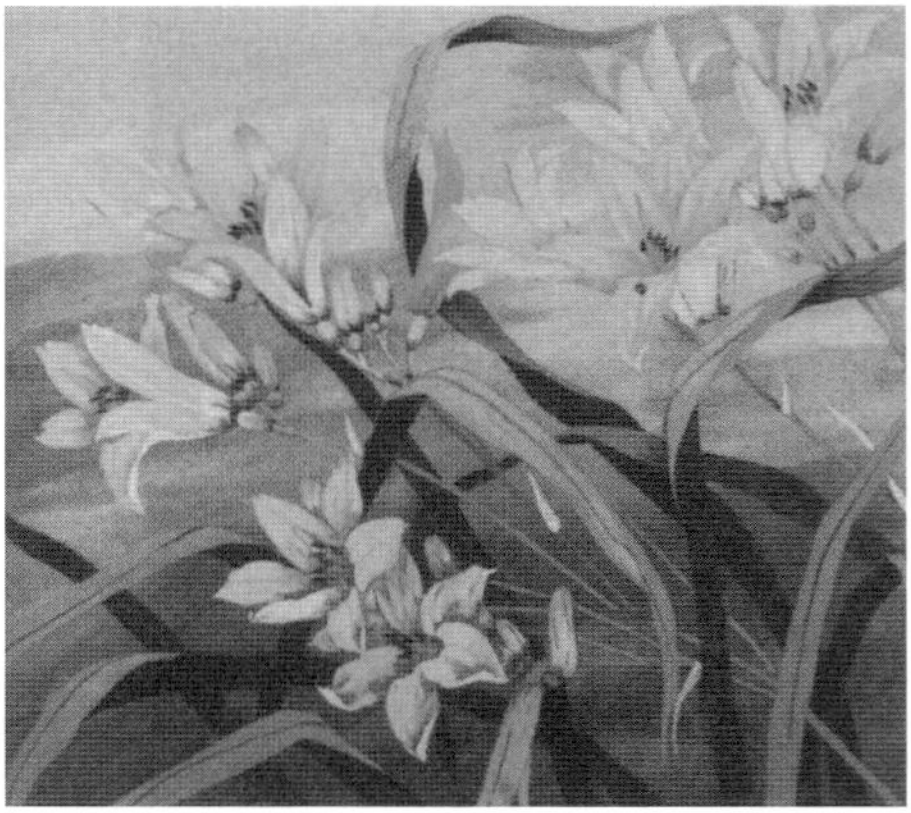

忘れ草、盧淑子　忘れ草（萱草）は野山で普通に見られる夏の花である。満開前のつぼみが子供の性器に似ている。

広がる条件を整えた。これは転女為男法が少数だけが関心をもつ医学知識の次元を抜け出て、基層文化へと拡散されうる一つの契機となったことを意味する。

一七世紀から二〇世紀まで、わが国の転女為男法の変遷について調べた。この時期には、許浚の『諺解胎産集要』と『東医宝鑑』で記述した内容が主流をなしたといえる。とくに、後代の医書がその伝統をはっきりと確立した。この過程で、その内容がより単純に整理されることとなった。理論的説明が完全に省略され「息子を願うのであれば、このような薬あるいは方法を用いよ」という内容だけが残されたのである。その内容はだいたい民間で採録された方法と同様である。

このような過程は何を語るのか？　筆者は転女為男法がかなりはっきりした基層文化の一つとして位置を占めたので、このようなことが起こったと見る。転女為男法は一七世紀以後、次第に別途の説明を必要としないほどに民間に根を下ろしたのである。それは朝鮮社会の家父長制強化および拡散と関連している。祭事を行い族譜〔家系図〕を伝えることは少数の支配層だけでなく、ほとんどすべての朝鮮人が実践すべき日常となったのである。

許浚のような医学者も転女為男法を根付かせることに一役買った。彼らは医書にこのような内容を載せ、諺解を付けて自身たちが属した社会の支配的イデオロギーを医学的次元で正当化し、その実践を推進した。

一五世紀の朝鮮で——男子を女子に変える方術があった

許浚以後、転女為男法の叙述がすべて彼に従ったのならば、それ以前の医書はすべて『郷薬集成方』（一四三三）の内容に従っていた。『胎産要録』（一四三四）、『医方類聚』（一四七六）には、『郷薬集成方』のそれとほとんど同じ内容が載せられている。『郷薬集成方』の転女為男法部分は理論と方法、二つの側面からみな以後の医書よりも詳細である。まず、男子を得ることができる秘法の種類が多く多様である。『東医宝鑑』にある忘れ草を用いる秘法以外にも、蚕の糞を浄化水に溶いて飲む法など、すべての秘法が載せられている。これとともに、方術で男子を得ることの理致を次のように正確に説明した。

胎化〔母体内での教化〕する法には、いわゆる〈転女為男〉する法もあり、やはりみなその理致が自然なものである。例えば、鶏の肉を食べ陽の精気をしっかりととるのは〈天が生んだもの〉からとることであり、雄黄を腰に提げ陽の精気をとるのは〈地が生んだもの〉からとることである。『千金方』の丹参元処方では、東の門の上に座る雄鶏のとさかを用いよとし、雄黄一両を絹の袋に入れて提げよとした。『本草』では「赤い雄鶏が虚なものを補充し、体を温め精神を通じさせ、毒をなくし、雄鶏の肝が腎臓を保ち、雄鶏の足の血が陽気を増やす」とし、「雄黄を人が提げれば、鬼神が近づけず毒物も人を傷つけられない」とした。弓と矢に触れ斧を置くのは、人が作った物で物質の強さを吸い取るものである。同じような気が互いに知らぬ間に通じ、調和が知らぬ間に移り、三ヶ月目で形態が完全に備わる前に、陽気が陰気に勝ち女児が男児に変わるのは当然の理致といえる。

これを見れば、まず妊娠中に女子を男子へと変える各種の方法が天と地、そして人間に見える陽気をとること、と知ることができる。雄鶏は天、雄黄は地、弓と矢・斧は人間世界で強い陽気の凝集物である。このような物質の気韻が産母のお腹の胎児に影響を与え、陽気が強い胎児、すなわち男子になるようにする。したがって、様々な方術が産母のお腹と腰に集中していることや、また三ヶ月間継続してぶら提げるというのは容易に理解することができる。効果の集中と持続を得るためである。

転女為男法が胎教と密接な関連を結んでいるという点が、『郷薬集成方』のもう一つの特徴である。次の文章を見よう。

三月目には血脈が流れず……男子を産むことができる。受胎して三ヶ月も経つと、胎児が変わっていくので昔の人は胎教を行い、子供を善良で長生きし忠孝があり、仁義があり、聡明で疾病がないようにした。須く一〇ヶ月以内に産母が常にいい光景だけを見て、悪いものを遠ざけることが本当に良い教えである。

ここで転女為男法は胎教論理と同じ地平にある。転女為男法は陽気の浄化が胎児の性別に影響を与えるという。同じ論理で産母の良い態度と心情が胎児の品性に影響を与えるという。しかし、転女為男法は妊娠三ヶ月以前に集中するが、胎教は妊娠全期間で行われる。

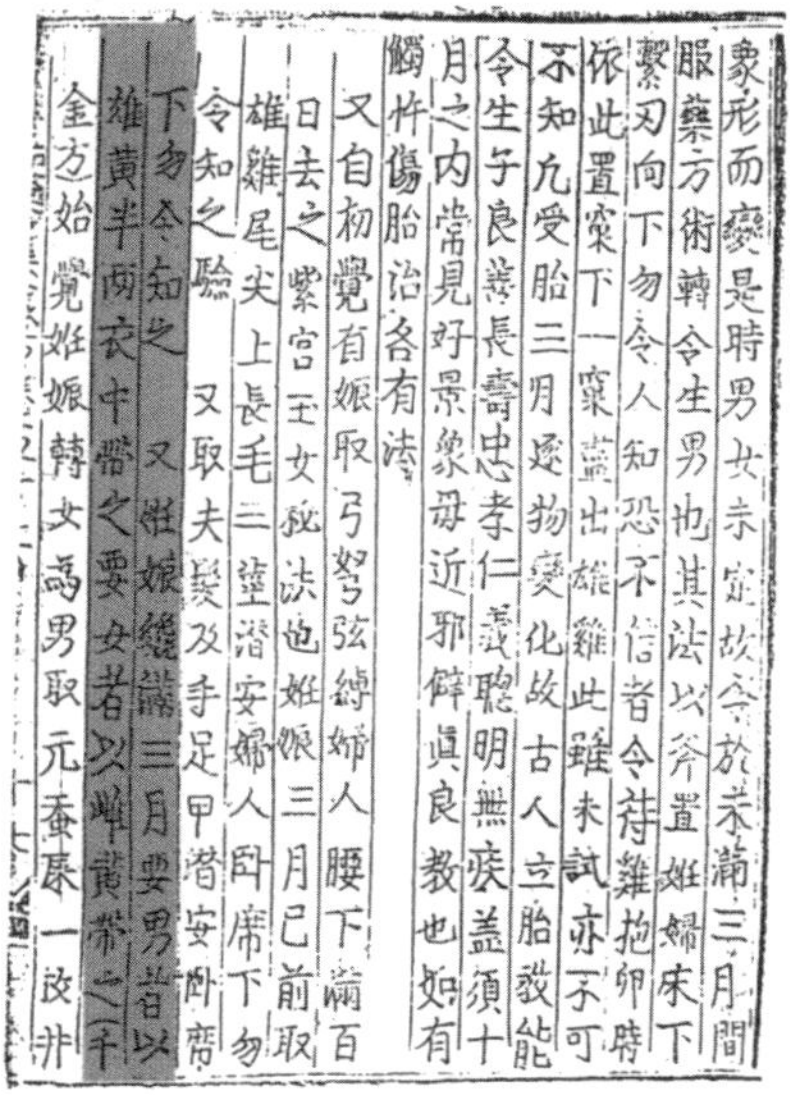

象形而變是時男女未定故令於未滿三月間
服藥方術轉令生男也其法以斧置妊婦床下
繋刃向下勿令人知恐不信者令待雞抱卵時
依此置窠下一窠盡出雄雞此雖未試亦不可
不知凡受胎三月逐物變化故古人立胎教能
令生子良善長壽忠孝仁義聰明無疾蓋須十
月之内常見好景象毋近邪僻眞良教也如有
觸忤傷胎治各有法
又自初覺有娠取弓弩弦縛婦人腰下滿百
日去之紫宮玉女秘法也妊娠三月已前取
雄雞尾尖上長毛三莖潜安婦人卧席下勿
令知之驗　又取夫髮及手足甲潜安卧席
下勿令知之　又妊娠纔滿三月要男者以
雄黃半兩衣中帶之要女者以雌黃帶之（千
金方）始覺妊娠轉女爲男取元蚕屎一枚井

『郷薬集成方』　「男子を女子に変える」転男為女法が提示された部分

「妊娠中、男子を女子に変える方法」、すなわち転男為女法もあった。『郷薬集成方』は「……男子を望む者は雄黄半両を服に提げ、女子を望む者は雌黄を提げろ」という。また、「男子を得ようとすれば弓と矢に触れたり駿馬に乗り、女子を得ようとすれば耳輪を付けろ」という。ここで、雌黄とは何か？ 石雄黄のなかで日当たりのよいところから産出したものを雄黄と呼び、日陰で育ったものを雌黄という。すなわち、陰の気韻を強く持った雄黄のことである。耳輪は女性色が強い装飾品である。

転男為女法の談論は朝鮮初期の医書には存在したが、一七世紀『東医宝鑑』以後の医書では姿を消した。『東医宝鑑』をはじめ後代の医書が朝鮮初期の医書を参考としなかったのではない。明らかに意識的に削除したといえる。このような事実は何を意味するのか？　「方術で男子を得る」という談論は自然なものとなった反面、「方術で女子を得る」という談論は不必要となったのではないか？　筆者はこのような変化の裏面には、男子を主体とする性理学的家父長制の深化が横たわると見る。一七世紀を前後して金長生《キム・ジャンセン》(3)の『家禮集要』など性理学理念に追従する家禮〔家庭内の礼法〕の編纂が続いたが、ここで重要な事実は男子だけが祭事の中心に立ったという点である。これは女子も祭事の主体となることができた朝鮮前期とはかなり異なるものである。一七世紀転女為男法の退出は、このような変化と軌を一にするものである。

七〜一六世紀、中国と日本において——多様な秘法の模索、そして理論化

『東医宝鑑』や『郷薬集成方』の転女為男法はすべて中国の医学書から引用したものである。中国書のなかで宋の時代に陳子明が編纂した『婦人大全良方』（一二三七）はもっとも重要な位置を占める。陳子明は以前の転女為男法の内容を総合する一方、それに確かな論理を付与した。この本は中国古代の医書である孫思邈の『千金方』（六五二）と巣元方の『諸病源候論』の転女為男法を継承した。

『千金方』は隋の時代に出た医書で、以前の医学内容を総合した代表的医書である。この本は転女為男法の医学的理論と様々な方法を載せている。この本が提示した理論は、前述の『東医宝鑑』が挙げているものと同じである。処方としては雄鶏のとさか、蚕の糞の処方、弓弦、雄黄、斧など多様な方法を提示した。『諸病源候論』は『千金方』より四〇余年前の医書で、中国の総合医書のなかで初めて転女為男法の内容が載っている。この本

は転女為男を次のように胎教と関連させて把握している。

「妊娠三月に……外の物を見て性別を変えることができる」という点では、『千金方』と同じであるが、続いて高貴な王女や好人の端正さや荘厳さを見るようにし、せむし広大《クァンデ》〔芸人〕や醜悪な顔の者や猿などを見ないようにする。生姜と兎の肉を食せず、刀と子を抱かない。男子を得ようとすれば矢と弓に触れ雄鶏を食べ、広い野原で太った馬に乗り、虎と豹および走る犬を見よ。もし、女子を得ようとすれば耳輪をしたり装身具をつけ玉で遊べ。

『婦人大全良方』はこの二冊の内容をすべて載せ、さらに方術が効力を示す理由を天と地、人間の陽気あるいは陰気と胎児の感応と理解した。このようにして、この本の著者・陳子明は転女為男法が神秘的なものや理屈に合わないものではなく、自然の理致にかなったものだとした。七世紀に編纂された『千金方』と『諸病源侯論』は、転女為男を叙述する際、非常に果敢な選択を行ったようである。当時、中国では胎児の性別を変える秘法がかなり多かったのに、この二冊に載せられた内容はその一部に過ぎない。それをどのように知ることができるのか？　一〇世紀末、中国の周辺といえる日本で編纂された『医心方』（丹波康頼、九八四）と唐の頃に伝写された敦煌発掘調査文書を通じてこれを確認することができる。このような本には実にたくさんの転女為男法方術が掲載されている。『医心方』には次のような内容が載っている。

東を向く柳の枝を着用せよ／五茄子を寝床の下に置け石南草を佩用せよ／大きな刀を身につけよ／馬歯莧《うまびゆ》を服用せよ／臍の下に石蚕の灸をすえよ／夫の腰帯を燃やして服用せよ／綺麗なアヒルの羽根を佩用せよ

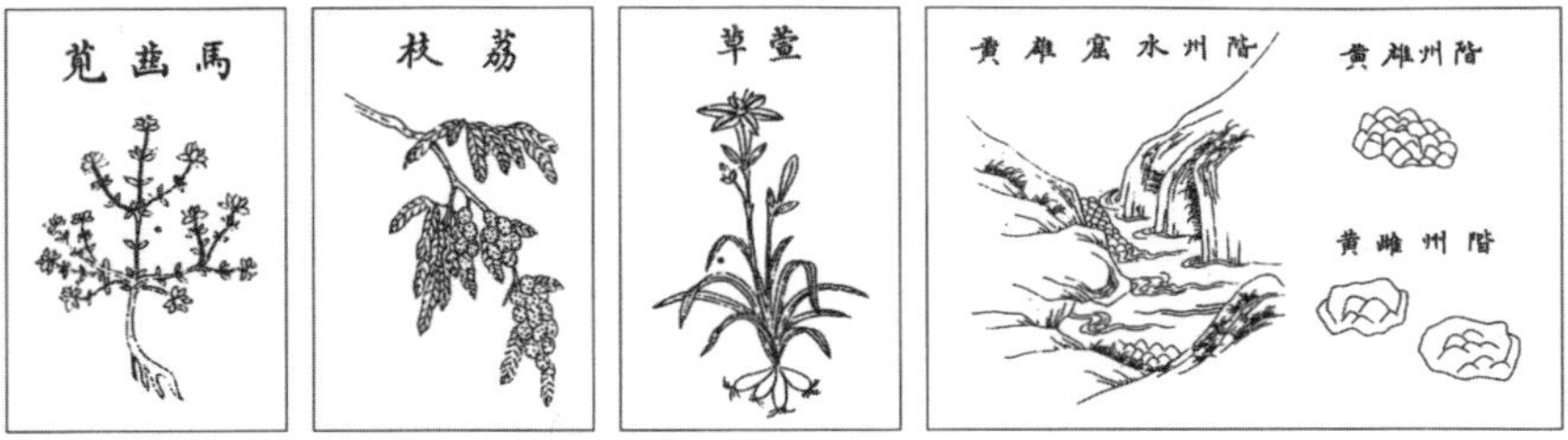

（左から）**馬歯莧**　『敦煌医書』に転女為男の薬物として紹介されている。　**茄枝**　李圭景『五洲衍文長箋散藁』に転女為男のための薬材として紹介されている。　**忘れ草**（萱草）　（出典：『経史証類大観本草』）　**雄黄と雌黄**　（出典：『経史証類大観本草』）

このような内容は『諸病源侯論』と『千金方』には見られないものである。『敦煌医書』でも同じである。ここには「夫の指の爪、毛髪を寝床の下に置く方法」、「雄鶏の羽の付け根を佩用する方法」、「弓弦を巻きつける方法」、「鯉二匹を食す方法」、「真っ暗な夜、婦人が頭を北にむけて眠る方法」、「牡の馬の子を食す方法」などが掲載されている。このように多様な方法のなかで『諸病源侯論』と『千金方』はいくつかだけを選んで載せた。その基準を〈効果〉を中心としたのかわからないが、鶏の場合のように同じようなものを統廃合し、鯉や頭を北にする方法など、前述の理論の枠内で説明することが難しい方法などは排除したようにみえる。『諸病源侯論』と『千金方』など正統の医書において一次的にそのような作業を行い、以降はより整理する傾向を帯びた。

漢代以前の中国にて——民俗から医学知識へ

転女為男法の起源は少なくとも六〇〇年をすっと飛び越え紀元前一世紀以前に遡る。一九七〇年代初頭に中国で発掘された馬王の墓は驚くべき記録を保管していた。『老子』、『易経』などはもちろんのこと、当時の社会・文化を教えてくれる各種文物と巻紙が山のように出土した。そのなかには数多くの医学的内容が含まれており、これを「馬王堆医書」とよぶ。

馬王堆医書には中国医学経典である『黄帝内経』と同じような内容が原初的な形態で存在しており、後代の医書が看過した数多くの呪術的な処方も留めている。そのなかに『胎産書』と名づけられたものは、後代産婦人科と関連した内容の端緒となるものが含まれている。〈転女為男〉の範疇に属するものもいくつかあるが、まず、理論と関連したものには『諸病源候論』で見られたものとほとんど同じ内容を見ることができる。

三月は始胎である。この時を迎えて形態が定まらなかったのが外物を見て姿を変える。ゆえに、王や公卿大臣を見るようにし、小人や広大（芸人）を見ないようにし、猿を見ないようにし、葱と生姜を食せず、兎粥を食べない。男子を得たければ弓と矢を置き、雄雉を食べ、綺麗な馬に乗り、雄の虎を見よ。女子を得たければ、耳輪をして玉を腰に提げよ。これを称して形象を見て子供が作られるという。

〈転女為男〉する方法としては、次の四つの方法が記されている。それは、「妊娠三ヶ月以内に背が青い虫を飲む方法」、「呪術を行う時、蒿、杜、蜱蛸《ひしょう》などを混ぜ合わせて食す方法」、「蜂の巣の蜂の子と犬の性器などを乾かして食す方法」、「雄鶏の毛を抜いて産母の布団の下に置く方法」などがそれである。このなかで、鶏を用いる方法はその後にも継続して現れているが、他の方法は消えたり、蜂の巣、犬の性器のように精力を強める方法の条項だけが残った。

中国古代の転女為男法は妊娠月によって胎が形成される理論、胎教理論、変化の力を持った各種方術など三つからなっている。これは、いくつかの文献あるいは文物から確認できる。超自然的な秘法に基づき事象を変化させようとする欲望は、様々な方術において現れる。煉丹術、神仙術、占い師の呪術などでも、このような特徴が現れるが、転女為男法はそのなかの一つである。

妊娠理論は西漢の劉安（前一八〇～一二二）らが編纂した『淮南子』で見ることができる。この本は宇宙論、生命論、政治論、道徳倫理などを混ぜ合わせて一つに整理しようとした。この本では陰陽論を基に生命の根源を論じながら、胎が育つ過程も叙述した。「一月に膏がつくられ、二月に肤〔骨節〕が作られ、三月に胎が作られる」という、この本の内容は馬王の墓から発掘された『胎産書』の内容となんら変わりはない。

胎教の歴史は非常に古くにまで遡る。賈誼（前二〇〇～一六八）の『新書』、劉向（前七九～八？）の『烈女伝』、載徳の『大載禮記』、そして『小学』などにその跡が見える。これらは、すべて胎教を周の王室で実行していた方法であったとしている。これらの本では直接的に転女為男法と胎教の関連性を示してはいない。外の物質が産母のお腹のなかの胎児に影響を与える、という考えの端緒を載せているだけである。

以上の三つの要素は、中国の戦国時代頃に確実に枠が作られた。方術と胎教の伝統はそれよりかなり前にできたことは間違いないが、妊娠に関する宇宙論的・生命論的理論と結合して、転女為男法は画期的な転換を迎えた。すなわち、それが素朴な民俗の次元を超えて、医学の一部分たる位置を占めたのである。

依然として続く〈転女為男〉の文化

転女為男法の誕生は中国上流社会の家父長制文化と関連する。家門を継ぎ祖先を敬う主体として、息子をより大切にしたからである。医学はその文化の形成と拡散に大きく寄与した。各種方法を考案し、それを理論化したり、再び整理し、それをたくさんの人たちに拡散させた。医書の輸入と新しい医書の編纂という過程を通じて、〈転女為男法〉は中国、朝鮮、日本を合わせた広範囲の医学文化を形成した。

転女為男に関する談論は一六世紀を起点として、大きく二つの時期に分けて見ることができる。馬王堆から発掘されたもの、『諸病源侯論』と『千金方』、『敦煌医書』、日本の『医心方』、宋代の『婦人大全良方』、朝鮮の

『郷薬集成方』などの本はすべて転女為男法を主にしながらも、形式上であるが転男為女法に関する談論をともに載せた。しかし、一六世紀末中国の『医学入門』と一七世紀初朝鮮の『東医宝鑑』では、〈転男為女〉に関する内容を除いてしまった。それ以降の朝鮮の医書には、〈転男為女法〉に関する内容がまったく見られない。家父長制の深化を感じさせる場面である。

転女為男法は家門・族譜・祭事を重視する東アジア家父長制文化と緊密に連結した知識であり実践である。この方法が二〇〇〇年あるいはそれ以上、変わらず持続してきた事実には驚きもするが、それよりそれを支える文化が依然として持続しているという点により驚く。

今日では、この転女為男法に関する内容がかなり忘れられた。転女為男法を懐疑する新しい知識体系が登場して、そのようになったのである。科学的医学に土台を置いた新しい文化では、〈妊娠中陽気を調節して〉男子を得るという方法を受け入れない。さらに、弓を携えるとか、指の爪を産母の布団の下に置くという方法はとんでもない迷信として扱う。現代社会においてこの方法は、一部の人たちから拡散するというよりも願掛けの次元でやっと命脈を維持するだけである。

転女為男法はほとんど消えたが、〈転女為男〉しようという談論はわが社会で依然として猛威を振るう。胎児識別と堕胎という新しい方法と、それを支える現代医学理論を通じて未曾有の転女為男を実際の世界で実現しているのである。家門・族譜・祭事に対する執着とその残滓が依然として生々しく生きているからである。

〔初出〕『歴史民俗学』九号（一九九九）に掲載された「転女為男の考古学」を改稿したものである。

訳註

（1）ユ・アンジン『韓国の伝統育児方式』ソウル大出版部、一九九四。

（2）憑虚閣によってまとめられた一種の女性生活百科。朝鮮後期の生活の様相を知ることができる貴重な資料であり、純ハングルの古語体で書かれていて国文学的価値も高い。その内容は、「酒食議」「縫紝測」「山家楽」「青嚢訣」「術數略」などからなる。すなわち、酒の醸し方、酢や醤の作り方、粥やおかず、お菓子や餅の作り方、裁縫、自然染色法、機織り、蚕の育て方、田畑の耕し方、果樹の育て方、花や茶の栽培、家畜の育て方、天気の見方、胎教、子育て、ケガの応急処置、防虫、風水の見方、防疫、まじないや占いなど多岐にわたる。

（3）金長生（キム・ジャンセン、一五四八〜一六三一）。儒学者で宣祖、光海君、仁祖時代に活動した政治家。性理学の大家で、李珥に学び宋時烈を育てた。

『卜《ピョン》カンセィ歌』に見る性・病・軀文化の謎

カンセィの三つの硬さ──性器・無謀さ・死体

『卜《ピョン》カンセィ歌』(1)ではカンセィのイメージは三つに表象される。硬い性器、チャンスン〔三〇頁註(2)参照〕を抜いた無謀さ、チャンスンのように硬い死体がそれである。カンセィという名前のなかの、「強い」を意味する〈カン〉は強壮精力の〈カン〉であり、強暴の〈カン〉であり、僵屍《きょうし》〔硬直した死体〕の〈カン〉でもある。姓の〈卜《ピョン》〉は、大便・小便と読みが同じで〈性質が汚い〉を隠喩する。また、『春香伝』(2)の悪代官である学道の姓も卞である。同様に卞カンセィ歌ではカンセィの姓も卞である。卞は、また小便の出口を連想させるので、性的能力を隠喩したりもする。

カンセィの精力は絶倫である。青孀寡婦〔若い未亡人〕の妖気を放つ天下の愚物であるオンニョと双璧をなす。カンセィは本当に無謀である。恐れ多くもチャンスンを抜いて薪にする。その結果、チャンスンの報復で頭から足の先まであらゆる悪病にかかり死ぬのである。チャンスンによって死んだカンセィの死体は硬く、毒気を放つ。彼の妻・オンニョに淫らな心を抱いた男たちを即死させたり、地にへばりつかせる。

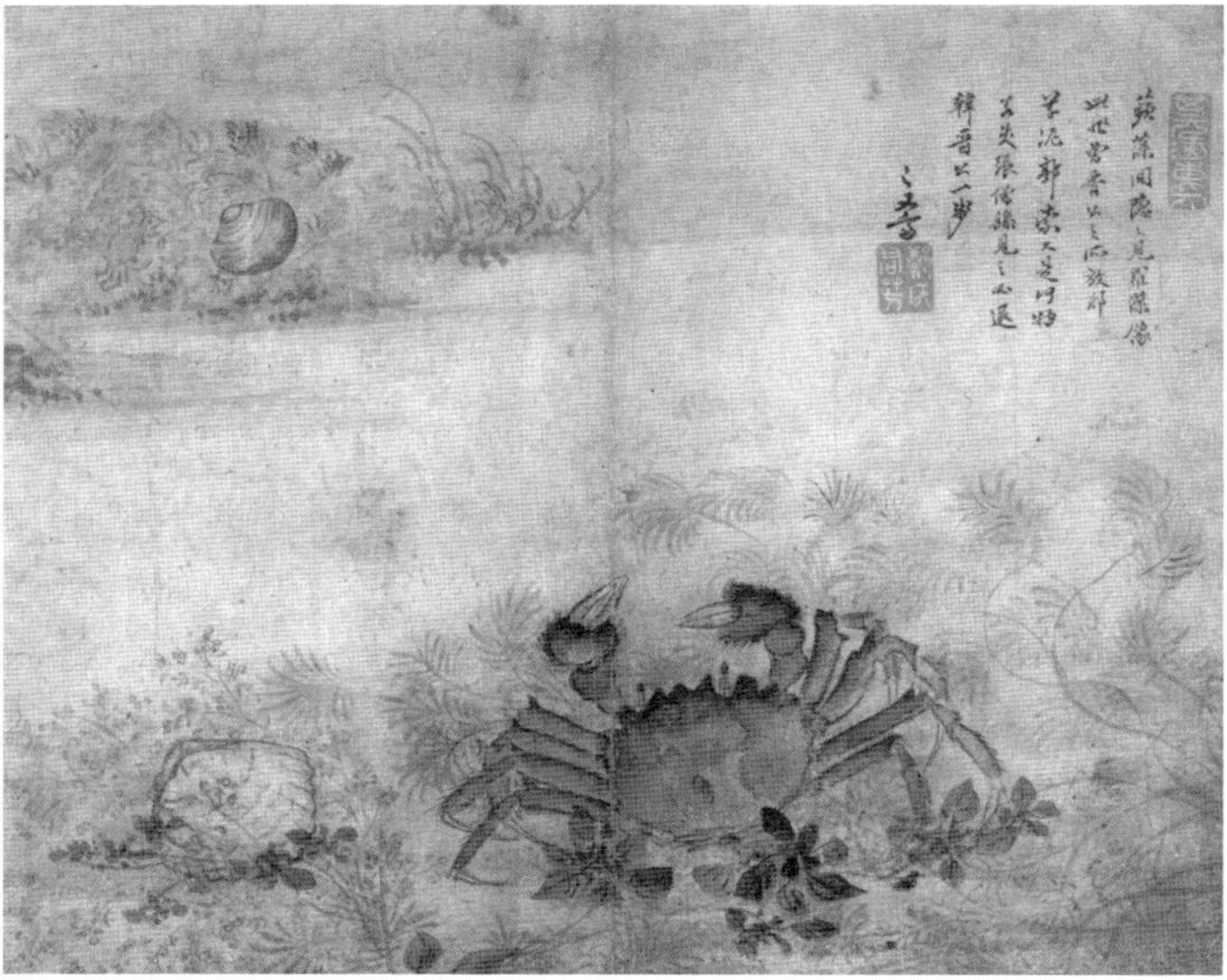

蟹と貝（朝鮮後期、紙本淡彩、27.8 × 34.3cm、個人蔵）　鄭遂栄（1745 ～ 1831）の絵画である。小さな蟹は小さな貝と、大きな蟹は大きな貝と戯れる。蟹の爪先は男性の性器のように毛が生え、貝は海草に隠れてたじろぐ。これは男女の交合の隠揄である。

このような内容からなる卞カンセィ歌を読む最も代表的な視点は、下層民の生と哀歓をさらけ出す作品としてこれを眺めることである。卞カンセィ歌には占い師、僧、風来坊チョラニ、歌客と流浪楽師、馬従〔馬子〕、却説屋《カクソリ》〔市場の門口で俗歌などを歌い物乞いをする者〕、寺堂《サダン》〔芸人〕たちなど、あらゆる下層民の群像が登場する。他の文学作品でこのような下層の人生を多数登場させたものはほとんどない。次は、民俗文化的観点からのアプローチである。性と俗、不浄と死、禁忌違反と処罰の観点から卞カンセィ歌における軀に関する文化を探る。性文化・病文化・治癒文化もこのような観点に含めることができるだろう。これを通じて、前近代社会の性文化・病文化・治癒文化の形式と論理を窺い知ることができる。女性差別イデオロギー的アプローチも興味を引く。このようなアプローチはオンニョとカンセィの身体と性に、朝鮮社会の家父長制的特性が反映されている点を教えてくれる。オンニョに代表される女性は〈誘惑する身体〉と〈危険な欲望〉を持った存在として規定されており、オンニョの孤独な生には朝鮮女性の悲惨さが込められていると考えられる。

筆者は医学の文化史という側面から、卞カンセィ歌を読解しようと思う。卞カンセィ歌に込められている三つの重要な要素である性と性愛、発病と治療、毒気の伝染と死体処理は、すべて医学的関心の領域のなかに属する。このようなアプローチは他のどのようなアプローチよりも、卞カンセィ歌の正鵠を射ることができる。なぜならば、それがこの三つを貫通する論理を統一的に眺めることを可能とするからである。卞カンセィ歌には死体は病気と無関係ではなく、病気と死は性と無関係ではない。この三つは互いに密接に連結され環をなす。

このアプローチは単に作品を上手に鑑賞するためだけのものではない。筆者はもっとも具体的な伝染病の記憶から始めて、社会の医療生活をあらわにし、治病文化の論理と屍《しかばね》処理の文化の様相、性文化の特徴を示すだろう。このような論議を通じて、われわれは朝鮮後期社会の性文化、治病文化、骸の文化の裾を摑むことができるはずである。

卞カンセィ歌は一九世紀中頃の資料として、『卞カンセィ歌打令』、『カルジギ打令』、『横負歌』、『しかばね歌』[3]などの名前で呼ばれたが、小説として伝わるものはなく、みな雑歌〔口伝によって民間に伝わる歌詩体の歌〕やパンソリ用であった。『春香伝』や『沈清伝』のように異本は多くなく、内容の偏差もそれほど大きくはない。卞カンセィ歌のなかで「辛巳年怪疾《ケジル》」という言葉が出てくることから、著述年代はいくら早くとも怪疾が大流行した辛巳年である一八二一年以前ではない。内容のなかで、その時の死体を片付けたチョラニが毛髪の半分が白い姿に設定されていることからも、いくら遅くともこれより三〇年は越えず、およそ一八五〇年前後の状況と見て無理はないだろう。民間で伝わっていた卞カンセィ歌を整理した申在孝《シン・ジェヒョ》[4]は一八八四年にこの世を去ったが、著述年代の下限は遅くともこの年を過ぎることはない。

辛巳年の怪疾《ケジル》に関する記憶

「死体が向き合って横たわる」、「死体が山となった」、「死体が川を埋め、水が流れないほどである。」『朝鮮王朝実録』に登場する常套的表現である。かといって、すぐ側に無数にある死体を見れば、他のどのような言葉で表現できるだろうか。大疫病が流行すれば最も身近になるのが、死体である。次々に葬式になる。家のなかに屍が一つ二つであればまだしも、一家みな死ねば死体を片付ける人もいなくなる。屍を片付けるとしても礼法に従い葬儀を行い入棺し墓に埋めることができれば本当に幸せである。死体を引きずって山のふもとや川に捨てたり、なんとか穴を掘って埋めるのが普通である。あまりの危機的状況で死者に対する尊厳を考える余裕すらない。

朝鮮医学史から見た時、死体の山がもっとも多かった事例を一つ挙げろといわれたならば、筆者は迷うことなく一八二一年（辛巳年、純祖二一年）の怪疾、すなわちコレラの大流行を挙げる。卞カンセィ歌にはその辛巳年の怪疾の刻印がある。登場人物であるチョラニは「辛巳年怪疾によって無残に死んだ屍を私の手でみな片付けた」という。一般的状況を記述する文学作品において、自身が経験した最近のことをはっきりと選んで述べるというのは異例のことである。卞カンセィ歌ではオンニョの姿を述べながら中国古代の美人である褒姒、妹喜、妲己、西施、楊貴妃、貂蟬などに言及したりするが、彼女たちはみな古い故事のなかの人物である。最近の事件が故事と同じほどの地位を得るためには、歴史の累積に匹敵するほどの記憶の強度が大きくなければならない。「辛巳年怪疾」は普通の伝染病ではなかった。一生のなかで到底、忘れることのできない苦痛を与えた存在であった。「ああ、怪疾の辛巳年、辛巳年の怪疾！」であったのである。茶山・丁若鏞《チョン・ヤギョン》〔五〇頁註（3）〕は『牧民心書』「愛民条寛疾」で、辛巳年の怪疾を次のように記録した。

道光元年辛巳年秋にこの病気が流行した。一〇日以内に平壌で死んだ者が数万名で、ソウル城中の五府で死んだ者が一三万名であった。その症状はある時は腸捻転〔攪腸沙〕のようであり、こむら返り〔轉筋霍乱〕のようであるが、その治療法はわからなかった。その年の冬に葉東卿が瑠璃廠〔中国北京の骨董街〕で見つけた処方文を送ってきたので、ここに記す。

この怪疾は年齢と階級に関係なく犠牲の生贄とした。また、感染力が飛びぬけており、「火の粉が飛ぶように」隣の人たちに伝染した。毒力が強く感染者は瞬時に死ぬ場合が多かった。筆者はこの怪疾の即死イメージが、卞カンセィの即死イメージに反映したと考える。卞カンセィ歌では死体を片付けようとした僧、チョラニ、楽師たちが、死体に触れた瞬間に毒気を受けてすぐに死ぬ。「心のなかで念仏を唱えながら、部屋の戸を開けて屍を見てすぐに、こうべを垂れて手を合わせ、安らかに眠るようにそのまま涅槃に行き」、これは僧の即死場面である。「柔らかだった長鼓《チャンゴ》の音色が大きく響き、コン、コン、コン……背中に汗がしたたり息が切れて、踊っていた足が止まり、あごの下が長鼓に支えられ終《つい》の言葉もなく狗の声、ことりと息絶え」、これはチョラニが死ぬ場面である。「部屋に冷たい風がどこからとなく吹き、二つの窓が自然と開いて全身がこわばり酷い匂いが鼻を突き刺し、生きていた食口〔他の者〕たちは屍をまず見てそれぞれの姿でみな死ぬ」これは楽師たちが死ぬ場面である。「死体の酷い匂いがすぐに鼻を突き刺し死んだ」は悪気〔邪気〕の迅速な伝染を意味する。ちょうど、辛巳年に怪疾が火の粉が飛ぶように伝染する様相を連

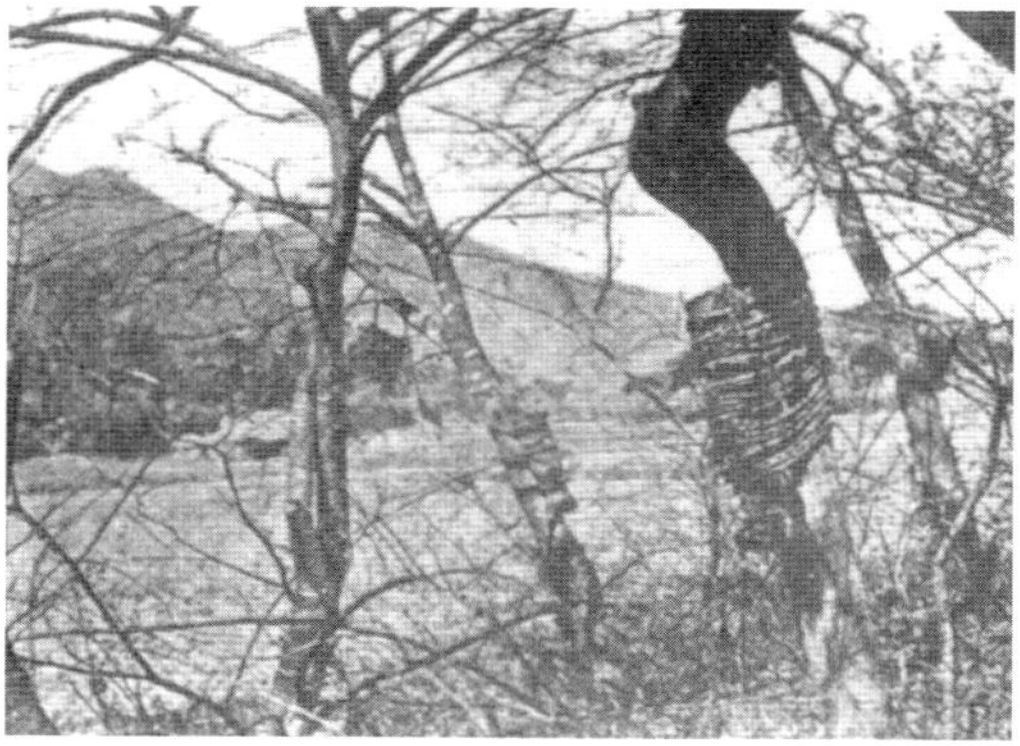

怪疾で死んだ死体を木に縛りつける（1900年前後）
怪疾で病死した死体を木に縛りつけ、かなりの日数が過ぎた後に埋葬する奇習である。

想させる。

念仏も、儺禮も、劇《クッ》も、みな無駄だ

屍となった卞カンセィを処理しようとする人物として、卞カンセィ歌では僧、チョラニ、楽師たち、馬従、却説屋たちが登場する。彼らは卞カンセィ歌の劇をつないでいく脇役であると同時に社会で実際にそのような仕事を受け持った代表的な存在である。彼らはみな賤民という共通点を持っている。死体を片付けることが生業であったからである。

チョラニは自ら明らかにしているように専門的に死体を片付ける仕事をした。極楽往生の念仏を唱える僧もやはり死体を処理する作業であった。魂を慰める音を奏でる楽師も同じである。卞カンセィ歌では屍を片付けるチョラニの儀式が生々しく描写されている。カンセィの死体を片付けてというオンニョの頼みを受けてチョラニは長鼓を叩きながら、一幕の儀式を行う。

まず、厄払いの歌から始める。「人が死んだというので重服払いのため、悪鬼となった雑鬼雑神、私の手で消そう。ペイ、ダン、ドンダン。正月二月の厄は三月三日に幕を下ろし……一〇月冬至の厄は臘月臘日〔大晦日〕に幕を下ろし、毎月毎日の厄はチョラニ長鼓で幕を下ろす。ペイ、ダン、ドンダン。」

続いて、明るく死体を片付ける歌につながる。「死んだ、死んだ。つま先が死んだ。呼ばれた、呼ばれた。良い風が呼ばれた。ペイ、ドンドンダン。運がある、運がある。白いふちの目、運がある。福がある、福がある。朱錫鼻〔だんご鼻〕に福がある。ペイ、ドンドンダン。昨日の夜の夢見が良かったのでおかしいと思っていたが、この家の門の前に来て屍が出た。ペ、ダンドンダン。」

そして、カンセィの死体に近づいたチョラニは、踊りを踊りながらカンセィの魂をなだめる故事を歌う。その内容は「死体の硬さは憤懣やるかたない恨みによるものよ、その恨みをほぐし、硬さをほぐそう」というものである。

もし、その屍よ。私の故事を聞いてごらん。ペイ、ダン、ドンダン。五行精気が生じた人間、老少を問わず死ねば魂霊は鬼神となり、死体は屍となり、なんの怨みがあって魂霊は解けず、屍は硬いままなのか。ペイ、ダン、ドンダン。私の故事を聞いたならば、あなたの恨みはみな消えるだろう。生きている間はこの世で、死ねばあの世だ。万事が浮雲となったので、妻子はついていけない。恩讐を打ち壊し詳しく見れば、昔の人の嘆息だ。ペ、ダン、ドン、ダン。

チョラニは〈儺禮《だれい》〉を執り行う才人である。儺禮は高麗時代から民間と宮中で陰暦大晦日に、その年の媽鬼と邪神を祓うために行われた儀式である。この儀式は王の行幸や因山〔国葬〕の時にも行われ、朝鮮後期には宮中と民間でも一つの遊戯として定着した。儺禮が始まれば、チョラニは長い旗を振りながら踊り歌う。彼は奇怪な女の仮面を付けて赤いチョゴリと青いチマを着るが、仮面の眼には白いふちがあり、鼻は朱錫のようである。チョラニの奇怪な仮面、赤いチョゴリ、青いチマと彼が振る長い旗は、みな周辺に集まっている悪鬼を追い払うための装置である。

卞カンセィの死体を片付ける作業に僧が一番早く登場するのは偶然ではない。諧謔のために、仏になることを願うものが戒律を守らず、淫らな心を抱くように設定しているが、僧侶はあくまでも骸を片付ける仕事をおもに行っていた。この世の魂をあの世に安らかに引導するのは、生きている間に慈悲心を施すほどに重要なことであった。

水陸斎は代表的な仏教儀式である。水と陸でさまよう孤独な霊魂と餓鬼をなだめ慰めるために、仏法を説き飲食を施すこの葬礼儀式は、高麗時代から始まり朝鮮時代を通じて盛行した。朝鮮は儒教国家を標榜したため、儒生たちはこの水陸斎をなくそうと不断に努力したが成功しなかった。民間に深く根を下ろしていたからである。甚だしくは疫病が流行れば、国家でも犠牲者のために水陸斎を行った。

無念の死を遂げた骸をあの世に安らかに引導することには音楽も一役買う。儺禮にも音楽があり、水陸斎にも音楽がある。音楽は陰湿な気韻を追い払ったり、孤独な魂をなだめたりする。卞カンセィで歌客は、「私の歌の一節は泣鬼神によるもので、伽耶琴膝突合せ秦国美人の虚聴琴に荊壮士も囚われ……私が傷心曲を切なく弾けば

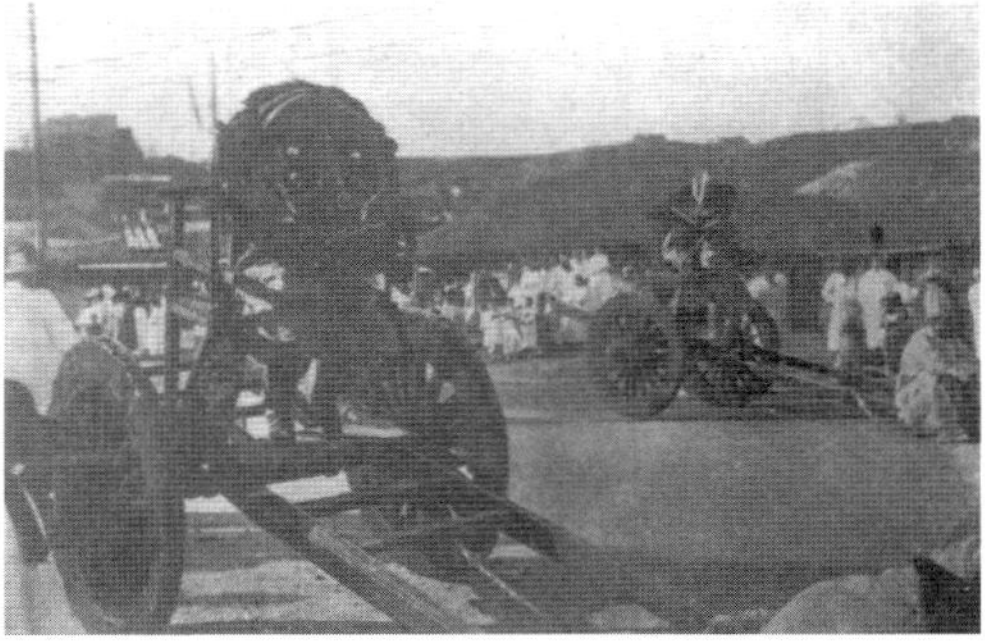

大八車の方相氏　朱錫鼻が目をひく方相氏〔悪鬼を追い払う人物〕の仮面を被った人が大八車に座っている。頭巾を被った人がいることから両班の葬式であろう。

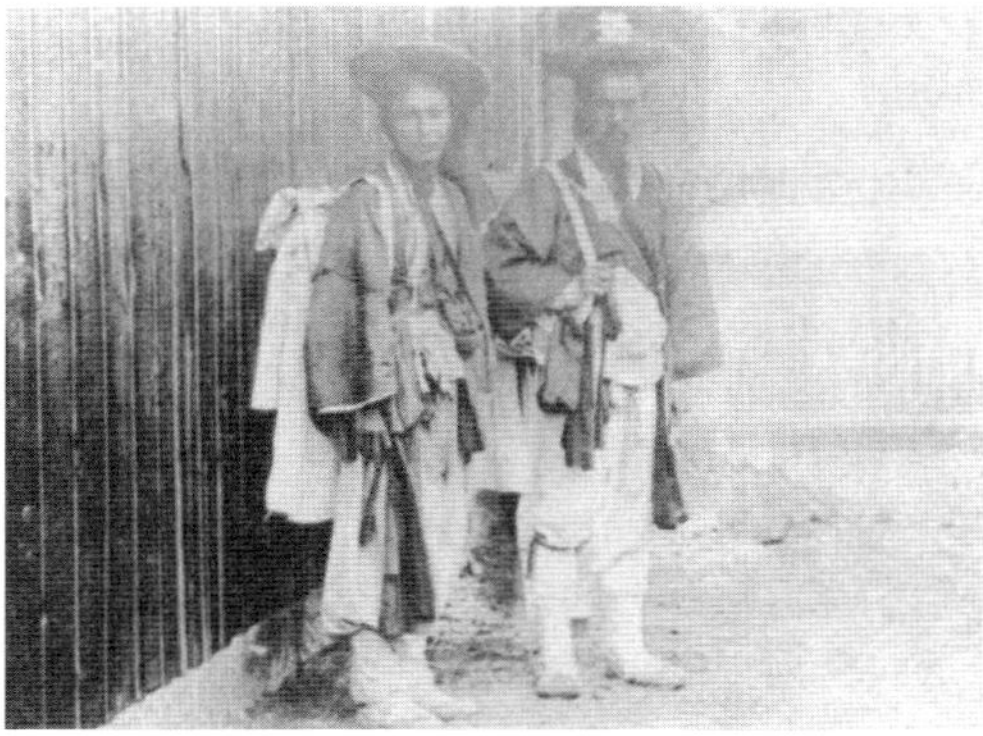

放浪芸人（20世紀前半）

（次頁）疫神を追い払う処容の舞い ― 整理儀軌帖
（中14面、板本彩色、24.6×16.7cm、金弘道、個人蔵）

西域から来た人物である処容が、自分の妻と同衾した疫神を寛容で屈服させた。処容は新羅時代から疫神を追い払う象徴となり、朝鮮末期までその伝統が続いた。処容舞は東西南北、中央の五つの方位から入ってくる疫神と雑鬼を追い払う踊りである。

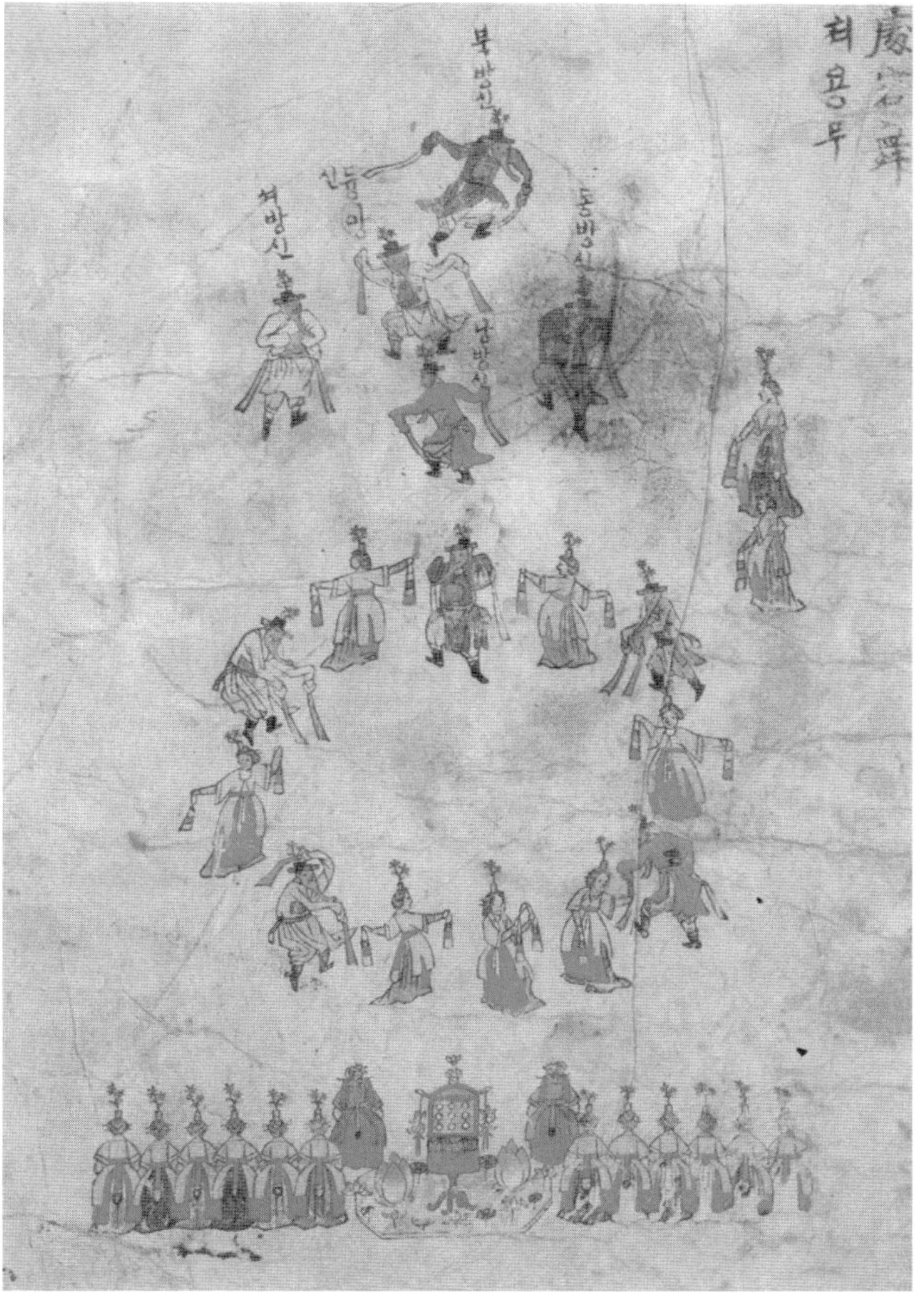
북방신
서방신
동방신
남방신

成りを整えたその屍が私を忽視することなく」と歌う。笛吹きも負けじと「私の笛の音は泣くが如く訴えるが如く、悲しい音色が鶏鳴山秋夜月張子房の曲調である。八千弟子が散らばり、虞美人も自ら命を絶ち、項壮士も泣くほどで、屍なら冬の三月の痩せた子犬のよう」であるとする。太鼓叩きは太鼓の音で屍をひっくり返し、剣舞を踊る子供は二刀で打ち飛ばすと場を盛り上げる。

チョラニがかぶった辟邪〔邪悪を斥ける想像上の動物〕の仮面と旗、僧の説法、楽師たちの音楽、この三つは一九世紀朝鮮社会で媽鬼を祓い怨めしい魂をなだめる強力な手段であった。けれども、このすべてがカンセィの死体の前では無力であった。カンセィの死体を片付けることができないばかりか、死体が放つ毒気に当てられ僵死《きょうし》する。孤独な魂をなだめるものが反対に死ぬとは！　この逆説はカンセィの死体の毒の強力さを物語る。

卞カンセィ歌では、屍を処理するもう一つの強力な手段が残っていた。巫堂《ムダン》〔シャーマン〕劇がそれである。馬従テットギとカッソリたちが死体を背負っていた途中に、死体が背に付いて、死体を背負った者と死体に触れた者、すべてが死体とともに地にへばり付くということが起こる。そうすると、大きな巫堂劇を行う継隊たちを呼ぶ。つづいて、一幕の巫堂劇が繰り広げられる。

オラ、マンス。チョラ、マンス。魂よ、魂。白陽青山の魂よ。昔の人、誰と誰が万古怨魂となったのか、……オラ、マンス。チョラ、テシン。魂は盤に入れ、身体は花壇に埋め、飯廛、魂廛、人物廛とすべての疋木綿、五色旛に魂を吹きいれ座らせよう。……地蔵菩薩の立派な供徳、保道衆生を行い、地獄の門を閉め、西方道を教えれば、可哀相な八名が非業の死をとげたが、どの大王にすがったのか、どの師子に従おうか。オラ、マンス。チョラ、マンス。あの世ですがるところなく、世上に主がなく怨めしく死んだ魂が体を守っているのに、無知な者たちが敬うことをしらず、手で触り腰かけて不埒なことよ。オラ、マンス。チョラ、マンス。……寺堂、乞士、名唱、歌客、誤入者が、貴方のこの世の行い見つけることができようか。願わくば、八つの魂霊、無知なあの者たちへの咎めも過ぎることなく、膳の上にありったけの酒とご馳走をのせ頭を下げるので、継隊踊りで遊びたまえ。オラ、マンス。チョラ、マンス。

継隊たちは死体の魂をなだめるために踊り、あらゆる飲食物を供えて死体の魂をなだめる。すると、その人たちみなが地から離れる。巫堂劇の効力はここまでである。テットギとカッソリたち三人が背負っていた八つの死体は、へばりついてぴくりともしない。悔恨が勝ったからである。

つづいて、直接、結者解之〔自ら招いた問題は自ら解決すべし〕の次元で馬従テットギの懇切な祈禱が行われる。彼は八人の魂の孤独と悔恨を一つ一つ晴らした後、自分が金持ちになれば「あなたたちの死体は青い山に場所をとりそれぞれ手厚く葬った然る後に、末永く忌日が回ってくれば私が奉仕するので、願わくばどうぞ離れてください」と頼む。厚く葬り法事まで営んでくれるという言葉が出たその時に、カッソリたちが背負っていた六つの死体が背から離れる。

最後に残ったのは馬従テットギ自身が背負ったカンセィとチョラニの死体二つである。この二つについては、そのすべての試みがみな無駄であった。朝鮮文化が行えるすべてのことを行った。天主様、イエスの力だけが残ってはいるが。もう、なすすべがない。逆に怒ったテットギは、最後に物理的方法を選ぶ。死体を破損する方法、それである。二本の松の木の間を走りぬけ、首から上と足の部分を切り離す。残った胴体の部分は岩壁にこすりつけて痕跡をなくす。このような死体破損は「魂〔精神を支える気〕は天に飛び去り、魄〔肉体を支える気〕は地に散らばらなければならない」という朝鮮の通念にそぐわない、本当に猟奇的なことであった。朝鮮後期社会は死体それ自体を嫌悪しなかったが、死体破損は批難の対象とした。星湖・李瀷《リ・イク》[5]は「壬辰倭乱の時に全有亨《チョン・ユヒョン》という者が死体を解剖して医術が発展した」という事実を論じながら、李括の乱に連座して彼が惨刑に処せられたのは死体破損に対する罰と考えた。テットギの死体破損方法は、刀で腹を裂き五臓を見ることよりも、いっそう残忍な方法であった。

淫欲の犠牲者たち

淫欲の犠牲者は合わせて一一名であった。このなかで、僧、チョラニ、歌客と楽師など七名は死んで屍となり、馬従テットギと駄賃をもらい死体を片付けることを引き受けたカッソリたち三名は背中に屍がへばりつく目にあった。このようなことになった理由は何なのか？　ここでは、身体と霊魂、道徳の世界が一つに合わさった病因論が作動している。また、それは身分的・経済的立場と無関係ではない。

七名が死ぬ直接的な原因はカンセィの死体が放つ毒気であった。悪い毒気が死を呼び込むという事実は、経験的によく知られていたのである。『東医宝鑑』の「瘟疫」条でも、悪気が疫病を起こすとしなかったか。また、黄道淵《ファン・ドヨン》〔三〇頁註（3）参照〕の『医宗損益』の「瘟疫」条でも「疫気にかかれば病気の症状が酷く、必ず伝染する」としている。ただ、医学はここまでを述べるだけである。卞カンセィ歌では一歩進む。カンセィの強い呪いが作動して、毒気を放ち彼らを殺すのである。これは霊魂と生きる者との関係である。カンセィは未亡人を欲した彼らにそのような呪いを放つ。これは道徳の世界である。卞カンセィ歌は淫欲を道徳的処罰対象とする。したがって、処罰の程度は淫欲の強度に比例する。結婚の約束を前提に死体を片付けようとしたチョラニは即死しただけでなく、死んでも死体が裂ける難を受けた。「女人の背中に手を入れ、胸を触って、腰も抱き、手首を掴んだ」僧は、カンセィの死体を見たとたんに即死した。オンニョの美色を欲した歌客と楽師五名も即死した。オンニョの誘惑に流されたが、一線を越えなかった馬従テットギはなんとか死を免れた。けれども、最後まで死体が背中にへばり付くという難を受けた。

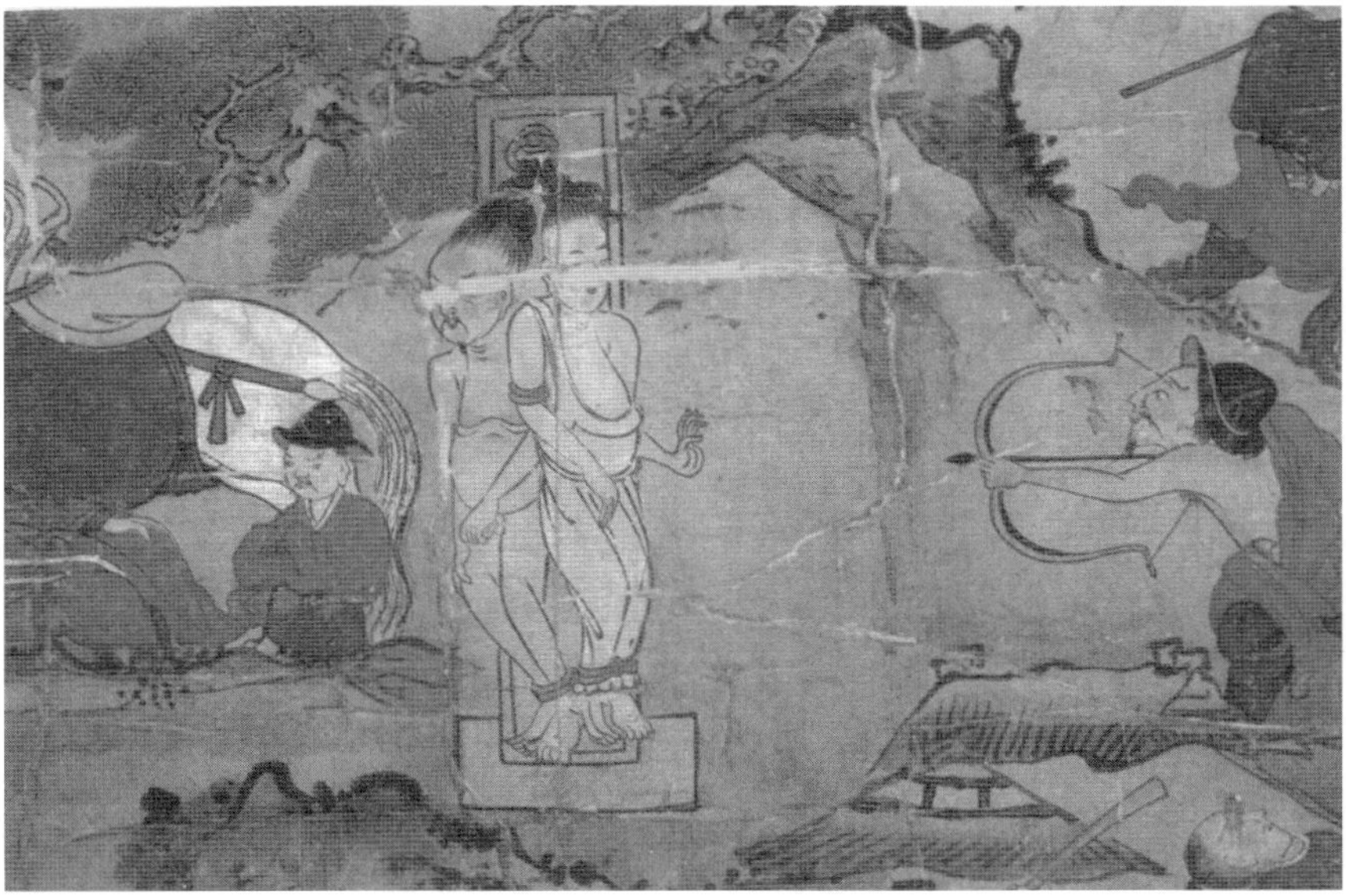

姦通男女の処刑　姦通した男女を裸にして、矢で処刑する様子を描いた。

このような因果関係を通じて卞カンセィ歌が伝えようとするメッセージは明確である。「他人の女にむやみに手を出すな」ということである。カンセィの死体を裂きながら馬従トットギは懺悔の涙を流す。「オギョラ、カラジル、先に死んだ八つの屍、前鑑〔先人の残した手本〕に明るいが、世間知らずのこの人生が覆轍〔先人の失敗〕を踏んでしまったか。オギョラ、カラジル。四度も死んだ命がやっと生き延びたのに、良かった、この世で誤入〔淫らな性交〕を我慢し人となれ、オギョラ、カラジル。」他人の女にむやみに手を出して屍になるのは当たり前で、屍にならなくともその恨みが付きまとうという教訓である。自分の過失で病気となり、死ぬという観念は前近代時代の根が深い病因論であり、卞カンセィ歌はその過失に儒教的観念を被せた。

淫欲の懲戒という病因論は道徳であると同時に、身分的・経済的性格を帯びる。淫欲に惑わされた人物はみな下層賤民である。チョラニと歌客、楽師の生に対する卞カンセィ歌の描写は非常に写実的である。「顔に仮面をかぶり、首には長鼓をつり、お金やお米を得ようとしてこの家あの家を回る時、付いて来るのは子供たちと犬の泣き声だけよ。もって生まれた福がこの程度なのに、とんでもない美人への想い、自分の運命どおりに生きることなく、他人の家にへばり付いた屍。」これは、チョラニの姿である。「歌客が前に立ち、加耶琴、心房曲、笛の音、鳳将雛、燕風台、剣舞よ、立って叩く太鼓のリズムに酒幕通りは賑わい、大きな邑の波市坪〔海上で開かれる魚市〕に仲間が連れ添い風流に食べ生きて目も輝き、境界《きょうがい》〔果報として各身が受ける境遇〕も知るだろうに屍を打ち飛ばしても女は一人だけ、誰もが一人いい目を見ようと、いっせいに走りより、同じ日、同じ時にみな屍。」これは、歌客と楽士の姿である。

下層の生活のために彼らがオンニョのような美人を得るというのは〈とんでもない〉ことであり、〈分福〉〔もって生まれた福〕を超えることとであった。力だけがある馬従テットギやカッソリたちも同じような身の上である。女色の犠牲となることとは性に渇している僧の場合も同じであったが、卞カンセィ歌は「あなたの身の上、仏様の弟子として禅問答、経文を唱え、戒行を行ったならば、白い雲、青い墓に行き着くところみな道傍よ、ただ、袈裟蓮華塔に涅槃すれば仏となるものを、少しの間も淫欲を我慢できず、非命横死〔天命ではなく思いがけない災難で死ぬこと〕」と謡う。このように美色を得るだけの身分的・経済的位置にいないあらゆる群像にオンニョの誘惑はこらえきれないものであった。それを横災〔思いがけない災難〕と感じた彼らは淫心の発動を抑制できず、その罰として不慮の死を遂げたり災難にあった。

他の男たちと違いオンニョは、ひどい罰を受けなかった。あいかわらず、二心をもって男をたぶらかしたにもかかわらず、死んだり、死体を背負ったり、という罰を受けなかった。ただ、難しい状況に陥り、困惑するだけである。死体を片付けた人がみんな死んで、何人かが死体を移動させて地にへばり付き固まっても、「安らかに葬った後に、墓を守ってあげる」とつぶやくだけである。そうして去っていき二度と登場しない。これを見れば、卞カンセィ歌の作者は男子の淫行については警告するが、烈女〔儒教の倫理道徳を貫く女性〕精神を鼓吹しようとはしなかったことがわかる。

同じように淫蕩なのに卞カンセィは死に、オンニョは生きたというのが矛盾していると思ったのか、朴東鎮《パク・ドンジン》が新しく作ったパンソリ本はオンニョの死で締められる。「北芒山に着いて、屍の荷を降ろし、地を深く掘り、八つの屍を埋めたその時、カンセィ夫人はご飯を炊いて手に持って、カンセィの屍を眺めながら、その場に立ちチャンスンのように死んでいくのか」。朴東鎮版の歌唱はカンセィとオンニョの死体を合葬することで締められる。

卞カンセィがあらゆる悪病にかかった理由は

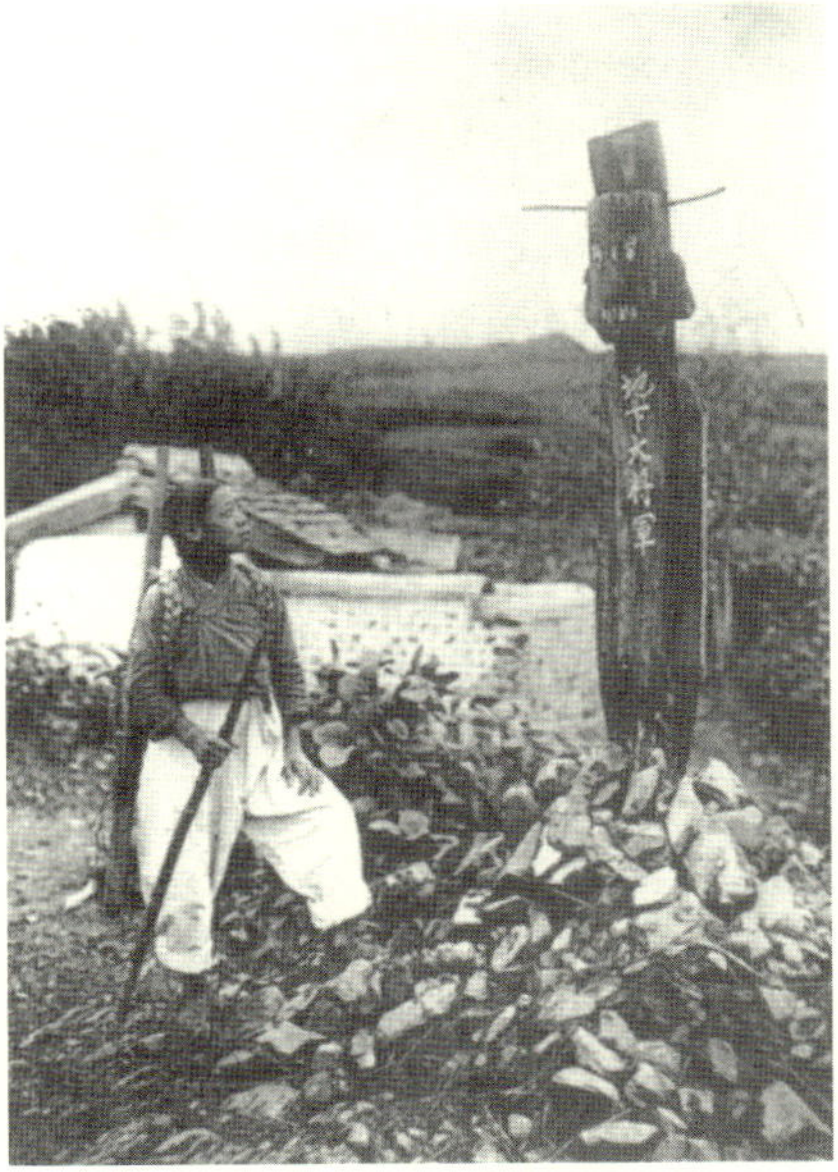

卞カンセィとチャンスン？（1900年前後）

カンセィが死ぬことになった原因は淫欲の犠牲者たちとは異なる。彼はチャンスンの怒りによって死んだのである。なぜ、カンセィの病気が不治の病となったのか？ その原因は淫欲の犠牲者たちの死因と酷似する構造を持つ。霊魂的なものと道徳的なものが混在している。

カンセィが不治の病になったのは、全国のすべてのチャンスンが一つずつ病気をカンセィの体に吹き込んだからである。医師・李進士は「薬は百種なのに病気は万種で、手の施しようがなく不治である」という。すなわち、病気が多くて治すことができないというのである。チャンスンたちの怒りはカンセィがチャンスンを抜いて薪としたことから生じたものである。チャンスンの怒りとして表現される病因論は霊魂・鬼神の世界と関連する。本来、鬼神の世界に属するチャンスンは邪悪な鬼神を防いで追い払ってくれる人間に有益な存在である。朝鮮人は人間界と鬼界がつながっており、チャンスンを立てる際、それが悪鬼を祓う人間の願いを実現してくれるものと信じた。ところが、人間のために悪鬼を防いでくれるチャンスンをかえって抜いて火葬にするとは！　燃やされたチャンスンの霊魂の悔しさは限りない。それで、国内最高のチャンスンに向かって「私は山道を守るチャンスンで天と地の神（神祇）に背いたことはなく、民を害したこともなく、風雨に晒されても、任を全うしていたのに」カンセィが寄ってきて、悔しくも自身を抜いて火にくべたと痛恨を訴える。

　カンセィがチャンスンを薪としたのは、怠惰と無謀さによるものであった。いっぱい寝て、起きた後に薪を集めるのが面倒となり、チャンスンを選んだのである。いかにそのような状況であっても、それなりの良識がある者ならば、敢えてチャンスンを薪とすることは考えられない。中世的世界観では絶対に許すことができない状況である。「薪がどれだけ貴いとしても、チャンスンを抜いて燃やしたというのは、諺文本〔ハングル翻訳〕の細かい注釈でも聞いたことがない。もし、本当ならば木の神の罰・竈の王の罰が下り、命は助からない」というオンニョの驚きには、チャンスンを犯した時の恐ろしさがよく現れている。怠惰と無謀さは道徳と関連する。怠惰と無謀さを病気の原因と見る道徳的病因論は、甚だしくは医学にも存在する。李済馬《リ・ジェマ》[6]は『東医壽世保元』において「卑しくて、浅はかで、欲張りで、怠けること」、この四つは体質的なもので万病の基となると述べている。

読経と占卜、医師と名薬、みな役に立たず

カンセィがかかった病気は万種を越える。それも悪病だけを選んで登場させた。チャンスンたちはカンセィが苦痛を受けられるだけ受けた後に死ぬようにしたので、あらゆる悪病にかかったカンセィはすぐには死なない。この時、オンニョは夫の病気を治すためいくつかのことを試みる。隣邑に住む盲人を訪ね占卜するのが最初の試みである。オンニョは占い料の一両を胸にして、隣邑の宋奉事の家を訪ね病気を尋ね読経を頼む。宋奉事が一、二、三と算筒を振ると「木のようで木ではなく、人のようで人ではない。木というか人というか、うーん、怪異である」という卦がでる。彼はカンセィの悪病は木神が発動し朱雀神霊が発動して生じたものなので助からないという判断を下す。また、いずれ死ぬ病気なので恨みもないよう、読経することを勧める。

占卜に続いて読経が行われる。占卜者は膳を整え、身体を清潔にし、清い心で膳の前に座る。すると盲人の占い師は太鼓の撥と揺鈴を持ち経典を読む。

占卜と読経が何の効力もないと知ると、オンニョは医師に願う。医師は咸陽地方の名医として知られた李進士である。李進士は往診に来て、カンセィの脈を取り不治の病気であると判断を下す。けれども、「どのようにしても死を免れることはできないが薬を使ってみなさい。乾物を買って来なさい」という。人参、鹿茸、牛黄、朱砂など四〇余種の貴重な薬材を買ってくると、李進士はまずこれらの薬で湯薬を作って飲ます。敗毒散、正気散、十全大補湯など一八種の湯薬を用いるが「いくらやっても効果がなく」て、次には丸薬を作って用いる。蘇合元、清心丸、抱龍丸など一三種の救急名薬を用いたが、なんの効験もない。次には民間療法である。ミミズの汁、蟬の幼虫の汁、たにし汁、小便、月桂樹、ふくろうなど一四種の薬を用いたが効果がない。最後の手段として鍼を打ってみる。三稜鍼〔瀉血やはれものの切開に用いるかどが三つある鍼〕を抜き出して全身に打ったが効果がない。

卞カンセィ歌は難病、不治の病を治療する段階をよく示す。まず、補薬〔栄養剤〕、貼り薬、湯剤〔煎じ薬〕を用

いる。もっとも一般的な方法である。これが効き目がなかったので、特効救急薬である丸薬を用いる。牛黄清心丸、蘇合元のような臘薬がそれである。これらの薬は死んだ者も蘇生するといわれる名薬中の名薬である。それがだめとなって、民間療法に入る。ミミズの汁、蟬の幼虫の汁などがそれである。今日でも末期癌患者は洋薬、漢薬、祈禱などが無駄な時、このような薬を服用する。鍼は最後の手段で活用される。鍼はしばしば絶命寸前に威力を発揮するからである。

卜カンセィ歌に現れた朝鮮後期の医療生活

前述の内容において朝鮮後期医療生活史の様々な側面を読むことができる。まず、占卜・読経と医薬が病気を治す二つの有力な方法であった。朝鮮後期社会では身分と経済力によって、医療の利用に差異があったことがわかる。経済的能力がある両班は高級医術である医院と薬を容易に利用できたが、お金のない庶民は盲人あるいは占い師を利用した。盲人と占い師は卜カンセィ歌の宋奉事のように占卜と読経をおもに行った。宋奉事が占いひとしきり読経して受けとったお礼（経債）は一両であった。一八八〇年代中頃、質の悪い米一升の値が一両なので、この程度であれば一般庶民もなんとか払える費用であった。

医薬の場合はそうではなかった。とくに、高価な薬の場合は大変であった。一八世紀後半、薬一貼の値は安価な場合で三文から数十文、高価な補薬の場合は数千文にもなった。[7] 一両が一〇銭、一銭一〇文なので、安い薬は一両で数十貼を買えるが、補薬は非常に高かった。ソウルに居住していた士族である兪晩柱（一七五五～一七八八）家門を例にすれば、心身丸という丸薬製造におおよそ三四五五文以上もかかった。このように薬代が高くついたのは、この丸薬に鹿茸など高価な薬材が入っているからである。

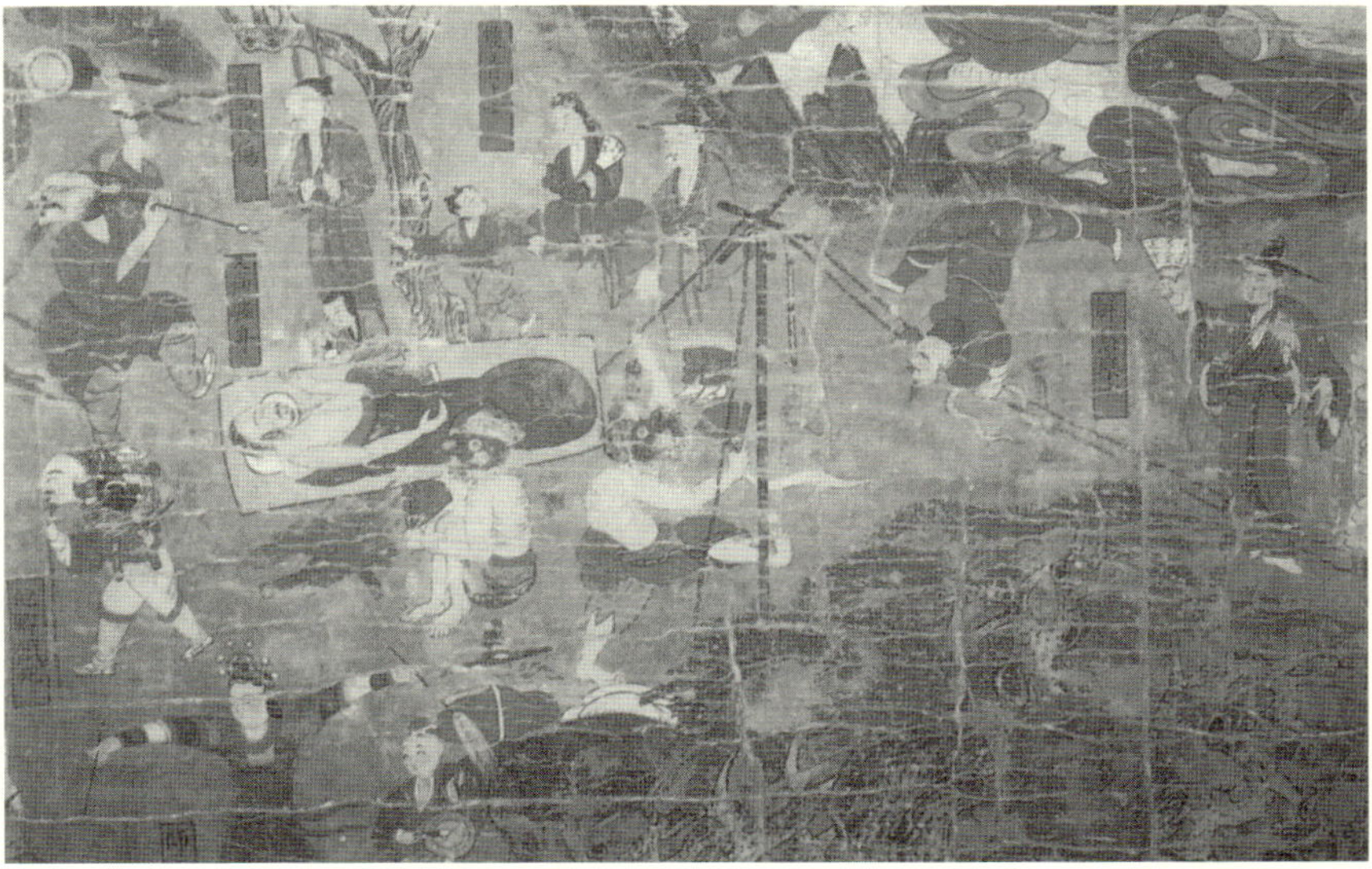

死病にかかった姿 ── 刺繍博物館所蔵甘露幀（18世紀中頃）　患った病が全身にまわり、生きのびる可能性はない。あらゆる病気にかかったカンセィの姿のようである。

卞カンセィ歌であらゆる薬材をすべて用いるというのは大きく誇張されている。医師が買ってきなさいとした薬材は鹿茸、牛黄などすべて高価なものである。オンニョにはこのような薬をすべて買えるほどの経済力はなかった。また、その薬のなかの相当数は田舎では手に入らないものであった。ゆえに、卞カンセィ歌のこの部分は、カンセィがかかった病気の深刻さを強調するためと見なければならない。彼の病気は朝鮮のどのような医術と薬材でも治すことができない重病であったのである。事情がこうなので、卞カンセィ歌ではいくらで薬を買ったのかについては説明していない。含まれている薬材の種類によって薬代は千差万別であった。それで、庶民が常用することができるのは敗毒散や双和湯のような廉価の薬であった。このような薬は専門医学知識を備えた医師でなくとも薬房で容易に処方した。このような場所で薬を調合するのは医師ではなく、薬種商であった。

判守・宋奉事はお礼に一両をもらったが、医師・李進士はなんの代価も得られず家に戻った。

この事実は朝鮮後期社会の薬代支払い方式の慣行を反映する。医師は通常、処方を下し、患家ではその処方をもって乾燥薬材の薬房を訪ねて薬を調合する。この頃の方式では、医薬が分業となっていた。医師は普通、医学知識だけを備え、患者が訪ねてくれれば、単に処方を教えてあげるだけである。これは医師が薬房のある役所に所属したり、個人的に薬房を開く経済力がないからである。医師は自身が教えた処方が、効果がある時にだけ代価を受け取った。一八八五年、済衆院の医師であったアレン〔三一頁註(4)参照〕は、当時、民間の医療費徴収慣行を次のように書いている。

朝鮮人たちは病気が治らなければ薬代を払わない原則に従うようである。さらに、お金で支払う場合は稀なようである。私は、感謝しますという患者たちから数百個の鶏卵、たくさんの肉、豚、鶏、雉などの飲食物を治療費として受けとった。

医師が下した処方の代価は、彼が費やした知識や時間で決まるものではなく、病気の回復如何によって決まった。これは医師の医学知識が、まだ社会のなかで高い信頼を得ていなかったからである。また、直接的に支払われる薬代と異なり、病気の回復の代価がひたすら患者の誠意によっていたという点は、医術の商業化が高い水準に至っていなかったことを物語る。このような薬代慣行は以後も持続し、今日までも残っている。医療費や処方費は依然として馴染みの薄い概念であり、薬代が普通である。開港期、宣教医師たちは偽の薬でも渡して医療・処方費をそのなかに含めようとし、この頃でも多くの韓国人たちは薬をもらわなければ施術されたと思わない。

医師・李進士の存在は医師の身分をある程度、推し量らせてくれる。進士という呼称が薬房の主簿のように多少、オーバーであることを認めたとしても、医師数の増加がこの没落両班と関連していることは確かな事実である。主簿は「典医監」や「恵民署」で薬を扱う職位であり、ゆえに薬を扱う人の呼称となった。進士は初試〔科挙の第一次試験〕に合格した人をいうが、学問をかじったが官職につけない両班の呼称となった。大韓帝国期、政府が立てた医学校卒業生に医学進士という学位を授与したことをみれば、まだ官職を得ることができない医学校卒業生を、進士級と考えていたことを知ることができる。朝鮮後期に没落両班と新興両班がたくさん生じ、彼らの大多数は官職を得ることができなかった。両班なので農・工・商など賤業につくことを嫌がり、知識をもとにした〈訓長役〉や〈医師役〉を生業とする場合が多かった。おそらく、卞カンセィ歌の李進士もそのような人たちのなかに含まれるだろう。

性と性愛は淫乱なものなのか

性と性愛は屍、病気とともに卞カンセィ歌のもっとも重要な素材である。たとえ諧謔の脈絡で行われるものであっても、卞カンセィ歌は性器と性行為を大胆無双に描写する。何のためらいもない。卞カンセィ歌における男女の性器描写は国文学上もっとも赤裸々なものである。「天生陰骨カンセィが女性の両脚を開き、玉関門を眺めては」、次のように謡う。

おかしな形をしている。途方もない形をしている。古僧の口元のよう毛が生え、歯はない。にわか雨に打たれたのか、丘が深く抉られている。豆畑・小豆畑を通ったのか、ささげ豆の花に似ている。斧で割けたのか、襞がまっすぐに分かれている。泉が湧き出るところの沃田なのか、いつも水が溜まっている。なにか言おうとしているのか、ぴくぴくしている。千里行龍が舞い降りて、こぶし岩が不思議である。萬頃蒼波〔大海原〕の貝のよう、舌をひょこりとだし、任実の串柿を食べたのか、その種が贓物となる。萬畳山中のアケビなのか、自分で勝手に開いている。参鶏湯を食べたのか、鳥の形に似ている。破明堂〔墓を移すこと〕を行ったのか、熱い湯気が立ち上る。自分のなにが楽しくて面白くて、半分、笑っているのか。串柿あり、アケビがあり、貝があり、軟鶏があり、法事の供え物には困らない。

ここでは、女性の性器の形状、周辺の姿、淫液、性器の動きまで描写されている。

男性の性器の描写もまたカンセィの言葉に負けていない。オンニョは「カンセィの一物」をさして次のように謡う。

おかしな形をしている。途方もない形をしている。前陪使令〔官職者の道案内人〕に立とうとするのか二つの嚢

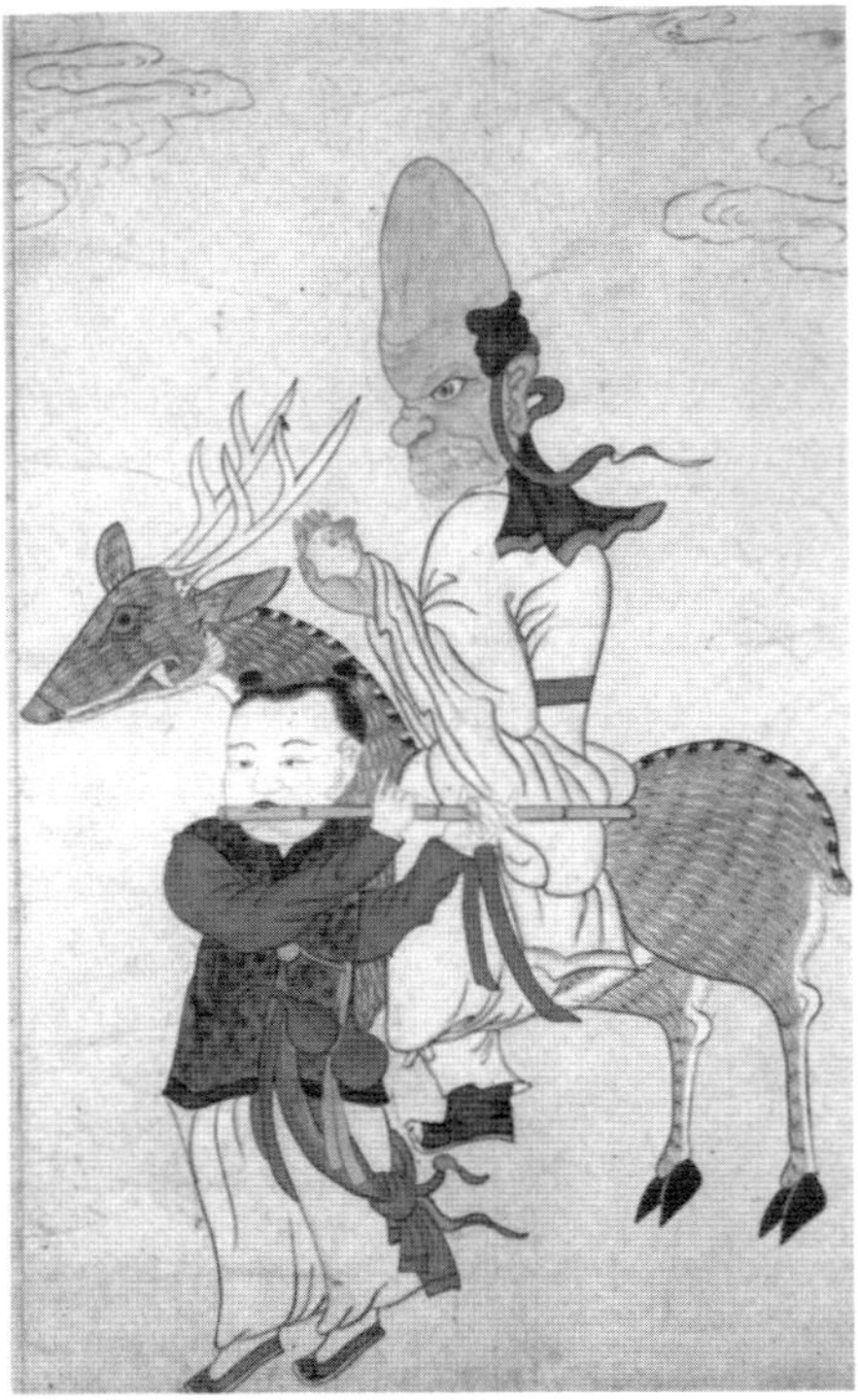

男性器と女性器の比喩 ── 寿星老人図（紙本彩色、98 × 54cm、エミレ美術館所蔵）　寿星老人は子を与える神である。頭は男性器、手にした桃は女性器を象徴している。

をだらんと下げ、五軍門軍牢〔罪人を扱う兵卒〕なのか幞頭〔帽子〕を赤くかぶり、小川の杵のように上下する。子牛の棒杭なのか毛の手綱を巻いている。風邪をひいたのか、澄んだ鼻水はなんだろう。性情も荒く、しゃくにさわればすぐに涙がでる。幼い子供の病なのか乳をなぜか吐き出して、法事でつかったボラなのか串の穴がそのまま残る。裏の寺の大きい部屋の老僧なのか、はげた頭が丸まっている。少年のお辞儀を学んだのか、ぺこぺこと頭を下げる。唐辛子を搗いた臼なのか、赤黒いのはなんだろう。七・八月の栗なのか、二つが一つに合わさっている。杵、臼、棒杭、嚢などなど、家事の心配はない。

ここでは男性の性器が勃起した姿、睾丸、周辺の姿、精液、亀頭、性器の動きなどが描写されている。性行為描写も何度か登場する。「二回、三回と一日にすべて済ました後に」、「この杵、あの杵みな捨てて、漆夜三更、深い夜に、あの人は皮の杵だけ搗きまくる」などである。

卞カンセィ歌の性愛場面は『春香伝』の未熟な李夢龍《リ・モンリョン》と春香《チュニャン》の慎ましやかな性愛とは異なり、性的に海千山千すべてを経験したカンセィとオンニョは濃艶な性愛をくりひろげる。また、両班身分の李夢龍と異なり賤民のカンセィとオンニョは道徳的規範からいっそう自由である。まさにカンセィとオンニョは出会ってすぐに夫婦の契りを結び、真昼間から野外で事に及ぶ。

彼らの身分と品格がそうなので卞カンセィ歌では卑俗語の使用をためらわない。卞カンセィ歌に現れた性と性愛には、何の屈託もないようである。それが私的領域において隠密に行われる秘事という考えは別にない。タブー視したり罪悪視することは、さらにない。カンセィが病気で死ぬのは、ただチャンスンを抜いて燃やしたからである。チャンスンたちは「オンニョがチャンスンを抜くのを止めた」ことを認め彼女には罰を下さない。

卞カンセィ歌の露骨な性器と性行為の描写を含んだ内容が、パンソリ公演を通じて大衆に向かって歌にされたという点に注目する必要がある。これは一九世紀朝鮮社会が性的に相当に開放的な社会であったことを示唆する。

美人薄福、好色薄命の道徳化

それにもかかわらず、卞カンセィ歌に現れたオンニョとカンセィの性が道徳と無関係なものと見ることはできない。今日のような性的タブーではないが、彼らにはまた違った形態の性道徳が被せられていた。オンニョの美貌と妖艶な誘惑は薄福と関連しており、カンセィの精力と好色は薄命と無関係ではない。また、彼らは性行為を旺盛に行うが、それが妊娠や多産にはつながらない。

卞カンセィ歌の作者は、カンセィを強い一物を持ち、一日に何回も性行為を行える能力を有する人物に設定すると同時に、彼の性格が無謀で思慮深くないとした。なぜ、過ぎた精力消耗が無謀なのか。徐有榘《ソ・ユグ》(8)の『林園経済志』の中の「保養志」を見れば、その理由をある程度推し量ることができる。「人の精は非常に貴く少ないもので、すべてで六合に過ぎない。一度の性交で半合ずつ損傷し増えることはないので、精が尽きて体がだるくなる。これみよ、精は人の体の至極に貴い宝ではないか。」徐有榘は「一生に精液が限定されているので、それの消耗は愚かしいこと」という立場を見せている。絶欲を重視するソンビの養生術の観点から見た時、カンセィの行為は本当に節制がない過度な行為といえる。また、星湖・李瀷は『星湖僿説』の中の「人事門」で色欲の悪い結果を次のように警告している。

ただ人間だけが男女が互いに慕って、しばしば昼夜をわけず禽獣にも劣る。ゆえに徳を無くし福を逃がし、名誉を汚し、自身を殺し、美しい顔を汚し、体に病気をもたらし、死を早め心の怜覚を鈍くし、耳目の聡明さを暗くし、平生の学業を廃し、先祖の業績を台無しにするなど、そこから受ける患害は数え切れない。

カンセィの度を越えた好色は賭博癖と無為徒食の延長線上にある。飲む・打つ・買うと身の破滅は別個のものではなく、一緒について回るものである。精力が強いカンセィはあらゆる賭博や雑技〔遊び〕をたしなむ人物であり、ついにはオンニョがやっと貯めたお金を賭博ですってしまう。カンセィとオンニョが智異山に隠れた理由もここにある。薪を刈りに行って寝入ってしまい、木の代わりにチャンスンを抜いて燃やした理由もこのような性格による。過ぎた精力は無謀で、度を越えた色欲は賭博癖と同じように堕落と無能の別の表現である。

オンニョの性能力と誘惑能力は、女性の体自体に内在するものである。カンセィの場合は特定人物である〈カンセィという雑な奴〉がそのように行脚するが、オンニョの場合は「青孀肌がいく重にも重なった」女性という存在がそうなのである。すなわち、この二人の存在は対称的ではない。男性はいかにも〈跳んでる雑な奴〉であるが、女性は青孀肌を持つ宿命の束縛にある。女性だけに青孀肌という烙印を押した点において、ここには朝鮮社会の家父長制イデオロギーが被せられているといえる。

青孀肌で形象化された女性の容貌は、まさに卞カンセィ歌で描かれたオンニョと同じである。悩殺的な美しさを備えているが、それに見合うだけの徳がない。淫蕩を隠せず男たちを誘惑し、彼らを死に追いやる。ゆえに、オンニョの性には常に不安と危険が伴っている。[9]『東医宝鑑』の「夫人門」では「顔が綺麗な女子」は薄福なので妊娠しにくいとされる。これは美貌の青孀肌という概念と合うものである。

節制できない二人の男女、オンニョとカンセィの性は、一つに合わさり不安が爆発する。二人の性行為は楽しいけれども、生活は破綻する。智異山に隠れ住むようにするが、怠けて無謀なカンセィはチャンスンを抜いて燃やして、あらゆる病気にかかり苦痛のなかで死ぬ。カンセィはオンニョに淫心を抱く男を即死させたり、死体を背中にへばりつかせる受難を与える。ついにはカンセィとチョラニの死体は、岩で跡形もなく削られる。

カンセィとオンニョがくりひろげる性行為それ自体は悪く描かれていない。けれども、節制できない性の裏面に横たわる不穏さは、卞カンセィ歌に強く漂う悲劇の源泉である。卞カンセィ歌ではカンセィとオンニョは悲惨な最期が予見されているので、それに見合うような淫蕩が前提とならなければならなかった。筆者は卞カンセィ歌が当時の社会で容認できる最高水準の淫談稗説〔好色説話〕を登場させた理由はここにあると考える。彼らがそのようなことを経験しても〈お釣りがくる〉という聴衆の共感を引き出すためであった。

エピローグ——近代の毒気を受けて倒れた卞カンセィ歌

現代の読者たちは卞カンセィ歌が誤入者〔淫らな性交者〕に警告するメッセージを込めたことをよく知らない。卞カンセィ歌の性と性愛はよく知っているが、それは成人向けのシールが貼られたビデオを通じてである。卞カンセィが全体として性愛を取り扱った部分はそれほど多くはない。多くの部分は治病と屍を片付ける内容である。〈卞カンセィ歌〉という題目よりも〈粉散打令〉、〈横負歌〉、〈ソンジャン（屍）歌〉という題目が多いことを見る時、卞カンセィ歌の中心的主題が屍をないがしろにすることであるのがわかる。それにもかかわらず、このような内容がよく示されない理由は何なのか？ それは一九世紀の作品である卞カンセィ歌が二〇世紀近代と出会い受けた三つの大きな試練と関連している。

卞カンセィ歌が最初に受けた試練は、社会が性談論をタブー視するようになったことである。一九世紀には道を歩いていてお腹が痛くなれば適当な場所でズボンを下ろして急場をしのいだ。路地や小川で小便することも普通であった。われわれは乳飲み子の母親が、胸を露わにして歩いている一九世紀の女性の写真も見ることができる。その時には、性と関連した身体部位の露出にシールは貼られなかった。性愛の表現も相当程度、容認された。

二〇世紀の一〇〇年間に状況は変わった。近代的エチケットは性と関連した身体部位の露出に野蛮というシールを貼った。これとともに、謹厳なキリスト教西洋文明は新しい性道徳を植えつけ始めた。性器と性愛を公的に論じることが禁止された。新たに登場した青少年階層は〈性の罪悪〉に染まらないように保護しなければならな

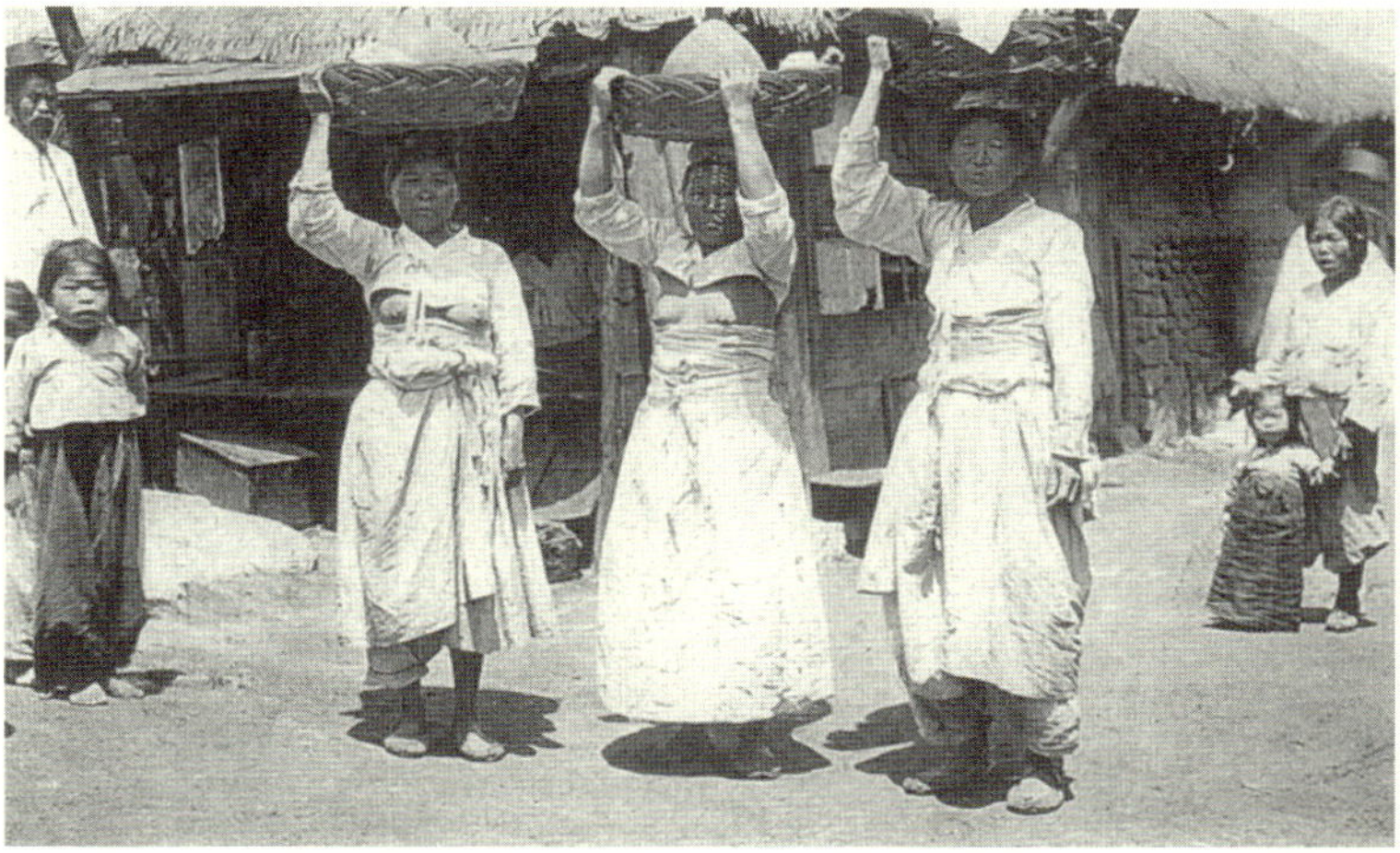

胸をはだけた女性たち（1900 年代）

い対象となった。性談論は淫らなものとみなされた。各種監視体系と法制度を置いて、それを破る作者たちに鉄槌を下した。これは、朝鮮儒教社会の性談論規制と次元を異にするものである。及ぶ範囲がいっそう広く、監視はかなり厳しくなり、処罰の強度もより強くなった。

二番目に受けた試練は、病気を理解する視点が完全に反対になってしまった点である。卞カンセィ歌ではチャンスンを抜いたカンセィの行為はあらゆる悪病の報復によって罰を受けた。何、そんなことが！　二〇世紀の病理学はかえってカンセィの行為をほめる。「えっ、人が焼け死んでもなんの災いもないのに、木で彫った人形を抜いて燃やしたのが何の関係がある。〈人は言葉を知らず、鬼には知がない〉というが妄言は二度とよせ。」これは、どれほど妥当な態度か。「病気は細菌によって生じるもので、鬼神によるものではない」という近代病理学の精神と通じるではないか。二〇世紀の病理学は病気の領域で鬼神を追い払うことを本業とした。チャンスンは迷信風習の象徴物に転落し、その除去は近代化がなされているという証拠となった。

三番目に受けた試練は、死体の取り扱いと死体に対する概念が完全に変わったという点である。死体の取り扱いは強力な権力の監視の下に置かれた。とくに、疫病死亡者の場合、死体をむやみに処理することが法で禁止された。一八九五年のコレラ流行時に発表された「コレラ消毒規則」をはじめいくつかの法令はコレラ死亡者はもちろんのこと患者とその家を監視対象に規定した。また、死体と汚染物は消毒対象となった。植民地時代には伝染病管理規定がより厳格となった。死亡者と患者は必ず申告しなければならず、警察は患者と死体を捜すために家々を回った。法に違反した時には、身体刑あるいは罰金刑に処した。疫病患者を逃がす行為は重い処罰の対象となった。

　さらには二〇世紀の科学は屍をみな同じように扱う。この科学は、この世界は物質と真空からなり、そこでは物質の機械的運動だけがあると説く。生命体も同じであって精神活動も物質的領域の延長に他ならないとする。生命が途切れれば霊魂というものはなく、ただ死体だけが残り、自然に帰ることが真理とする。これは終末論的世界観である。死んで死体となった後、それ以後はない。真空のように空虚である。この世とあの世は魂で繋がっているとしていた中世社会の信仰が壊れ、終末的な死に対する恐れはよりいっそう大きくなる。このような世界観のなかで死体談論は強いタブーとなった。死体は医学と病院の領域に移され、その空間においてひたすら医学徒だけが死体解剖を通じて死と生を媒介するのみである。朝鮮社会のみならず、すべての人にとって死体は、それ以上に慣れ親しむ存在ではない。

　筆者は他のパンソリと異なり卞カンセィ歌がもう歌われず冊子のなかで剥製となってしまったのは、このような理由によるものと考える。ある人は儒教の家父長的秩序が卞カンセィ歌の露骨な性表現を受け容れなかったために『卞カンセィ歌』が姿を消したと考える。また、ある人は賤民が乱舞する姿を心苦しく思ったのでそうなったとする。筆者はそうは思わない。かえって、厳格な儒教文化が緩慢となり解放された性を受容した徴表《メルクマール》が「卞カンセィ歌」だと思う。一九世紀中後半が「卞カンセィ歌」の全盛期であった。パンソリの歌王と賞賛されるソン・ホンロクとチャン・チャベクが「卞カンセィ歌」をよく歌い、申在孝が他の作品ではなく春香伝、沈清伝とともに採録した。二〇世紀初期までも「卞カンセィ歌」はその名声を維持した。近代五名歌手といわれるチョン・ドソンとユ・ゴンリョルらはこの歌をよく歌った。また、一九三〇年代には舞台劇（唱劇）として公演が行われた[10]。それ以後に卞カンセィ歌のパンソリとしての命脈は切れた。

卞カンセィ歌は一つでもなく、二つでもなく、三つすべてが近代が強く否定するものだけで作られていた。このように全身で近代とぶつかる作品はない。性器と性行為のくすくす笑い、病気となりそれを治す行為の軽はずみさ、屍始末の滑稽さ、この三つはどれ一つ近代の検閲を通過して生き残ることの難しい種子であった。がらりと変わった近代の世で「卞カンセィ歌」の人気を支えてきた中世的世界観に対する共感もまた大きく薄れた。

名歌手朴東鎮はこの点をはっきりと意識した。彼は一九七一年新しい節をつけた創作パンソリ『卞カンセィ歌――粉散打令』を発表したが、申在孝版の台詞（辞説）をもとに節をつけながらも、最後のくだりは勝手に新しい台詞に変えてしまった。彼はトッテギが死体を削る部分を削除し、代わりにオンニョが死んでカンセィと合葬されるように状況を設定した。わずかな変更であるが、その効果は驚くべきものである。まず、死体を包丁で研ぐようなこの上なく嫌悪される場面を避けることができた。また、カンセィに劣らず淫蕩なオンニョまでも死に追いやって性的に紊乱な行為者をみな懲戒した。ここでは、強化された性に対する統制の意志が垣間見える。

朴東鎮は決定的に『卞カンセィ歌』の内容を根元から否定する台詞をひそかに入れた。「このすべての台詞が笑うためのものである。もっと楽しく生きよう」という内容がそれである。〈笑うためのもの〉というのは、荒唐無稽なので神経を使わず、ただ笑って楽しもうという意味である。このように彼は、嫌悪すべき屍の始末、顔を赤らめる性愛場面、高等な治療行為のすべてを現実から引き離そうとする。ここには近代の自己検閲的視線が埋めこまれている。このような態度は一九世紀の申在孝版とは距離が遠い。申在孝版は悲壮であり真摯である。それは次のように締めくくられている。

越の国が滅びた後に徐氏の便りはなく、董卓が死んだ後に貂蟬はどこに行ってしまったのか。この世、女を買うもの魂の苦しみを知らずして、なまめかしい容姿に淫らな気持ちを抱き、化粧した女人の家にどれだけの人が足を踏み入れ誤った人生を送ったことか。この台詞を聴いたならば懲戒を受けると思うかもしれぬが、座上に集まった客人たち、老人は百年の生を享け、少年は青春で歳をとらず富貴の多い男子となって長く生き、世は栄え泰平とならん。ドンジ、トンジ。

卞カンセィ歌が荒唐無稽でごちゃごちゃして体系がうまくできていないように見える理由は他でもない。一九世紀的世界観と二〇世紀的世界観の間に両立することができない大きな断絶があるからである。彼らは共感したのに、われわれは共感できない。

〔初出〕『歴史批評』六七号、二〇〇四年に掲載された同題の論稿を一部修正したものである。

訳註

(1) 朝鮮の伝統芸能であるパンソリの演目。卞カンセィは主人公の名前で、モラルに反する人物。
(2) 朝鮮時代を代表する小説で、妓生である春香と両班である李夢龍の悲恋の物語。絶大な人気を誇り、映画やミュージカルにもなっている。日本語に訳されているが、なかでも許南麒の岩波文庫版は名訳として高く評価されている。
(3) パンは場所、ソリは音を意味する。歌い手が長鼓に合わせて、独特なリズムで一つの物語を語る朝鮮の伝統民俗芸能。
(4) 申在孝(シン・ジェヒョ、一八一二~一八八四)。朝鮮末期のパンソリ研究家および作家。当時まで妓生や広大(芸人)らが各自勝手に歌っていたパンソリの歌詞を改訂・推敲し、『卞カンセィ歌』、『沈清歌』などにまとめた。
(5) 李瀷(リ・イク、一六八一~一七六三)。一八世紀前半期に活動した実学者。星湖と号した。朝鮮実学の創始者といわれる柳馨遠によって確立された政治・経済問題についての実学的学風を継承し、そこに自然に対する「実事求是」的研究を結びつけた。李瀷は一六八一年に父が配流されていた平安道雲山で生まれるが、一七六三年にこの世を去るまで一生官職に就かず学問研究に没頭した。彼の学問的業績は『星湖僿説類選』(一般に『星湖僿説』)一〇巻一〇冊にまとめられているが、天地・人事・経史・万物・詩文など五編を設定し、それを三〇部門一三〇余項目に分類して、歴史・経済・制度・文学・言語・風俗、さらに天文・地理・数学・医学など自然科学分野まで網羅した百科全書的な書籍である。李瀷の下には優れた弟子が集まり一つの学派を形成したが、『星湖僿説類選』は弟子である安鼎福が整理したものである。

(6)李済馬(リ・ジェマ、一八三七〜一九〇〇)。一九世紀に活躍した医学者。伝統医学である東医学を「四象医学」として独特に発展させたことで知られる。李済馬は様々な医学書の研究とそれに基づいて臨床治療活動を行っていた李済馬は、同じ病気に同じ薬を用いても結果が異なることがあることを知り、その原因を探究するために患者個々人を詳しく観察して、体質、内臓の状態、精神状態、性格、食生活などに従って治療薬を変えるように工夫した。その結果として、彼は人を四つの類型、すなわち四象に分けて、疾病の症の類別と用薬治療法を確立した。それが四象医学説であり、一八九四年に刊行された『東医寿世保元』は、その学説を体系化したものである。ちなみに「東医」と冠した医書は訳者が知る限り、許浚の『東医宝鑑』とこの『東医寿世保元』だけである。『太陽人・李済馬』というドラマも制作されたがヒットしなかったようである。

(7)金澔「一八世紀後半、居京士族の衛生と医療」『ソウル学研究』。(一九九八)

(8)徐有榘(ソ・ユグ、一七六四〜一八四五)、朝鮮の代表的実学者で、とくに農業技術発展に大きく寄与した。祖父である徐命膺は英・正祖代に政界で安定した位置を確保した官学者で、奎章閣・提学などの要職を歴任している。父である徐浩修も優れた学者として知られ、『東国文献備考』の天文知識を整理した「象緯考」を書いた。また、徐命膺は『故事新書農圃門』を、徐浩修は『海東農書』を著すなど、農学にも造詣が深い家系でもあった。

徐有榘は二六歳で科挙(文科)に及第し官吏となるが、とくに地方官を歴任するなかで農業の実態を把握し、また宮中の芸文館官吏として蔵書を充分に見る機会を得た。『林園十六志』は、彼のそのような経験に基づく著書であるが、内外の図書八〇〇余種を参考にして数十年を費やして完成した大著である。

とくに、徐有榘の功績として知られているのは、甘藷(さつま芋)の栽培を広めたことである。彼は日本に行く通信使を通じて大量のさつま芋の種子を購入、それを貧しい地域に分け与え、みずから『種藷譜』という栽培法を解説した本を書き配布した。これによって飢えに苦しんでいた全羅道の農民たちの食料事情は改善され、やがて全国の農村へと広がり朝鮮の主要農産物となった。

(9) チョン・ジョン『卞カンセィ伝』——朝鮮後期性統制と下層女性の生」『歴史批評』二〇〇三年秋)

(10) チェィ・ドンヒョン「朴東鎮唱〈卞カンセィ歌〉辞説および注釈」、『「卞カンセィ歌」——ガルジギ打令』、シンナラ(一九九〇)

沈清伝に見る盲人と障害の社会史

文学作品は良い史料となる。それが出た時代の時代像を反映しているからである。共感を呼び起こす主題や素材として活用されたいろいろな史料は、たいがいその時代の現実や時代的想像力の範囲内にある。このような史料はとくに一つの時代の社会や文化を説明しようとする時、はっきりとした効果を発揮する。歴史家は文学作品において時には一節、一句を釣り上げる。それは社会の断面を読み取り、文化の深層をあらわにする糸口になる。

『沈清伝』[1]は朝鮮後期、おそくとも一八世紀に登場し発展させられたものと推定され、唯一の本ではなく多様な異本が存在する。執筆時期は一九世紀初半から二〇世紀後半まで幅広い。現在、パクイジョン出版社で編纂された『沈清伝全集』には一〇〇余種の異本が収められ、沈清伝の人気を実感することができる。あるものは刊本であり、あるものは筆写本である。あるものはパンソリ歌唱集[2]であり、あるものは読み物としての小説である。あるものは長く、あるものは粗略である。あるものは悲壮さに重点を置き、あるものは諧謔を強調した。あるものは父の沈奉事に焦点を合わせ、あるものは娘の沈清の活動を中心に置く。数多くの異本の存在は、沈清伝の資料活用を広くさせる利点がある。異本ごとに強調点が異なるので、特定部分に対してより具体的な資料を得ることもある。筆者は小説やパンソリに現れた社会の様相が、フランスの代表的社会史学者ブローデルがいう「長期持続的」状況を反映するとみる。したがって、素材として活用された大多数が朝鮮後期、少なくとも一九世紀の社会相と大きくずれることはないと考える。

沈清伝の異本は、次のような内容で共通している。零落した貧しい盲人とその娘、盲人の夫人の出産時の死、盲人と娘の苦労、眼病を治療するための大規模な米供養、供養米を準備するための人身御供からの生還、王妃となった娘、全国的な盲人祭礼とその祭礼での娘と盲人である父との劇的な再会と開眼、父の出世などがそれである。このような内容には、朝鮮後期社会の身体障害、社会的障害、障害者に対する国家対策、人身犠牲を基本とした治癒の文化などが反映されている。しかし、それぞれの具体的状況の表現はそれぞれ異なっている。いくつかの異本に存在する具体的な言及と描写などを糸口として、筆者は朝鮮後期における盲人の社会史あるいは障害の社会史を描こうと思う。盲人の数、発病原因、盲人の職業、盲人の呼称、盲人の占いと読経の様相、障害等級と国家対策、人身犠牲と治癒の文化などを取り上げる。

全国に盲人はどれほどいたのか

盲人祭礼に参与した全国各地の盲人数に言及したのは、申在孝《シン・ジェヒョ》（一四二頁註（4）参照）版『沈清歌』である。ここでは、「大闕門の外に至ると盲人数万名がみな集まった」とされているが、全国から数万名が集まったというのが正確な数値ではないとしても、それでもおよその数として現実を反映したものだろう。

朝鮮で盲人に対する統計は、日本の植民地期である一九二一年に初めて八七九二名（日本人九三名を含む）と集計され、一九二七年と一九二八年により厳密な調査が行われた。一九二七年度の調査を見れば、朝鮮全体の盲人数は一一二〇六名（日本人一二一名を含む）である。このなかで男性は七一八八名、女性は四〇一八名である。人口が大きく増加する植民地期の統計なので額面の数値よりも人口比例当たりの盲人数がより意味あるものとなるが、人口一万名に対して五・九一名ほどである。一九二一年と一九二八年の場合では人口一万名当たり五・一

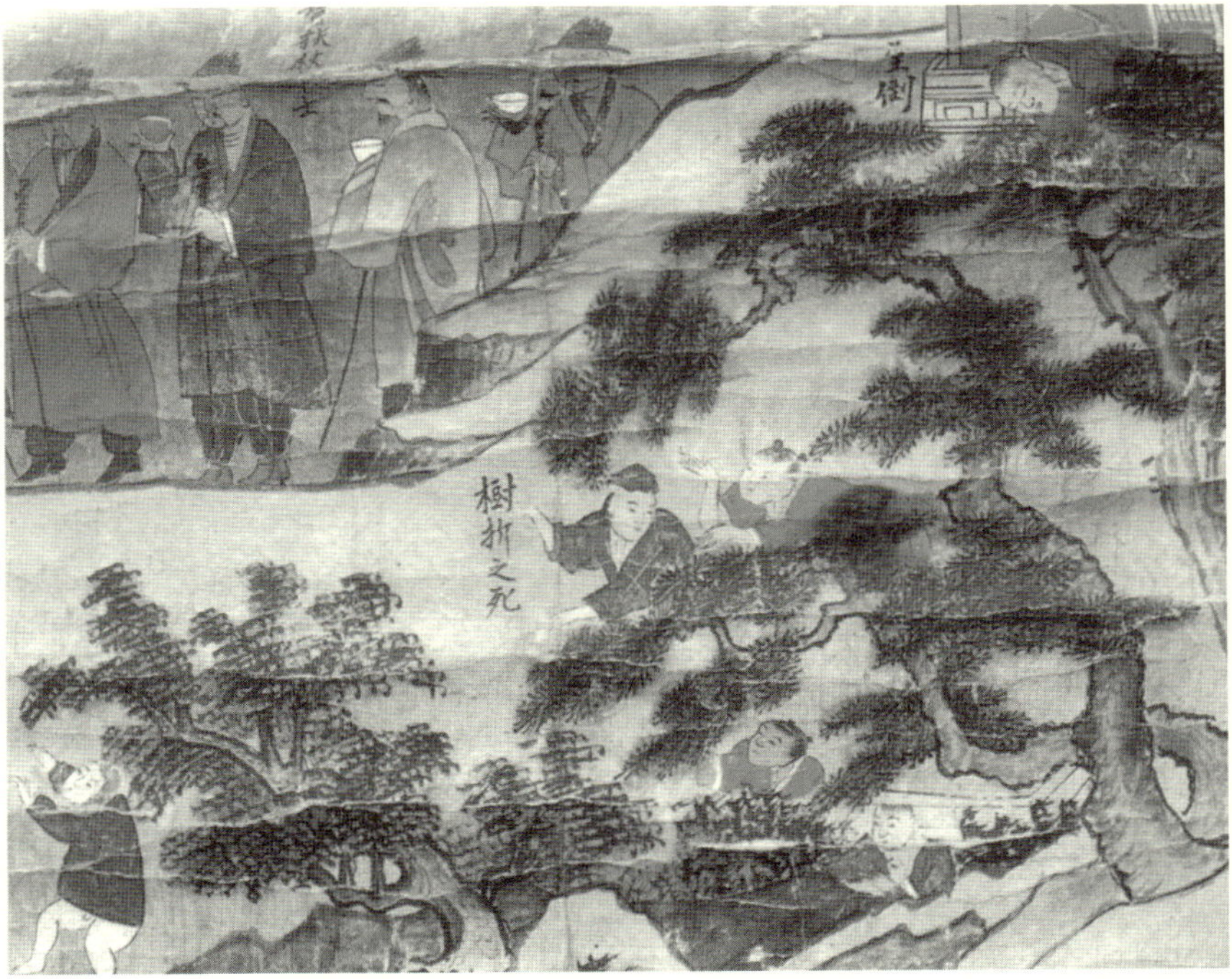

盲扶杖士 ── 南長寺甘露幀（1701）　盲人が何人か杖をついて歩いている。盲人の宴に参加するためだろうか？

名ほどである。当時、日本と比べれば人口一万名当たり一名以上多いが、これは盲人発生が衛生観念の普及や貧困水準と密接な関数関係にあるからである。

一つの邑で盲人はどれほどいたのだろうか。一九二七年度京畿道を例に挙げれば、全体の盲人数は一一〇三名である。これを細部にわたってみれば、ソウル九五名、仁川二一名、高陽郡六三名、広州郡五三名、楊州郡五八名、漣川郡五三名、抱川郡四〇名、加平郡二七名、陽平郡六三名などである。このなかの高陽郡をみれば、六つの区域があるので一万名当たり平均一〇名弱の盲人がいたことがわかる。これによって、一つの邑には盲人が一名ほどいたと推定される。沈清伝は盲人一人が里〔町〕程度の規模の桃花洞に住んでいたことに始まる。

沈奉事はかなり年をとっていた。盲人祭礼に参加した時、沈奉事は六三歳あるいは七〇歳くらいに描かれている。四〇歳以降に沈清が生まれたのだが、沈清は一五歳の時に海に身を投げているからである。

一九二七年度の盲人年齢別統計表を見れば、朝鮮人一〇歳以下が五七四名、一一～二〇歳が一二八五名、二一～三〇歳が一五七一名、三一～四〇歳が一六八八名、四一～五〇歳が一六一一名、五一～六〇歳が一六一二名、六一～七〇歳が一五一二名、七〇歳以上が九六〇名、年齢未詳が二一名である。ここで、沈奉事は上位一〇パーセントのなかに属する。しかし、これは平均寿命が大きく伸びた時期の統計なので、一九世紀初頭・中頃の沈奉事はこれよりもかなり狭い範囲に入っていたはずである。ここから、沈奉事の年寄りの嘆きは故なきものではなく、愛人であるペンドク婦人が若くて美形の盲人についていくのではと心配するのも杞憂ではないことを推し量ることができる。

沈奉事はなぜ目が見えなくなったのか

沈清伝異本のどこにも盲人となった理由ははっきりと述べられていない。ただ、いくつかの異本に登場する女性安氏が目が見えなくなった経緯に言及している程度である。沈奉事が盲人となった過程はほとんどすべての本で大同小異である。代表的な申在孝版を見れば「代々両班の家系で文名も高かったが、家運が落ちて早年に盲目となって、美しい景色を見るために出歩くこともなく、襟賞を得て信念を守る人との功名が付与されるも穀にも困り、近くに富んだ親戚もなくあわせて盲目となりては……」としている。特定の発病原因を述べず、零落して貧しいなかで目が見えなくなったことを暗示する。盲人安氏の場合は「私はもともと、ねんねこに包まれている時より目がみえず」として生まれてすぐに盲人となったことになっている。

一六一三年に初版本が発行された『東医宝鑑』では、目が見えなくなる場合を次のように書いている。少年期に肝の力が虚で、血が少なくなり時々目に光が走ったり頭痛が長い場合（外形編）、胎のなかで風を受けて五臓が不和で黄汁を吐く場合（外形編）、体の真気が完全に抜けた場合（外形編）、夏に陽の気が出た場合（雑病編）、小児の疳疾の時（雑病編）、痘瘡を病み禁忌の食物を食した場合（雑病編）、針を失敗した場合（針灸編）などである。このような事例から見て、安氏の失明は母の胎内で五臓が風を受け生じ、少年期に盲人となった沈奉事の場合は貧しさによって気韻が虚ろになって生じたものと思われる。

一九三八年に京城帝国大学医学部眼科で盲人となる原因を調査したが、それは朝鮮時代の原因を推測するうえで有益である。この調査によれば、先天性疾患に比べて後天性疾患が多く、このような病気が生じたもっとも重要な原因として栄養失調、マラリア性角膜炎、はしか、痘瘡、子供の疳疾によって生じた疳目、膿漏眼、虹彩毛様体炎などを挙げている。病気にかかった年齢は一歳から四〜六歳がもっとも多いが、とくに農家では家庭の貧困がもっとも重要な要因であった。

以上のようにいろいろな要因を提示したが、盲人となるもっとも重要な要因は貧しさによる栄養不足である。朝鮮後期には常習的飢饉とそれによる貧困によって数多くの盲人が生まれたと思われる。とくに、乳幼児の発育期の栄養状態悪化は致命的である。各種悪病と疫病により敏感で、幸い助かったとしても眼盲のような障害が残る。朝鮮後期社会で貧困による栄養不足とともに注意を向けなければならないもう一つの要因は、痘瘡後遺症によるものである。一九三八年の調査では痘瘡による眼盲が減少したが、これは大韓帝国期以来、種痘法が大きな効果を挙げたからである。それでも、開港以前までは痘瘡が単一種としてはもっとも代表的な疾病であった。みんながかかるため百歳瘡と呼ばれ、発病者一〇名中二〜三名は死に、助かった場合も顔に痘痕が残ったり、目が見えなくなる後遺症が残る場合が多かった。

盲人の職業

中在孝版『沈清歌』では、いくつかの異本の中で珍しく盲人の職業を詠う場面がある。「后妃が見た時に、職業がみな異なり、経を読んで生きる者、占いで生きる者、女性に食べさせてもらっている者、息子や娘に食べさせてもらっている者、楽人として生きる者、乞食として生きる者、順に見ていきそのなかの一人、桃花洞の沈鶴圭六三歳の職は食べて寝るだけ」として、八つの職業が紹介されている。ここで、現代的意味の職業だけでなく糊口の策〔食べ物を得るための方便〕の類型までを職業としていることが異例である。

一九二一年度の八七九二名の盲人職業別統計を見れば、占い師・祈禱・読経・巫女などで活動する者が一七三七名、農業一二〇三名、無職五三〇五名、鍼灸・按摩に従事する者九七名、その他五五〇名（下人三九名、商業四〇名、教員・学生三四名、むしろ細工一四六名、紡績二二名、その他細工師三八名、官吏三名、宿泊業三名、日傭い五八名、自由業六七名）などである。絶対多数が無職であり、その中の相当数が幼少年で家族の助けで生きる者たちであり、一部は乞食であったと思われる。農業に分類された者たちも大部分は農業を手伝う程度であったはずである。占いと読経で生きる者が一七三七名で全体の二〇％を占めるが、このようなことを行うことが難しい二〇歳以下の朝鮮人一八四三名とこのような職業に従事しない日本人九三名を合わせた一九三六名を除外すれば、その比率は二五％にもなる。成人盲人の四分の一程度が占いと読経に従事したといえる。

中在孝版『沈清歌』の内容と比較する時、この統計の二つの点に目がいく。まず、「楽人」が分類されていない点である。一九二七年度の統計には、盲人楽師の数が出ているが、やっと五名に過ぎない。「楽人」は正式には「管弦盲」と呼ばれる掌樂院官員である。しかし、掌樂院自体が衰退し没落の一途を歩んだ。パンソリ『卞カンセィ歌』に登場する笛吹きは盲人と設定されている。

第二は、鍼灸・按摩活動を行う盲人の登場である。一九一四年、朝鮮総督府では日本でのように彼らに対する規則を制定し、盲人・聾唖者を学ばせ、この分野の職業で生活できるような政策を採った。迷信的な卜占術の代わりに盲人を鍼灸・按摩業へと誘導したのである。

盲人の職業は長い伝統のなかで確立された。読経と卜占、楽工の登場はみな官と密接な関連があるもので、官からはじまり朝鮮後期に民間にまで定着した。彼らはどのような仕事をしたのか？　朝鮮総督府済衆院盲聾部長・田中藤太郎の『盲人小史』（一九四二）では盲人の職業が管弦盲、命課盲、道流盲、卜禱盲などに分けて詳しく整理されている。

管弦盲の起源は中国殷王朝にまで遡り、わが国では朝鮮初期に初めて制度として定着した。古代中国では盲人楽師を「瞽師《こし》」と呼び、『礼記』では「音楽を演奏する盲人（瞽）が殷の時代から始まる」とした。『毛詩』では

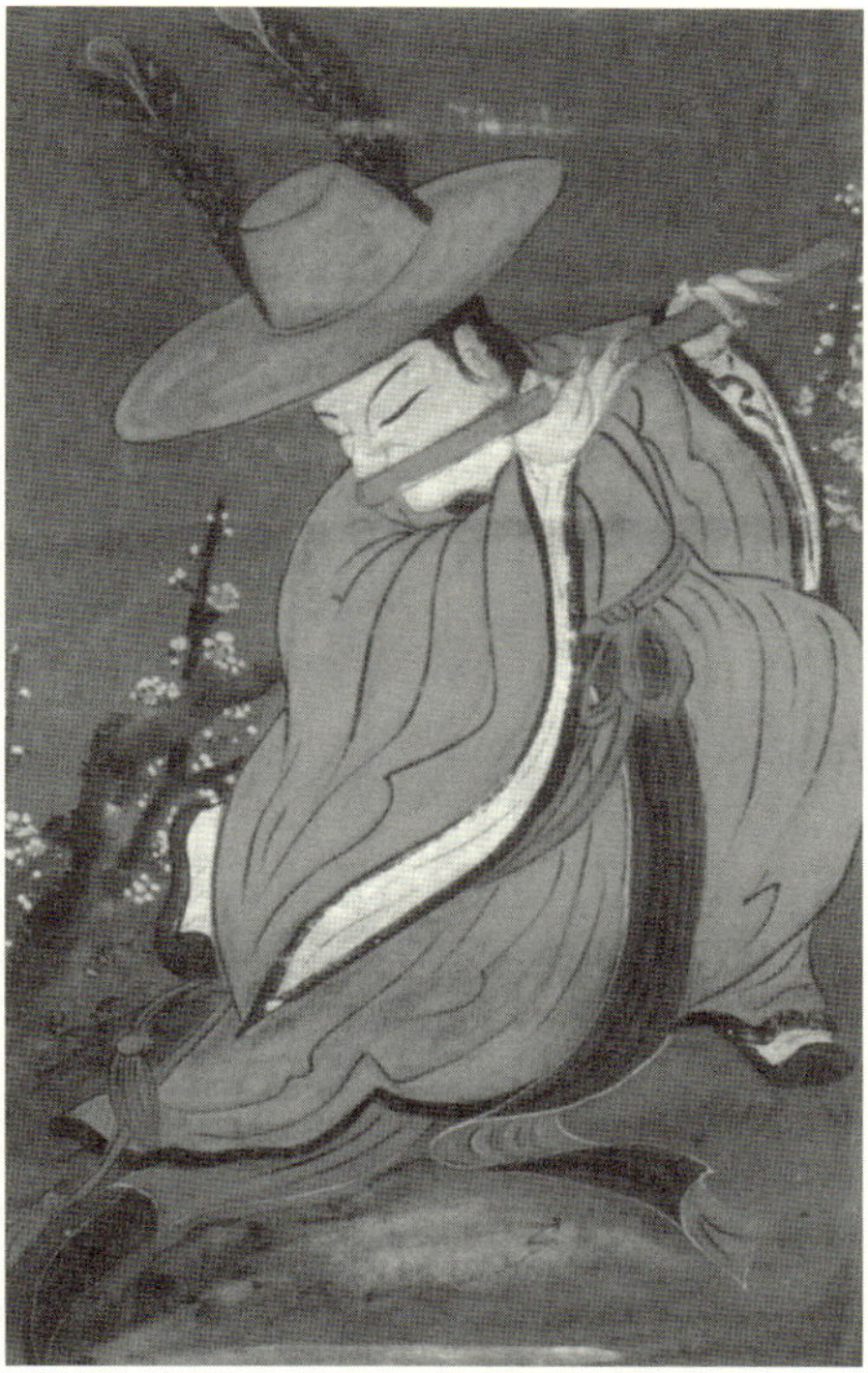

盲人の楽士か？（1900年代、絹本彩色、80×51cm）　倡夫は歌で厄を追い払う神。目を静かに閉じて音楽に没頭しているようである。一般的に巫神図では、わざと目を閉じるような描写は例がないことから、盲人楽士を描いたものかもしれない。

「目で見ることができないので、音楽と音をはっきりと知る」として盲人を楽工とする理由を明らかにしている。

高麗以前の音楽関連記録には、盲人を楽師としたというはっきりとした言及はないが、朝鮮世宗時代の朴堧の言及が最初である。世宗時代に音楽改革を主導した朴堧《パク・ヨン》は、「昔の帝王はみな盲人を楽師として用いたが、彼らは目で見ることができないが音に明るいからであり、また、天下の誰であれ捨て置かれる者はないから」として、盲人楽師の必要性に言及した。この頃、管弦盲は「慣習都督」の逓兒職〔特別な場合に俸禄を与えるために設けた官職〕として規定された。しかし、法典では盲人楽工の存在は正祖時代『大典通編』で初めて明示された。この本の「吏典」掌楽院条において従九品逓兒職として管弦盲の官職を規定した。官職に就いた管弦盲の数は時期によって八名から二〇名程度であった。楽工として盲人は、とくに天変である日蝕・月蝕時に行う儀式である「救蝕」で特別な役割を果たした。『増補文献備考』には、この時、「管弦盲三人が打鼓を担当する」とある。甲午改革以後、官制の大変革によって管弦盲は没落した。

道流盲とは、昭格署に所属する盲人を意味する。昭格署は天と地、星に対する道教の「厲祭《れいさい》」を担当する機関として高麗時代のそれを世宗一二年（一四三〇）に改組したもので、廃止をめぐる談論が続いたが、壬辰倭乱以後に廃止となった。ところが、重要な事実は新年に福を祈ったり、建物を新しく建てたり災厄を祓う道教の儀式では必ず盲人を用いたという点である。徐居正の『八苑雑記』では、これを当時朝鮮固有の風習とした。このような事実に基き、田中藤次郎は「現在、祈禱する者が仏教経典とともに道経経典を読誦することは、おそらく道教に属する盲人らに伝わる遺風によるもの」と推定した。

卜禱盲の伝統は、古くまで遡る。『高麗史』では、忠烈王時代「盲僧に呪詛させた」という記録があり、忠恵王の時に盲人が祈禱呪寿したという内容もある。朝鮮初期には国家機関で盲人に卜占と読経を担当させることが制度的に定着した。世宗時代に朴堧が盲人を楽工として用いるとともに「彼らに卜巫を任せ妻子を扶養させる」ことを王に建議している。であれば、「賢い者（聰敏）はみな陰陽学を学ぶだろう」とした。これは、盲人の糊口

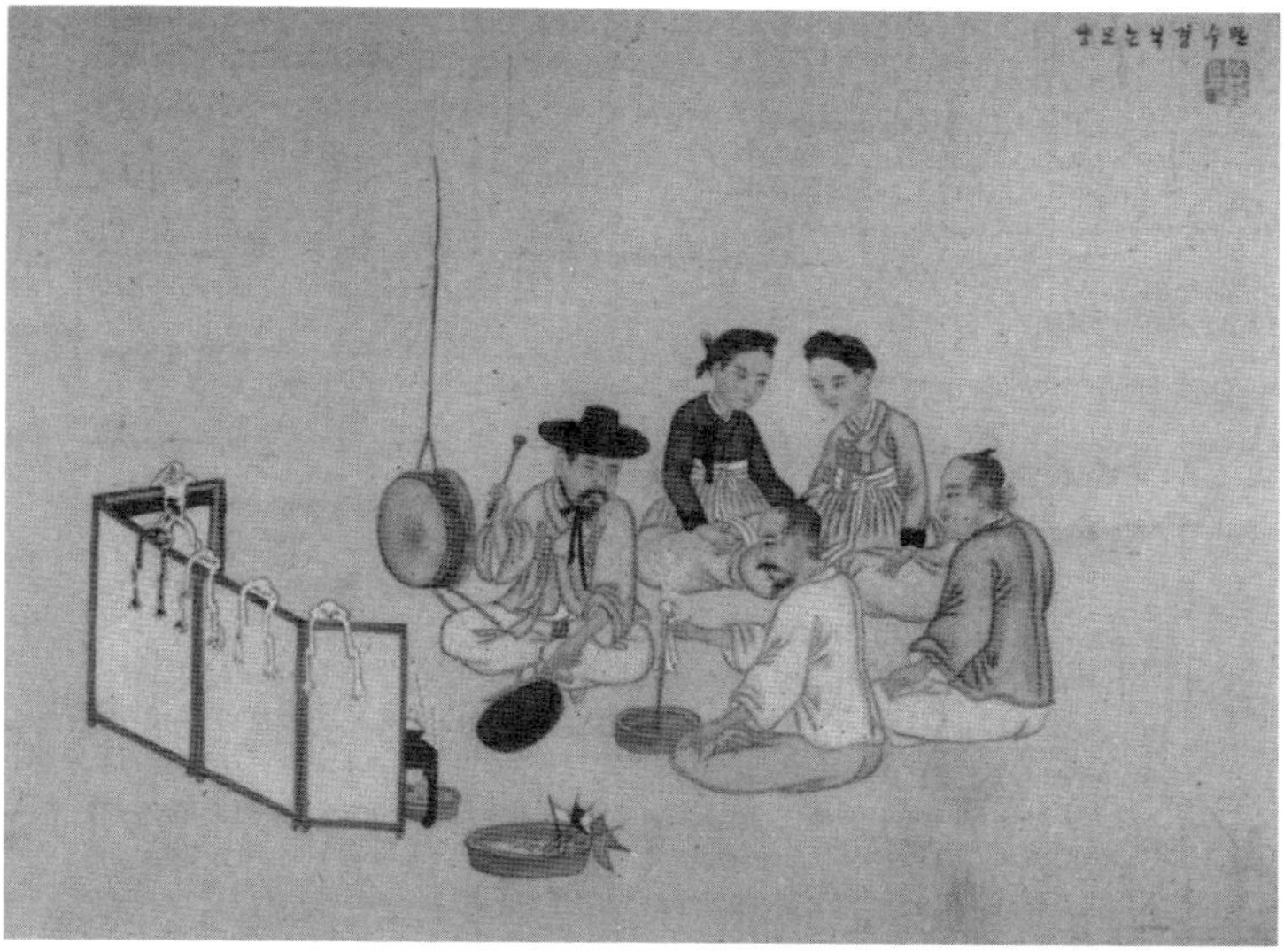

判数読経 ── 箕山風俗帖（金俊根、19世紀末）　ある民家で判数（シャーマン）が病鬼を追い払うために致誠する場面である。立てられた屏風には魂神が掛けられ、内側には神霊のための祭床（膳）がある。その横には五つの小さい旗をさした米を入れた器があるが、それは五方神将旗である。五方神将旗は判数の神霊である五方神将を象徴する。判数は右手で手でつり下げられた太鼓を叩き、左手で鉦を打ちながら読経している。

の策のために国家機関で積極的に盲人を陰陽学専門家として育成したことを意味する。このような内容は、すぐに制度化されたようである。中宗時代に成俔《ソン・ヒョン》の『慵斎叢話』では、「わが国は命課類〔占い〕はみな盲人に任す」とした。甲午改革以後、巫覡と祈禱を厳格に禁止して国家機関の卜禱は大きく衰退した。

以上のように『盲人小史』を中心として盲人の職業を見てみたが、この中でいくつかの法典を通じて国家に所属した命課盲の育成と活動をもう少し詳しく見てみよう。官の命課学は観象監で担当した。高麗の書雲観〔天文観測業務を行う官庁〕を引き継ぎ朝鮮初期に確立された観象監は正三品衙門で天文・地理・暦数・占籌・測候・刻漏などの仕事を担当した。朝鮮の法令がそれなりの姿を備えた成宗時代、『経国大典』[3]「官典」では占いを行う命課学を天文学、地理学とともに規定した。担当官吏として命課学教授一名（従六品）、命課学訓導一名（正九品）を置いた。この内容は高宗時代の『大典会通』(4)でも同様であった。

この規定だけを見れば、命課学担当官吏がたかだか二名しかいなかったように錯覚しがちであるが、彼らは行政実務職官吏に過ぎず、実際の専門官吏は別に置いた。これは、内医院で御医と内医三〇~四〇名程度を堂上官・堂下官に区別して分けたのと同様の組織原理である。観象監命課学では諏吉官・修善官・別選官・聴敏などの官員が別にいた。一八六七年に刊行された『六典條礼』(5)の「観象監」条では、吉日を選択する業務を担当する諏吉官を七名置き、修善官六名、別選官四名、聴敏二名以上を規定した。このような職は正何品、従何品という正式の職品が与えられず、定められた任期もなく特別なことがない限り、より上位の官職に就くまではそこに留まった。『書雲観志』(6)を見れば、定員が定まっていない専門職があり命課学生徒が一〇名いた。

観象監で盲人官吏は宮中の択日〔吉日を選ぶこと〕、択地〔よい土地を選ぶこと〕、運命占などの仕事を幅広く行うが、とくに日蝕と月蝕の消滅を祈る救蝕と雨乞いの祈雨祭では重要な役割を担った。これは、天の目としての太陽と月が人の目と関連しているという思考に基づいている。

朝鮮後期に卜禱術の需要が大きくなった。まだ、はっきりとした研究結果ではないが、民間で風水地理が盛行し、医薬の利用が大きく拡大したことと同じ流れにあるようである。〈四柱八字〉を見る四柱本が民間で広く刊行された状況もこれを反映する。多数の盲人たちが卜禱術に生業を依存するまでになった。これは、朝鮮初期に朴堧が音楽と卜術に盲人活用を建議した時の状況と天と地の差である。民間で盲人卜占者たちは吉凶を占ったり、災難の消滅を祈禱したり家の守護神をなぐさめ祟りをなくすための読経はもちろん病気の治癒のための祈禱を行った。一七世紀朝鮮に漂流したハメルは紀行文で「朝鮮人下層階級は病気にかかった時、盲人を探す」と書いている。村山智順は『朝鮮の卜占と予言』(一九三三)で朝鮮の卜占者調査結果、男性卜占者の八割程度が盲人であるとした。

盲人が専門的に卜占を行ったので、早くから彼らの同業組織が存在した。ソウルにあった明通寺がそれである。目は見えないが「明るく通じる」としたところが逆説的である。「目は見えないが、それで神に通じる」という意味を持たせたのである。明通寺の存在は朝鮮初期太宗時代から記録に見られるが、これを「五府の盲人たちが集まるところ」とした。『慵斎叢話』[7]では「五府の盲人が集まるところで、一日と一五日に会合を開き読経と祝壽を行う。身分が高い者は部屋の中に入り、低いものは門を守る。旗と槍で門を守るが、人は入れない」と書いている。明通寺組織は継続していたが、日本の支配以降は廃止され私的な組合形態に変化した。この組合では、自身たちの知識向上を図った。明通寺は盲人組織の結束力が非常に強く、規律が厳格であったことをみせる。

盲人のいくつかの職業を考慮した時、沈奉事が何の職も持たなかったということはおかしい。いや、沈奉事は職をもっていたが、それは「喰って寝ること」とされた。特定の職業を持たなかっただけでなく、誰かの徳にすがって生きる存在でもない。本当の無能力な人物であった。ゆえに、ある人が沈奉事を「後天的失明による点を勘案したとしても、夫人を頼って生きる軟弱な人物」と評価したのは当然といえる。けれども、軟弱さだけで、すべて説明できない側面もあることを理解すべきである。まず、読経や卜占は幼い頃から学ぶのが普通であった。結婚した後に目が見えなくなって、妻のおかげで四〇過ぎまで生きてきた「老いた」盲人沈奉事は読経や卜占を学ぶ時期を逸し、もし、学んだとしてもその権威を認められることは困難であった。さらに、その仕事は「賤なる部類」の職業に属していたので、いかに零落した家門〔家柄〕であっても、学問を修めた両班の家系では、たとえ托鉢を行ったとしても「賤職」には就かなかった。

盲人の卜占と読経

盲人が占いをする場面も申在孝本『沈清歌』には出てこない。しかし、多くの異本には沈奉事と縁を結ぶ女性の盲人安氏が登場し、彼女が卜占する姿が紹介されている。安氏盲人は占いを行う前に水を浴び香を炊いて身を清めて敬虔な姿勢をとり、算筒を用いて占卦を選んだ。どの沈清伝でも盲人が読経する姿は描かれていない。ただ、いくつかの本で沈清の母である郭氏夫人が死んだ時に、医薬とともに読経を行った場面が見られるだけである。

盲人が占いを行う姿は申在孝版『卜カンセィ歌』に詳しく描かれている。カンセィがチャンスン〔三〇頁註（2）参照〕を薪に用いた後、あらゆる悪病にかかり死ぬと、彼の妻オンニョは占い料一両を懐に入れて、隣村の盲人宋の家を訪ね病を読経を頼む。占う姿は次のようである。

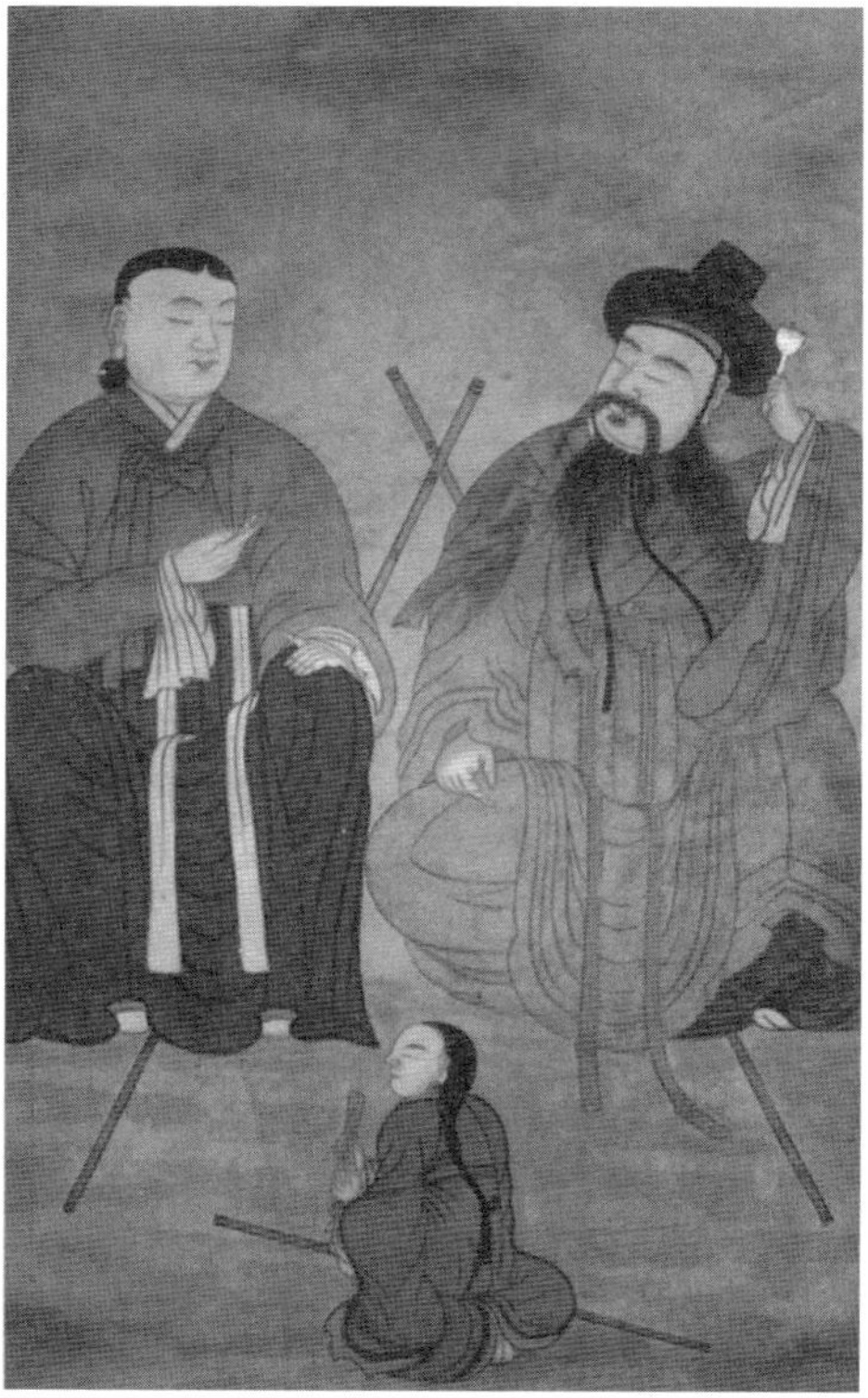

占いをする男女盲人（1800年代、絹本石彩、106×60cm）　女性の盲人は指で干支を握り、男性の盲人は鈴を鳴らしている。杖があることから子供も盲人であることがわかり、この儀式に参与している。

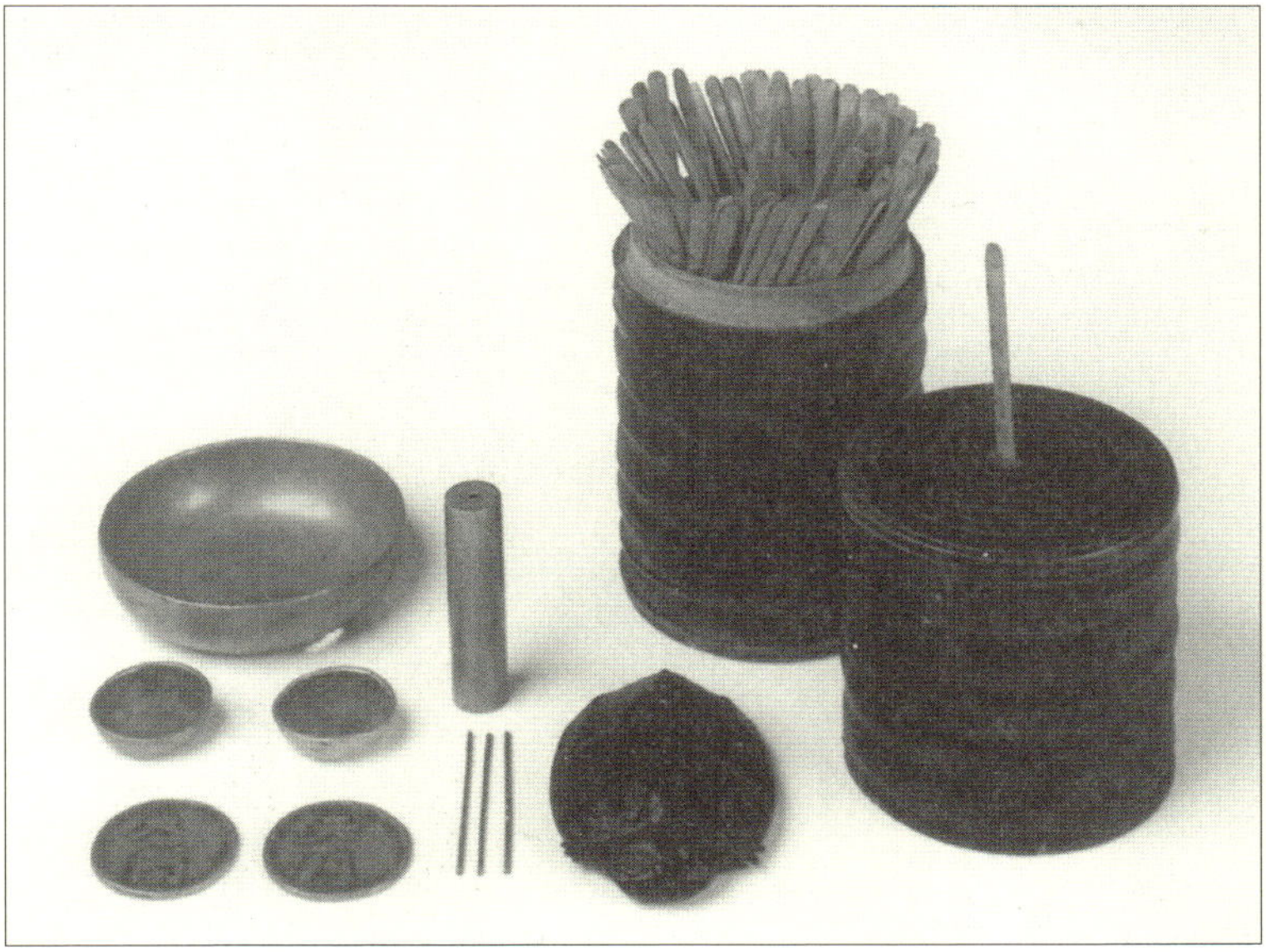

占いを行う道具（延世大博物館所蔵）

体を洗った後、衣冠を調え、正座して亀甲算筒を揺らしながら祝寿を叫ぶ。「天が何を語り、地が何を語るのか、一心に願えばその意を伝えてくれるという。聖人の徳が天地の徳と一つになり、日と月はともに輝き、四季の秩序に相まって、鬼神の吉凶と合わさるといえたり、その霊妙さはこのうえない。心動かしたまえ、お聞きとどけたまえ。今、乙酉年二月甲子朔初六日己巳日慶尚右道咸陽郡智異山に住む女人オン氏がどうぞお尋ねします、夫壬戌年生まれのカンセィが思いがけず病を得て死生をさまよっているよし、占卦で示されたし、示されたし、一、二、三。

算筒を用いて占う方法は、盲人占術のもっとも一般的な形態である。『朝鮮の卜占と予言』によれば、盲人はたいがい算筒や松の葉を利用して六爻占《ろっこう》を求める。六爻占とは、周易の六爻を選び上下二つの卦を得る方法である。このようにして得た卦は六四卦中の一つを占め、それの爻象・卦象を解釈し、変易を解くのである。爻と卦を得るための方式は算筒、松葉、銅線投げなどが用いられる。算筒のなかには金属あるいは香木で作った算竹という細長い棒が八本入っているが、卜占者が敬虔な状態で算筒を振って算竹を抜き取る。盲人が使う算竹には目盛りが刻まれ、その目盛りによって爻を判断する。算竹は三度選ぶ。最初の算竹は上卦とし、二番目の算竹は下卦とし、三番目の算竹は変易を見極めるための動爻《どうこう》とする。松葉占いは、くじ引き同様である。卜占者が数十の松葉を摑み、それを何度か引いて、その数を足して作卦する。算筒を利用する方法と同様に三回選び、そうして作った卦で運を占う。

盲人の読経も、卞カンセィ歌では次のように生々しく描写されている。

> あの女の振る舞いを見よ、早足で来たりて四方に黄土を置いて、沐浴斎戒し、洗った下着を着て、蒸した餅と菓子と菜蔬《さいそ》を供えて座ると宋奉事が向かってくる。門の前に立ち、「どこに供えたか」、「ここに供えたのか」、「では経を唱えよう」、太鼓を抱えて荊の木棒を手にして、鈴を手に持ち、それを鳴らして、竈王経、

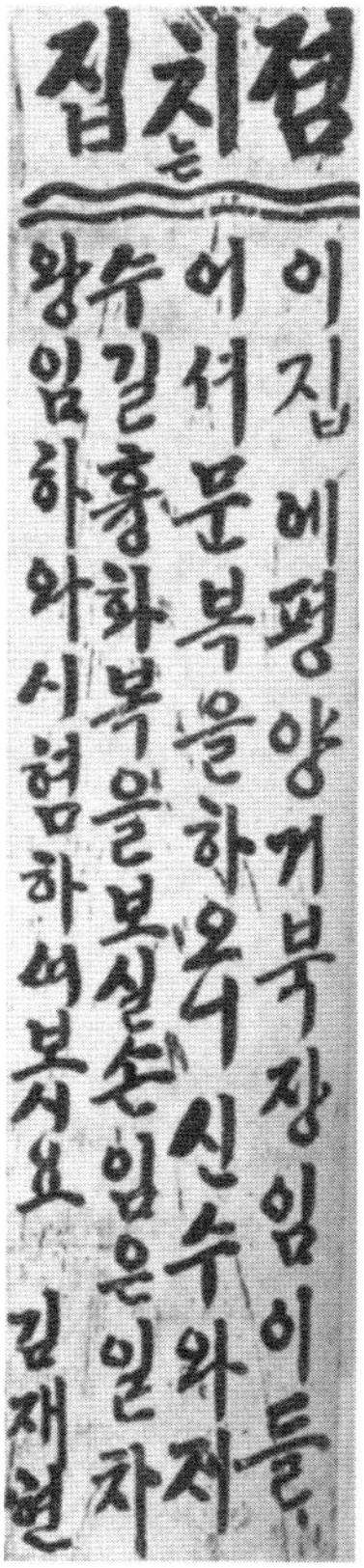

盲人が占いをする家の広告
「この家に平壌の占い師が来ているので、身数〔健康運〕と財数〔金運〕、吉凶災福を占いたい方は一度試されたし」

成造経を儀礼通りに諳んじた後、動土経を読む、「南無当方木鬼殺神、南無当方木鬼殺神、南無当方木鬼殺神、無当方木鬼殺神」、三七編を読み、左足を踏みならし「奄奄急急、如律令娑婆せん」

『盲人小史』では、盲人の祈禱方式について次のように記録している。

「朝鮮では盲人の祈禱は安宅、延壽、救病、逐邪など、あらゆる場合に行われる。普通、まず部屋に壇を設置しご飯と餅、果物、酒、水、造花などを上げ、座鼓を鳴らし、清浄道場真言・口業真言などを諳んじ、次には諸天尊、神将、真君などの来往を乞い、玉樞経などの経典を読み邪悪を祓う」

このように盲人の祈禱には仏教と道教が互いに入り混じっている。また、儀式の規模によって動員される盲人の数にも違いがあった。このような読経の伝統は長く続いたが、朝鮮初期の場合、盲人たちはたいがい頭を刈って、人々は彼らを禅師と呼んだ。(8) もちろん、盲人の誦経伝統は高麗から、あるいはそれ以前から伝わったものである。

占いの代金は、一両ほどであった。一八八〇年代の下級米一枡が一両であったので、その収入はみすぼらしいものであったことがわかる。

障害にも等級があった

沈清伝では、よく登場する表現として「天地人間のなかでも、目がみえない盲人が一番不幸だ」という一節がある。ある時は、「数多くの病の中で、盲人がいちばん不幸だ」と表現することもある。このような一節を通じて、人々のなかで、はなはだしくは障害者のなかでも盲人がもっとも悲惨であるという世間の認識を読み取ることができる。

ある本では、荒城の道を歩いていた沈奉事が沐浴をしている間に衣服を盗まれ、嘆く場面がある。「耳が聞こえない者が、片足となり、あらゆる病神にとりつかれたといえども、天地日月と黒白長短を分け大小分別するが、なんの因果で盲人となったのか、しばらくこのように嘆いたまま……」[9]という部分である。

ある本では、荒城の道の同行者である、ペンドク女人が逃げると沈奉事は次のように嘆く。「私の運命は、なぜこうなのか。すべての病神にとりつかれたとしても、この悲しみは同じなのか。歩けなくて恨めしいといえどもすべての飲食をとることができ、背が曲がって恨めしいといえども妻子を得るし、喋れなくて恨めしいといえども道をちゃんと歩くことができ、手が不自由で恨めしいといえども三綱五倫〔儒教の基本的教義〕を読むことができ、孤児であることが恨めしいといえども知者官位に就くことができ、寝たきりになろうとも青紅黒白を知ることができるのに、私はなぜ盲人となったのか」[10]。ここで、耳が不自由な人、片手がない人、歩けない人、背が曲がった人、口が利けない人、手が不自由な者、孤児、寝たきりなどの、あらゆる「病神」の名前がみな出てくるが、そのなかで目の不自由さがいちばん悲惨というのである。なぜならば、食するのも大変で、人を区別もできず、したがって父母子供の顔も知らず、三綱五倫も知らず、職にも就けないからである。

盲人が以上のように他の障害者よりもかなり深刻な障害であることは、単に世間の認識だけでなく法的にも確立されていたようである。『経国大典』(「兵典」免役条)にも障害者と重病者を篤疾・廃疾に区別し、軍役を免除するという条がある。篤疾は悪疾(らい病)、癲狂、両目がみえない盲人、四股のうち二つが切断された者など、廃疾は白痴、口のきけない者、小人、佝僂《くる》病、四股のうち一つが不自由な者などと規定されていた。このような方式は『大典会通』にも変わりなく、古くは新羅時代までもさかのぼる伝統である。

かなり酷い重病を意味する篤疾は、治すことのできない病気である廃疾よりも一等級上の障害である。両目が見えない「盲」は天下の悪病としてみなされ、喋れない人、らい病、佝僂病よりも重い病気とされた。廃疾より一等級低い障害としては残疾がある。唐の制度を規定した「唐令拾遺補」によれば、体に病が残っているという意味の残疾には、片目が見えない場合、両耳が聞こえない場合、手の指が二本あるいは足の指が三本ない場合、手足に親指がない場合、頭にぶつぶつが生じて毛髪がない場合、佝僂病、お腹に腫れ物ができた病気、首と足に瘤ができた場合などが該当する。唐代にはこのような残疾の場合にも労役を免れたが、朝鮮では残疾を免除対象から除外し、その対象をもう一段厳しくしていたことを窺い知ることができる。唐代に確立した篤疾・廃疾・残疾の分類法は新羅・高麗・朝鮮時代にずっと適用された。

沈奉事の立場は、単に盲人という身体的障害だけで終わるものではなかった。『沈清伝』を詳しく読めば、沈老人は盲人というだけでなく、「鰥《かん》」と「独」という社会的障害にも遭っていた。「鰥《かん》」というのは老いて妻がな

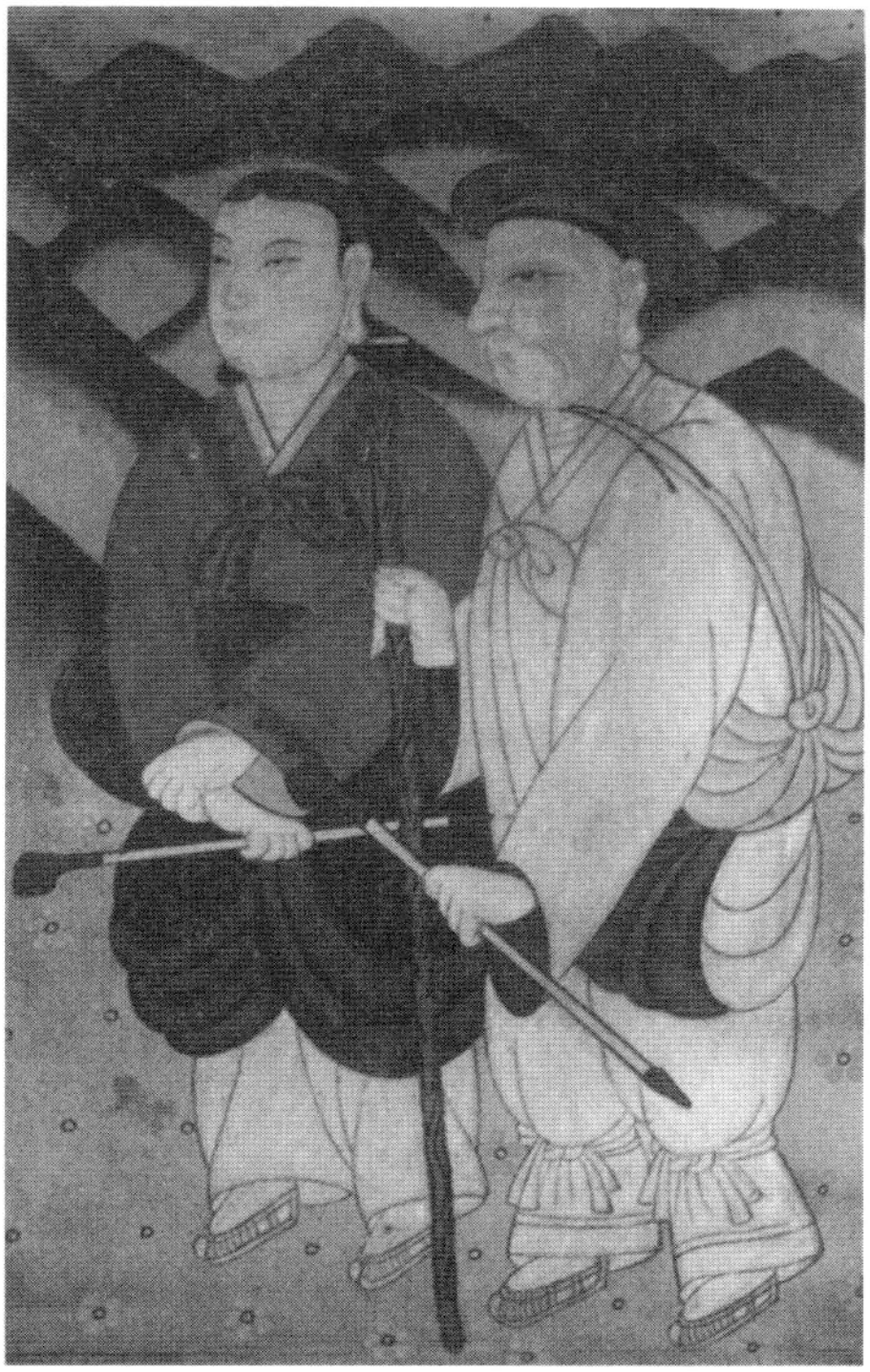

目が開いている盲人（1900年代、綿本淡彩、82×53cm）　目は開いているが、見えない盲人を青盲、あるいはタンダル奉事、目開き盲人と呼んだ。

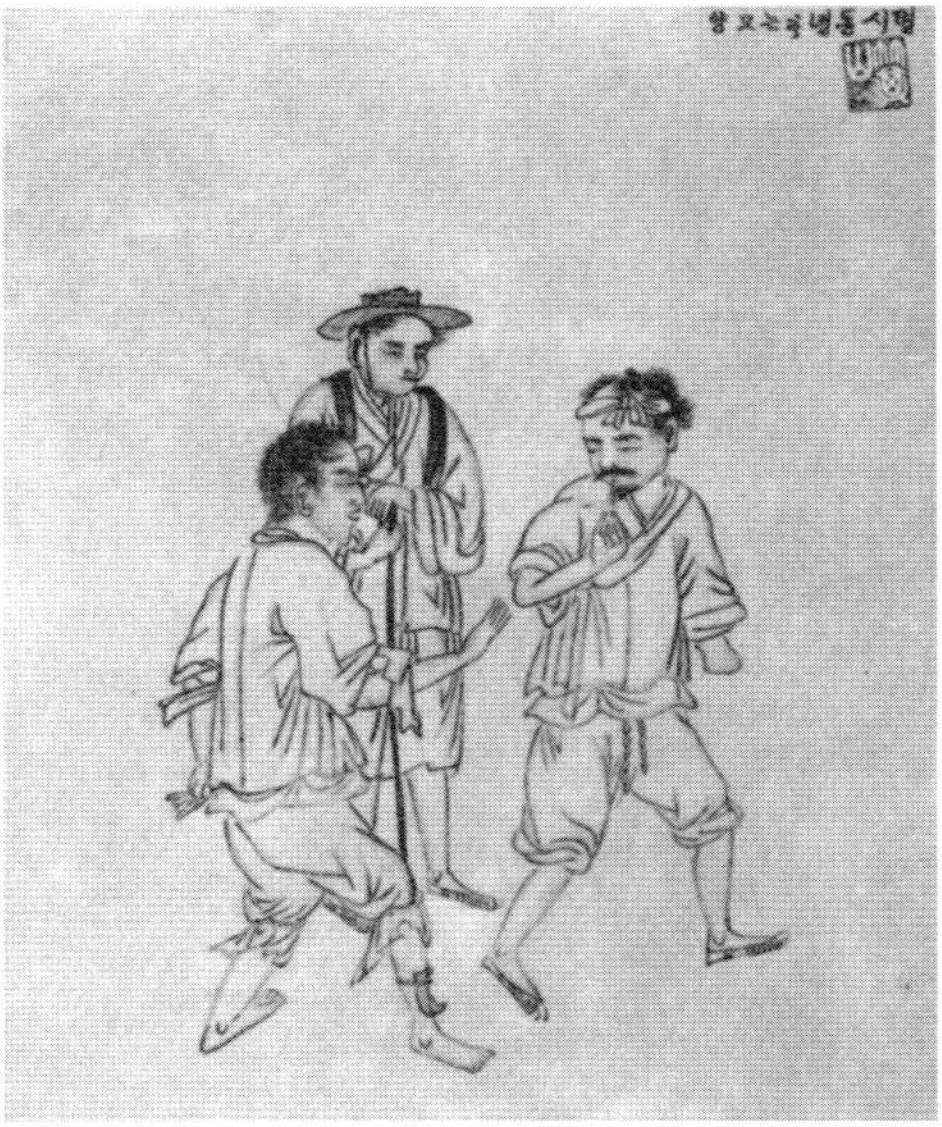

病身物乞いする姿　物乞いのために病身の踊りを踊っているのだろうか。

い者を意味し、「独」とは老いて子供がない者を意味する。この二つに若くて夫がいない者「寡」と若くして親がない者を「孤」を合わせて、「鰥《かん》寡《か》孤《こ》独《どく》」と呼び、これを称して「四窮《しきゅう》」という。朝鮮社会では四窮を社会生活の悲惨な存在と規定した。四窮にも順序がある。そのなかでも、もっとも不幸なのは「鰥」であり、それを四窮之首という。チョン・グァンス版・沈清歌には、妻が死んで四〇代の沈奉事が「老而無妻鰥夫〔男やもめ〕というが、四窮中の第一」という一節がある。今でも同様であるが、朝鮮社会でも妻を亡くした鰥夫（やもめ）は寡婦よりもさらに苦しい生活条件で暮らさなければならなかった。独は子供がないことを意味するが、とくに代を継ぐ息子がいないことが独である。それで、たとえ娘がいたにもかかわらず、沈奉事は「息子がおらず、前も見えず、いくつの窮となるのか」[11]と嘆くのである。一〇年後には、その娘まで亡くす。完全な独となったのである。妻を亡くし、沈清をも亡くす状況となって、沈奉事は「なんの因果で妻が死に、子供が死んで四窮之首となってしまったのか」[12]と叫ぶ。四窮のなか四つあるいは三つは同時になりえない。男女に分かれ老少が分かれているからである。したがって、鰥夫でありながら、娘までいない沈奉事は四窮のなかでありうるもっとも悲惨な境遇といえる。

　国家で障害と重病者を篤疾・廃疾・残疾に区分し、社会的衰弱者を鰥・寡・孤・独などに分けたことには、これらの不幸な立場に同情する以上の重要な意味があった。国家は、「非正常の」身体を規定することによって、

「正常の」身体と区別することができたからである。身体的に正常な者は、国家の徹底した管理対象となる。国防のための軍役や仕事に動員する要役、あるいは納税と貢物を課すためには、必ず彼らが必要であった。したがって身分による区分、年による区分とともに身体状態による区分は非常に重要であった。

このような分類が実際に作動する方式をみれば、両方の境界に少なからぬ議論があったことがわかる。「軍隊に行かないように腕に傷をつける行為」[13]や、「火傷で手足が不自由な息子の兵役を免除してほしいという請願に対する守令〔地方首長〕の拒否」[14]などは、日常における数多い例の一つであったはずである。健常者が兵役を免れるためには非正常状態の境界を越えなければならず、非正常に分類されても当然な者を役所では「案山子を立てるよりも」ましだとして、これを拒否する。現在も、兵役をめぐってしばしば起こることである。

国の障害者対策は適切だったのか

沈清伝では国が盲人のために宴を開く。盲人の宴は、皇后となった沈清が父を探すために設けられた場であるが、単純に再会のためのものではない。官吏に調査させるよりも、盲人のために国が特別な宴を開き、より広い枠でかわいそうな民に施す形式を設けたのである。

盲人宴を開く論理として沈清は「周の文公が老人を敬い、漢の文帝が四窮を賑恤《しんじゅつ》する精神を受け継ぎ、民のなかで一番かわいそうな存在である盲人を慰撫したらどうか」という問題を提示する。具体的な方法として「盲人に経典を諳んじさせ、年老いて病気となり、子がない盲人には家を与え、食べ物を与えよう」と提案する。このようにすれば、彼らの命が危うくなることを防ぎ、皇帝の至極の徳を一挙に広めることができるというのである。

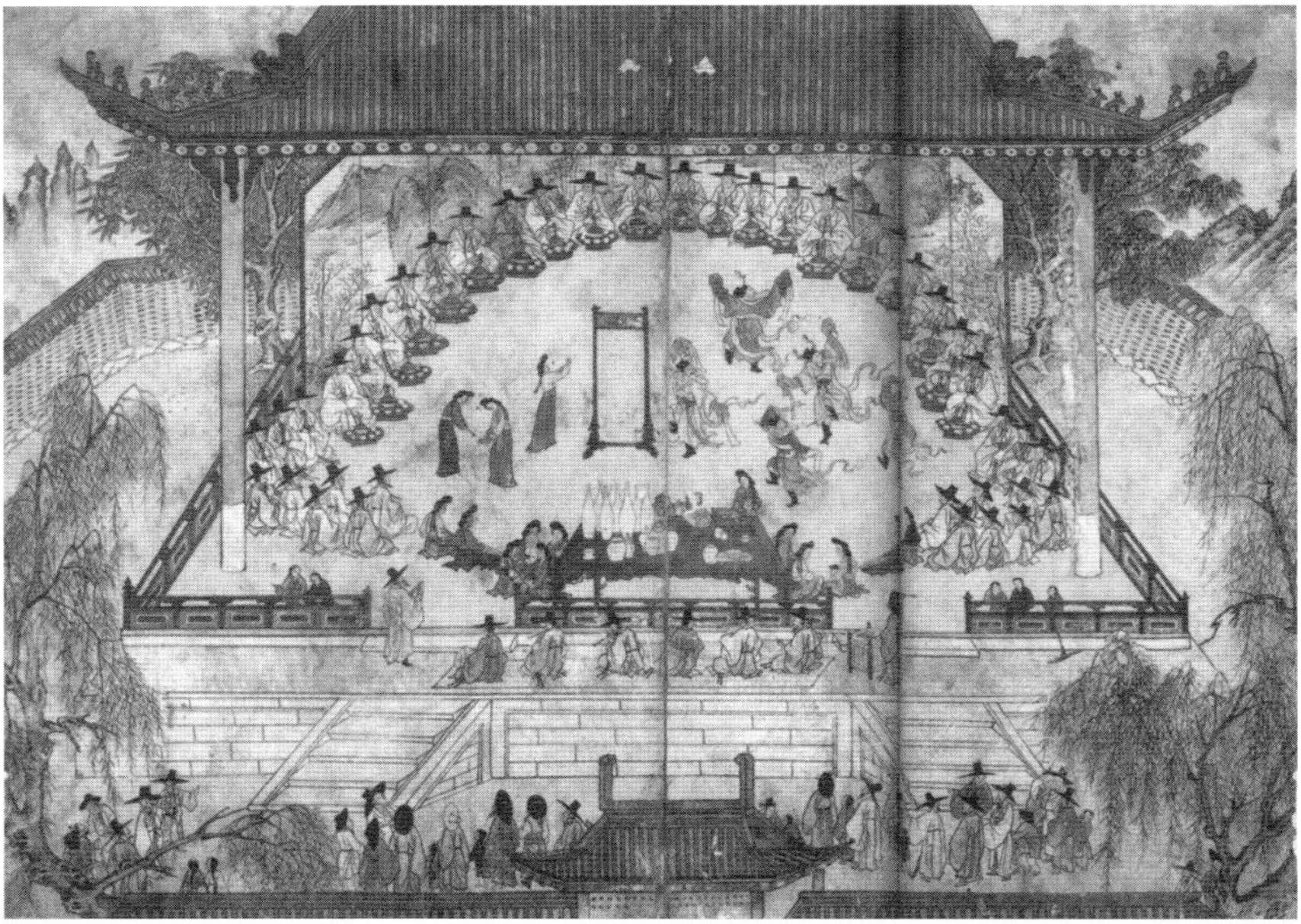

耆老宴 —— 梨園耆老絵画（1730、国立中央博物館所蔵）　70歳以上の官吏のために国が宴を盛大に催した。酒と肴の膳を各自が受け取り、才人が処容舞を躍っている。

朝鮮時代の福祉対策は「窮民を救済して、王の徳を広める」という仁政の理念に基礎を置いていた。篤疾・廃疾者は要役と軍役を免除し、彼らが重罪を犯した時には減刑したり、時にはお金と穀物を与えた。

朝鮮時代には福祉の次元で、国で宴を催す伝統が存在した。朝鮮初期から王は老人のために養老宴を催した。『経国大典』「礼典」条には「毎年、季秋《きしゅう》〔陰暦九月〕に養老宴を催す」と規定されていた。ただし、八〇歳以上の大小員人、すなわち京職・外官職・現職・前職・散官などの官吏とともに生員・進士などを務めた者を対象とした。ソウルでは男子の場合、国王が直接宴を催し、婦人たちには王妃が催した。地方では守令が男子と婦人に分けて宴を催した。八〇以上の両班老人に限定されるものであるが、宴という形式を通じて彼らを慰安したのである。この養老宴よりも、より盛大な宴が「耆老宴」である。王が催すこの宴は歳は七〇以上でより年少である

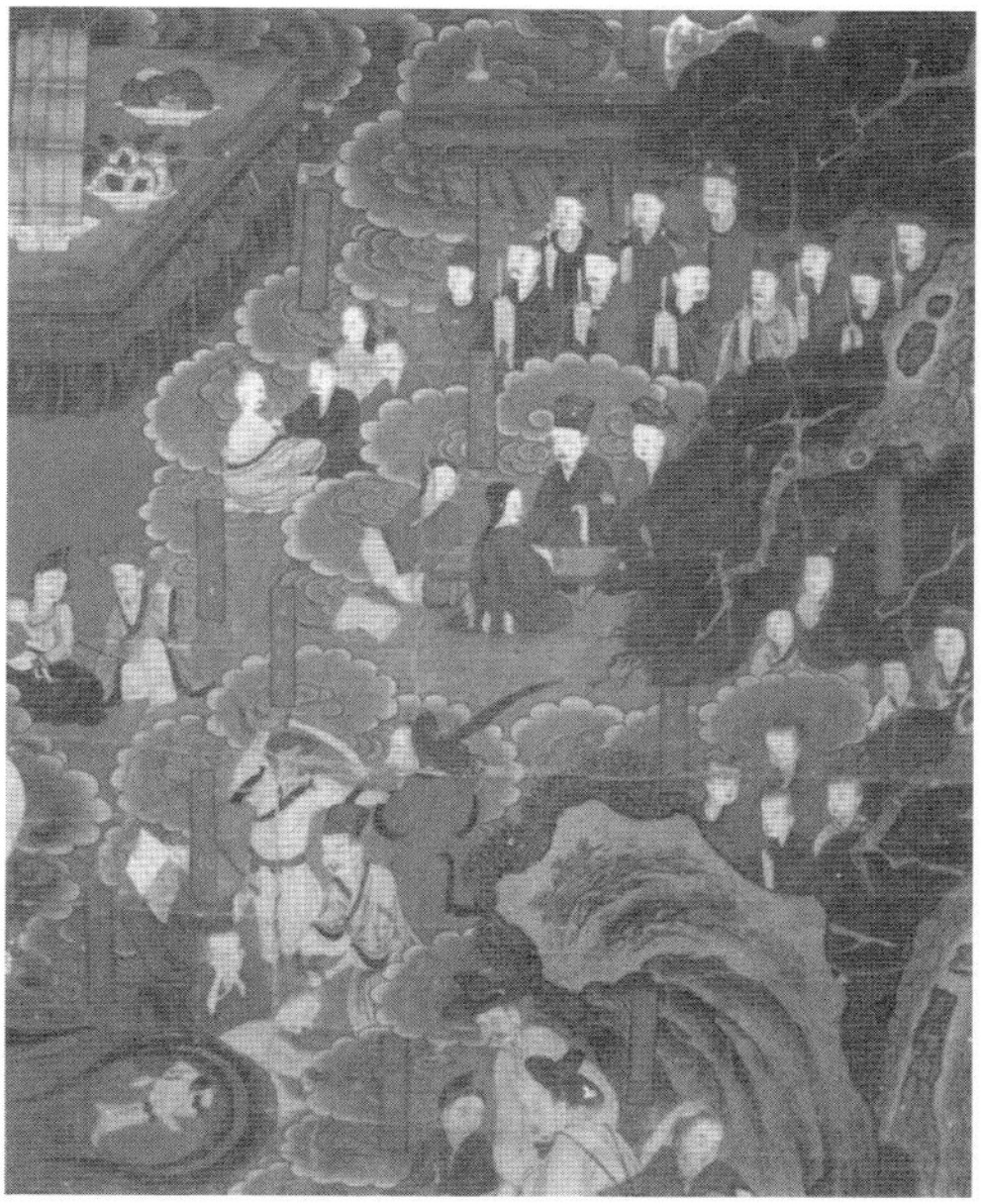

孤児たち（幼少無依）── 龍珠寺甘露幀（1790）
死が当たり前だったので、孤児たちがたくさん生じた。

が、官位は正二品以上実職を務めた高位官吏だけを対象として春と秋に開かれた。

　耆老宴や養老宴は官職に就いていたり、初試〔科挙の第一次試験〕にでも合格した一部両班を対象としたものであった。このような宴の性格を勘案する時、全国の盲人たちを集めて宴を催すことは、実に破格の出来事であった。社会のもっとも底辺にいる四窮と篤疾・廃疾者のための挙国的な宴は想像しにくいものである。実際に、彼らのために宴を催したという記録はどこにもない。沈清伝もこの事実を意識している。ゆえに、沈清伝で盲人宴が史上初めて催されたことを強くにおわしている。父を探す手段として、盲人宴を開こうとする沈皇后の即興的なアイディアが仁政の延長線上で、「懐深く」受容されたのである。

　社会的衰弱者に対する国家の一般的な福祉対策は「恤典」に記されている。『大典会通』「礼典・恤典」には、老人・老処女・孤児・病者・飢民・疫病患者・物乞いの子供などに対する事項を規定している。一品以上の品階〔官吏の等級〕で七〇を越えて官位を辞した老人に杖を下賜すること、七〇歳以上の堂上官や功臣当事者およびその父母と妻を対象に毎月お酒と肉を支給すること、三〇歳になっても嫁げない貧しい士族の女人に資財を支給すること、親戚がなく寒さをしのげず乞食となる者と扶養する者がいない老人に布を支給すること、捨て子を養育する者に布を支給すること、貧しい病者に医薬を与えること、凶作の年に捨てられた子供を他人が救い養子とすることを許すことなどが、その内容である。

この法典は、とくに孤児と物乞いの子供（行乞児）に関心を向けているが、そのなかでも「赤子の沈清」を連想させる興味深い規定もある。捨てられた赤子の場合はさまよう乞食女子のなかで乳がでる者を選び授乳させ、その女人に米・醬・汁・わかめ・服などを下賜すること、捨てられた子供は七歳までは国が財政支援を行うという内容がそれである。もちろん、沈清には父がおり捨て子ではなかった。そうであるため沈清伝では沈奉事が子供を抱いて、お金で授乳者を探す姿も描かれている。また、沈清が父の代わりにお金を稼ぎはじめるのが七歳の時であるが、この歳は「恤典」が最小限の自立基準とした歳と無関係ではないだろう。

このような恤典の内容は、ないよりもあったほうがましであるが、たいがい何にも頼ることができない極限状況だけを配慮した酷いものであった。もし、家族や友人がいる場合にはこのような恵沢を受けることはできなかった。若干の経済的能力があれば救護対象から排除された。この場合、国家は家族と友人、甚だしくは村に彼らの救護を命じた。丁若鏞は『牧民新書』の中の「哀民六条・寛疾」で次のように書いている。

盲人、片足の者、手足の病、らい病者などは人々が蔑みいやがる。また、肉親がいなくてさまよい安住する地もない彼らに対して、彼らの親族を説き官〔役所〕で保護し、彼らが住めるところを準備しなければならない。彼らのなかで一人の親戚もなく頼るところもない者には、その故郷の村で有力者を選び保護するようにし、雑役を免除して、その費用の代わりとすべきである。

家族と友人、ひいては村の有力者が面倒をみきれない限界的状況の場合のみ国家が面倒をみるというのである。沈清伝では盲人宴のほかに、どのような国家的施しも見られない。沈奉事がこれらに該当しないからである。彼は一時は妻に、一時は村の住民に、一時は娘に、一時は娘の死で得た財産によってやっと延命する。財産がある時には、ペンドク女人のような女性が側にいることもあった。

治病と殺身成孝文化

朝鮮社会で盲目は難病である。目が見えなくなる初期には医学的処置があった。『東医宝鑑』では目が見えなくなりはじめる時のいくつかの治療法を記している。けれども、すでに盲目が進んだ場合や、生まれた時から目が見えない場合には治療法がなかった。どの版の沈清伝にも沈奉事の目を治すためのいかなる医学的試みもない。これを不治の病と認識していたからである。反面、沈奉事の妻の産後の病状に対しては医院を訪ねて薬を求める行為が見える。この病気は治すことができる疾病の範囲内にあったからである。ある本では、医薬が効果がなければ祈禱を行いお祓いもする。これも、やはり治せるというはかない希望に基づいたものである。であれば、すでに痼疾となった沈奉事の盲目は永遠に治すことのできないものなのか。

朝鮮の民間では痼疾、不治の病に「人の内臓」を用いる風習が存在した。盲目とともに代表的な篤疾と分類されるらい病の場合「人間の生肝を食べれば治る」として子供を殺害することが頻繁に起こるが、このような伝統は日本の植民地時代まで続いた。不治の病なので極端な治療薬を思いついたのである。当然、朝鮮社会では殺人を犯し身体の一部分を食べることはタブーであり、官でもこれを厳しく取り締まった。

けれでも、身体の一部を切り取る行為、たとえば指を噛み切り患者に血を飲ませるという行為（断指孝養）とお尻の肉を剝いで薬として用いるということ（割股孝養）は禁じず、かえって〈奨励〉する雰囲気があった。とくに女子の場合、死んだ夫の後を追って死ぬことは貞節を守る行為（殉節）として賞賛された。朝鮮初期に国家が編纂した『三綱行実図』[15]や以後のいくつかの行実図本ではこのような行為を孝子と烈女〔儒教の道徳倫理を貫いた男女〕の模範的行為として収録した。命の最後の瞬間、どのような方法を用いても死を免れようとする子の健気な致誠や、夫の後を追うような深い愛情がありうる。これは、まったく理解できないことではないが、それが孝子や烈女像として賞賛され助長された瞬間、それに従わなければならない日常的規範となってしまう。そのようなことは数多く起こり、官ではいちいち孝誠碑や烈女碑を建てその志を讃える。はなはだしくは、そのようなことが社会的に強要された。このような断指孝養、割股孝養と殉節の伝統について丁若鏞は儒学の本意に背くものとして猛烈に批判した。[16]

不治の病人が最後にすがるのは宗教的領域である。それは奇跡の領域であるからである。すべての宗教が病人の奇跡的治癒を誇る。沈清伝では供養米三〇〇石を仏に供えよという。そうすれば、前世の罪悪によって生じた盲目を治せるというのである。三〇〇石を出すといったが、もし、仏との約束を守らなければ罰として足が不自由となり、あの世ではより悪い生活を送ることになるという。ある本では沈奉事が固く約束するが、ある本では沈清が願いをかなえるために化主僧〔施物を得て寺の糧食にあてがう僧〕と会うことになっている。いずれにしろ、供養米三〇〇石で目が見えるようになるという契約が成立したのである。

沈清伝では沈奉事の開眼と沈清の犠牲が直接的な関係にあるわけではない。化主僧はあくまでも大きな財物を供える必要があるといっただけである。お金を準備する方法はいくつかありうる。しかし、結果は命を捧げるということになった。白米三〇〇石は非常に高額だからである。借りたり下働きをして容易に準備できる額ではない。一七三一年ハン・ヨンイという極貧の者が一二歳の娘プンジョリを奴婢とした時、一銭のお金も貰えず、一八三二年には三〇歳のオビとその娘がわずか八両で売られている。[17]『続大典』[18]（一七四五）では奴婢一名を免賤する費用が米一三石あるいはお金一〇〇両であったが、これをみれば女子奴婢の代金が安いということがわかる。このような点を勘案する時、沈清が米三〇〇石が欲しいと心から願う場面は充分に理解することができる。沈清は本当に運がよかった。運良く供え物を探す船人と出会い三〇〇石をもらったのだから。
父の開眼のために沈清は身を捧げ孝を尽くした。沈清の孝養心をわざわざ貶めることはない。盲人であるが心から自分を育ててくれた父の恩を骨身に刻んでいるからである。もっとも大事な人のために命を捧げることは人間の愛情の極致である。父の苦痛は、自身の苦痛であった。少しでも望みがあるならば、できないことは何もない。沈清の切迫した心情は「沈清の一生ははかなく、赤子の時に母を亡くし、盲人の父だけとなり、父の一生の恨《ハン》である目が開くことが願い」（申在孝本、一五章末）という言葉に表現される。

その心、至極といえども沈清が古人の孝行を意識し、村人たちが孝行碑を建てた事実は、これを文化的に解釈する余地を残す。「王祥が氷を割って鯉を捕まえ、孟宗が竹の前で目を凝らすと筍が伸びたが、そのようなこと

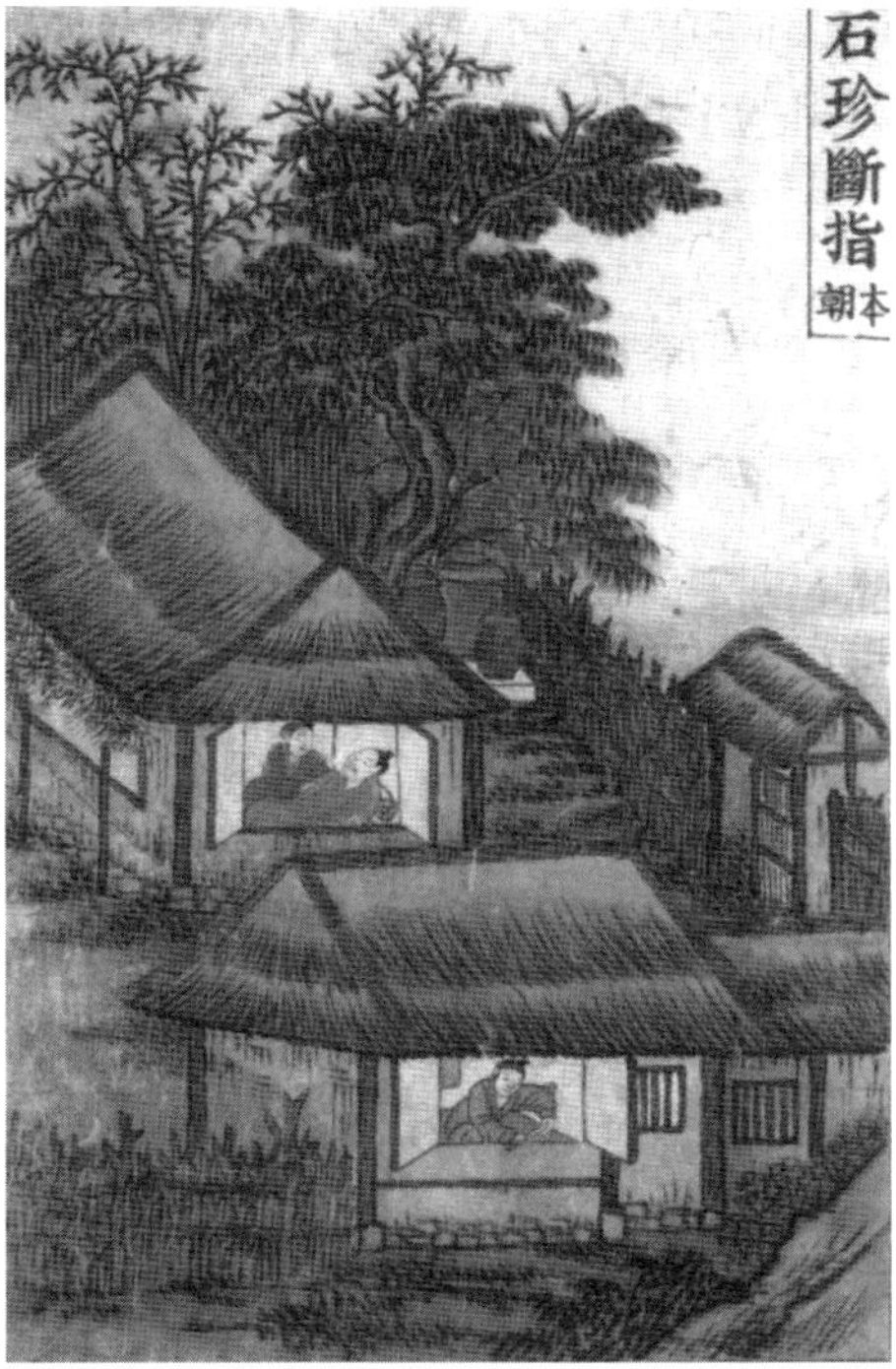

石珍断指 ── 五倫行実図帖、中（1979、紙本彩色、22 × 15cm、金弘道、湖岩美術館所蔵）　「朝鮮時代、高山県の衙前・兪石珍は父が悪疾にかかり、日毎に発作を起こし気絶する姿を見ていられなかった。石珍は昼夜を分かたず医師を探して薬を得ようとしたが、その病は生きている人の骨を血に混ぜて飲めば治るという話を聞いて、自分の薬指を切って薬にすると父親の病気がきれいに治った。」

を思い起こせば、出天大孝、四親之節、古人には及ばずと至誠があれば感天といえり、何の心配もなく」（シム・ジョンスン版）という。真夏に氷を割って魚を得て、真冬に筍が伸びたという昔話のように自身の孝行によって父の目が開くだろうと願う。沈清が臨唐水に飛び込み命を絶つと村人たちはその孝行を讃えて、一種の孝行碑である堕涙碑を建てる。「父の両目がないのに心を痛め、孝をなそうと自身を捧げて竜宮を動かし、遠く遠い霧がかかる海は深く蒼く、川岸の草は年毎に花を咲かせど募る恨みは限りなし」（シム・ジョンスン版）

沈清が孝心から体を犠牲にして得た代価は大きかった。まず、彼女自身が生き返った。生き返っただけでなく、女性としてこれ以上ない地位である皇后となり、父と再会した。会った瞬間に劇的に父の目が開いた。彼は娘の顔を見て、美しい風景も見た。四窮之首から免れただけでなく、王の舅となった。また、官位を得て零落した家門を再興した。再婚し鰥夫から免れ家を継ぐ息子も得た。さらに、何があったのか、そう！　沈清の孝行によって他の盲人たちの目が開いた。ペンドク女人と逃げた黄奉事を除いて。このような治癒は父の目を開けたことにとどまらず、社会的・経済的・身分的すべての障害、さらにはすべての盲人の障害を治癒する。沈清の英雄的行為によって沈盲人は最悪の一生から、最上の一生に逆転する。身体障害の体、社会的に捨てられた体、その体が孝心深い体によって救われたのである。そして、盲人のいない世の中となった。

このような事実を「栄州閣学士に諺文〔ハングル〕に直させ、末永く伝えさせ、この所説聞いた後に男女間の範とすれば、家々孝烈とならん」（申在孝本）とし、『沈清伝』は最後を結ぶ。こうして、沈清の〈殺心成孝〉は家々孝烈〔孝行〕録の新しい一章を飾り人々の口から口に伝わる。

エピローグ――歴史私説長く綴れども

寝室で小説を読んだり、盛り場で歌を聞こうが、数多くの束縛のなかで苦痛を受ける朝鮮女人と男性たち、子供たちと老人たち、沈清伝を読み沈清歌を聞いて、時に涙ぐみ時に開放感を味わう！　さて、筆者の「私説」を終えて、その一節を聞こうではないか。

沈皇后、驚いて珊瑚の簾を開けて何も履かずに「ウルルルルル」ますます、調子はさえて「えっ、なに、沈清とな、清とな？　これはどういう訳だ？　えい？　これは？　私は死んで水宮に迷い込んだのか？　私は夢をみているのか？　死んだはずの私の娘清が、ここがどこだと生き戻ったのか？　私の娘ならば、もう一度顔を見せてくれ。哀号、私に目があれば娘が見えるだろう。哀号、悲しいかな！　娘よ、顔を見よう。」沈盲人が目をしばつかせると、仏の道術で目が開いた！

歴史私説を長く綴ったとしても、このような感動を与えることできないのが残念である。

訳註

（1）主人公の沈清が、盲目の父をわが身を犠牲にして救おうとする物語。曲折を経て父娘が再会した時、父の目が見えるようになるという場面に人々は快哉した。『春香伝』とともに一般大衆にもっとも人気がある物語で、パンソリの演目にもなっている。
（2）演技者が太鼓のリズムに合わせて歌う説話唱形式の民間説話あるいは小説に基づいた長編の劇的叙事詩。
（3）朝鮮王朝の基本法典。建国初期の『経済六典』を基に、第七代世祖王の命により編纂された。『経済六典』は戸典・刑典・礼典・兵典・工典からなり、『経国大典』の構成も基本的に同じである。まず、一四六〇年に財政・経済の基本となる戸典が編算され、『経国大典』と命名された。一四六七年に全編が完成するが、その後、何度か修正され一四八四年に今日に伝わる『経国大典』として施行された。

(4) 朝鮮王朝末期の法典。一八六五年に高宗の命によって編纂された。『経国大典』以降の法典を集大成したもので、『経国大典』(一四八四)の本文を原、『續大典』(一七四四)の本文を續、『大典通編』(一七八五)の本文を増、新しく補充したものを補とした。

(5) 朝鮮末期、六曹各官衙の事務処理に必要な行政法規および事例を編集した書籍。一八六五年に『大典会通』が完成したが、抜け落ちた事例が多く、それを追加して一八六七年に配布した。

(6) 一八二〇年に成周悳が書いた天文学書。書雲観とは王立の天文台で、後に観象監と呼ばれた。『書雲観志』は全四巻から構成されているが、第一巻には、官職の推挙、観員の登用試験と試験科目、教育、褒章と懲罰、勤務当番と規範などが記されている。第二巻は各分野の職務の説明、第三巻は故事の記録、第四巻は天文暦法の基本テキストと天文儀機の説明となっている。

(7) 朝鮮初期の文臣、成俔(ソン・ヒョン、一四三九〜一五〇四)が著した雑録。慵斎は成俔の号で、内容の多彩さから叢話と名づけられた。一五二五年、慶州で刊行され、筆写本として伝わり、一九〇九年に朝鮮古書刊行会で刊行した『大東野乗』に収録された。

高麗から朝鮮王朝成宗時代に至る民俗や文学に関する議論が多くの部分を占める。その他にも歴史・地理・宗教・学問・音楽・書画・文物制度などにも触れている。有名人士から名もなき人々までを対象として、猥談稗説といえるものまで含まれている。

(8)『慵斎叢話』巻八。

(9) 経版二〇章本、一八章。

(10) 国立図書館所蔵五九章本、五二章。

(11) チョン・グァンス創本『沈清歌』。

(12) シム・ジョンスン創本『沈清歌』。

(13)『世宗実録』一九年一月甲午。

(14)『牧民新書』、「哀民六条」、寛疾。

(15) 世宗一六年（一四三四）に王命によって編纂された封建道徳書。朝鮮や中国の書籍で三綱（君臣、父子、夫婦）の模範になる人物たちの行績を集めて作った本。

(16)『與猶堂全書』第一集「孝子論」、「烈女論」。

(17) チョ・スンヒ『韓国古文書研究』知識産業社（一九八九）。

(18)『続大典』、朝鮮後期の法典。『経国大典』施行以後に公布された法令のなかで、施行すべき法令をまとめ、一七四七年に編纂された。

II

歴史の中の医療生活

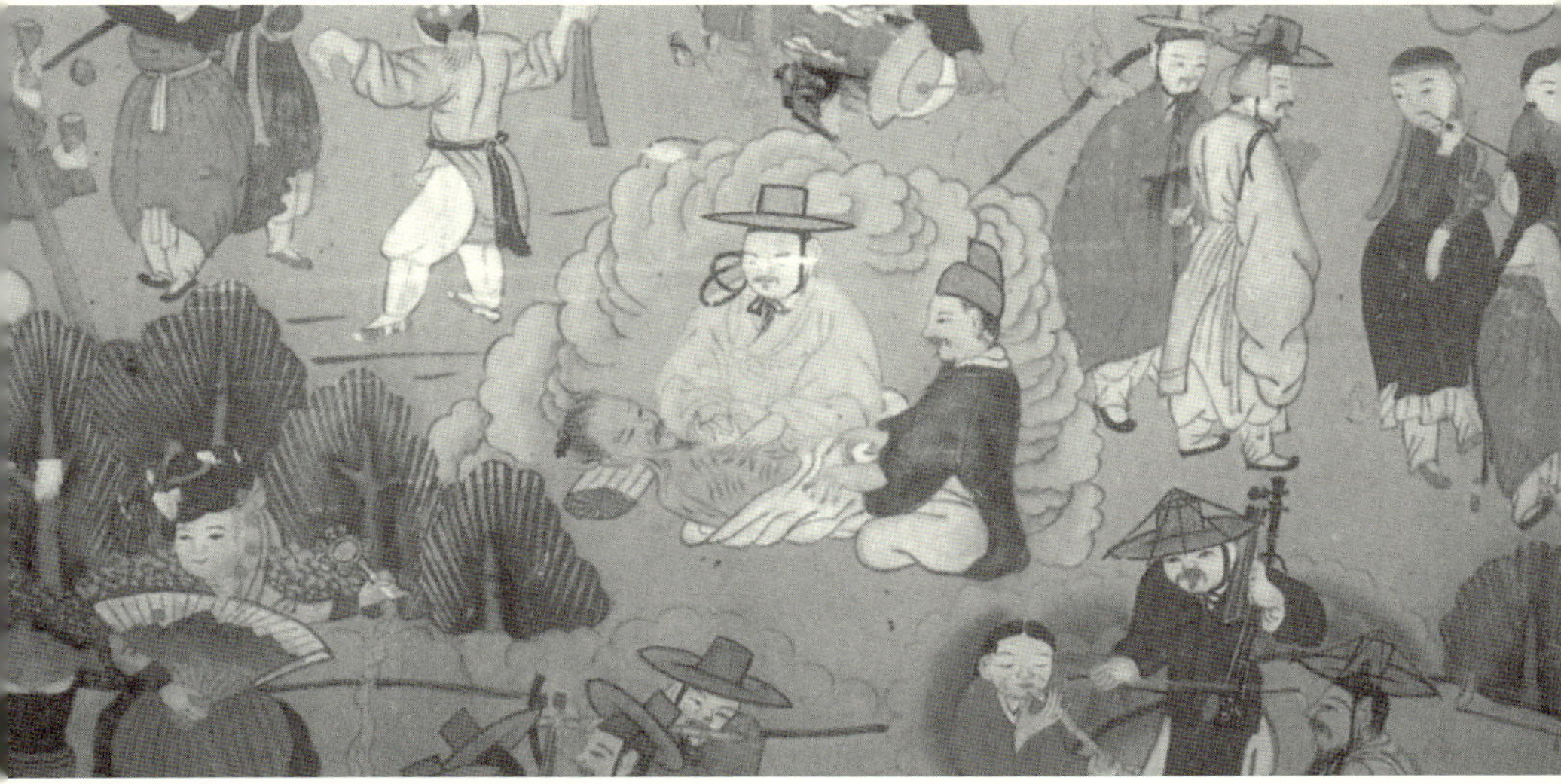

内医院・典医監・恵民署はどのようなところだったのか

内医院・典医監・恵民署が朝鮮時代を代表する医療機関であることは、中等教育以上を受けた人であればみな知っている事実である。そうであるが、実際にどのようなところであり、どのように運営されていたのかを知る人はほとんどいない。甚だしくは専門学者たちも原論的水準以上は述べることはできない。そのようになった理由はこの医療機関が稼動する姿を生々しく描くことに目的を置かず、機関の目的と官員の数などを確認することだけで研究結果が充足されたと思ったからである。では、内医院、典医監、恵民署を訪ねて、どのような仕事をするのか見ることにしよう。

内医院――国の最高医療機関

内医院は朝鮮最高の医療機構として、俗に〈薬房〉と呼ばれた。宮闕内〔宮中〕の薬房があるところという意味でこのように呼ばれたのである。宮闕内に薬房を置く伝統は三国時代にまで遡る。王を頂点とする社会組織が整えられ、薬や鍼を用いて病気を治す医療法を使用しはじめた時から薬房が設けられたと思われる。薬房には薬材が山のように積まれ、医師は王と高位臣下の疾病を診て回った。

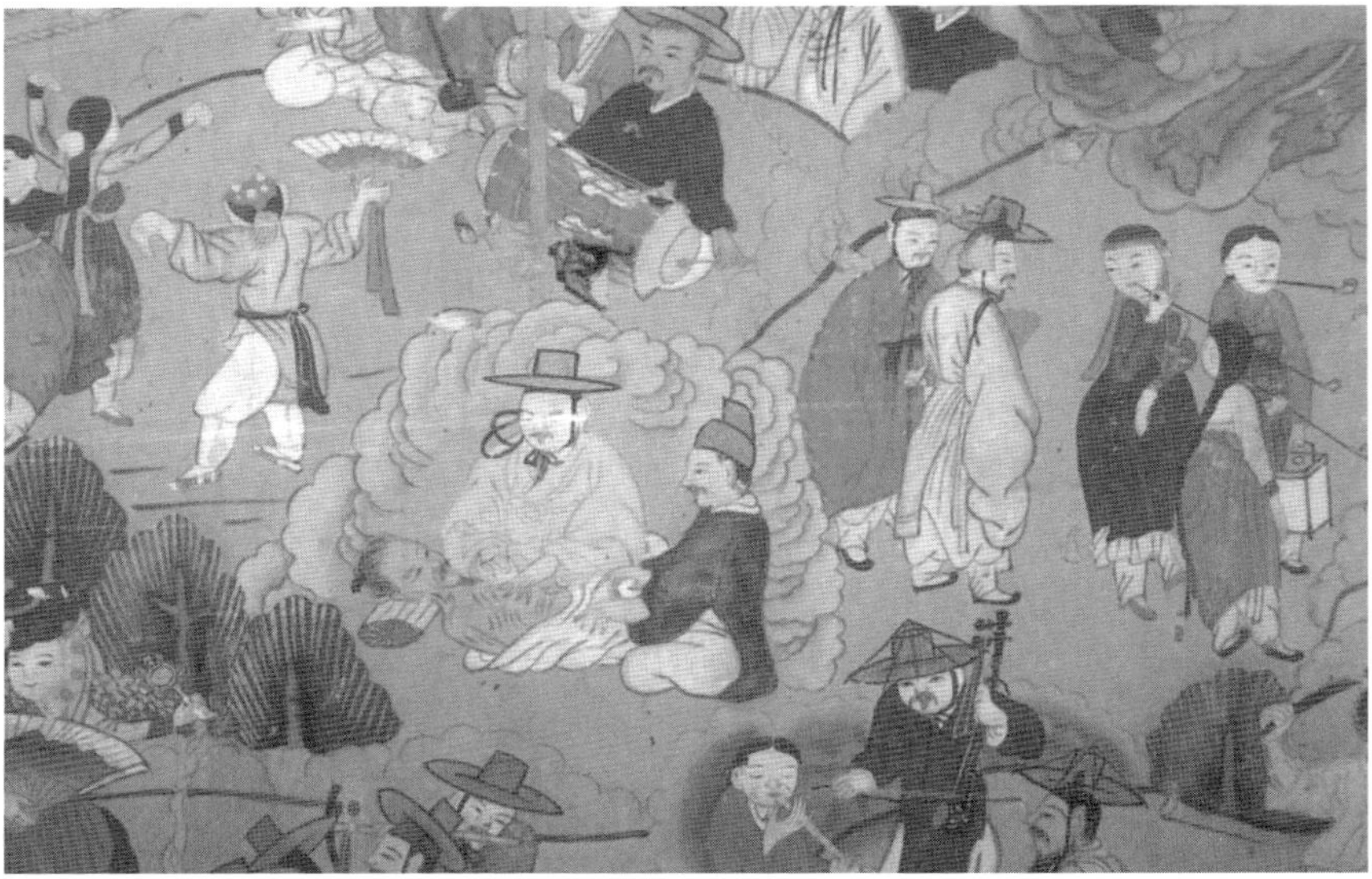

医師の診療 ── 仏岩寺甘露幀（1890）　痩せこけた患者が鍼を打たれている。患者の右の人は頭巾をかぶっていることから薬を専門とする医師のようである。薬を用いてもだめで、鍼を打っているのだろうか。

朝鮮初期の宮闕の薬房は高麗時代と同じように典医監に所属した特別な薬房に過ぎなかったが、世宗時代以後、独立機構として離れて内医院となり、国家医療機構の頂点に位置した。王と高位層の医療を寡占した典医監において王の診療を専ら行う内医院が独立したという事実は、この頃に権力が安定的な基盤を獲得したということを意味する。

今もそうであるが、王朝社会で最高指導者の健康は非常に重要な意味を持った。王が病んで政事を見ることができない状況や、王の身に何かあった状況を想像すれば、その重要性を実感することができるだろう。決裁すべき書類が溜まり、重要な政治的決断を随時下すことができなければ国事が順調に進まない。ゆえに、安定的な王の政事のために王の健康を守ることはきわめて重大であり、そのために国の最高の医療機関を作り、最高の薬と医師を側に置いて最高の医療を受けられるようにした。

この最高の医療機関は王の診療を主目的とした

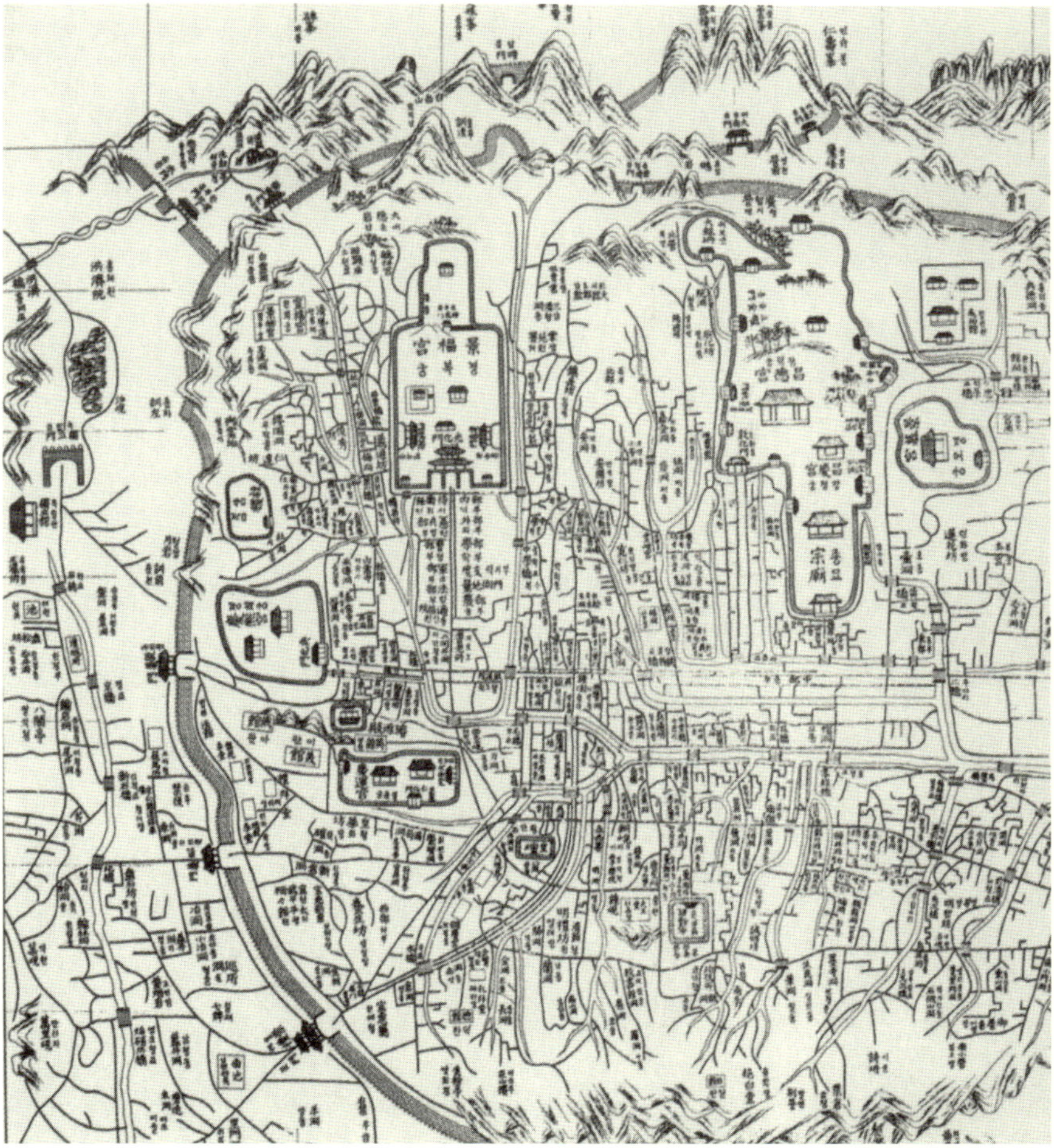

『ソウル長安略図』に示された典医監・恵民署・活人署（1902、英国王室アジア協会制作）
1902年に作られたこの地図には、典医監・恵民署・東活人署の位置が表示されている。金正浩の青丘図では、東活人署の位置はこの地図とは異なり城門外の光化門と東大門の間にある。西活人署はこの地図の領域外にあるので表示されていないが、西側の昭義門を通り、現在の阿峴洞と孔徳洞の間にあった。内医院は昌徳宮内の仁政殿にあった。

が、多くの人員と薬材を王一人が独占したのではなかった。王が寵愛する大臣や尊敬する学者が病気になった時、王は内医院の御医に往診させて疾病を診るようにし、薬材を下賜することもあった。国事の重要な人物の健康を診るという目的とともに、王の関心と特別の待遇を通じて恩恵に感謝を感じさせる〈君義臣忠〉理念の実現という目的があった。

内医院が王が政事を行う場所の近くにあったのは当然のことであった。ゆえに、内医院を内医司、宮の外にある二つの医療機関である典医監と恵民署を外医司と呼んだ。名称に医院という言葉が入っているように、内医院は医師が所属する医療機関の性格を帯びた。そうだとしても、今日の病院・医院と異なる点があった。医師と薬を備えているが、診療が行われる空間ではなかったのである。王や大臣の診療が行われたのは、彼らが住む場所であり、内医院では医師を派遣して薬材を提供した。このような往診方式は単に内医院だけのことではなく、朝鮮全体の慣行であった。

内医院のあれこれは『大典会通』[1]と『六典條例』[2]を通じて比較的詳細に知ることができる。一八六五年（高宗二年）、新しい法典編纂の必要に応じて『大典会通』が作られ、それを補足するために六曹の実際の事務を増補した『六典條例』が付録として付け加えられた。内医院の中心部には薬を置いた大きな薬蔵を備えた薬房、各種医師が勤務する庁舎、書籍を保管するところが別にあり、薬材を保管する倉庫、医女や薬を煎じる侍従・各種奴婢が住む場所がこれに付属していた。今日、昌慶宮の外壁近くに内医院という扁額が掲げられた小さな庁があるが、それは記念碑に過ぎず、実際の大きさを反映したものではない。『六典條例』内医院条を見れば、内医院に勤務する人員は高位大臣、医官、医女、侍従と奴婢を含めて一四〇名を越えており、現存する庁の規模では彼らを収容することは到底できない。

内医院薬房は全国でもっとも立派な薬房であった。ここには全国各地から差し出された国産薬材二三七種と中国から輸入してきた唐薬材六八種を合わせて三〇五種が揃っていた。山参《サンサム》、鹿茸《ろくじょう》、牛黄、麝香など国産の名

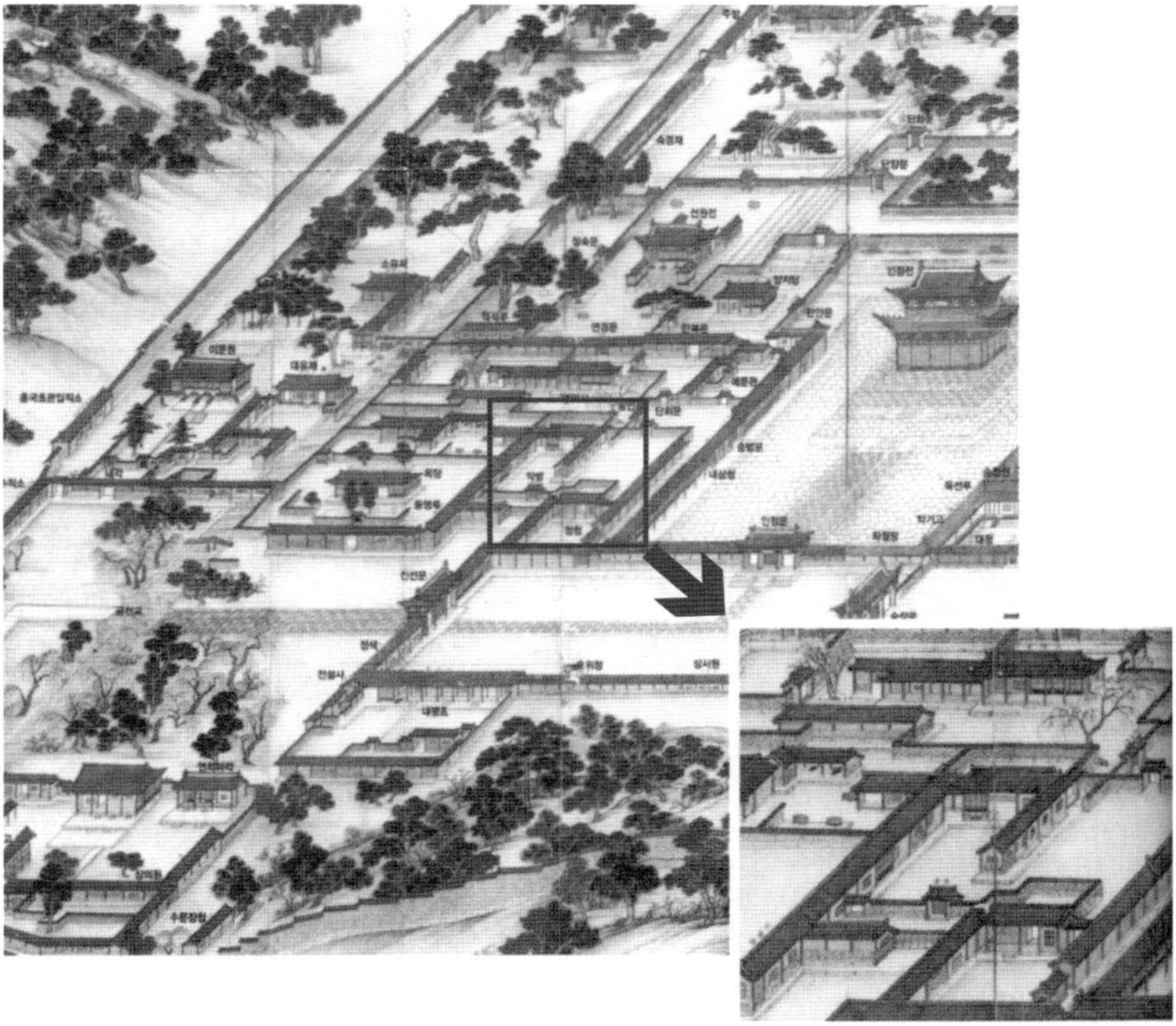

東闕図（部分、1828年頃）　東闕図には昌徳宮と昌慶宮が描かれている。王が政事を行う仁政殿西側近くに内医院（薬房）があるが、王の近くで診療を行うためである。薬房を詳しくみれば、三つの大庁があるが、中央が本庁、左右がそれぞれ医薬同参庁と、鍼医庁のようである。図の左の小さな建物は実務をみる庁と思われる。薬房に隣接した左の別棟、その後ろの建物、さらにその後ろの神農氏、祭事を行う憶惜樓も薬房所属であったはずである。内医院は官員と御医以外にも数十人の医女がおり、たくさんの部屋が必要であった。庭には薬を作るのに必要な器具があり、別棟には薬材のようなものが置かれている。

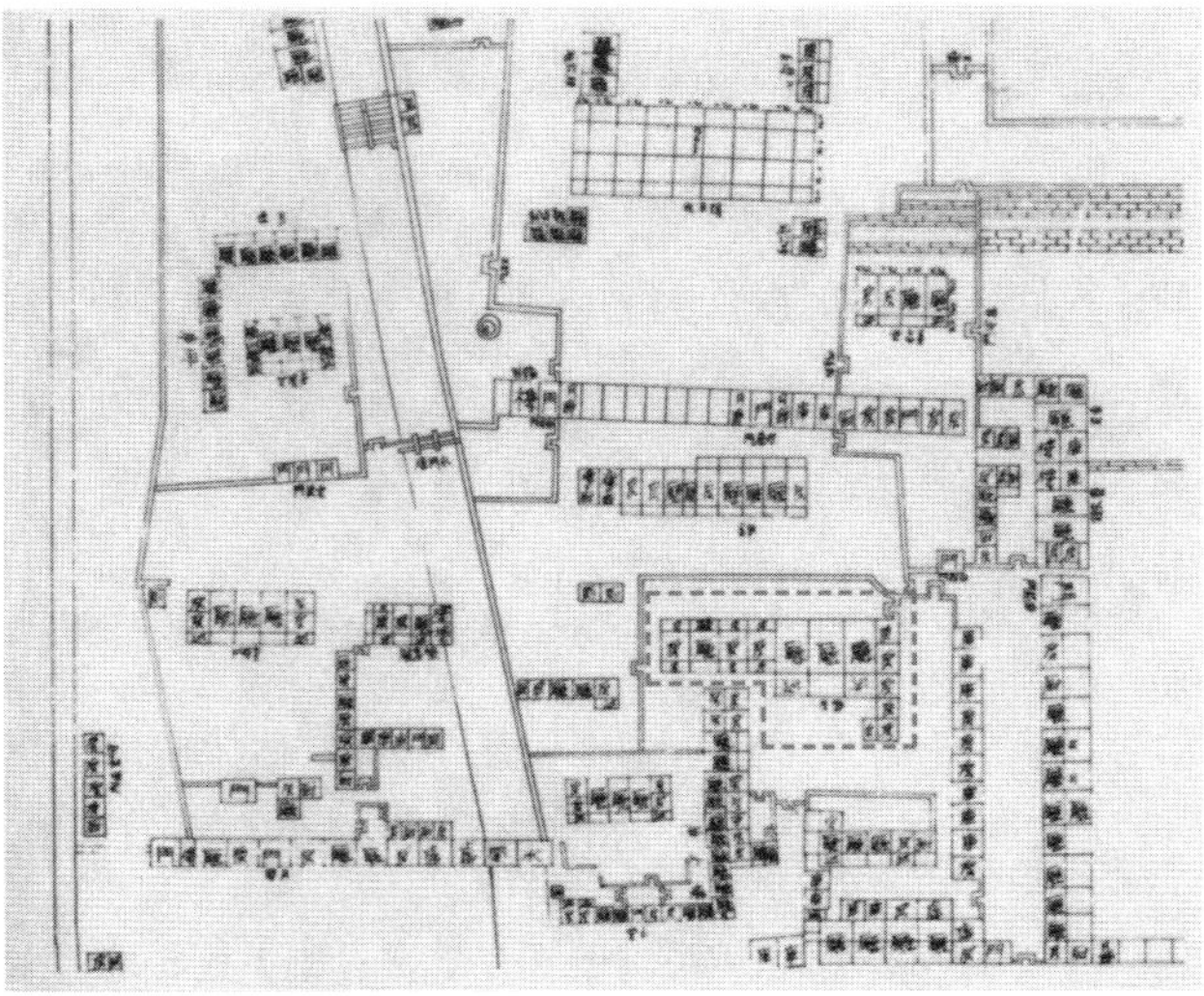

東闕配置図　点線で囲った部分が薬房である。

薬と龍脳、沈香、桂皮、なつめぐなど輸入香料を網羅していた。国産薬材は各道の産物を供出するきまりになっていた。一七世紀大同法実施以前には直接貢物として差し出すようになっていたのが、大同法以後には米と布による税金で薬材を購入するようになった。輸入薬材には中国に派遣された使節の公務費を充当した。牛黄、麝香、山参など地方貢物の割当量が多すぎるという記録が『実録』に少なからず見えることから、それが地方民にとって過重の負担となっていたことがわかる。各道では薬材を直接得ることができない場合、購入してまでも供出しなければならなかった。

　内医院所属医師を見れば、内医院の院長と副院長といえる都提調一、提調一、副提調一など三名であり、行政業務を見る医官が一〇名、診療を専門とする医師が三八名、定員が定まっていない高位級医師である御医三・四名、文書の作成と図書管理を行う書吏二三名、薬材を管理する胥吏二名、大庁門番二名、雑用奴婢一五名、内医院警備兵二〇名、医女二二名、水汲み女人二名、童便軍士三名など一四〇余名にもなった。童便軍士とは薬材を用いる子供と思われるが、その役割は明確ではない。

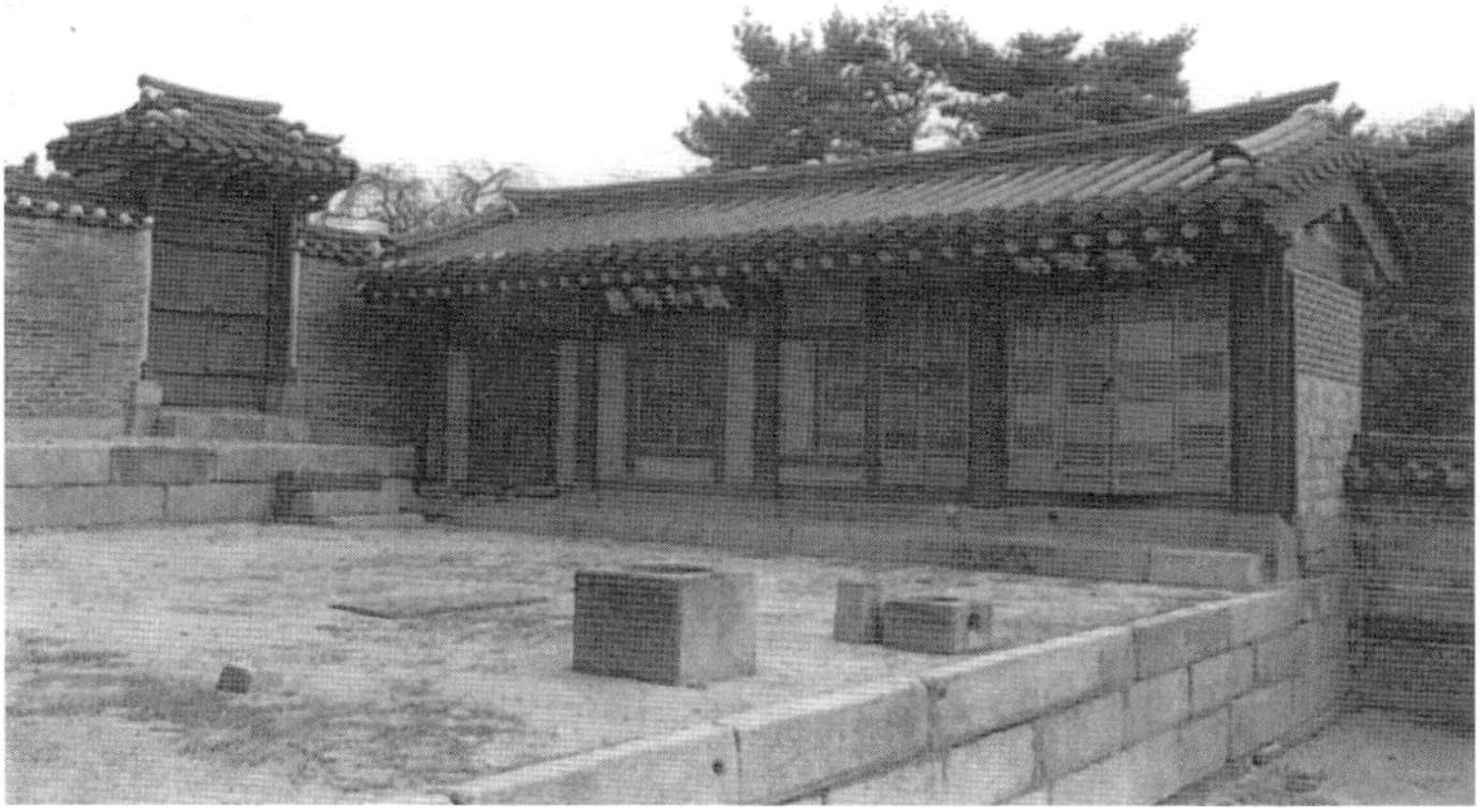

現在の昌徳宮内の内医院　植民地時代以後、内医院は当初の場所から誠正閣の方に移された。王朝の没落と西洋医学の導入によって大規模な薬房は不必要になり、純宗が住んでいた近くのこの場所に移されたものと推測される。ここには昔からの「調和御薬保護聖躬」という額板が掲げられている。

内医院で三八名を定員とする医師が勤務していた場所は、三つの庁である。それは医術の専門領域と官の所属如何によって区分されていた。本庁あるいは大庁には薬を専門とする医官が勤務し、医薬同参庁には外部から招聘され診療に参与する医師が待機し、鍼医庁には鍼を専門とする医師が待機した。本庁には三品以下官職の堂下医官である内医一四名と、いわゆる御医と呼ばれる三品以上の堂上医官がいた。『実録』を見れば、王によって御医の数が異なることがわかるが、三品以上に上った御医の数はそれほど多くはなく、だいたい三名から七名ほどが王の診療に参加していた。医女も一種の医療人であったが、医官の班列〔身分〕ではなく奴婢の班列に属した。

内医院の医師を見る時、注意すべき事項は内医院の業務が行政職と医師職に二元化していたという点である。以前には学者たちがこの点に注意を払わず、官職に関する細密な部分を読み取ることができなかった。甚だしくは成宗時代に刊行された『経国大典』に記録されている内医院官職数を内医院の実際の医師数と錯覚する場合も多かった。そのため内医院官職は正三品・正、従三品・僉正、従五品・判官、従六品・主簿、従七品・直長、従八品・奉事、正九品・副奉事、従九品・参奉など、せいぜい一〇名程度であり、この一〇名の医師が診療に従事したかのように誤解したりした。けれども彼らの主業務は行政であった。診療記録簿作成、薬材管理、貼薬と丸薬製造、外部の医師派遣および管理、雑事を行う人員管理、医学冊子発刊などの事務がそれである。

内医院の医師が内医、鍼医、医薬同参など三つを包括したことは、薬と鍼分科にわたって官と民間をひっくるめて最高の医師を確保するためのものであった。御医はこの三種の医師のなかで治療成績が良くて官位が堂上官へと上った医師を意味し、そのなかの最上の者を〈首医〉と読んだ。内医はおもに内科治療を担当し、湯薬を医術の手段として用いた。鍼医は様々な種類の鍼を手段として内・外科疾患すべてに関与した。とくに腫れ物を切る外科的処置も鍼医の領域であった。等級のことを問うならば、鍼は非常に優秀な治療手段であったが、鍼を専門とする鍼医は薬を専門とする内医よりも一等級低かった。鍼医の伝統は古代から存在してきたが、朝鮮では世宗時代から本格的に鍼灸専門医を養成しはじめた。(3)

医薬同参は外部から招聘されてきた医師たちで、医術に優れているという評判があり、身分の上下を分け隔てず宮闕に登用された。(4) けれども彼らの大多数は儒医であった。国家の医業が庶子と中人出身者に固定化されない中宗以前は、医薬同参という言葉はなかった。士族出身が医官を務めるのが慣行であったからである。(5) けれども医学が特定身分の職業へと限定されて、士族出身の医師すなわち儒医を区別する必要性が高まり、彼らを身分的に区分して専門職に「同参」させるという意味づけを押し出した。『東医宝鑑』著述に参与した鄭 碏《チャンジャク》と彼の兄・鄭 礦《チョン・リョム》は非常に有名な儒医であったし、茶山・丁若鏞《チョン・ヤギョン》〔五二頁註(3)参照〕も純祖の世子が病気になった時、医薬同参に呼ばれたことがあった。(6) 内医院院長と副院長に相当する従二品以上の官位である都提調、提調、副提調の場合にも医学に明るい人物がその職に就くのが一種の慣例だったので、彼らの多くも儒医の範疇に入るといえる。

内医院では毎月五日に定期的に王を診察した。見舞い〔問安〕の対象には王妃、時には上王と太子妃までも含まれていた。問安の時には、提調各官吏と何人かの医官を帯同するのが一般的であり、事案によって官吏の等級と人員に制限があった。定期問安以外に特別な行事の時には、別途の問安があった。特殊問安は誕生日、末伏〔立秋後、最初の庚の日〕前日、二四節気の大寒前日、親祭〔王が行う祭事〕と親耕〔王が行う農事〕の時、行次〔外出〕、国恤〔国喪〕、遷陵など重要行事ごとに行われた。とくに王と王妃の行次の時には、提調三名と医官五名が随行して有事の場合に備えた。

王に病気の兆候が現れた時には、内医院は非常体制に入る。王の病気を診察する入診は非常に重要で三名の提

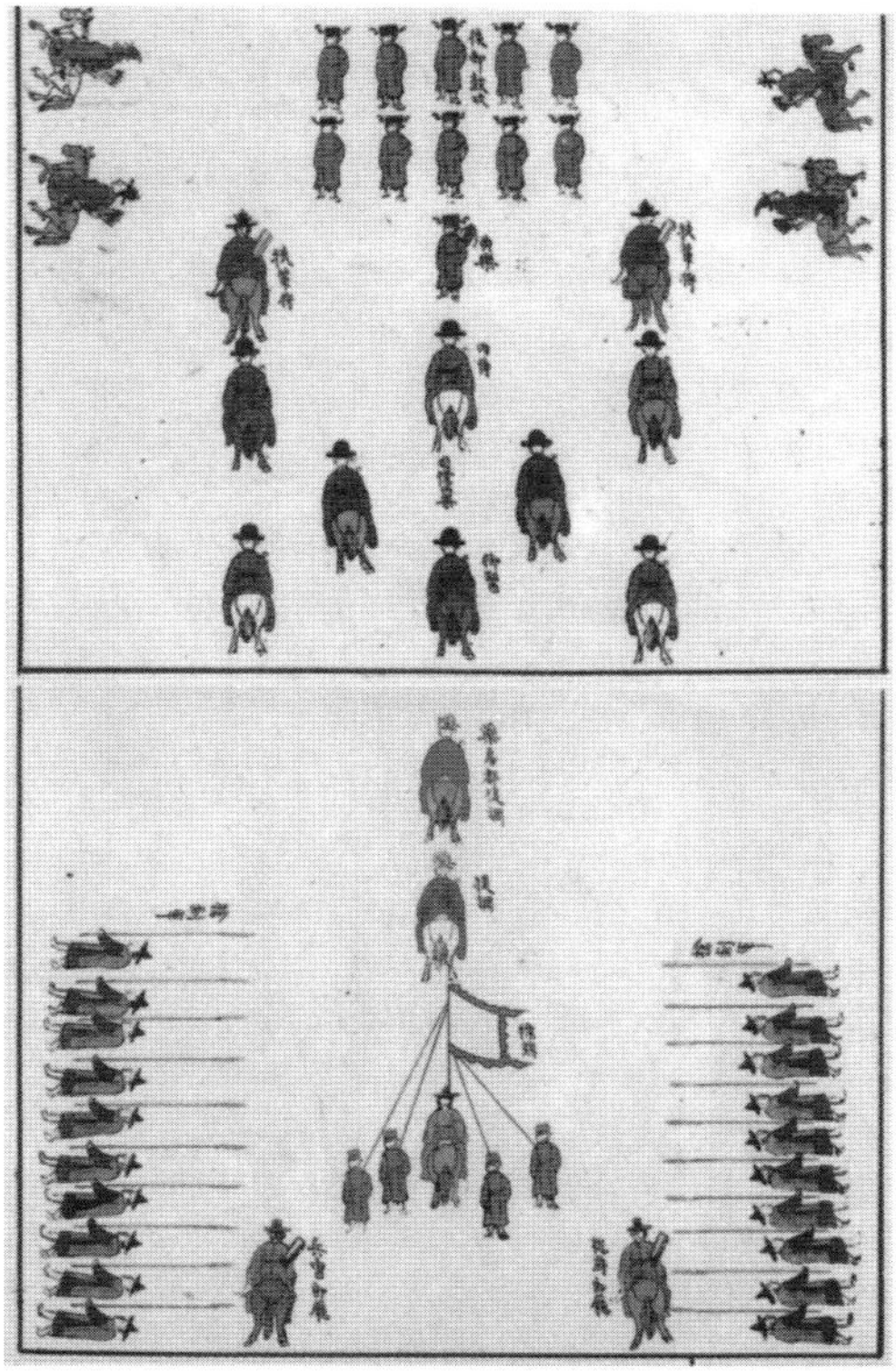

御医、薬房都提調と提調、医官の姿 ── 英祖貞純王后嘉都鑑儀軌・班次図（1759、ソウル大奎章閣所蔵）

英祖の婚礼行列を見れば、王の輿の後尾からすぐ近くに御医三名が従っている。続いて、少し後ろに内医院総責任者である薬房都提調と薬房提調が従っている。彼らは儀式の順序にしたがい官吏の一員として自分の位置を占めるとともに、何かあった時の診療を行う業務を担った。

調と医官が随行した。提調が症状を聞いた後、医官が入ってきて診療し、薬を用いる時にも三名の提調、御医たち、医薬同参がともに相談した後、処方を決定した。また、薬を調合し煎じる時にも鍼灸を行う時にも提調と御医がすべての過程を非常に細心に監督した。重要なことは以上のような過程をすべて記録し、文書として残した点である。『薬方謄録』がそれである。これを見れば、王の診療がどれほど徹底して行われたのかを知ることができる。それは、誤診や診療事故が発生した場合、追及の根拠となった。

内医院の医師は診療で功をあげれば、米や豆、馬などを報賞として受け取り、特別な場合は昇進の喜びを味わうことができた。許浚の事例が代表的だといえる。彼は『経国大典』が規定した庶子出身が昇ることができる限界である堂下官となっただけでなく、従一品崇禄大夫にまでなった。[7] 朝鮮後代に行くほど他の雑官と異なり、内医院・医官の品階は高くなり正三品・堂上官職と堂上品階となるが、これは病気治療の功労を認められたからである。[8] また、朝鮮後期に多くの内医院・医官が縣官実職に除授され地位が上昇した。朝鮮前期に比べてかなり多数が地方の守令に進出したが、中人守令のなかでは医官守令が七五・五％である七四名が二〇一ヶ所を占めたことが明らかにされている。[9]

報賞が大きい反面、王が死んだり医療事故を起こした場合には過酷な処罰を受けた。宣祖が死んだ責任を問われ当時首医であった許浚は義州に配流となり、孝宗を死なせた御医・申可貴と、正祖の死と関連した御医・康命吉《カン・ミョンギル》〔二九五頁註（9）参照〕は死刑を免れることはできなかった。

典医監――医薬の中枢

内医院と典医監がどのように異なるのか、区別できない人が多い。字面だけを見れば、典医という言葉は御医と同じように感じる。けれども、ここで典医とは国の医薬行政を意味する。内医院が王と王妃、上王と大妃などの健康の責任を担ったならば、典医監では恵民署とともに政府各機関に設置された薬房の運営、病気となった官吏に対する薬材下賜、公務に伴う医療活動、各地方薬材の進上監督を担当した。なによりも恵民署とともに医師の養成の責任を担ったが、典医監は高等教育を、恵民署は下等教育を担当した。

典医監は医薬行政および医学教育機関として多数の医療資源があった。総責任者である提調は従二品、文官で二名がおり、その下に行政官員が一一名、教育担当医官である教授一名と訓導一名、腫れ物専門医一名、鍼医三名などがいた。医学を学ぶ人たちも士族出身で文科初試に受かった者のうち医学を学ぶ医書習得官三〇名、医官志望生である生徒五六名がいた。生徒数は元来五〇名であったが、英祖二二年以後六名増えた。この他に下級人力として文書を作成する書員一名、薬倉庫を管理する庫直一名、門番一名、使令（小間使い）五名、馬番二名、軍士二名などがいた。

典医監では恵民署とともに各種公務に救療官を派遣した。救療官は医官と試験に及第した生徒のなかから職分によって選出された。例えば、陵を造る山稜都監の仕事、中国の使信を迎える遠接使と見送る搬送使の随行はとくに重要なこととして取り扱われていたので、正三品以上の堂上官・救療官を送るようにした。この他にも、中国や日本に使臣を送る時、王の外出時、宴会時、勅使を送る時、官衙〔役所〕を建てる時、飢えた人の面倒を見る時、東西氷庫を管理する時、輿を担ぐ人の健康を診察する時、軍卒〔軍人〕の病気を診察する時、科挙試験時などに救療官を派遣した。大闕のなかの機関である承政院、弘文館、藝文館、侍講院、翊衛司で救急状況が生じた時にも典医監で救療官を派遣した。

典医監では恵民署とともにいくつかの国家機関に設置された薬房の管理と、地方から供出された薬材の監督を受け持った。高位の大臣が国家最高の政事を担当する議政府、王族を管理する宗親府、国家有功者とその子孫を管理する忠勲府、老人官職者を管理する耆老所、国家行政を執行する六曹などの中央機関と、訓練都監・禁衛

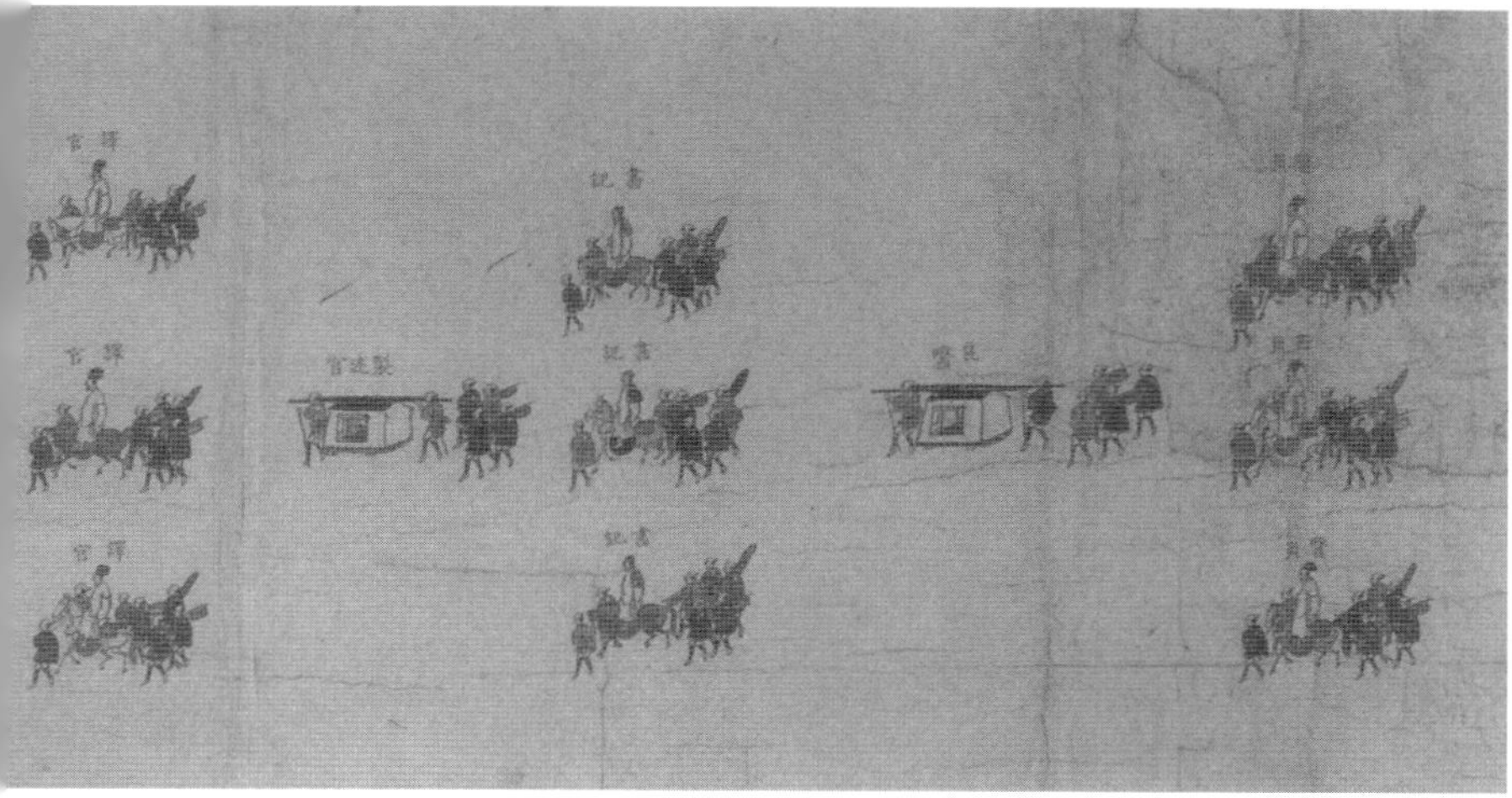

営・守御庁・摠戎庁などの軍隊などには、所属する官吏のため薬房が別途に設置されており、二年任期の医師が派遣された。

地方から供出された御用薬材の管理については、典医監と恵民署[10]から派遣された〈審薬〉が責任をもった。審薬は生徒のなかで試験成績が良い者から選び、各道の監営と兵営に一名ずつ配置した。済州島の場合、監営や兵営がないにもかかわらず特産物があるので特別に一名が配置され、審薬は全一五名であった。

典医監では高等教育を実施した。正式品階を持った従六品・教授一名と正九品・訓導一名が教育を担当した。教授と訓導は特別に医学に明るい者のなかから任命し、教育の任務が重大であったので他の官職と異なり随時交替対象とはならず、任期が保障されていた。典医監で医学を学ぶ学生は二つの部類があった。一つは専門職医官となることを願う医生で五〇余名いた。士族はこれを避ける傾向があったので、医生はおもに中人や庶子身分の者が占めた。もう一つは初試〔科挙の第一次試験〕に合格した者たちで文官を志向したが、医学を学ぶことになった医書習読官の三〇名である。国では外国語・医学・

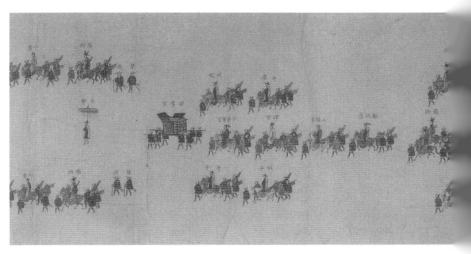

朝鮮通信使に随行した医官たち ── 『仁祖十四年通信使入江戸城図』(国立中央博物館所蔵)
随行医員のなかで責任者である良医は輿に乗り、その下の医師三人は馬に乗っている。この医師は典医監と恵民署に所属している。

法律学・陰陽学など雑学知識を知るものが多くいるべきであるという施策を行いながら、いくつかの奨励策を「人参」として与え、士族の雑学学習を奨励したのである。彼らは一般官職を得るための方便として医書習読官を志望し、場合によっては継続して医学を学び医官として名前を知らしめた者もいた。彼らが継続して医学に精進する場合、内医院では医薬同参という制度で彼らを包括した。

医学生徒が医官として出世するための道は険しかった。医学学習を始める前に経典と歴史書に対する学習が必須であり、学習を行ってからは診脈学、鍼灸学を基本として医学理論、内科学、本草学、方剤学〔薬剤の調合法〕などを勉強した。教材には中国の医書である『纂図脈』、『銅人経』、『素問』、『東垣十書』、『医学入門』、『医学正伝』、『仁済直指方』、『大観本草』などが含まれていたが、学習の量と水準から推し量るところ、意味を理解し自分のものとすることはけっして簡単ではなかったはずである。重要な医書である『纂図脈』、『銅人経』、『素問』はすべて憶えなければならず、他の書籍についても理解が滞るところがあったら医官になることは難しかった。

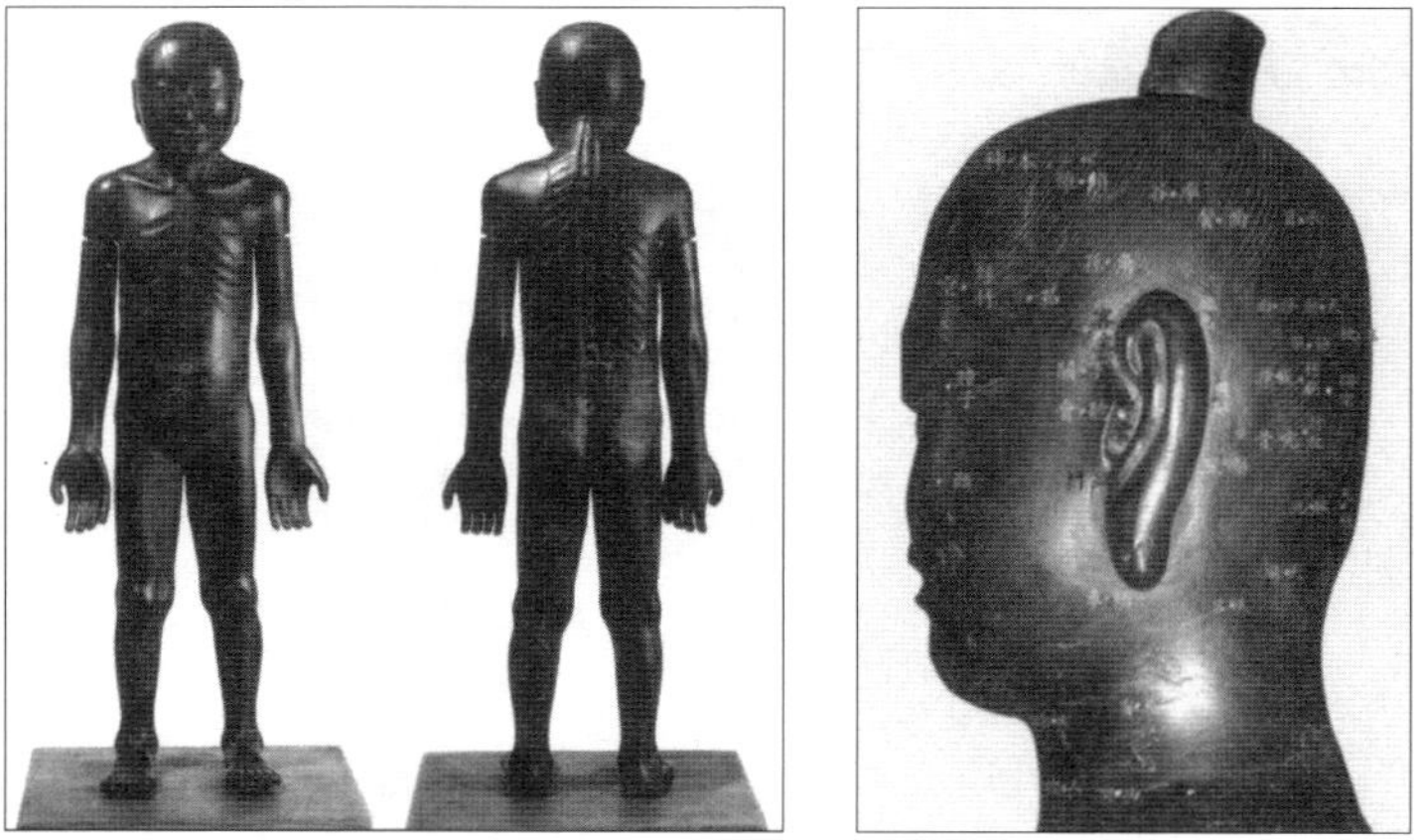

（左）鍼灸銅人の前後、宮中遺物展示館所蔵　鍼灸銅人は銅で造った模型に経絡と経穴を刻んだものである。中国宋時代（1030）の王唯一が初めて製作し、朝鮮太宗時代（1415）に明から銅人を下賜されてから、国内銅人の伝統が始まった。鍼灸銅人は経絡と鍼を打つツボを学習するためのもので、試験用として重要であった。宮中遺物展示館が所蔵するこの鍼灸銅人は国内の遺物としては唯一のものであり、内医院所蔵品でおもに内医院所属医女の学習用に使用されたものである。**（右）鍼灸銅人の頭の側面部**　明代正統年間（1439 〜 1446 年）に製作された鍼灸銅人で、国内の銅人図の模範である。詳しく見れば、鍼を打つツボとその名称が表示されている。

医官となる試験としては一種の昇進考課試験である取才と正式試験である科挙の医科があった。取才は生徒を対象とした。生徒は一年に四回行われる取才において続けて優秀な成績を収めると審薬や薬房派遣医師、本庁の医師になることができた。官職を得ても、より良い官職に就くためには取才試験の成績が良くなければならなかった。ひたすら、勉強また勉強を行うシステムであった。いかに取才試験の成績が良くても医科に合格しなければ、原則的に高位官職である六品・参上官以上にはなれなかった。

医科は典医監で実施され、三年ごとに定期的に行う式年試、国で慶事があった時に行われる増広試験、慶事が重なった時に行われる大増広試験があった。みな初試と覆試二度の試験があった。初試では一八名（大増広試二二名）を選び、覆試では初試に合格した者を対象にして九名（大増広試一一名）を選んだ。この九名中、初めて医官となった者で一等及第者には従八品、二等には正九品、三等には従九品の官職を与えた。すでに、官職に就く者は一階級ずつ上げた。医科試験は取才と異なり、民間にも解放されていた。典医監や恵民署の生徒と医官だけでなく、民間で医学を学んだ良人〔両班で中人以下の身分〕以上の身分であれば誰もが試験を受けることができた。

伝統的な官の医学教育は一八七六年の開港以後、大きな変化を被った。一八八二年、恵民署が廃止されて官の医学教育は典医監が専ら行うようになり、一八九四年、科挙が廃止されて国家レベルの漢医学を施術する医師の養成は中断した。代わりに一八八五年、済衆院が設立されて、一八八六〜一八九〇年の間に西洋医学を学ぶ生徒一六名を選んで教育させたことがあったが失敗に終わった。一八九五年、医学校設立計画が立てられ、一八九九年、西洋医学を主とする官営の医学校が設立され一年に五〇名余規模の医学生を養成しはじめた。

恵民署――庶民のための機関?

多くの人たちは恵民署を一般庶民のための医療機関と思っている。それは部分的には正しい。恵民署が一般庶民のために薬を提供する機関であったことは明確である。「病気にかかった患者が薬を求めれば、お金がなくてもこれに応じて薬を提供しなければならない」という記述が『経国大典』にも載っている。恵民署は高麗時代の恵民局を受け継いだものであり、恵民局は宋の国で初めて実施された対民医療機関である恵民局の伝統を見習ったものである。けれども朝鮮後期恵民署の実際の運営を見れば、おもに行ったことはそれではなかった。

われわれは奎章閣が所蔵する『恵局志』(11)(一七七八)のおかげで恵民署運営の全貌を生々しく知ることができる。例えば、恵民署の主要業務は対民医療ではなく、典医監と同様に各種公務医療であった。典医監と同様に外国使臣の随行や、各種公務への救療官派遣、地方への審薬派遣、いくつかの機関に設置された薬房への医師派遣、疫病が流行った時の救療官派遣、医学生徒の教育などが業務であった。活人署への医師の派遣、監獄への月令医〔一月交替の医師〕の派遣、医女の教育などが恵民署の固有業務であった。仕事の多くの部分において、典医監と重複するので国家機関の統廃合があった時に、この二つの機関は一つとなった。仁祖時代に一時典医監に統合され、一八八二年には恵民署はついに廃止され典医監に吸収された。

恵民署では文官の高位大臣である提調二名、その下に行政職医官が七名ほどいて、その他に医学教官二名、腫れ物専門医一名、月令医三名、鍼医一名がいた。医学生徒は六二名であった。元来『経国大典』では医学生徒数を三〇名に規定していたが、『続大典』ではその数を二倍以上に増やして六二名とした。また、三一名の医女が所属していた。

この他にも下級人員として文書を作成する書員一名、薬倉庫を管理する庫直一名、雑事と蔘契〔人参売買〕管理などを受け持つ分撥使令三名、軍士一名、官蔘〔人参栽培〕管理を受け持つ〈色丘〉と〈丘従〉各二名、貢物を運搬する貢人、多少の奴婢一四名などがいた。このなかで薬倉庫を管理する庫直が注目される。これは、もともと二名であったが、そのなかの一名だけが「万民を救療する倉庫番」という名称を得たのである。名前から見て、この職が庶民に薬を販売したり無料で提供する仕事を受け持ったようであるが、一八世紀末にはすでになくなっていた。『恵局志』は医療機関に勤務する行政職がどのような仕事を行ったのかはっきりと示してくれる。従六品・主簿は印章と庶務を受け持ち、従七品・直長は奴婢を、従八品・奉事は書籍管理を、従九品・参奉中二名は湯薬管理を、二名は国産薬を受け持ち、教授は高等教育を、訓導は下等教育と医女の教育を受け持った。このような行政職務は内医院、典医監の場合でも同じであったはずである。これによって、医療機構内の行政職と専門医師職を混同していた問題が完全に解かれた。ただ、内医院にはこの官員以外に正三品・正、従四品・僉正、従五品・判官などの官職があったが、彼らの主要業務は一般的な行政ではなく王の診療と関連したものであったと推察できる。

恵民署の医学教育は典医監とほとんど同じであった。『恵局志』を通じてより詳しく知ることができる部分は、生徒の選抜方式である。生徒の選抜は今日のように一年に決まった人員を選ぶのではなく、欠員を補充する方式であった。取才や科挙を通じて官職異動があれば、生徒のなかで官職に抜擢される者がでてくる。そうすると欠員を補充するが、その方式が少し独特である。まず、恵民署の生徒になろうとする者は六品以上の官職を持った三人の推薦を得なければならない。彼らは、また審査を行う下級官吏二〇名中多数の賛成を得なければならなかった。反対者は二名まで許され、三名以上の場合には脱落した。これを見れば、恵民署の生徒の選考は非常に面倒であったことがわかる。一、二名で入学を左右することができないようにしたのは、それだけ特権があったからだろう。

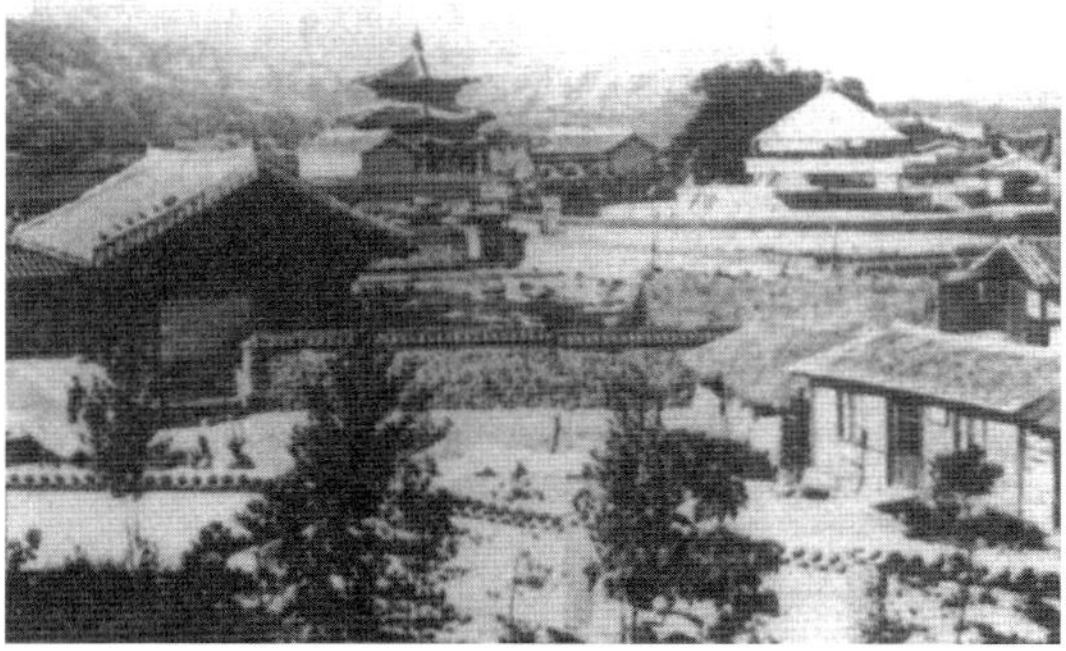

恵民署　1907年に昔の恵民署を写した写真である。恵民署の一部分だけ写っており、本庁と前銜庁は見えない。

事実、恵民署や典医監の生徒になったというのは、官職進出の可能性がそれだけ高くなったことを意味する。優秀な教官に医学を学ぶことができ、毎年四回の取才試験を受けることができる資格を得ることができた。医官はたとえ文官や武官よりも低いとしても支配層の末端に位置した立派な官吏であったので、けっして軽く扱われることのない地位であった。

恵民署の生徒に対する学業勧奨と懲罰も興味深い。四回の試験で成績が良ければ筆、紙、墨を賞品として受け取った。現在の学校で賞を与えるのと同じであることがわかる。けれども、成績が良くない場合には罰としてこのような物品を差し出さなければならなかった。さらには、何度も悪い成績をとれば生徒の身分から脱落して雑事を行う位置に落ち、学業の進展が見られれば元の資格を回復できたが、そうで

（次頁）**城内の薬房 ―― 大平城市図**（18 世紀後半、絹本採色、各 113.6 × 49.1㎝、国立中央博物館所蔵）　大平城市図は理想の政治によって大平聖代が実現することを願って描かれたものである中国の城市図を模倣したが、朝鮮の風物を描いた。大平城市図のなかで薬房はかなり繁盛している。薬房は内外で二棟からなっている。前の建物には大きな薬簞笥が置かれ薬を買い求める人が三人おり、医師と思しき人が薬材を扱っている。後ろの建物では薬房店員と思われる人が二人いる。一人は薬碾（やくてん）で薬を挽き、もう一人は斫刀（チャクトゥ）で薬を刻んでいる。庭では各種の薬材を乾かしている。

なければ退学となった。現在の学校とは異なり、与えられた罰が非常に過酷であることを窺い知ることができる。とはいっても今日の学校でも、成績しだいで落第と退学があったのはそんな昔のことではない。

さて、恵民署を見学しよう。『恵局志』では、恵民署の全体の大きさとそれに所属している各建物と出入りする門、蓮池、厠間までも詳細に記録している。恵民署では一〇間規模の大庁、二間半規模の倉庫と二間規模の抹楼房、四間規模の前銜丁、三間規模の祠堂、家三間・草家三間規模の医女庁、厠間一間、横三間半・縦四間半規模の蓮池などがあり、門としては大門、夾門が付けられた中門、公事門などがあった。

大庁は提調をはじめとする禄官が事務を見る場所であったはずであり、抹楼房では書員と倉庫番が勤務した。前銜庁は品階はあるが官職がない各種救療官と派遣医師である前銜たちが事務を見るところであった。前銜庁では生徒の食事までも受け持ったことを見れば、生徒に関する全般的な事務もここで見た可能性が高い。

医女庁は医女たちが留まる場所であった。医女は各地方で選んだ官婢を対象としたので、家三間、草家三間で寄宿するようにした。一方、恵民署の全般的な規模や前銜庁の規模を見た時、医学生徒の場合には寄宿せず、登下校式で勉強したものと推測される。門に関して特記すべきことは大庁へと通じる中門に参上官、参下官など官職の者だけが出入りする門が別に作られていたという点である。今でも、社長専用、教授専用エレベーターが別にあるところが多いが、身分や階級による門の区分はそれほどおかしいことではない。

しかし、一八世紀末に恵民署のこのような構造は、以前よりも縮小されたようである。『恵局志』作成者はそれを残念に思っている。全体の規模はかなり大きかっただけでなく、

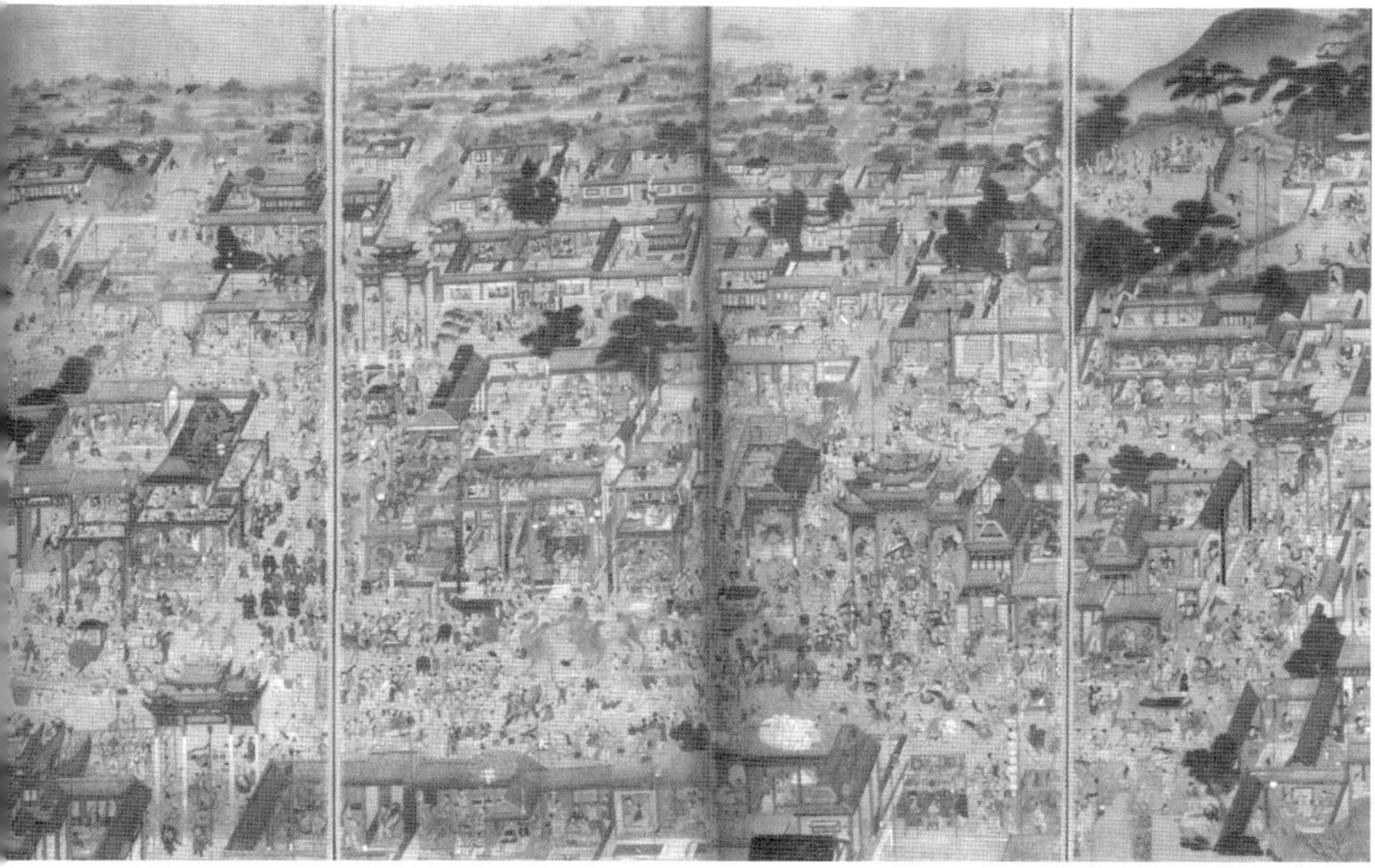

恵民楼という二階建ての亭子《チョンジャ》〔あずまや〕もそびえ立ち景観をよくした。これだけではない。恵民署の外側には四間半規模の専売庁があり万民を救療した。戸曹[12]が中国薬材で貿易をして受け取った銀を資金としてこのような施設を運営した。しかし、恵民署は縮小され一般庶民を対象とする薬を販売することを中止しただけでなく、乾隆甲申年〔一七六四〕に建物さえも売って恵民署全体を保守するのに使ってしまった。厩舎もなくなり、漢城中部羽麟坊にあった付属施設である直房も官衙修理時に売って補修代に充てた。

朝鮮後期の『実録』には恵民署が庶民救療において有名無実となったことを嘆く文章がたくさん登場するが、恵民署の建物の縮小を通じてこれを確認することができる。これは、そのまま官の対民間医療が縮小したことを意味する。なぜ、このようなことが起こったのか？　一次的には国家機構の効率的な配置の一環としてなされた措置である。より根本的な理由は、官の直接的な対民間医療の重要性が低くなったことにある。一八世紀以後、民間部門医療が成長したが、とくに漢城で目立った。鐘路とクリゲ付近に乾材薬房が多く現れ、わざわざ官の薬房である恵民署に行かなくともすむようになったのである。

活人署――棄民と疫病患者の収容機関

活人署は文字通り飢えた人を救い、都城内の伝染病患者を救療する機関であった。活人署は都城東側の城門外と西側の城門外に位置していたので、東西活人署と呼ばれた。高麗時代の東西大悲院を受け継いだもので、大悲〔慈悲〕の仏教理念の代わりに活人の儒教理念を押し立てた。厳密にいって活人署は内医院、典医監、恵民署のようなしっかりとした医療機関とはいえない。医官は恵民署から派遣された医師二名が勤務していただけである。活人署では漢城府とともに都城内の伝染病患者を管理し、診療に必要な薬物は典医監と恵民署から送られた。これとともに、患者を収容するためテントを張って患者を隔離する仕事も行った。朝鮮後期には活人署も有名無実の状態になったので、一八八二年に国家機関を改編する時、恵民署とともに廃止された。それでも、一八九九年に設立された内部医院（広済院）は自ら活人署の伝統を受け継いだものとした。

地方の医師たち

典医監と恵民署では全国八道に従九品・外官職として審薬を派遣したが、彼らは各道の官庁あるいは兵舎に留まり、各官衙〔官庁〕の医療とその地域に割り当てられた薬材受給に責任をもった。各道の官庁と兵舎には審薬堂という一種の薬房が設置され、そこには医生が別にいた。一五九〇年に作成された『平壌邑志』[13]を見れば、平壌邑には三四名の医生がいた。各郡・県にも守令の健康に責任を持つ薬房が設置され、医学を学習する生徒が別にいた。『経国大典』以後、朝鮮法令には各地域の規模によって医生数を規定した。府には一六名、大都護府と牧には一四名、都護府は一二名、郡には一〇名、県には八名を置くように規定した。朝鮮初期には中央が医学教諭を派遣して、地方の医学生徒を教えたりし、そこの学生を選んで典医監と恵民署に所属させ医学を教えた後、出身地方に戻り医師となるようにしたが、円滑にはいかなかった。朝鮮後期には教訓が活かされたようで、観察使が巡行しながら彼らの試験を監督した。

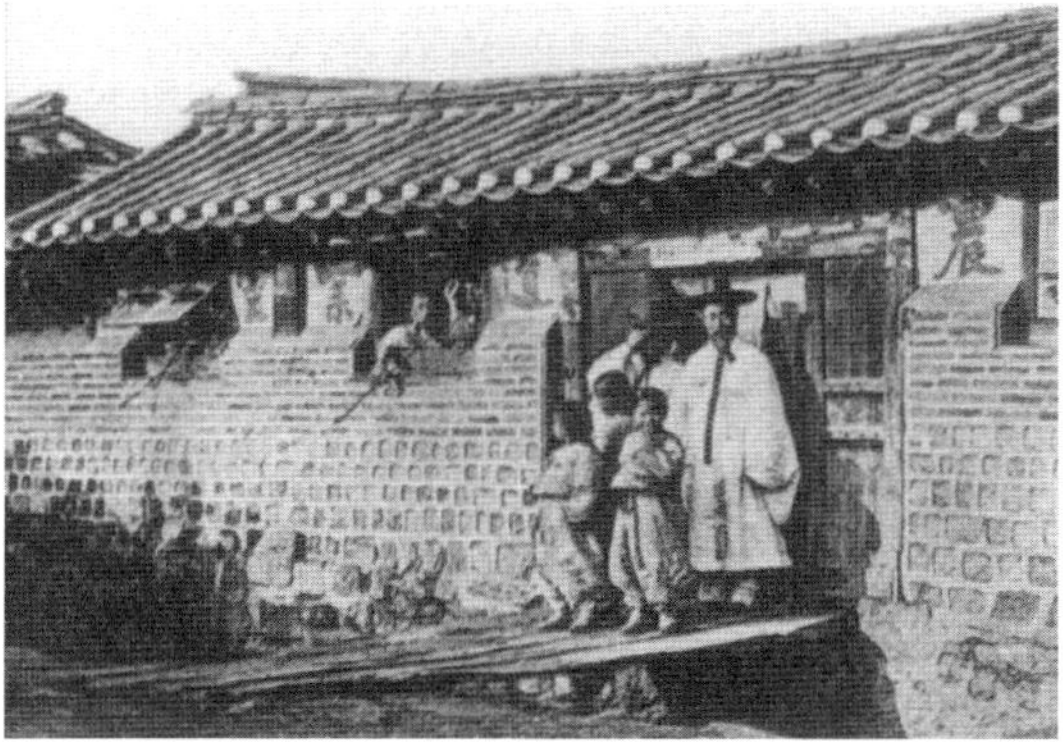

「神農遺業」の看板がある漢薬房（1900年前後）　漢薬房は「神農遺業」という看板を掲げた。

地方官衙に属した医師と医生は学習する生徒であると同時に、地方の医術に責任を持つ下級医師であるといえる。正式の官位を受けたものではないが、官に所属しながら官衙と官衙周辺、ひいてはその邑の医療に責任を持った。『大典会通』が提示した規定どおりにすべてを満たした時、各地方の医生数は総三二八六名で、京畿道三五〇名、忠清道四八八名、慶尚道六八八名、全羅道五三四名、黄海道二三四名、江原道二六〇名、咸鏡道二九六名、平安道四三六名となるだろう。

地方の医師を論じる時、薬種商をはずしてはならない。薬種商はおもに薬を売りながら、簡単な処方を調合した。彼らは一七世紀以後、薬契[14]を担い成長したようである。一九世紀後半頃には各地方ごとに〈神農遺業〉という旗を掲げ営業するものが多数確認され、漢医学の大衆化に彼らが与えた影響は大きい。

〔原註〕博士論文で簡潔に取り扱ったものを、本書のために、より詳しく書き下ろしたものである。この主題と関連して朝鮮前期の場合ソン・ホンリョル「韓国医療制度史研究（古代〜朝鮮初期）」（慶熙大史学科博士論文、一九八六）という好著があり、朝鮮後期の場合にはイ・ギュグン「朝鮮時代医療機構と医官――中央医療機構を中心として」（『東方学志』一〇四、一九九九）という優れた研究がある。

訳註

（1）朝鮮王朝末期の法典。一八六五年に高宗の命によって編纂された。『経国大典』以降の法典を集大成したもので、『経国大典』（一四八四）の本文を原、『續大典』（一七四四）の本文を續、『大典通編』（一七八五）の本文を増、新しく増補したものを補とした。

（2）朝鮮末期、六曹各官衙の事務処理に必要な行政法規および事例を編集した書籍。一八六五年に『大典会通』が完成したが、抜け落ちた事例が多く、それを追加して一八六七年に配布した。

（3）ソン・ホンリョル『韓国医療制度史研究（古代〜朝鮮初期）』、慶熙大史学科博士論文、一九八六。

（4）李奎象『并世才彦録』。

（5）中人とは両班と常民との中間に位置する身分階層で、おもに語学、医学、天文学、地理学、算学、書学、法律学、絵画などの技術分野を担当する封建官吏たちのことである。中人という呼称は、彼らがおもにソウルの中央部に集まって暮らしたので「中村居人」、これを略して「中人」と呼ばれるようになったといわれている。

（6）『純祖実録』巻三一、三〇年五月五日。

（7）中東源『朝鮮の人・許浚』ハンギョレ新聞社、二〇〇一。

（8）フフィ・ギュグン「朝鮮後期内医院医官研究――〈内医先生案〉の分析と中心として」『朝鮮時代史論集』三、一九九八。

（9）キム・ヤンス「朝鮮後期社会変動と専門職中人の役割」『韓国近代移行期中人研究』、シンソンウォン、一九九九。

（10）朝鮮王朝時代、地方行政区域の長官である観察使が実務を行っていた官舎。

（11）恵民署の沿革、分掌、事例などを整理し収録した書籍。目次は以下の通りである。

沿革――官制、衛職、外任、原籍、官舎
率属――員役、醫女、奴婢
考課――入屬、褒貶、祿試、聰敏、勸奬、生徒考講、醫女考講、遷轉
式例――入直、分差、供仕、擬望、賻助、該用、文状一啓本式、啓目式、薦状式、草記式、牒呈式、平關式、立案式、帖式、褒貶單子式、書籍什物
支供――藥田、貢物、進排、應役、經費

（12）朝鮮王朝時代の行政機関である六曹（吏曹・戸曹・兵曹・刑曹・工曹・礼曹）の一つで、戸口、貢物、賦役、田糧、食糧および国家財政に関連した部分を担当した

（13）一五九〇年に尹斗寿の主管のもとで、編纂・刊行された地理書。内容は巻一に彊域など一三項目、巻二に学校など八項目、巻三に貢賦など一〇項目、巻四に古事、巻五に文談など三項目、巻六～八に詩、巻九に文で構成されている。壬辰倭乱以前に編纂された邑志のなかで唯一原本が伝わる本で、資料的価値が高い。

（14）契とは朝鮮独特の講の一つで、薬契は定額の金銭や穀物などを出し合って、薬を購入したり薬局を運営して、互いの利益を図るもの。

医女のはなし

医女制度を置いた理由

「男女七歳にして席を同じくせず（男女七歳不同席）。」朝鮮の女性を論じる時、まず最初に浮かぶ章句である。笑い話でこの頃では、「男女七歳にして磁石のよう〔にくっつく〕」という。時代が変わったことを実感させる反語法である。昔は男性医師が女性患者の脈を取る時、糸を利用したという。「男女七歳不同席」の応用例である。生命を扱う医術行為でさえも男女区別法（内外法）が厳格に守られていたことを意味する。これほど礼法の重要性をよく示す象徴は他にあるだろうか。

ところで、本当に女性患者は糸で脈をとったのか？『世宗実録』を見れば、その蓋然性を知ることができる。

『礼記』に曰く、人が七歳になれば、席を同じうせず、共に飲食しないとしました。これは聖人が男女を分別したものです。しかし、人の気質に病気は避けられず、急な時にはたとえ王室（宗室）の妻子も医師を呼んで治療しなければなりません。そうして、男性医師が肌に触れることになり、どうして男女の分別がある

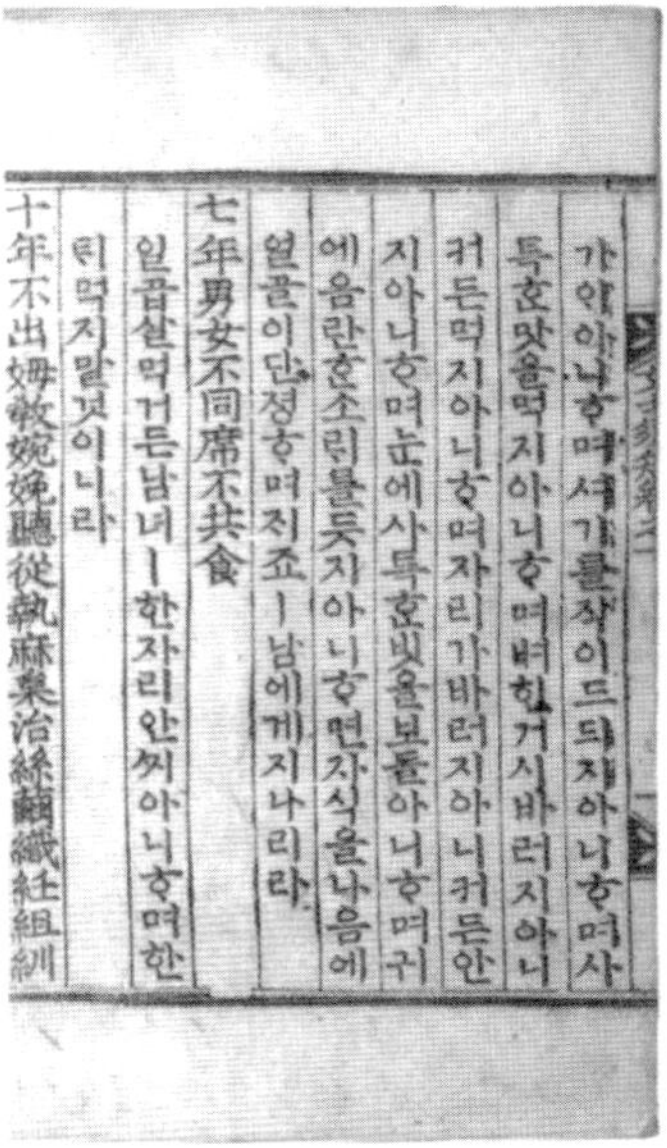
七年男女不同席不共食
十年不出姆教婉娩聽從執麻枲治絲繭織紝組紃

男女七歳にして同席せず——女士須知
（1907、サムソン出版博物館所蔵）
「七歳になれば男女は同席してはならず、一緒に食事をしてもならない」、これは『礼記』で規定された言葉で、強い儒教国であった朝鮮で主要理念となり、医女誕生の背景ともなった。

といえるでしょう？

朝鮮時代に婦人は風習上、内房にいて外と交渉できず、とくに自身の姿を夫以外の男性に見せることはタブーとされていた。それで、婦人が病気となり男性医師が診察する時には、部屋の入り口に幕を張り、顔を隠して脈をとった。これが貴婦人の場合、糸を利用して脈をみたと誇張されたのである。

今から一〇〇年前の大韓帝国期に生まれた両班宅ハルモニの「医師は横の部屋で、女性患者は内部屋で間に垂れ絹をして、手首だけを出して脈をみた。垂れ絹には穴が開いていて、脈を取る場所だけを除いて白い木綿を巻いた手首を出した。外には四角い枕が置かれて手をのせるようになっており、側にいた侍女が腕を支えてくれた[1]」という話はその名残を伝えてくれる。

医術においても男女区別法が存在していたことが確認できる。けれども、それがこの地に生きたすべての女性のことではなかった点を忘れてはならない。医術における男女区別法は朝鮮社会以前にはなかった。儒教規範の確立と関連して生じたものであり、少数の両班階層女性の場合にだけ該当する。両班階層は儒教に従う礼儀範節を確立しようとし、それによって自身たちの支配者的地位を正当化した。これは、支配層全体の生存と関連していたので、男女の礼節を個々の命よりも重視したのである。

女性たちの長衣は男女区別法の極致である。顔を見合わせる程度ではなく、肌の接触までタブー視する。身分

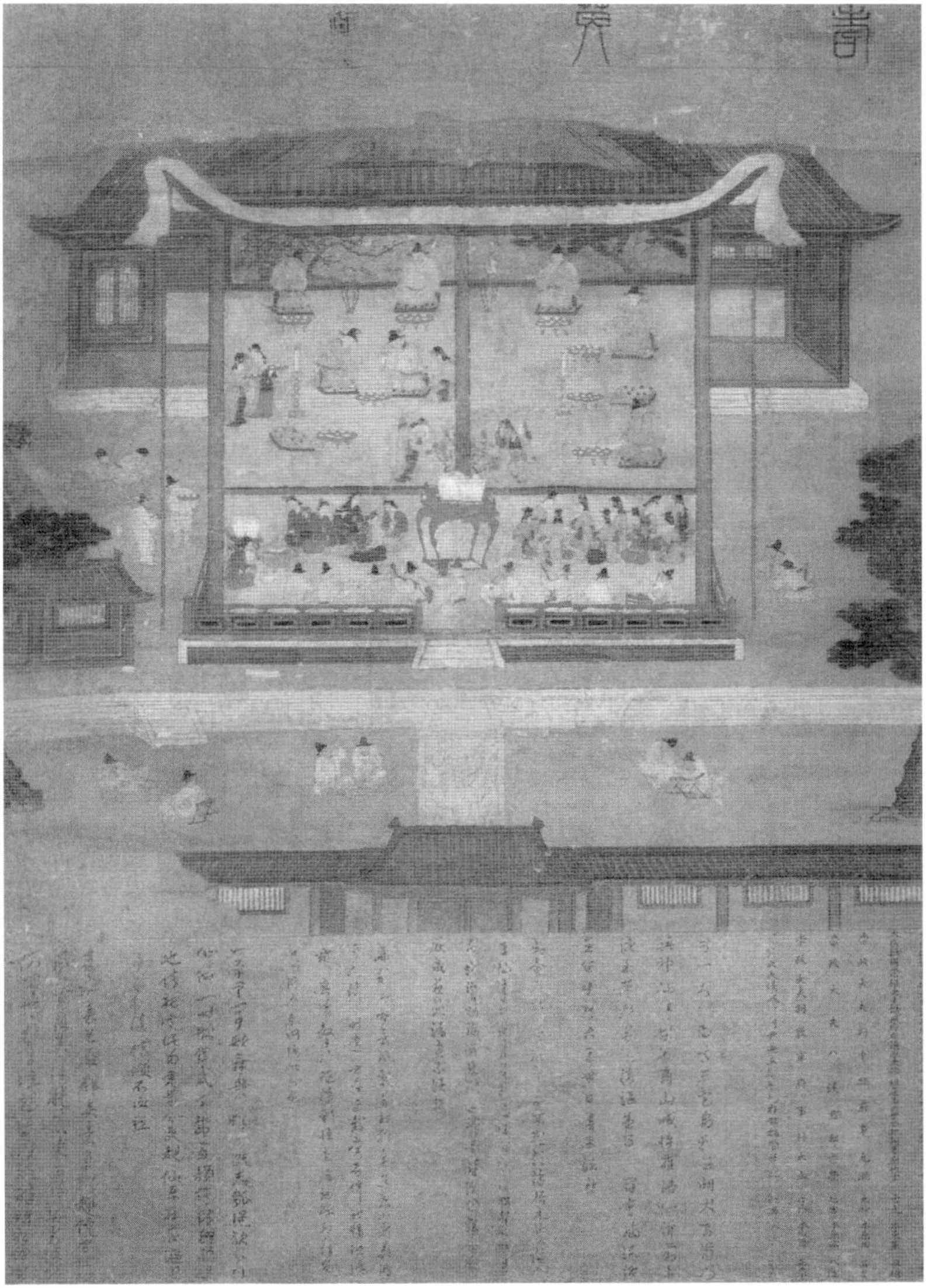

宴会に参席する医女 ── 耆英絵図（1584、絹本彩色、163 × 128.5cm、国立中央博物館所蔵）
年配の官吏のための宴席に医女が官妓〔役所に所属する芸妓〕とともに踊りに出た。左側が医女、右側が官妓。

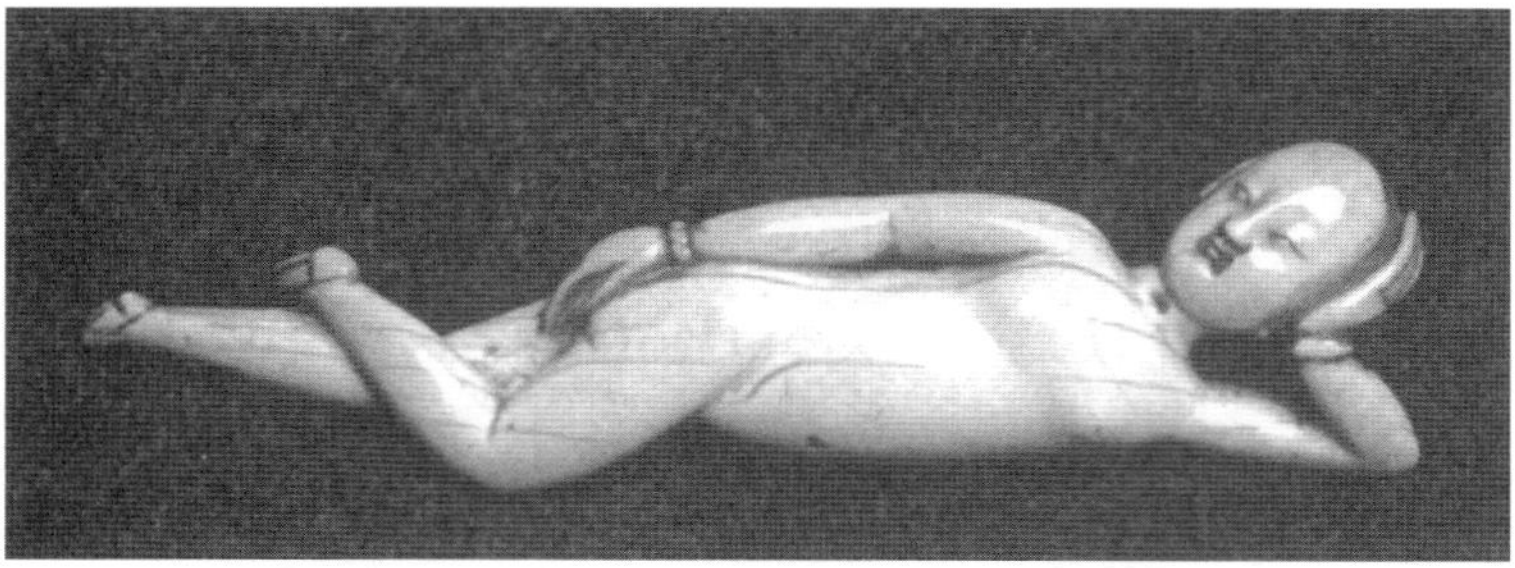

中国の診脈用女性人形　上流層の婦人たちが自身の痛いところを示すために使用した診断目的の象牙人形

階級の区分は二重になる。男女が互いの顔を見ないというのが、両班と賤民を分ける規範として作動したならば、肌に触れないということは階級序列を定めるさらなる原理が加わったものとして作動する。地位が高い貴婦人は一番肌の接触を避ける。したがって、貴婦人と男性医師との距離はより遠くなる。

医女の顧客たち

脈を取るのは腕を一度摑むことですむが、医療行為からすればより重要な部位に接触する状況もある。婦人病を例とすれば、もっともデリケートなところを露出しなければならない。脈を取るのにも大騒ぎなのに、デリケートなところを露出するとなれば！『太宗実録』には次のような記録がある。

婦人が病気となり男性医師をして診療させようとするが、恥ずかしくて自身の疾病を見せようとせず、死に至る者もある。

「自身の疾病を見せようとしない」というのは、単純な男女区別の問題だけではない。身体の一部分を露出しなければならない状況をいう。死まで甘受したことを見れば、本当に露わにしたくないところと関連していたからだろう。このような特殊な状況まで考慮するならば、垂れ絹をして糸を用いる行為は施術において男女区別問題を解決する根本的な方法ではなかったはずである。そこで考えられたのが女性医師である。これを医女あるいは女医と名づけた。

医女制度は儒教国家を標榜する朝鮮の枠が整えられた時期である太宗時代に初めて作られ、朝鮮時代ずっと存在し、さらには西洋医術病院である済衆院にも婦人の病気を診るための医女を置いた。医女の主な顧客は誰であったのか？『朝鮮王朝実録』など政府の公式史料に現れた医女活動に関する統計を見れば、全二五九件中二四三件が宮中の女性であった。残りは王など宮中男性の診療が七件、士族女性が五件、士族男性が一件、その他二件であった。[2] これを見れば医女の主な顧客が、宮中の女人であったことを窺い知ることができる。けれども王や親族の動向は史料編纂者にとって重要なことだったので、これをもって断定することはできない。地位が高い官吏の家中で病人が出た時に派遣された記録まで見れば、士族関連の診療活動はかなり増えるからである。また、医女は地方でも地方士族を対象に活動した。

そう見れば、医女はおもに宮中と高級官吏の家中の女性の疾病を担当したといってもいいだろう。法令集には品階によって医師と薬物を送る規定があったが、医女も同様に適用されたはずである。女性患者と男性医師の関係が

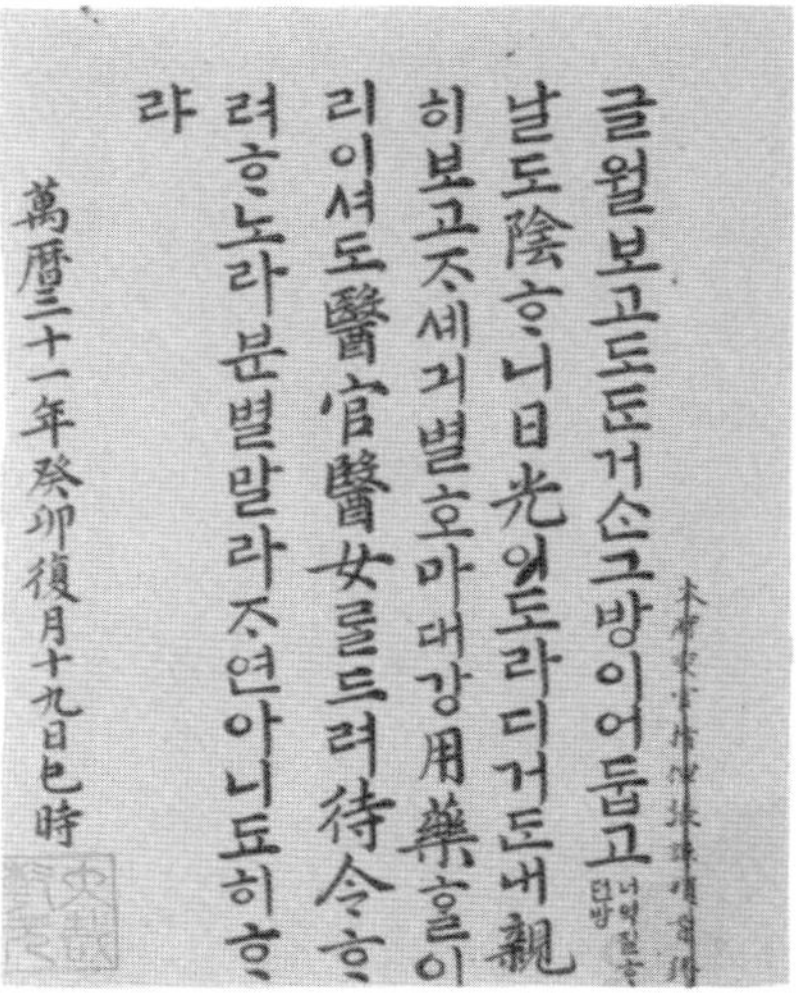
글월보고도돈거슨그방이어둡고
날도陰ᄒᆞ니日光이업도라디거도내親
히보고ᄌᆞ세지별호마대강用藥ᄒᆞᆯ이
리이셔도醫官醫女를드려待令ᄒᆞ
려ᄒᆞ노라분별말라ᄌᆞ연아니됴히ᄒᆞ
라
萬曆三十一年癸卯復月十九日巳時

仁穆大妃の医女待令書付（1603、ソウル大奎章閣所蔵）　宣祖の継妃である仁穆大妃（1584～1632）が娘の病気のために送った書付。腫れ物、疫疾という言葉から痘瘡を患ったと思われる。女性の病人なので医官とともに、医女を待機させた。この頃、宮中には痘瘡の神医と評判の『諺解痘瘡集要』（1601）の著者許浚がおり、医官とは彼のことかもしれない。

煩わしいのは朝鮮時代だけでなく、古今東西の歴史を通じて確認される。けれども、その問題を解決する方式は同じではなかった。高い身分の女性患者の診療のために医女のような制度を置いて、五〇〇年ほど継続して運営したのは朝鮮しかない。その理由を、朱子性理学の発祥地である中国より厳格に〈男女有別〉〔男女は区別すべし〕の理念を社会に実践しようとした朝鮮支配者の文化的意志を除いて説明することは難しい。

医女・大長今

長今《チャングム》、召非《ソビ》、栢伊《ペクイ》、貴今《キグム》、長徳《チャンドク》、粉伊《プンイ》、永老《ヨンロ》、思郎《サラン》、介金《ケグム》、姜今《カングム》、信非《シンビ》、銀非《ウンビ》、戒今《ケグム》、烈伊《ヨルイ》、義貞《ウィジョン》、善福《ソンボク》、愛鍾《エジョン》、西市《ソシ》、秀蓮《スリョン》、このような名前を呼んでみる。医女とならなければ名前も知れぬ官婢〔官庁の奴婢〕として歴史の裏側で消えていたはずの人たちである。このなかの張徳は世宗の虫歯を治して名を広め、宣祖の時に愛鍾は特別に優れた医女として評価を受け、英祖の時に西市は鍼術で名前を知られた。誰が彼女らの医術を軽んじるだろうか。大長今は他の男性御医に劣らずしばしば『実録』に名前を残し、今日のドラマの主人公として蘇り、自身の行跡と医女の生を見せてくれたが、彼女が自身のドラマを見たならばどれほど感激しただろうか。

大長今は実在の実物である。中宗時代に医女として高い名声を得た。『実録』には中宗一〇年（一五一五年）に初めての記録があり、中宗三九年（一五四四年）に最後の記録が見られる。『実録』には長今という名前と、大長今という名前が同時に見られるが、この二人は同一人物の可能性が高い。長今という名前が一般に多かったので、体が大きいほうを大長今と呼んだという説もあるが、筆者はそれよりも同一人物である可能性が高いと考える。実際に『実録』で長今という名前を検索してみれば、他の時代にはほとんど見られず、この時期にだけ集中して現れるからである。

産室庁扁額　「産室具奉安」というこの扁額は英祖の親筆（1773）で、産室庁に掲げられていた。産室庁は王妃や賓の出産のための宮内の臨時官庁である。宮中や士族女性の出産を診ることは医女の主要業務の一つであった。

大長今は宮中の医女として少なくとも二九年ほど医療活動を行ったという。彼女が行ったのは出産を助けること、他の医官とともに大妃の病気を診ること、やはり他の医官とともに王の風邪を診ること、王の小・大便不通を診療することなどである。この記録で重要なのは、彼女が直接、王の病気に対する薬を決定する論議に参加したという点である。これは、彼女が単純に看護補助業務だけを受け持ったのではなく、堂々と医学知識と医療経験を活かしたことを意味する。すなわち、専門知識を備えた医師として自分の任を果たしたということである。もちろん、他の男性医官と比較した時、大長今の医学知識が顕著に優れていたと見ることはできないが、彼女には至近距離で直接、王の病気を看護する位置にいたという利点があった。

内医院の医女たち

医女として名前を残した彼女たちはすべて宮中・内医院の医女である。朝鮮後期内の医院には二二名の医女がいた。このなかで一〇名が上級の医女、すなわち〈差備待令医女〉に選ばれた。残り一二名の医女は鍼を専門とする鍼医女一一名、脈を専門に診る脈医女一名であった。差備待令は等級が高い医女である。差備待令〔臨時の仕事の任命を待つ〕という言葉からわかるように、即刻現場に投入できる医女を意味する。差備待令医女のなかで特別に優れた者は御医女となった。鍼と脈が分化していたのは、これがみな夫人の体に手で触れることと関係があるからである。特別に薬を専門とする医女をわざわざ養成しないのもこれと関連する。脈よりも鍼がより多いのは、治療手段として鍼医需要を確保することがより重要であったからである。(3)

内医院の医女システムは医師システムと同じ構造に見える。内医院鍼医に該当するのが鍼医女と脈医女であり、内医に該当するのが差備待令医女であり、御医に該当するのが御医女といえる。差備待令となるためには、随時行われる試験の成績が良くなければならなかった。『大典会通』(4)によれば、彼女ら一二名は毎月宿直する内医院医師の主管のもとで数回（二日、六日、一二日、一六日、二二日、二六日）試験を受けた。試験科目は診脈学書である『纂図脈』と鍼灸学書である『銅人経』であった。一ヶ月の試験成績を合わせて、一〇点満点の六点以上を取れば、米を支給した。また、内医院・提調が一ヶ月に一回行う臨床試験があった。この時は、実際に脈を診て、穴（精気の集まるところ）を診る試験を受けた。首席医女には綿布二疋を、次席は一疋を賞品として与えた。このような試験で優秀なものが差備待令候補となり、欠員が生じた時に昇進したのである。

朝鮮後期における医女の活動は当然に医療が主であった。そのなかでも宮中と士族女性の脈を診たり、彼女らに鍼を打ったり、お産を助けたり、薬の相談に応じるのがおもな活動であった。これとともに、病気の看護を行ったり、王の髪をといだりすることも含まれた。けれども、彼女たちの活動は医療領域にだけ限定されなかった。国家では官婢出身である彼女らに女性の手が必要な他の公務も任せた。各種事件で女性被疑者を調べたり、時には各種宴会に呼ばれ場を盛り上げる薬房妓生《キーセン》役もこなした。これは女性医療の専門化がそれほど徹底していなかったことを意味する。

けれども医女は専門職として、とくに人の命と扱う職業であったので、他の官婢よりも有利な点があった。治療成績が良い場合、他の官婢たちが立てた功よりもより良い待遇をうけることができた。時によっては米と生地を貰い、より大きくは免賤〔身分の解放〕の機会も得た。(5)

恵民署の医女養成

誰が医女となったのだろうか？　医女養成はおもに地方各道で聡明な官婢を選ぶ方式を選択した。『恵局志』では、「三南、江原、四都、列邑の官婢のなかで幼く適当な者を選定する」[6]とした。選ばれた候補は、番号が与えられ欠員が生じた時に補充された。もともとは礼曹で医女候補生を選び恵民署へと送ったが、一七五〇年から恵民署が直接選ぶようにした。賤しい身分の奴婢から医女候補生を選んだのは、この身分が男女の区別に抵触せず、両者を媒介することができたからである。また、官婢のなかから選ばれたのは、官において容易に統制することができたからである。

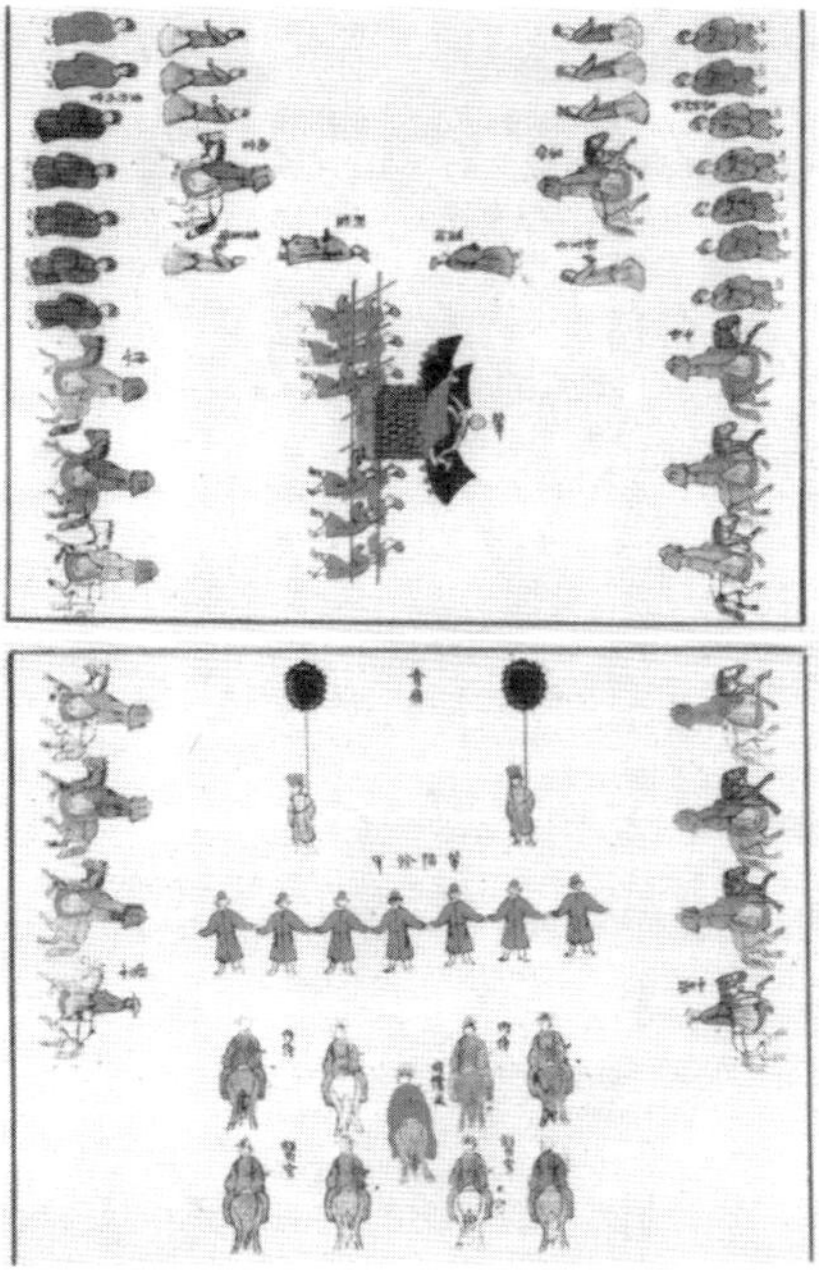

班次図の医女の姿 ── 英祖貞純王皇嘉礼都監儀軌・班次図（1759、ソウル大奎章閣所属）
王の輿から少し間をおいて王妃の輿が従い、その後ろの左右に医女が一人ずつ、すぐ後ろの真ん中に医官四人が従う。

各地から選ばれた医女（候補生）定員は三一名であった。『経国大典』では七〇名であったのが、一七五〇年（英祖二六年）に四〇名に減り、一七七八年（正祖二年）に再び三一名に減らされた結果である。ここに内医院医女二二名を合わせると、朝鮮後期官に所属していた医女数はすべて五一名である。恵民署に入ってきた医女候補生は、まず医学の勉強を行う前に学ぶべきこと、すなわち文字と基礎経典を学習したはずである。それがある程度軌道に乗れば、医女候補生の隊列に合流した。医女候補生の定員は三一名のなかで一一名に過ぎなかった。彼女らは恵民署の教員である教授と訓導から診脈学教材である『纂図脈』と鍼灸学教材である『銅人経』を集中的に学んだ。そして、内医院の医女のように教授と訓導の監督の下で毎月六回試験を受け、提調の監督下で一ヶ月に一回試験を受けた。彼女らのなかで試験の成績が良い四名は、米あるいは布を賞に差をつけて与えられ、内医院に上がる医女待機者名簿に載せられた。医女候補生の勉強を奨励するために、上部官庁では薬を調合する仕事を手伝わせたり、宴会・婚礼の接待を禁じ、とくに医女候補生のなかの五名は一切の接待を禁止した。

恵民署の医女は左・右番二つに分かれ、婦女の病気を診る一方、内医院と異なる上級機関の薬を調合する手助けをした。また、恵民署で王に蠟薬を進上する時、薬を捧げるのは医女が受け持ち、国の祝い事である豊呈や嘉禮でも臨時の仕事を任された。

ここで少し長今の行跡を描くならば、いったん彼女は官婢出身として恵民署に入り、そこで医女候補生に選ばれ、医女候補生のなかでも成績が良くて内医院・医女となり、そこでも成績が良くて差備待令医女となり、そのなかでも特出する才能を発揮して王の診療にまで参加したのである。すごい幸運をつかんだといえるが、それをなすまでの過程は決して容易ではかったことを知ることができる。

有名な女性医術者

医女以外に女性の医療施術はほとんど知られていない。朝鮮時代に女性医術者として名を広めた人に関する情報は非常に少ない。その理由は、三つの測面から探ることができる。第一に、医学と医術を男性が独占していたからである。第二に、女性医療に対しては記録者が大きな関心を持たなかったからである。第三に、この頃の学者たちが女性医療に特別な注意を傾けなかったからである。李能和の『朝鮮女性考』（一九二七）を紐解くと、「純祖時代に承旨を務めた洪仁謨の婦人や、有名な学者であり宰相を務めた洪奭周《ホン・ソクチュ》の母である徐氏夫人が学識が広く医学にまで精通した」という文章がある。これによって、士大夫家中の女性のなかでも医学を学んだ人がいたことを確認することができる。

これと同じように、正祖時代に師主堂李氏夫人は胎教専門書である『胎教新記』を執筆し、純祖時代の憑虚閣李氏は『閨閤叢書』のなかの医薬関連内容を書いた。正祖時代に著名な腫れ物専門医師であった皮載吉の母親は両班ではない医学者の妻として高い医学知識を備えていた。『青丘野談』では「皮載吉という人が腫れ物に長じているが、その父が早くに死に載吉の年が幼く父の医術をすべて伝えられずにいたが、母親が見聞で慣れたすべての医術を教えた」とした。これは、中人（一九八頁註（5）参照）医学者の婦人の医術水準を述べたものである。

朴氏夫人に関する野談は[7]、もう少し積極的な姿を見せる。早くに寡婦となった朴氏夫人は薬商となる。薬房の甘草という言葉のように、薬材に欠かすことができない甘草を値段が安いときに買い占め売り惜しんで金をもうける。朴趾源《パク・チウォン》[8]の許生伝と同じ構造であるが、薬がその対象となっている点が異なる。専門医術ではないが、薬材と関連して女性の積極的な商行為を見せる野談である。関心をもって調査すれば、女性医術者の資料もかなり豊富に存在すると思われる。そうすれば、このような資料を発掘し解釈して、朝鮮医学史の男女間の偏見を是正することができるだろう。

〔原註〕本書のために書き下ろしたものである。医女についてはパク・ソンミ『朝鮮時代医女教育研究』（中央大博士論文、一九九四）という優れた研究がある。

訳註

（1）キム・ヨンスク『韓国女俗史』民音社、一九九〇。
（2）パク・ソンミ『朝鮮時代医女教育研究』中央大博士論文、一九九四。
（3）ムン・ソンフィ『「朝鮮後期医女の活動と社会的地位」淑明女子大碩士論文、一九九七。
（4）朝鮮王朝末期の法典。一八六五年に高宗の命によって編纂された。『経国大典』以降の法典を集大成したもので、『経国大典』（一四八四）の本文を原、『續大典』（一七四四）の本文を續、『大典通編』（一七八五）の本文を増、新しく補充したものを補とした。
（5）パク・ソンミ「朝鮮時代医女教育研究」中央大博士論文、一九九四。
（6）朝鮮王朝時代の行政機関である六曹（吏曹・戸曹・兵曹・刑曹・工曹・礼曹）の一つで、儀礼や祭事、外交などを担当した。
（7）朝鮮の物語本で、民間に伝わる野史、巷談、街説、軍談などが収録されている。
（8）朴趾源（パク・チウォン、一七三七～？）、朝鮮後期の実学者で文学者。朴趾源はソウルの両班の名家に生まれるが、幼い時に父母を亡くし、祖父に育てられた。祖父は彼に勉学を強いることはなく伸びやかに育つが、すでに官職から身をひき、財を残すこともなかったので、朴趾源は貧しい暮らしのなかで少年時代を送ることになる。
祖父の死後、ほとんど孤児同然の彼は一六歳で結婚、妻の叔父から学問を学ぶことになる。そして、三年もの間、外出も控えて学問に専念して、優れた学者として頭角を現すようになる。とくに、早くから文学創作に関心を持ち、一八歳の時に自分が聞いた面白い話を題材にして小説『広文伝』を執筆している。以降三〇歳になるまでに九編の短編小説を書いているが、代表作といわれている『両班伝』は、両班の腐敗した生態を暴露した社会性に富んだものである。

他に朴趾源の著作として広く知られているのは、清国を訪れた際の紀行文『熱河日記』である。約五ヶ月間の旅行を日付順に記し、さらに特別な所感や論説は別に項目を設けて付け加えたものである。見聞したものを写実的に記述し、さらに彼の豊富な知識によって政治、経済、軍事、天文、地理、文学などの各部門にわたり解説している。なお、『熱河日記』は平凡社から東洋文庫の一冊として翻訳出版されている。

他方、実学者としての彼の重要な著作に『課農小抄』がある。『農事直説』、『衿陽雑録』、『穡経』、『山林経済』をはじめとする国内外八〇余りの農書を参考として、自身の研究を踏まえて優れた営農技術を紹介したものである。最後に付された土地を農民に公平に分配し、権力者が大量の土地を持つことを禁止すること主張した「限臣名田議」もよく知られている。これによって江原道の襄陽府使となるが、正祖がこの世を去って保守派の迫害がおよび、ソウルに戻って一八〇五年に生涯の幕を閉じた。

救急名薬・牛黄清心丸

臘月（陰暦一二月）に牛黄清心丸を作る理由

牛黄清心丸という薬をしばしば耳にすることがあるだろう。子供が興奮したり、大人が急に倒れた時、半粒あるいは一粒を水に溶いて服用する。多くの場合、驚くほどの効果を発揮する。そんなことがあったのか、というほどに回復する。このような不思議な効果があるため、今日、ストレスがひどい会社員たちは牛黄清心丸を持ち歩き、疲れた時に服用したりする。さらには、その効果の範囲が膨らみ、精力にも良いと信じる人が出るほどである。われわれは、ここに薬の薬理的機能とともに、呪術的機能を見ることができる。

牛黄清心丸は代表的な家庭常備薬であった。それは冬至が過ぎた後、三回目の未日である臘日〔大晦日〕に包むため臘薬という通称で呼ばれた。臘日には国は宗廟で祭祀を行い、民間でも様々な神の祭祀を行った。この日、中国と朝鮮では臣下に薬と香を下賜する風習があった。臘日は辟邪〔邪悪を斥ける想像上の動物〕とも関係が深く『後漢書』では、臘日前日に大々的な鬼神祓い行事である〈儺禮《だれい》〉を催したという。臘日に降った雪を綺麗にためて溶かした水を臘雪水と呼び、これは熱性伝染病である瘟疫《うんえき》を払う特効薬として知られた。

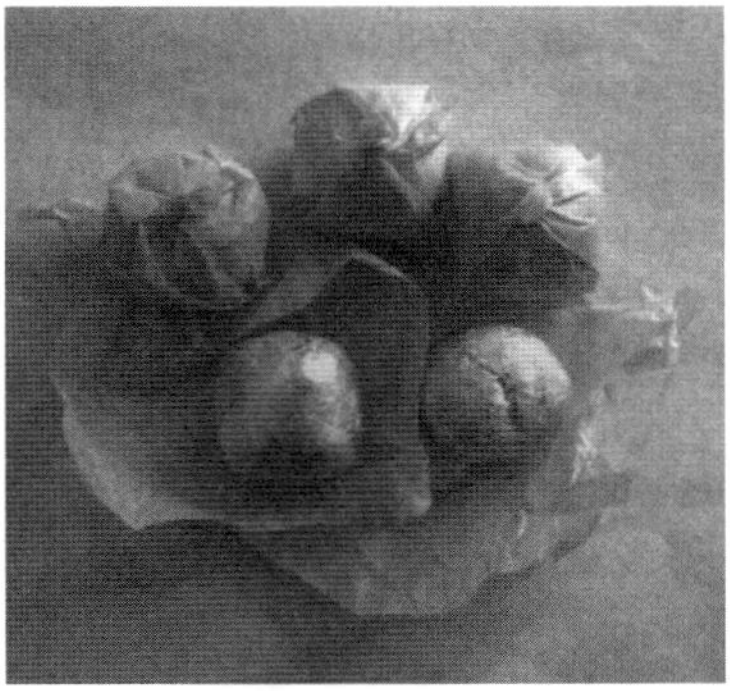
牛黄清心丸

臘薬の政治学——上下関係を深める

朝鮮後期に編集された金邁淳《キム・メスン》(1)『洌陽歳時記』（一八一九）では、朝鮮時代の臘薬について次のように記録している。

> 内医院と各営門では、この日、各種丸薬を作り公私家と京郷の各地に分け与える。そのなかでも、清心丸と蘇合元がもっとも特効がある。

この本の三〇年ほど後に出た洪錫模《ホン・ソクモ》(2)の『東国歳時記』にも、同じような内容が書かれている。また、内医院、各官庁とともに老人文官たちの集まりである耆老署でも、この薬を作り分け与えたと記録している。われわれは以上のような事実から、臘薬を通じた群臣間、上下間の紐帯関係を見ることができる。臘薬に入れる材料は麝香、牛黄、龍脳、山参、鹿茸などで、一般的な材料とは異なり高価な薬材が多く、そのなかの相当数は国内で生産されないものであった。したがって、臘薬を作ることができるところは内医院などいくつかの官庁に限定されざるをえなかった。内医院では臘薬に入れる材料を各地方から貢物として受け取る一方、中国使臣を通じて外国の薬材を輸入した。すべての薬材は内医院と他のいくつかの官庁に分けられて、そこの医師たちが臘薬を製造した。このように製造された臘薬は王が大臣たちに、官庁の責任者が下級官吏に、数粒ずつ分け与えるようにして普及した。

蝋薬に入る主要生薬

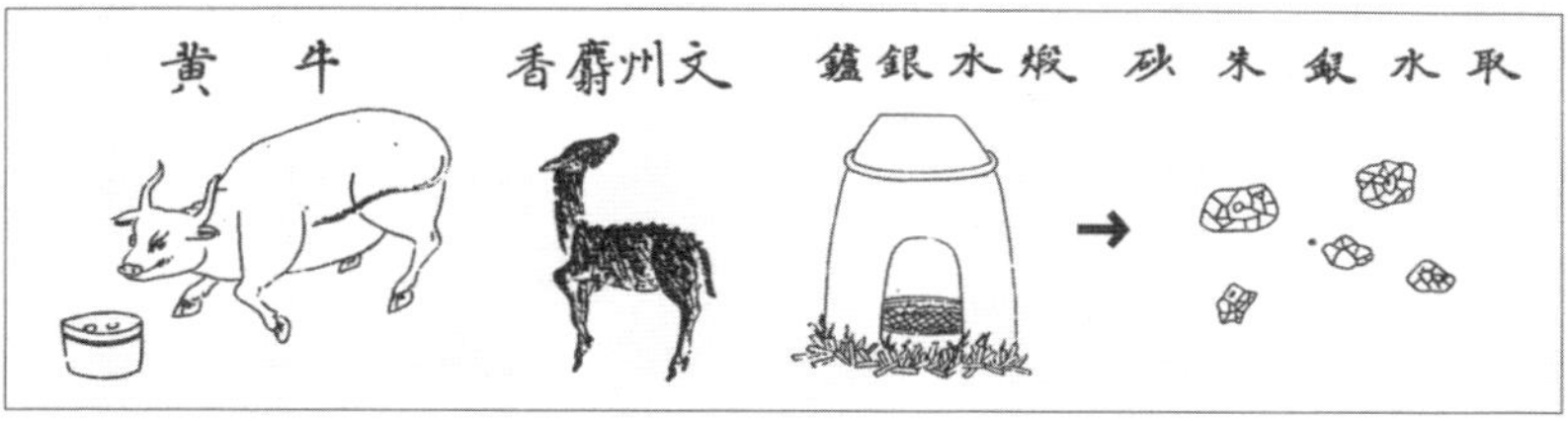

牛黄、麝香、朱砂

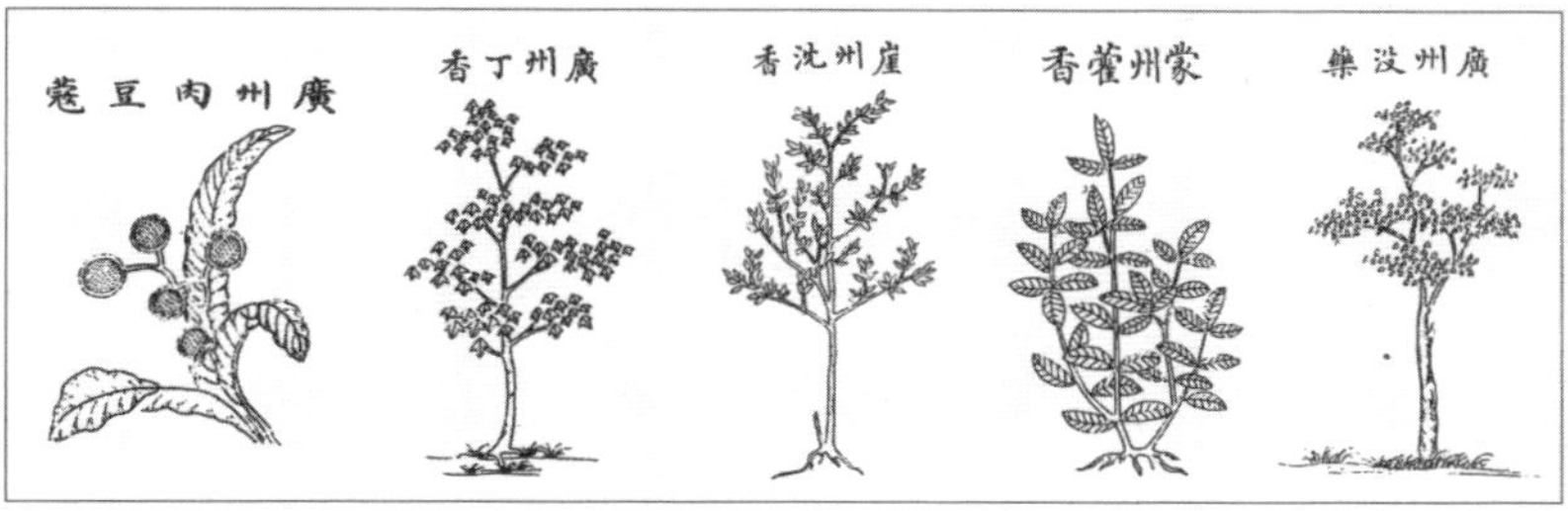

各種香料：肉豆蔻、丁香、沈香、藿香

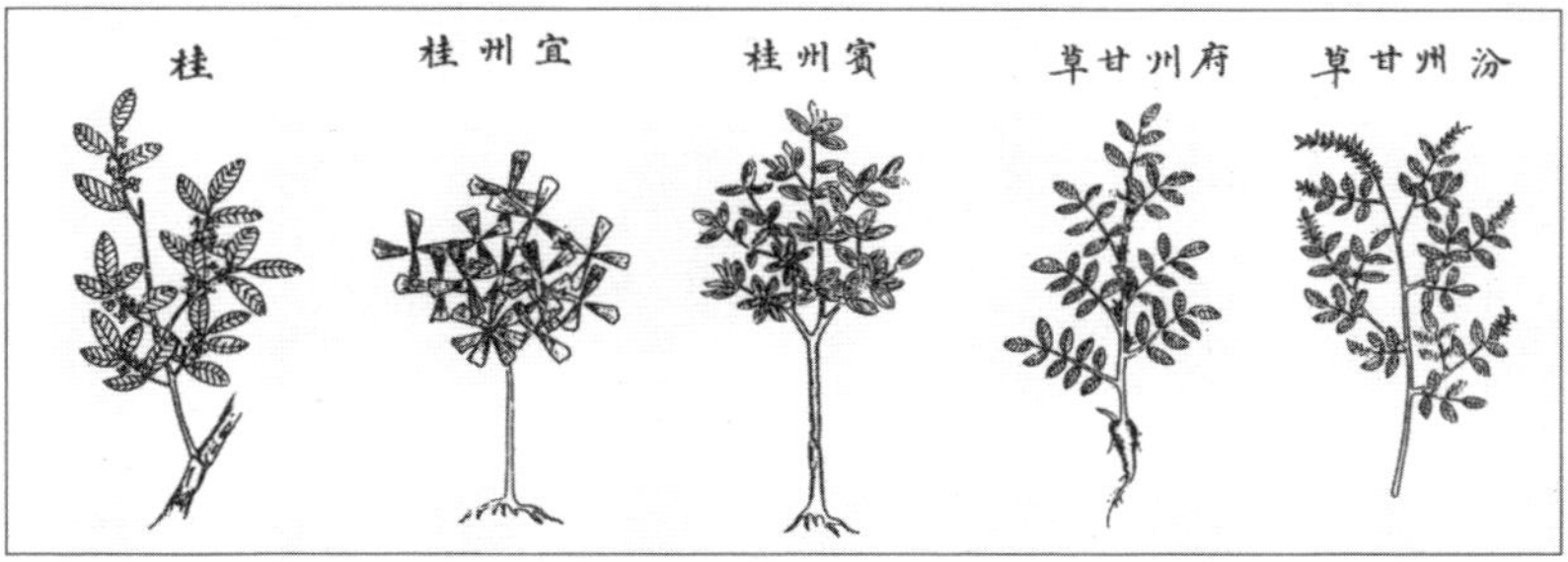

甘草と桂皮

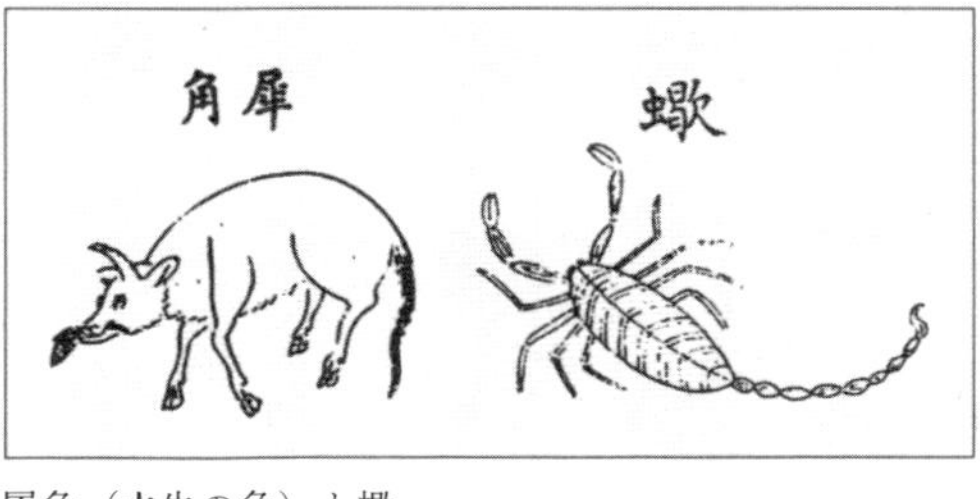

犀角（水牛の角）と蠍

官庁――こぞって臘薬を作る

臘薬を作る機関は時代の流れとともに継続的に拡大した。一四九三年（成宗二九年）の記録は宮中内医院だけで担当していた臘薬製造を六曹〔六つの中央官庁〕などいくつかの機関に拡大する問題に関する議論を見せてくれる。

「六曹では漁箭税[3]に頼らなくとも臘薬を作ることができるようになって長くなります。また、議政府・宗親府・忠勤府でこれを見て願い出るものが多くなれば止めることは難しいので、以前のように戻すのはどうでしょうか？」として、再び承政院をして議論させた。曹偉は議論して、「薬を作るのは人にとって利益となることが多くあります。今後、六曹で薬を作るのは単に六曹の堂上・郎庁の病気だけを治療するためではありません。作ったものが多ければ人々に与える分も多くなります。六曹の臘薬値が麻布一五疋ほどなのに唐薬の値は高くて貿易が難しいので、申しあげたように漁箭を適当に与えその費用に加えるようにして、人々を救済する道を広げるようにしてはどうでしょう。[4]」

この記録を見れば、管轄していた内医院だけでなく、臘薬製造が六曹にまで拡大され、また宗親府と忠勤府などでも臘薬を製造しようとしていたことを知ることができる。前に引用した一九世紀の『洌陽歳時記』では「各官庁と営門でも臘薬を作る」とし、『東国歳時記』でも「各官庁でもたくさん作り、分けたり贈答品とした」と述べており、臘薬の製造と普及範囲が朝鮮初期よりもかなり広がっていたことを確認できる。そうだとしても、官吏と富裕層を越えて一般庶民にまで普及したと見ることはできない。牛黄清心丸などを一般庶民が家で使うようになったのは比較的最近のことである。

『諺解臘薬症治方』は許浚の著作なのか

各種臘薬をそれがよく効く病症と並べて記述した本である『諺解臘薬症治方』は、編纂者未詳として知られている。現存する本のどこにも著者を示す部分がなく、許浚《ホ・ジュン》〔五一頁註（1）参照〕と関連する他の記録もこの本には言及していないからである。ただ、現存する本の諺解〔ハングル〕表記が英祖時代のものと確認されているので、その頃の著作と推測されているだけである。[5] ところが、最近になって中国から入手した『泰医院先生案』〔高宗初期に著述されたものと推定される〕の〈許浚〉条には、次のように書かれている。

許浚、本貫陽川、字は清源、丁酉年生。領議政に追贈される。楊洲に土葬される。崇禄扈聖功臣陽平君。号は亀巌。『東医宝鑑』、『痘瘡集』、『救急方』、『胎産集』、『辟瘟方』、『諺解臘薬症治方』を編纂す。[6]

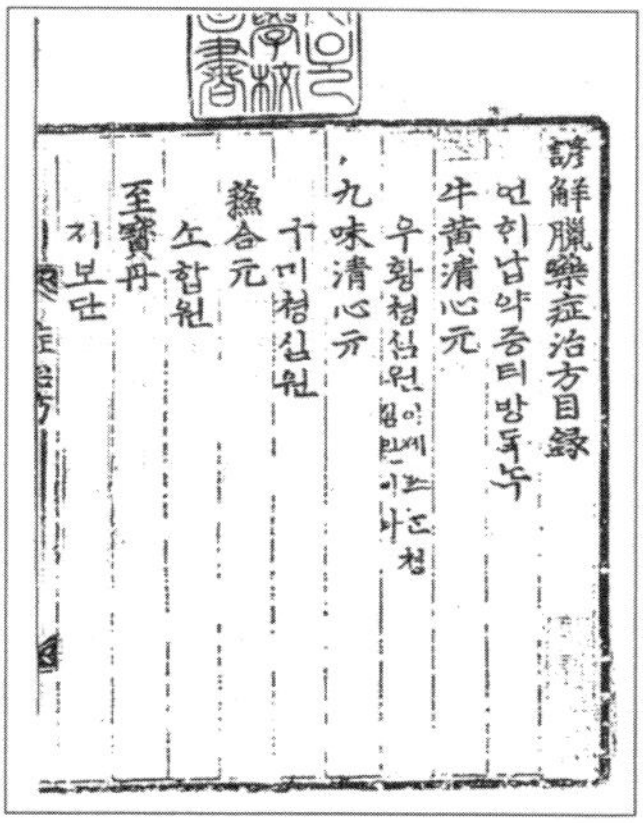
諺解臘藥症治方目錄
牛黃清心元
九味清心元
蘇合元
至寶丹

許浚の著作と推定される『諺解臘薬症治方』

『泰医院先生案』の情報は、一ヶ所を除いてすべて正しい。一ヶ所誤っているのは、許浚の出生年が丁酉年〔一五三七〕となっている点である。最近、明らかになった確かな記録によれば、許浚は己亥年〔一五三九〕に生まれた。しかし、これは族譜をはじめとする他の記録がみな一五四六年あるいは一五四七年と表記されていたことと比べると、許浚の実際の出生年度にかなり近いといえる。これを除いた他の情報はすべて正しく、とくに著作に関する情報は正確である。ここで、『痘瘡集』は『諺解痘瘡集要』を、『救急方』は『諺解救急方』を、『辟瘟方』は

『新撰辟瘟方』を指すもので、それぞれ『東医宝鑑』とともに許浚が編纂した本である。したがって筆者は『臘薬症治方』も許浚の著作であるという可能性が高いと考える。

そうだとしても、他の本と異なり『諺解臘薬症治方』には編纂者の名前がなく、『泰医院先生案』以外の文献でこの本が許浚の著作と述べたものはないので、〈確定〉にはもう少し慎重を期すべきかもしれない。けれども、筆者は『諺解臘薬症治方』に掲載された三七種の臘薬がすべて『東医宝鑑』のものと似ている点、臘薬が適合した病症を説明した内容の九割以上が『東医宝鑑』のものと同じである点、諺解〔ハングル翻訳〕の様式が許浚の他の諺解本と相当に似ているという点から、いったんこの本を許浚の著作とみなす。さらに、この本の著述は許浚の他の諺解本が出た時期である一六〇〇年代初頭になされたものと推測する。

序文あるいは跋文がないので、『諺解臘薬症治方』を書いた目的についてはっきりと知ることはできない。けれども、本の性格から誰のために書いたのか、かなり明確にすることができる。この本のもっとも大きな特徴は、臘薬をどのような時に用い、臘薬を服用する時どのような飲食に注意すべきか、という内容から構成されているという点である。牛黄清心丸を例にあげると、この薬は中風で喋れない時とか発熱がひどく精神が朦朧としている時に用いるとし、禁忌飲食物として鮒、熱いうどん、桃、きゅうり、ウリ、すずめ、にんにくなどを挙げている。反面、臘薬をどのように作るのかという説明は書かれていない。

このような内容から見て、この本は臘薬を所蔵し使用しなければならない患者のために書いた一種の処方箋であると推測することができる。ハングルに翻訳されているという点も、この推測を支持する。おそらく、この本の刊行は臘薬の普及状況と関係があるのだろう。臘薬の需要が高まり、病症を正確に区別せず、むやみに臘薬を用いたり、禁忌を守らず臘薬を服用する事例が多かったはずであり、この本はそのような状況を正すために編纂されたのである。

ある意味で医学的には末梢である臘薬に関する内容まで整理して、許浚は『東医宝鑑』という総合的な医学から、伝染病学（猩紅熱《しょうこうねつ》、発疹チフス、痘瘡《とうそう》）、胎産医学、救急医学、診断学など基礎医学を網羅した著述を送り出すことになった。

名薬中の名薬――清心丸、安身元、蘇合元

『諺解臘薬症治方』に載っている三七種は、みな名薬中の名薬である。高い材料を惜しまず、すべてを入れて作った薬である。それらの薬はすべて緊急時に用いる。例えば、急に倒れたり、驚いて胸がどきどきしたり、ひどい熱が出たり、急に体が麻痺したり、ひどく目眩がしたり、急に発作を起こしたり、喉の痛みがひどかったり、下痢が止まらなかったり、ひどく嘔吐して血便がでたり、胸が痛み詰まった感じがしたり、お腹がパンパンになって苦しくなったり、大便が出なかったり、マラリアで寒気がしたり、鬼神にとりつかれたような感じであったり、難産で苦痛であったり、出産が無事にいくようにしたり、子供が痙攣を起こしたり、媽媽〔天然痘〕の時に病気が悪化しないようにしたり、皮膚が凍りつき治りにくかったり、というのが緊急時である。

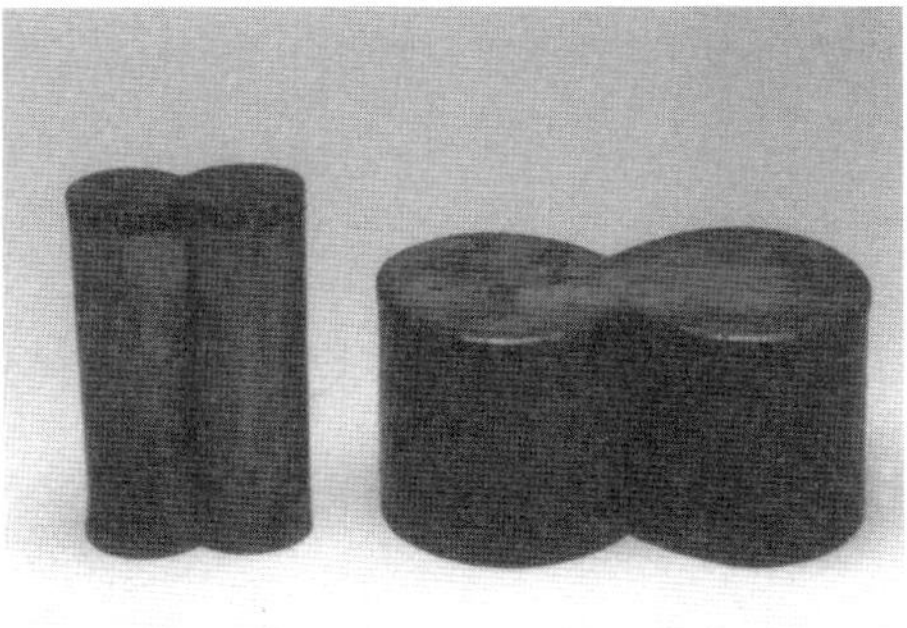

牛黄清心丸を入れる木製の薬筒　左は牛黄清心丸の中心薬材である牛黄、麝香、朱砂という字が書かれ、右には清心丸という字が書かれている。

牛黄清心丸、抱龍丸、牛黄抱龍丸をはじめとする三七種の臘薬は、それぞれ異なる病症に対応する。例えば、中風には牛黄清心丸、目眩には木香保命丹、加減薄荷煎元、喉が詰まった時には解毒雄

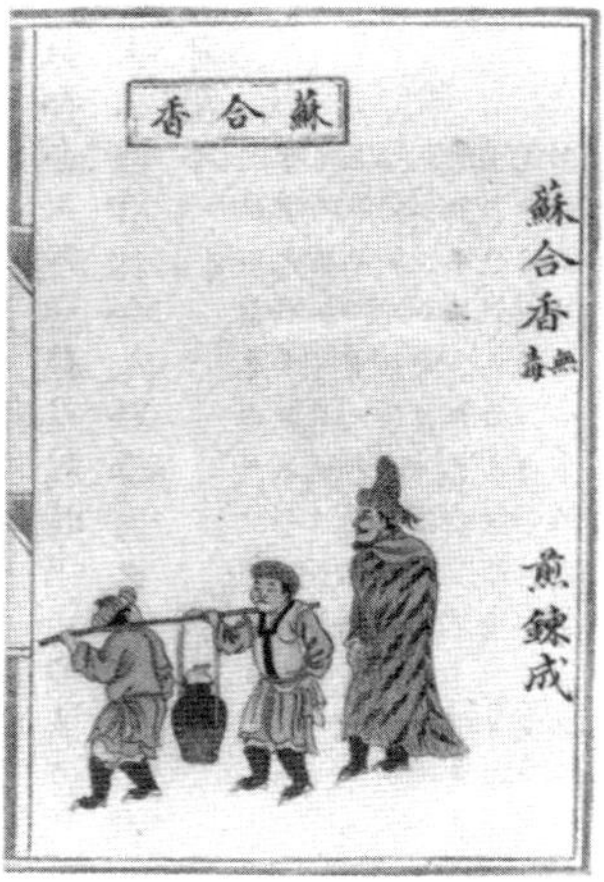

西域から輸入される蘇合香　蠟薬に用いる蘇合香の運搬を描いている。西域の人が登場していることから、この薬が西域から来たものであることがわかる。

黄元、胸の痛みには九痛元、便秘の時には泄補丹、マラリアには鬼哭丹、出産を無事に行うには安胎丸、子供の痙攣がひどい時には安身元などという具合である。

このなかでも、さらに評判の良いものがある。牛黄清心丸、龍脳安身元、麝香蘇合元である。俗に清心丸、安身元、蘇合元という。清心丸は胸がどきどきする症状に、安身元は熱を冷ます時に、蘇合元はマラリアを治すのに特効があるといわれている。[7] このなかで一つを選ぶとすれば、断然、清心丸である。清心丸処方は中国に由来するが、朝鮮の清心丸は良い材料を用いて作るので、中国でも大変人気があった。金邁淳は『洌陽歳時記』で次のように書いた。

> 中国北京の人は、清心丸が瀕死の病人を再び蘇生させる神丹であるとみなしていたので、わが使臣たちが北京に入れば王侯・貴人たちが集まり、皆が清心丸を乞うてきた。往々面倒なので、薬方文〔処方箋〕を教えても作ることができないのが、薬飯[8]の場合と同じである。本当に不思議なことである。ある人がいうには「北京には牛黄がなく、駝黄を代用するので、たとえ薬方文どおりに作って服用しても霊妙な効力はない。」事実かどうかはわからない。

清心丸に入っている薬材の核心は牛黄と麝香である。牛黄は牛の胆嚢のなかに病気で生じた塊であり、麝香は麝香鹿の麝香水を乾かして生じた薬材である。これらは、すべての牛や麝香鹿から得ることができるものではなかったので、存在自体が貴重であった。国では、この牛黄と麝香を貢物として受け取った。『六曹条例』内医院条を見れば、牛黄一七三脅、麝香一一三脅を各地域に割り当てた。牛黄は値段が非常に高く、一脅がおおよそ米一五俵と同じであった。麝香の値段はこれよりも安かったが、一脅に米二俵であった。このように高い薬だったので、牛黄の代わりに類似品を用いる場合が生じ、朝鮮の正規品と中国の類似品で効能に大きな違いがあったのである。

〔初出〕『韓国医学史学会誌』一三巻二号（二〇〇〇）に掲載された「臘薬、『諺解臘薬症治方』、そして許浚」を改訂増補したものである。

訳註

(1) 金邁淳（キム・メスン、一七七六～一八四〇）。朝鮮後期の文臣で学者。文才に恵まれ、大韓帝国期の学者である金澤栄は「麗韓十大家」の一人に選定した。一八一九年に編纂された『洌陽歳時記』には洌陽（漢陽）の歳時・風俗を約八〇項目にわたって月別に記したものである。姜在彦訳註による平凡社東洋文庫の『朝鮮歳時記』に収録されている。
(2) 洪錫模（ホン・ソクモ、一七八一～一八五七）。正祖・純祖時代の学者。祖父は高い官職を歴任し、『北塞記略』の著者と知られる洪良浩であるが、洪錫模はそれほど高い官職についていない。『東国歳時記』は一八四九年頃に書かれたもので、元日・立春・入日・亥子日以下の名節に従い、一般民衆に至る風俗・信仰・遊技・娯楽・食文化などの幅広い項目について記述している。姜在彦訳註による平凡社東洋文庫の『朝鮮歳時記』に収録されている。
(3) 官庁が設置したヤナなどで魚を獲った際にかかる税。
(4) 『成宗実録』一九四三年五月一八日。
(5) 三木栄『朝鮮医学史及び疾病史』、一九六二。
(6) イ・ウソン『栖碧外史海外収集本』七八、亜細亜文化社、一九九七。

（7）洪錫模『東国歳時記』。
（8）もち米をやや固めに蒸し、砂糖やごま油などを混ぜた後、醤油・栗・棗などを入れ再び蒸した食物。

駭怪《ヘグエ》であり、罔測《マンチク》である――朝鮮末期病院の姿

西洋医術の初印象――駭怪〔驚くほど奇怪〕であり、罔測〔けしからぬこと〕である

「人が死んでいくのに誠意をもって治そうとせず、死を喜ぶとはどれほどけしからぬこと〔罔測〕か。西洋野蛮人《オランケ》と異なりわれらは黄帝と岐伯〔『黄帝内経』の作中人物〕が伝えてくれた医術で力の限り患者を助ける。」朝鮮末期、衛正斥邪《えいせいせきじゃ》(1)の巨頭・李恒老《リ・ハンロ》(2)の『華西集』に出てくる文章で、キリスト教の治病意識を批判したものである。死んで必ず「天国に行くこと」を祈る祈禱治病術を、儒教的合理性を根拠に批判したものである。

開港以前、キリスト教の治病術はたいがい天主に祈禱する形態であった。崇実大学校博物館には腫れ物と腹痛の患者の全快を祈る二点の祈禱文が展示されている。腫れ物と腹痛の苦痛を切なく訴えながら、天主の慈悲を乞うているのである。イエスとともにマテオリッチ(3)の名前で、天主に祈禱する形式である。

西洋医学の精巧な解剖図は、一九世紀中頃に朝鮮に伝わった。中国に来たイギリス宣教師ホブソンが一八五一年から一八五七年にかけて西洋医学の核心的内容を漢訳した書籍が朝鮮に輸入されたのである。恵岡・崔漢綺《チェ・ハンギ》(4)の『身機践験』は、これらの書籍を基に自身の考えを付け加え編纂したものである。恵岡は、わが国〈最初の〉

東・西医学折衷論者であった。彼は解剖学に基づいた西洋医学の精巧さを激賞し、それが「牽強付会を繰り返す」漢医学理論にとって替わるべきとした。反面、西洋の治療術を何の値打ちもないとして、中国と朝鮮の豊富な薬剤で西洋医学の短所を埋めることができるとした。ホブソンの解剖学書である『全体新論』を見ながら、それが「駭怪罔測《ヘグエマンチク》」とはまったく考えない恵岡、彼は本当に時代に先んじていた。

開港後、一八七六年、一八七九年、一八八二年に修交を記念する使節が日本へと向かった。日本側では彼らが少し早く受け入れた近代文物を味見するように朝鮮の使節を誘導した。博物館・動物園・造幣局などが一つのコースであり、そのなかに西洋医術病院も必ず含まれた。日本で西洋医術を見学したいくつかの記録が残っている。一八八一年、魚允中《オ・ユンジュン》(5)の『従政年表』、宋憲斌《ソン・ホンビン》(6)の『東京日記』、趙純永《チョ・スンヨン》の日本医学校視察関連記録などがそれである。このなかで、宋憲斌の『東京日記』の記録は非常に興味深い。他の人たちの著作が単に見学した事実だけに言及しているのに対し、この文章は見学した内容と自身の印象を書いている。

> 病院のなかに左右に長い廊下があり、病気を治そうとする人がおおよそ数百人にもなり、医者も同様であった。治病する器具は、多くが皮を剥いだり、切ったり、ふさがったものを開けるものであった。例えば、消化不良(滞症)の場合には長い糸を口からなかに入れて、大便がでない場合には小さな筒を肛門から入れた。病気になって死んだ者は、その病気が生じた箇所を検証するために臓腑と肺を解剖する。その術が非常に精巧であることはわかるが、その心情は実に残忍である。これを、いかに医術を行う者ができるだろうか。怪異であり驚くべきことである。

この記録は、当時の西洋医学の姿をよく示す。すなわち、ふさがった箇所を物理的に開ける医療、湯剤の代わりに錠剤と粉薬を用いる医療、身体にメスを入れる医療の姿を伝えている。それは非常に精巧なものであった。

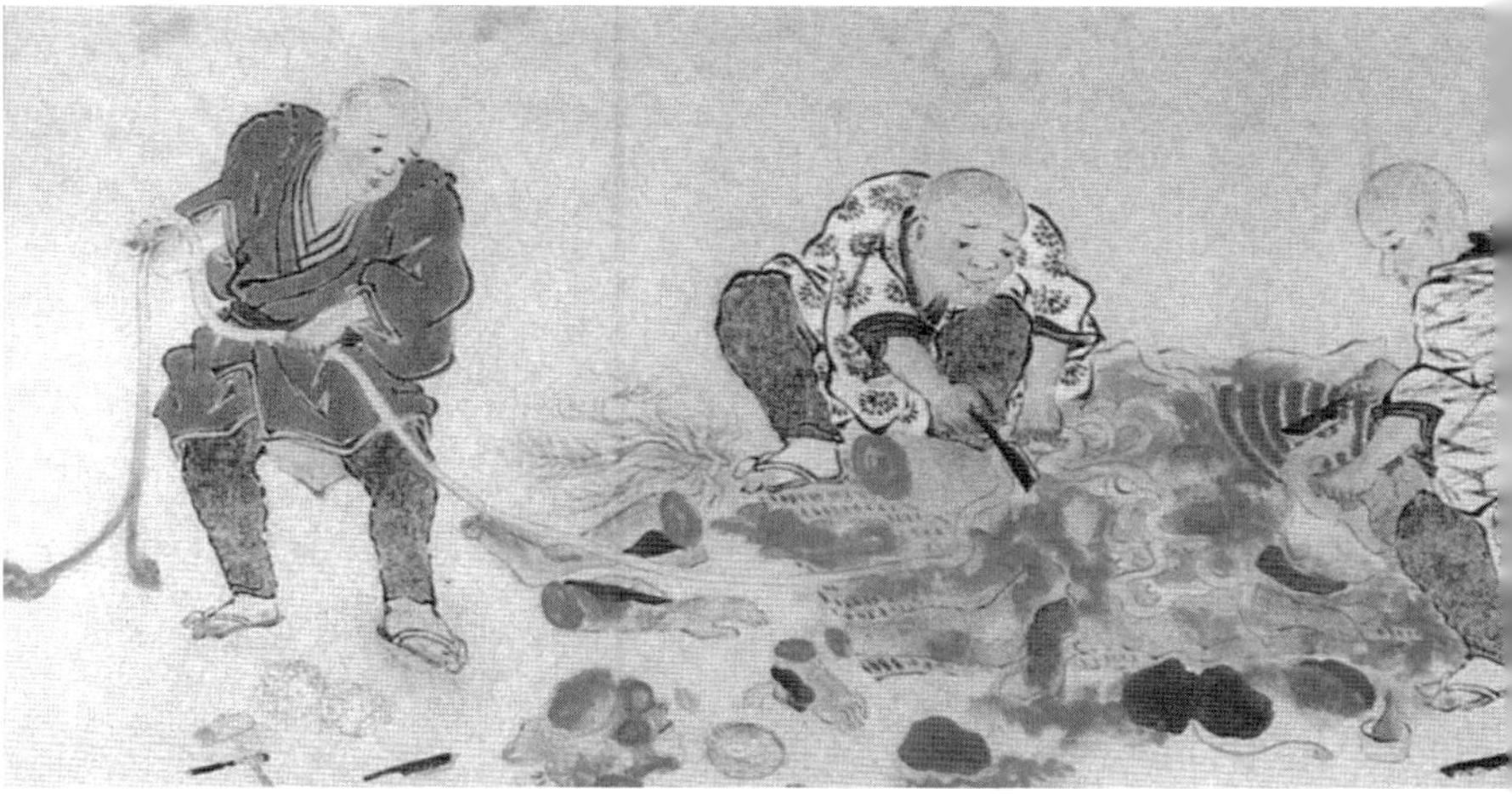

日本の死刑者解剖図（1808）

それにもかかわらず、宋憲斌は西洋医術を快く思わなかった。これは、ある程度は宋憲斌自身このような医術に慣れていなかったからであるが、より根本的には人の体にむやみにメスを入れる行為が当時の朝鮮の規範とは一致しないからである。だいたい朝鮮末期、朝鮮人は解剖学に基づいた西洋医術を〈残忍なもの〉と思った。これは、兪吉濬《ユ・ギルチュン》〔三一頁註（5）参照〕『西遊見聞』（一八九五）でも確認できる。この本は、「ある人たちは死体解剖を耐えることができない残忍な行いというが、死んだ人の体にくわえる残酷さは後世のたくさんの命のための道となる」とした。精巧さと残忍さの間の乖離！　この点がまさに開港前後、いわゆる西洋医術に接した人たちが持った率直な感想であったのだろう。

済衆院の神話と現実

「甲申年（一八八四）一二月、金玉均《キム・オクキュン》〔二九頁註（1）参照〕、朴泳孝《パク・ヨンヒョ》〔八二頁註（6）参照〕ら急進勢力が政変を起こし、守旧勢力を一掃しようとしたが、そのなかには閔妃のいとこで守旧派の実力者である閔泳翊《ミン・ヨンイク》(7)が含まれていた。刀で刺されて

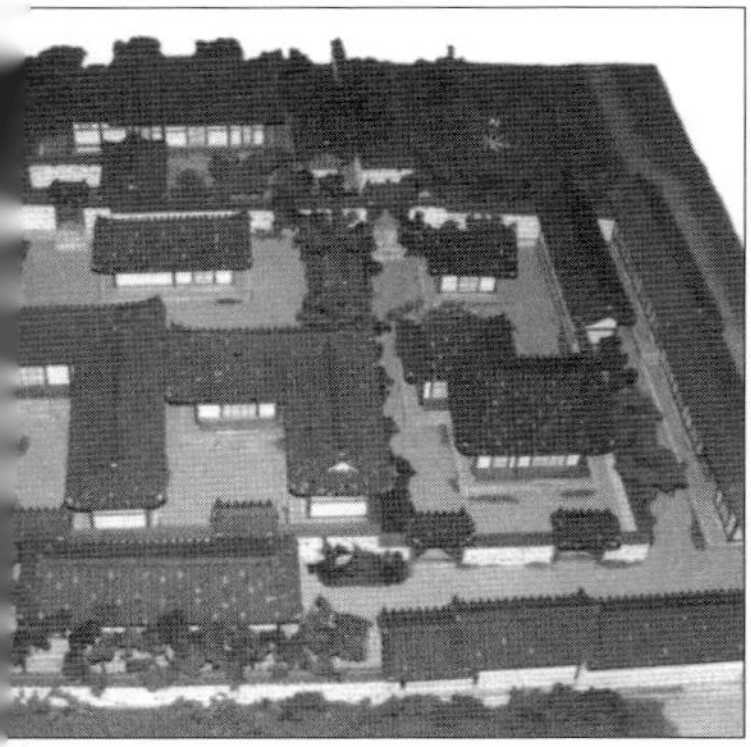

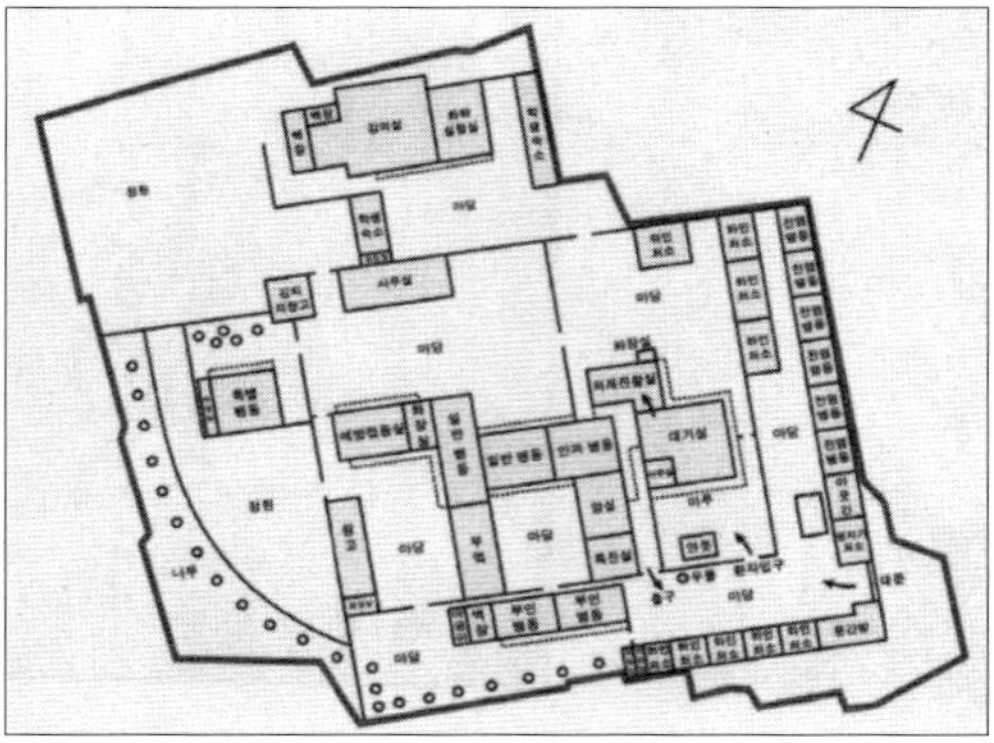

済衆院模型と配置図　済衆院は甲申政変を主導して死んだ洪英植の家を改築した。患者室、外来診療所、手術室、薬局、一般病室、外科病室、その他の病室、特等室などがあり、その規模はそれほど大きくはなかったが総合病院の縮小版といえるものであった。済衆院は40ほどのベッドが収容できる部屋を備えた施設であり、各種病室と広場、庭園が適切に結合された病院であった。済衆院の配置と規模はアレンが残した図面を通じて比較的詳細に知ることができる。済衆院は大きく8つの部分から構成されている。①16ほどの部屋と庭からなる下人と助手が常住する空間　②広い外来診察室、手術室、薬局、シャワー室、庭からなる外来病室　③大きい外科病室1棟、病床1箇所、倉庫、庭からなる外科病室　④2つの狭くない病室、倉庫、台所からなる女子病室　⑤大きな病室2つと厨房、倉庫、火鉢などが置かれた多くの患者を収容するための一般病室　⑥他とは完全に隔離された庭がある特別室　⑦7つの病室と4つの庭からなる1人部屋病室　⑧木が植えられた庭園

血を流す閔泳翊、到底生き延びる可能性はなかった。しかし、ちょうど朝鮮に来ていた西洋医師アレン〔三一頁註（4）参照〕の手術によって命を救われた。アレンは朝鮮政府に病院設立を要求し、朝鮮政府は彼の要求を受け入れた。その名前が広済院であった。以後、初めて西洋医学の開明がなされた。」

この話は一編のドラマのようにあまりにも劇的である。この話を〈アレン神話〉と呼ぶことにしよう。アレン神話は次の三つの深刻な問題を含む。第一に、朝鮮人あるいは朝鮮のものを無視したり、無力なものと見ていること。第二に、西洋医術を伝統医術よりけたはずれに優れたものとみなしていること。第三に、アレンの英雄的行為が朝鮮医学発展の原動力となったと考えていることである。もちろん済衆院設立と西洋医学導入には、アレンの寄与がけして少なくはなかった。同様に、西洋医術が外科術において大きな長所を持っていたという点と、西洋文物に対する朝鮮の

消極的態度も認める。けれども、済衆院設立と運営を一つの神話として単純化して理解しては混乱するだろう。それは、やはり歴史的現実を見落とすからである。神話に対する興奮を鎮めるならば、われわれは済衆院に対していくつかの側面により深く迫ることができる。

まず、済衆院の設立背景を見てみよう。アレンの手術が行われる前の朝鮮政府の状況を見れば、一八八二年に恵民署・活人署が廃止された点と、開港以後すぐに入ってきた西洋病院設立の意志が注目される。対民間医療機関である恵民署・活人署をなくした後、それは王政の負担と思われてきた。また、『漢城旬報』を通じて西洋医術に大きな関心を見せ、メレンドルフ[8]は医学校設立計画を立てていた。このような状況で〈閔泳翊手術事件〉が起こり、それは「病院設立を主題に」して朝鮮政府と宣教会が出会う契機となった。

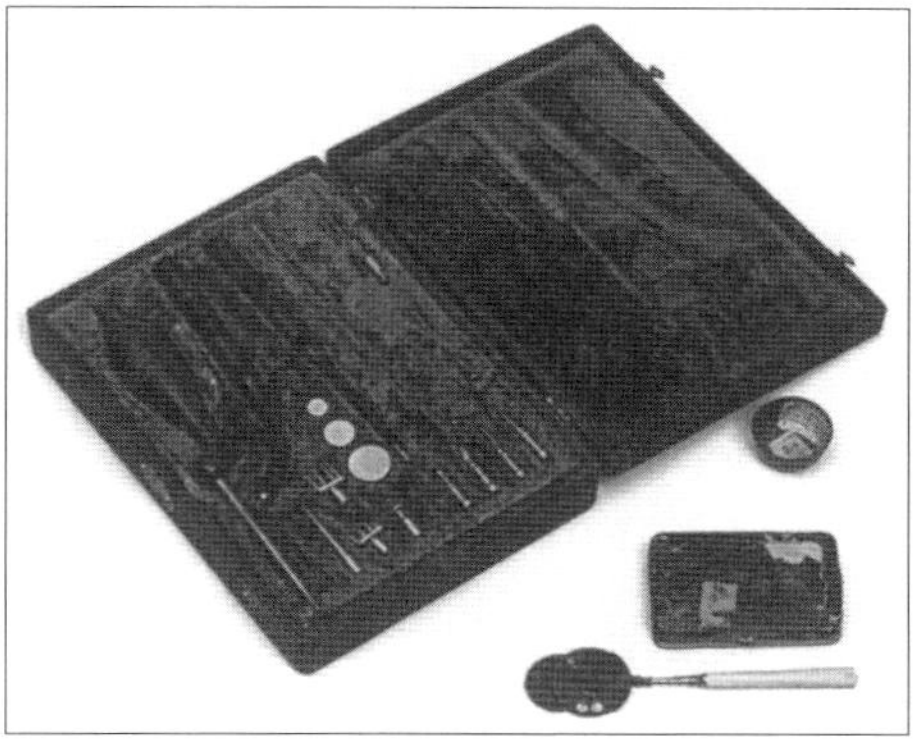

済衆院初代医師アレンの医療器具（1880年代）

一八八四年朝鮮にアレンを派遣した米宣教会はそれなりの布教の拠点を確保する必要があった。国王と朝鮮政府の歓心を買うため米宣教会側では、医師の無料奉仕を約束し、朝鮮政府としては莫大な人件費を節約しながらも西洋医術病院を設立することができた。このように、済衆院は手術成功の代価として下賜されたものではなく、西洋病院を持ちたいという朝鮮政府の欲望と宣教拡大を狙った米宣教会の利益が互いに折衷した高度の政治的妥協によって誕生したものであった。

次に、病院として済衆院の性格に関するものである。筆者が考えるに、済衆院は近代的病院というよりも伝統的病院により近かった。政治的には恵民署の復活を宣言するだけでなく、病院の管理と運営も、また恵民署のそれと酷似した。病気が治った後にだけ薬代を受け取るようにしたこと、薬だけを売る行為、学徒の医術補助、病院の人事体系など、すべての側面で共通点が現れる。それはアレンも、「朝鮮ではすでに古くから病院があったので、済衆院を特別に思わない」と記すほどであった。すなわち、済衆院は東道西器〔東洋は道理に優れ西洋は技術に優れる〕に立脚した病院として規定することができる。伝統的な医療政策と病院の枠を維持しながら、その空間に西洋医師を招聘し、外科手術台を設置したようなものである。

最後に、政府病院として済衆院の成就と限界に関するものである。病院として済衆院は成功したのか、失敗したのか？ 設立の意図においては「成功した」が、期待された効果からみると「失敗した」のである。設立後五年がたった一八九〇年以後に医療活動がだんだん不振となり、済衆院・医学堂は一人の卒業生も送り出せないまま、西洋医術再生産の枠の確立に完全に失敗した。なぜ、失敗したのか？ 狭い範囲では状況変化に伴う米宣教会の医師供給不足が病院医療を麻痺させたこと、より広い範囲では朝鮮経済の全国的な破綻、清国の主従権強化による政治的危機に伴い、消極的であるが推進されていた改革の意志が失墜したことによるものであった。

済衆院のあれこれ

済衆院運営の様子は一八八五年四月四日付けアレンの日記に載る「広恵院規則」と、一八八六年二月一日付『漢城周報』に載った「公立医院規則」を通じて詳しく知ることができる。済衆院の利用時間は午前一一時から午後一時まで二時間であった。済衆院で診療を受けるためには、門の入り口で患者の名前を記入し診察札をもらい、それを受付に提出した。受付料は、元来、規定にはなかったが、済衆院の医師アレンは「明らかな野次馬を制限するため」という名目で患者一人当たり二〇銭ずつ受け取った。済衆院の患者は大きく外来、入院、往診の三つに分かれた。外来患者は手術室、薬局、浴室を備えた外来病室を利用した。入院患者は経済的能力によって四つの等級に分かれていた。経済的能力がもっとも高い上等客は個室に入院したが、一日の入院料が一〇〇〇銭（一〇両）であった。中等客は入院料が五〇〇銭で二〜三人部屋、下等客は入院料三〇〇銭で三人以上の病室であった。貧民患者は無料で、彼らは多くの患者が収容される一般室に入院した。当時、米一升が八〇銭ほどであったことを勘案するならば、下等室でも入院費が安くなかったことを知ることができる。

この他に患者は男女が区別され、女性の場合は女性病室に入院した。また、済衆院では上等客よりも高い地位の患者を収容することができる特別室が別に用意されていた。身分が非常に高い階層は済衆院を直接訪れるのではなく、医師の往診を要請した。往診料は上等客の一日入院料よりも高い五〇両であった。

往診料や入院料を除外した薬代は無料であった。また、診療費は回復した場合にだけ支払った。これは当時の一般的な医療慣行にそのまま従ったものである。アレンはこれを指して「朝鮮人たちは病気が治らなければ薬代を払わないという原則に従うようだ」と記録したことがある。このように、新しく建てた西洋医術病院で既存の医療慣行を採択した点は非常に興味深い。済衆院が伝統医療の慣行とまったく断絶した機関でないことを意味するからである。

病院には医師・実務運営者・下級職員がいた。病院長は外衙門独判が兼任したが、病院の実務は病院に常勤す

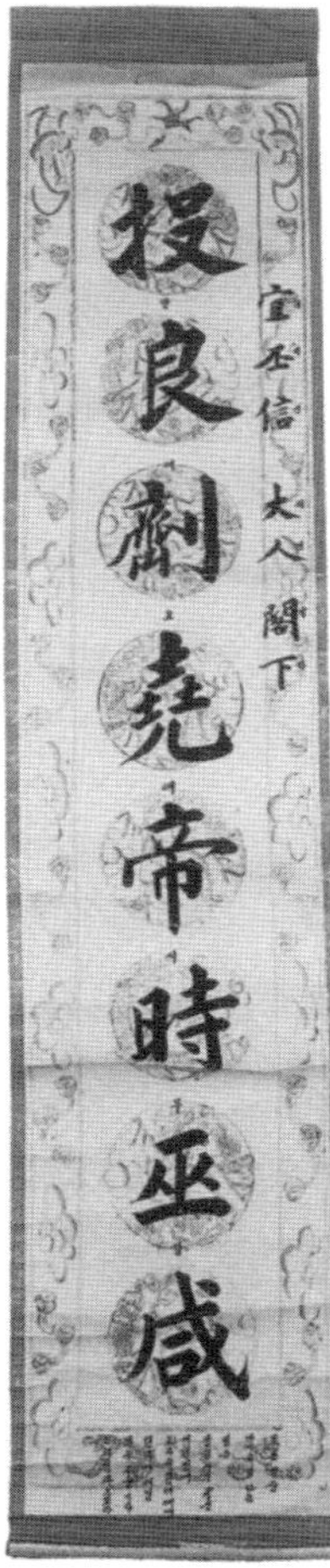

御医も務めた宣教医師エビソンが高宗から下賜された簇子（1900年代初頭）

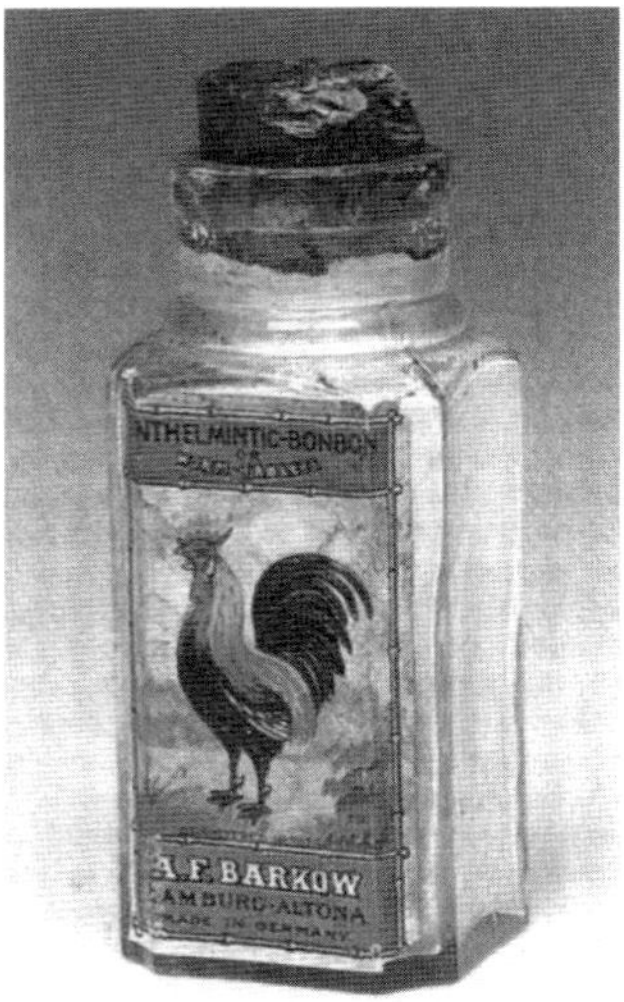

瘧疾特効薬金鶏蝋（キニーネ）薬瓶（20世紀初頭）　済衆院でもっとも人気があった薬は瘧疾（マラリア）の治療薬である金鶏蠟（キニーネ）であった。

る職員である主査、書記と会計、受付職員、厨房職・使喚・水汲みなどの雑事は一〇余名が担当した。病院医療は医師が担当した。一八八五〜一八八六年度にはアレンとスクレントン[9]、あるいはヘロン[10]ら二名が診療を行うこともあったが、ほとんどの場合一名の医師が診療した。医師の診療補助は全国から選ばれた医学堂の学徒が行った。彼らは医師を補助しながら、医学を学んだ。一方、女性患者の場合、一八八五年は妓生《キーセン》出身の医女五名が看病を補助したが、この年の一二月に彼女らは袁世凱に売られていって中止となり、一八八六年七月以後は女性宣教師の医療スタッフが補助を行った。

済衆院の西洋医術は好奇の的であったが、病院自体が新しいのではなかった。すでに、長い間、民間診療機関が存在し、済衆院もまたそのような伝統を継承した形態となっていたからである。ゆえに、アレンも「報告書」で「元来、朝鮮では病院類似の機関が数百年来存在していて、私が現在計画する病院は別に新奇なものとはいえない」としたのである。

済衆院は一八八五年四月九日、外来患者二〇名、手術患者三名で診療を始めた。サンフランシスコに注文した病院用備品と医薬品は四月一八日に到着し、診療を始めて一〇日も経たずにここにしか来ない人が現れ、後援者も増えて営業は順調で一日平均五〇名の患者を迎えた。開院後、日時が経つほど外来患者数が増加し、毎日一〇〇余名を診察するようになり、その結果一年間に七〇〇〇名以上を診療するに至った。

以上の診療活動はアレンの記録を基にしたものであるが、これは若干誇張された感じを与え、患者として数に

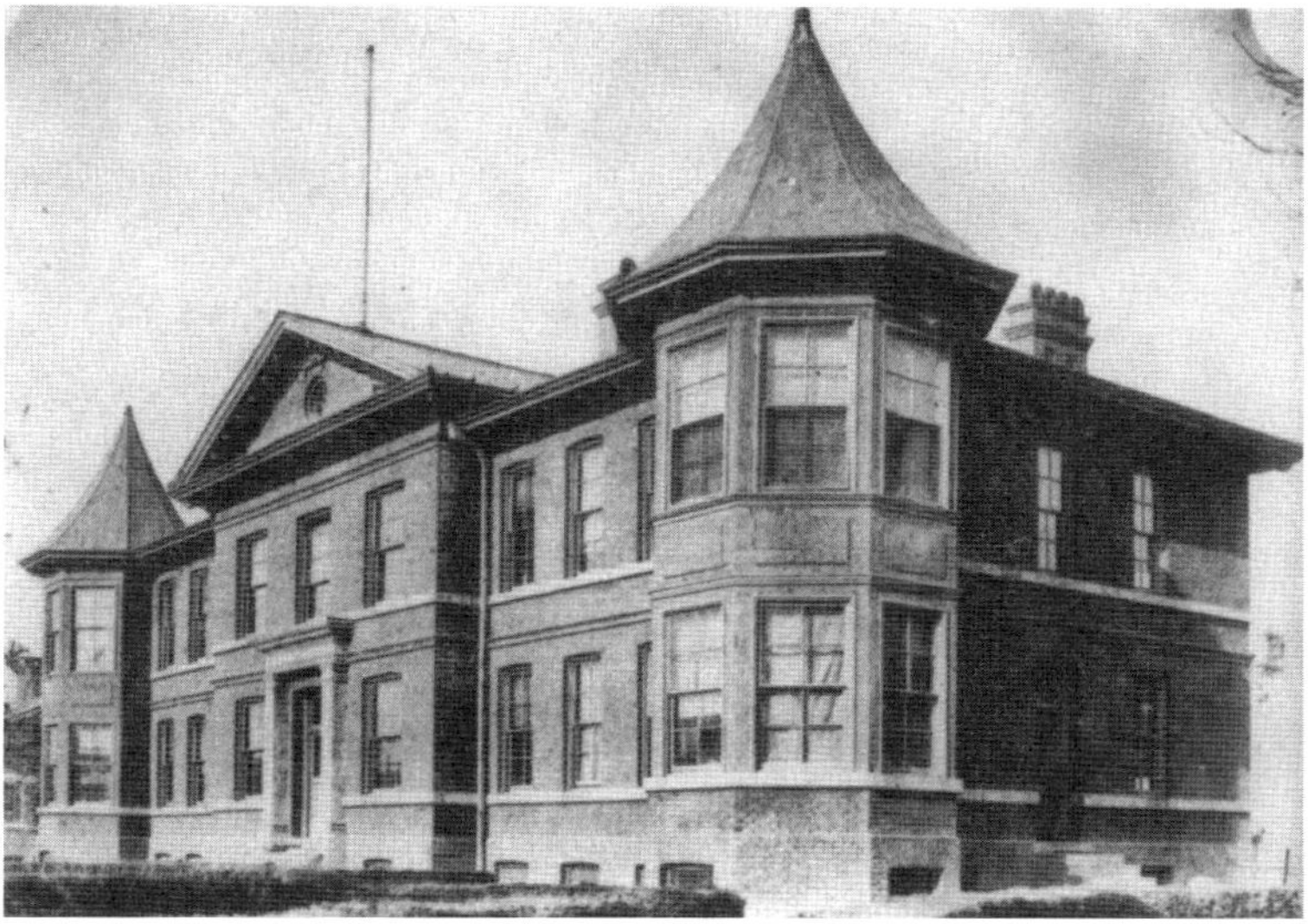

新築されたセブランス病院（1904）　済衆院はセブランスの支援で南大門側の桃谷に新しい病院を建て、しばらくしてセブランス病院となった。

入れた彼らすべてを純粋な受診患者と見ることは困難なようである。なぜならば、初期の患者のなかの相当数は、本当の患者ではなく外国人の医術を見に来た好奇心旺盛な見物人であったからである。『漢城周報』では、「毎日、見舞いに来る者が二〇名や三〇名にもなり、入院して治療する者が一〇余名から二〇余名になる」として、毎日一〇〇余名診療というアレンの集計よりも少なく伝えている。初期の患者のあれこれを見れば、「朝鮮人の各階層を網羅し、下は乞食・らい病患者から上は宮中の貴人までいる状態」でかなり多様であった。

開港地の日本医院——日本に好感を持て

済衆院は朝鮮の地に立てられた最初の西洋医術病院ではなかった。開港以後、日本は釜山・元山・仁川・漢城の門戸を開けさせて、順に病院を立てた。釜山の済生医院（一八八三）、漢城の日本公使館付属医院（一八八三）がそれである。朝鮮に渡ってきた日

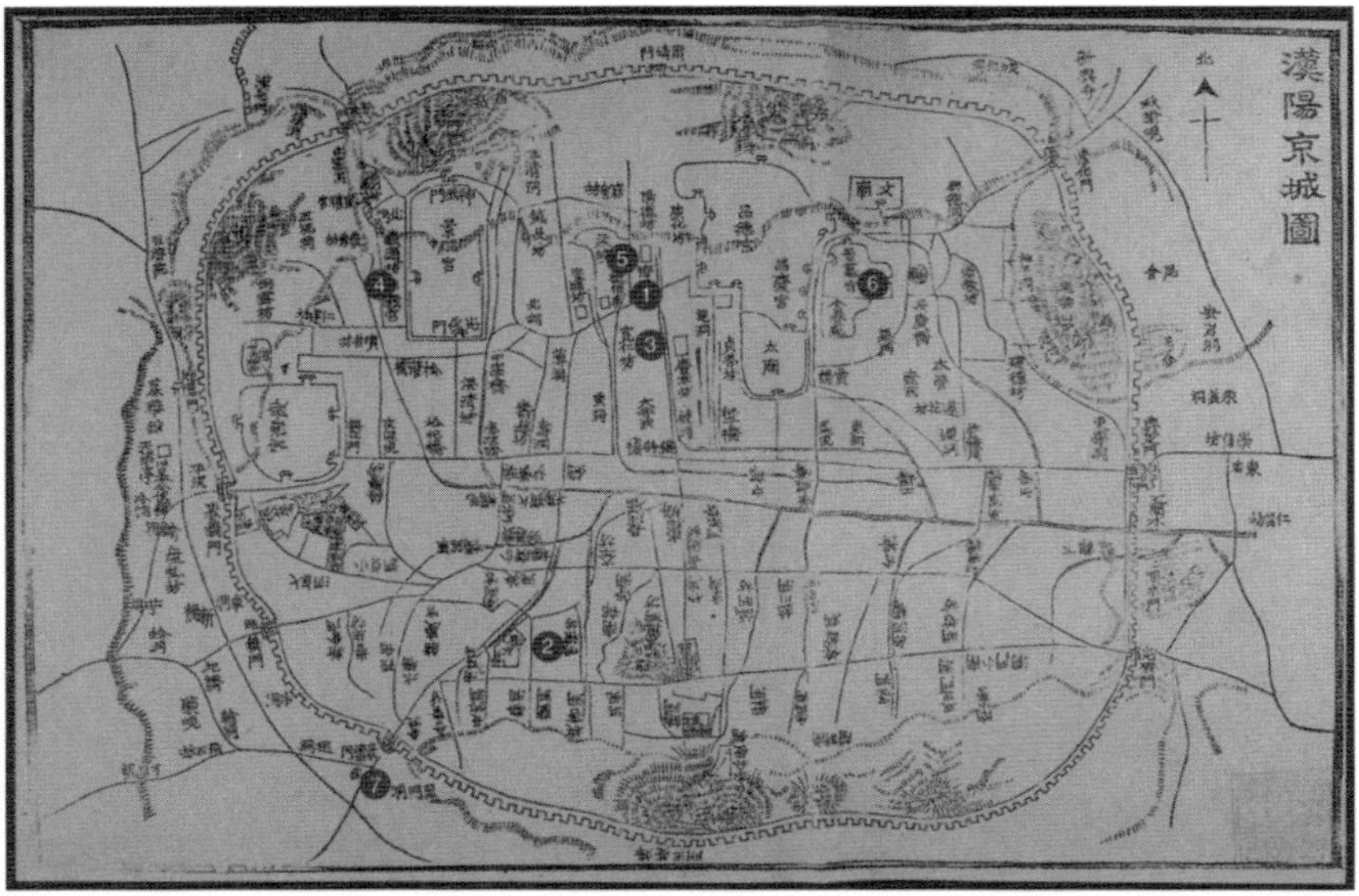

朝鮮末期、近代病院の位置　①1900年頃、漢城府地図に各機関の位置を表記した。　②1885年に建てられた斉洞の済衆院（1885.4～1886.9？）　③1886年に拡大移転したクリゲ（銅峴）の済衆院（1886.9？～1904）　④大韓帝国政府の医学校（1899.5～1907.3）　⑤広済院の前身、内部病院（1899.5～1900.10）　⑥広済院（1900.10～1907.3）　⑦南大門外のセブランス病院（1904～）

本人居留民の診療を目的として建立されたものである。しかし、これらの病院は朝鮮人をして日本に好感を持たせ、近代文物の優秀さを感じさせる道具として利用された。初代済生医院・院長を務めた矢野義徹が開港直後に日本外務省へ送った報告書にはそれがよく現れている。

> 大抵人情というのは、誰もが生を愛し体を大事にする情によるものです。ゆえに、毎朝、彼らが固守していた腐った漢医術と巫堂《ムダン》〔シャーマン〕の弊害を捨て、わが医術を仰望するに至りました。これは、とくに皇国の威厳ある徳を感激を持って広められるだけでなく、彼らが朝鮮のものとわれらがものとの長短を比較する心が生じて、開化に誘導するうえで大きな助けとなる契機となることは当然のことです。

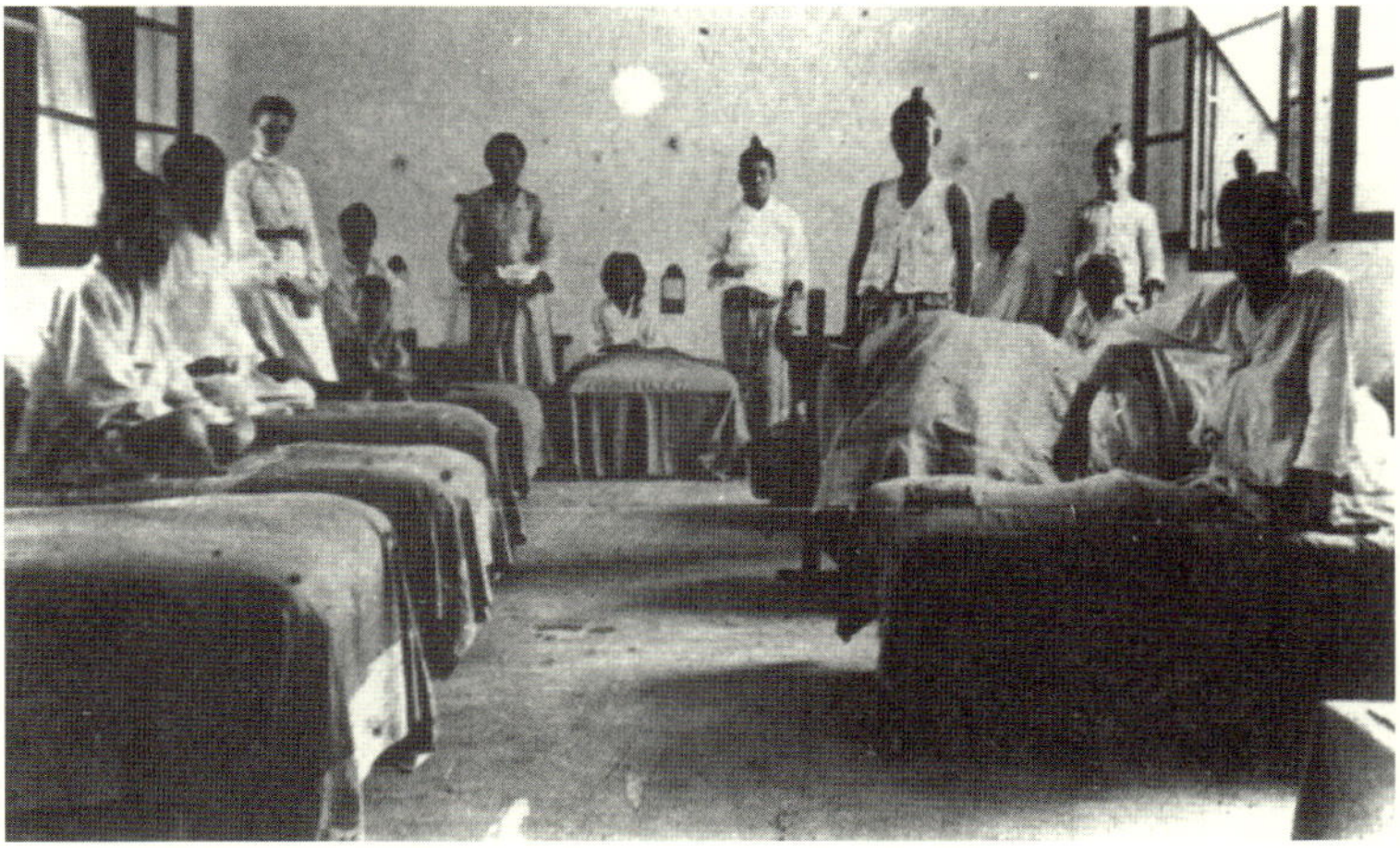

宣教病院の朝鮮人患者たち

一八九〇年代後半、漢城医院・院長であった和田はより一歩進んで、医療を通じて朝鮮高位層の歓心を買うことを非常に重要な事業のなかの一つとした。ロシアもこの点は同じで、朝鮮で主導権を握るための日本とロシアの争いは病院活動でも再演された。

宣教病院、伝道のために沃土を耕す犂

医療を政治的に利用したのは、ただ日本居留民病院だけではなかった。朝鮮政府が立てた済衆院や広済院も「病気を治す」という目標以外に他の政治的目的を持っていた。宣教病院も同様である。朝鮮末期の新聞を見れば、「宣教師が建てた病院が有り難くも可哀想な朝鮮人患者をたくさん治療している」という事実がしばしば強調されている。慈善行為を通じてキリスト教に好感を抱かせたという、このような事実は〈西洋医術〉が大きな政治的成功をもたらしたことを意味する。

宣教医療の動機は日本人医療とほとんど同じである。医術を通じて反感を抑えて好感へ誘導するという点や、医術を通じて西洋文物の優秀性を感じさせ開化へと導くという点で同じであ

る。純粋な情熱で人間の苦痛を救うという側面は、宣教師の個人的レベルに局限された。宣教社会という集団全体のレベルでは、宣教の道具として医術の効果が微弱であればそれを放棄する立場もあった。多数の宣教師が政治的利用という立場を支持した。

一八八五年以後一九一〇年まで朝鮮に設立された宣教病院はおおよそ三〇余に達する。米北長老会、米北監理会、英国聖公会、豪州長老会、米南長老会、米南監理会、カナダ長老会、安息教などが病院を建て、全国区の主要都市を網羅した。しかし、ここでわれわれが記憶すべき事項は、この時期に建てられた病院中の相当数が今日の病院のような場所ではなく、単に薬を調剤する診療所の水準を超えるものではなかったという点である。宣教病院は規模は小さかったが、地域的には各地に広く分布していた。

大韓帝国の広済院——漢・洋方折衷の試験場

一九〇〇年前後の新聞を見れば、一般大衆の生活は悲惨で涙が出るほどである。数年間の凶作が重なり、収穫がよくなかったからである。物価は毎日のように天井知らずに上がり、充分な財力のない人たちが窮乏した生活から抜け出すことは難しかった。慌てた政府は、高いベトナム米を輸入し民間に流通させたりしたが、貧民の飢餓を解決するにはまったく不足であった。貧民は飢えに苦しむだけでなく、寒い冬の日には道端で凍え死んだ。「昨晩、凍死体がいくつか発見された」という記事は無数にある。貧困と疾病は必然的に悪循環の関係にある。貧しくなれば栄養・住居・衣服の状態が劣悪となって各種疾病に対する免疫力が落ち、一度疾病にかかれば通常の経済生活を営むことはできなかった。また、経済状況が苦しい窮民は、病気になっても十分な治療を一度も受けることなく死亡する場合が日常茶飯事であった。

広済院は活人署を復活させた性格を帯びていたが、時代が変わっただけに活人署と同じではなかった。漢薬所・洋薬所・種痘所の三つを置き、東・西医術を折衷した。患者には漢薬・鍼灸とともに、キニーネなどの洋薬を処方した。別に西洋医術資格者を雇うのではなく、漢医師のなかで西洋医学に関する知識を持った人が漢・洋薬を折衷して処方した。このように漢医を主軸にした事実は〈旧本〉あるいは〈酌古〉〔昔のことを参考にする〕という光武政権の政策理念、既存の人材の活用、経済性など三つの側面を同時に充足させるものと理解することができる。

一八九九年に開院した広済院は一九〇五年から日本の手中に入った。日本はこの病院を接収して、朝鮮人救療機関からおもに日本人を診療する病院へと性格を変えていった。そうして、一九〇七年に大韓医院が創設されて、広済院はこの機関に吸収統合されてその運命を終えた。

広済院のあれこれ

広済院の利用は一般病棟と伝染病患者のための避病院の二つに分けることができる。患者は公休日でなければ午前八時から午後二時まで六時間、来院して診療を受けることができ、午後二時から四時までは医師の往診を要請することができた。病院には待合所があり、患者は来院した順番に医師の診察を待った。診察を受けた後、一般患者は市中よりかなり安い値段で薬を買うことができ、鰥寡孤独〔一六二頁参照〕と無委託者〔身寄りのない者〕、監獄の囚人らは無料であった。往診の場合であれば、所要時間による経費を別途に支払い、貧寒患者の場合この事実を病院が認めれば経費を免除されることもあった。

次に避病院をみれば、内部病院は別に入院室を規定せず、代わりに伝染病患者のための避病院を立てた。避病院は染病・コレラ・廃瘡などの伝染病が他の人に伝染しないようにするために、人家から五〇歩ほど離れたところに設置された。避病院は上（一人部屋）・中（二〜三人部屋）・下（無委託者）の三等級の入院室が設置され、病室の等級によって入院料も異なっていた。ただし、下等室は無料であった。患者に支給される飲食は一切外のものを禁止し、看病人の場合にも医師の検査を終えた後に出入りが可能であり、出入りする人の衣服、輿、台車などはすべて消毒した。避病院下等室で死んだ患者は病院が費用を出して埋葬し、避病院にいる患者が三〇名を越える場合、病院長は上部機関である「内部」に報告しなければならなかった。この他に監獄署にも避病間を設置し、伝染病にかかった囚人をここに移した。

病院には医療スタッフとして医師一五名、技師一名、薬剤師一名などがいた。医師一五名中一〇名が種痘法を施行する医師であり、他は漢方内科医二名、外科医一名、小児科医一名、鍼医一名などであった。このなかで医師はみな漢医で大部分が典医〔一八六頁以下参照〕を兼職した。このような事実は、王室の診療を担当した太医院だけでなく、衛生局長と職員、種痘医師、軍医など他の分野での漢医の進出と同じ類型であり、当時、大韓帝国の衛生事務は西洋医術を若干理解する典医出身者が主導したことを窺い知ることができる。

もちろん、構想段階では西洋医学を学んだ外国人医師一名を置こうという意見はあった。しかし、外国人医師を招聘するのに費用がたくさんかかるだけでなく、効果的に活動させることは難しいという認識によってこの意見は採択されなかった。

広済院は一八九九年六月から一二月の間に、合わせて八一九七名を診療した。このなかで洋薬施術患者は四七五五名であり、漢薬施術は三四三六名であった。これは、だいたい一日平均四五名程度の患者を診療したことを意味し、「病院の医師たちが非常に忙しかった」ことを示す。患者数のなかには入院患者や重病患者は含まれず、みな外来患者で薬だけを与えた場合であった。一九〇〇年には一年間に総診療者数が一六四一四名に達した。その内訳をより詳しく見れば、「お金を貰い薬を与えた病人が一七七九名、監獄署囚人患者が三七五五名、

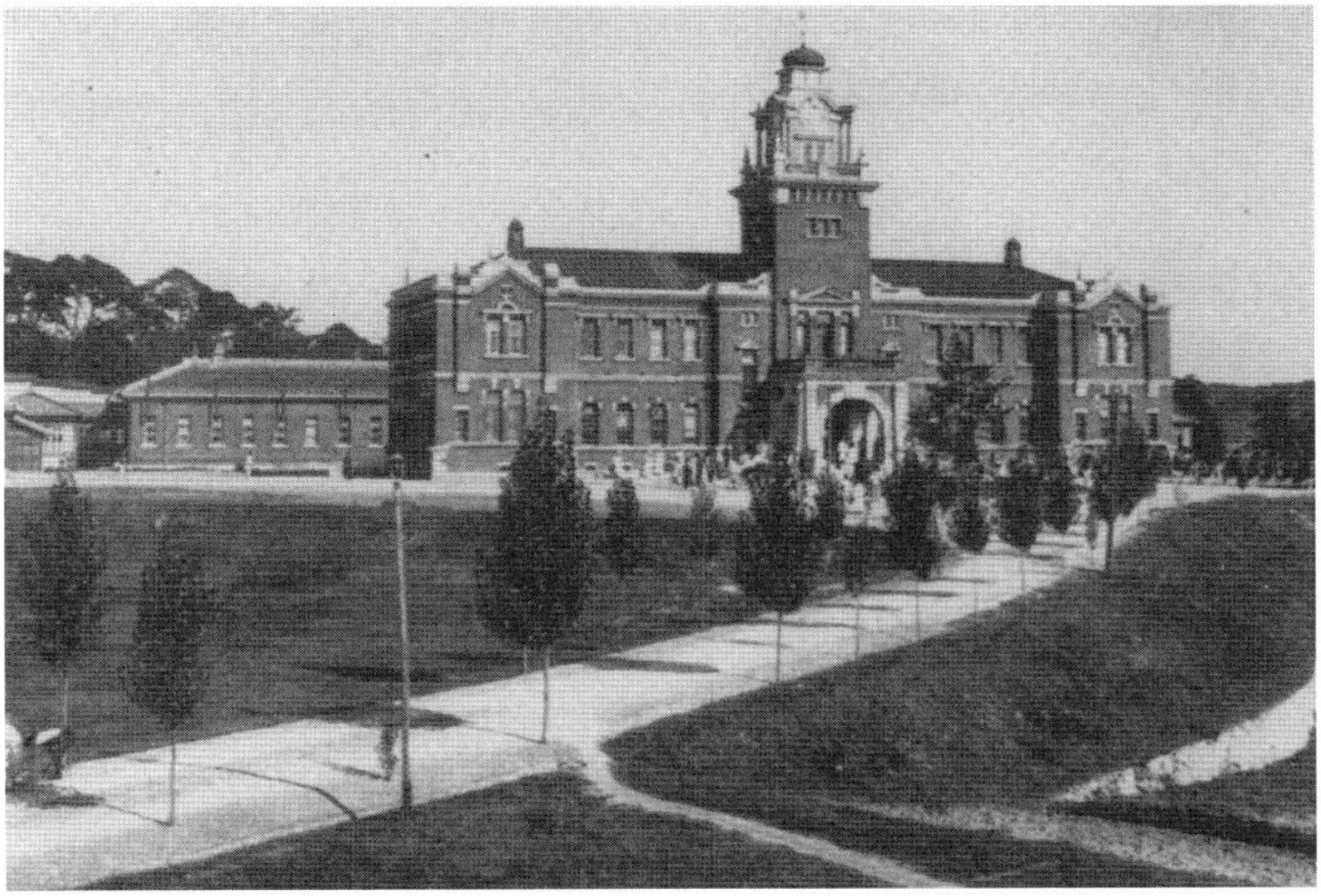

大韓医院の偉容

貧しいためお金を受け取らず薬を与えた病人が九一六八名、鍼治療の患者が五一二名」であった。一九〇一年度の施療者数の規模も合計一八三九三名で一九〇〇年とほとんど同じであった。

おもに広済院を訪れた人は「発達した西洋医術」を経験しようとする一般人あるいは監獄の患者、伝染病患者、身寄りのない貧民患者など、社会から疎外された人たちであった。彼ら患者から受け取る収益金は病院の年間予算の一〇分の一に過ぎず、職員一〜二名の俸給程度にしかならなかった。このような事実は広済院が設立目的通り貧民と伝染病患者の救済病院として運営されたことを意味する。

大韓医院――あなたたちの病気を治すために来た

現・ソウル大学校病院に入ると古風な西欧風二階建ての建物を見ることができる。現在、研究所と博物館として利用されているが、保存状態がいいのでテレビの時代劇の背景としてしばしば登場する。その建物がまさに大韓医院である。伊藤博文統監が設立を主導した大韓医院には二面性があった。威厳ある建物と燦然と輝く日本人医療陣と医療機構が一側面である。おおよそ八〇万円、当時の政府予算の一割規模のお金をかけて立てた〈超現代式〉病院に対して当時の一日本人記者は「馬登山上にすくっとそびえ立つ雄大な大韓医院の建物はソウル中を見下ろすようだ」と書いた。事実、大韓医院はまさに前にある昌慶宮、昌徳宮を〈圧倒〉したはずである。植民事業のよい記念碑である大型病院、大韓医院のもう一つの側面は、「あなたたちの病院を治すためにわれわれが来た！」という象徴性である。これほどに良いスローガンがどこにあるだろうか？ 前述の日本人記者は「日本にもこれほどの病院はほとんど見ることはできない」と記した。伊藤博文も次のように語った。「韓国の医術を発達させようと大韓医院を立てた。」

であれば、実際にこの病院は朝鮮人のために機能したのか？ けっして、そうではなかった。一九〇八年から一九〇九年までの患者数は大韓医院の性格をよく示す。一九〇八年の入院患者五八七名中朝鮮人は一五九名（二七％）、日本人は四二八名（七三％）であり、外来患者の場合一〇一六六名のなかで朝鮮人は四九一三名（四八％）、日本人は五二五三名（五二％）であった。入院患者の場合は日本人が朝鮮人のほとんど三倍になり、外来でも日本人が朝鮮人より若干多いことがわかる。一九〇九年の場合にも同様で入院患者九〇七名の七七％、外来患者一四八八六名の四七％が日本人であった。[11] 当時、朝鮮人と日本人の人口対比利用者数を見れば、民族間利用率の差異はより大きくなるだろう。

このように朝鮮人と日本人の利用で差異が出る理由は、二つの側面で考えることができる。一つは大韓医院を見る日本人と朝鮮人の立場の違いによるものである。まず、見知らぬ異国の地に移住した日本人は発病時、高い水準の医療機関を訪れ、治療を行うことが常であり、彼らは当然、大韓医院へと向かった。[12] 反面、朝鮮人は日本医師を嫌悪する傾向を帯びた。とくに両班と宮中人ではその嫌悪感が強かった。

韓国を植民地とした日本人の行為に対する厳しい視線がなくとも、朝鮮人がこの病院に接近しがたい二つ目の理由は、経済的側面に求めることができる。なぜならば、入院料が非常に高かったからである。もちろん、高い経費のため患者が朝鮮人の場合、生活程度を評価し、診療費を減額したが、大韓医院は普通の人が容易に利用するには経済的障壁が高かった。「その費用を支払うことができず、夜逃げする人が多い」という状況が、それを如実に物語る。[13]

日本人医師に対する朝鮮人の嫌悪と高い診療費によって、大韓医院を利用する朝鮮人は経済力豊かな人や、無料で治療を受けることができた施療患者だけであった。前者の代表的な人物として李在明《リ・ジェミョン》の刃を受けた李完用と宮中顧問・李允用《リ・ユンヨン》の家族を挙げることができる。むろん、経済力が劣る朝鮮人のための無料施療制度もあった。施療患者は日本の施恵政策を宣伝する目的を帯びるとともに、同時に医師が技術を磨くという実習用の目的もあった。一九〇八年の場合、施療患者は定員が定められており、外来一日二〇〇名、入院患者二〇名であった。[14]一九〇八年から一九一一年まで三年八ヶ月間、大韓医院（一九一〇年九月以後、朝鮮総督府医院）の施療患者数は朝鮮人二八三六六名であった。[15]施療患者となるためには、警察署あるいは役所を通じて審査を受けなければならなかった。[16]また、「救療を受ける者みな恩沢に深く感激した」という感想文を提出しなければならなかった。[17]その感想文がすべて各種言論メディアによって日本の〈善政〉を宣伝する道具として活用された。

慈恵医院——朝鮮人を助けるために来た

慈恵医院の創設は一九〇九年の義兵鎮圧以後、なすべきことが少なくなった日本の朝鮮駐箚軍が主導した。慈恵医院に必要な諸般器機、薬品、設備はもちろん勤務する医師もまた日本駐箚軍が供給した。慈恵医院の設置目的について三木栄は『朝鮮医学史及疾病史』で「八道民衆の病苦を救い、生存の幸福を享受せしめ」ることと書いたが、これは一九一〇年八月二九日、日本が朝鮮を併合した際に発表した諭告の内容をそのまま掲載したに過ぎない。

この言葉よりも、かえって「従来、医療機関がなくて苦労した地方民衆に治療の便宜を図り、とくに窮民患者に対し施療・救療することは、一般民心の融和を補益することが少なくないと考え」て、この施設を作ったという言葉がより正直である。[18] ここで注目すべき点は、「一般民心の融和」という表現である。民心融和とは何を意味するのか。それは一国の主権を奪い、義兵運動など主権回復運動を弾圧し、暴圧的な警察・憲兵装置として朝

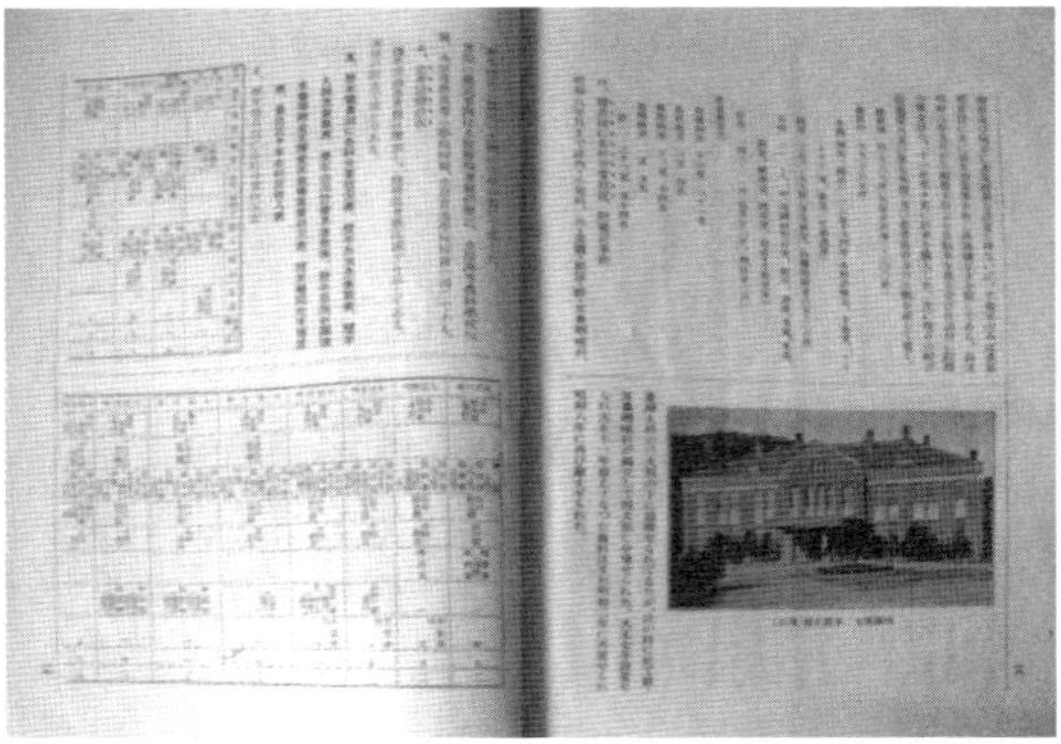

三木栄『京畿道立水原慈恵病院二十五年史』　慈恵医院は開港以後、地方に建てられた最初の病院で日本の植民地政策で重要な意味を持っている。この本は『中外医事新報』の別冊本で、水原慈恵医院の診療科目、医療人などを詳細に紹介している。

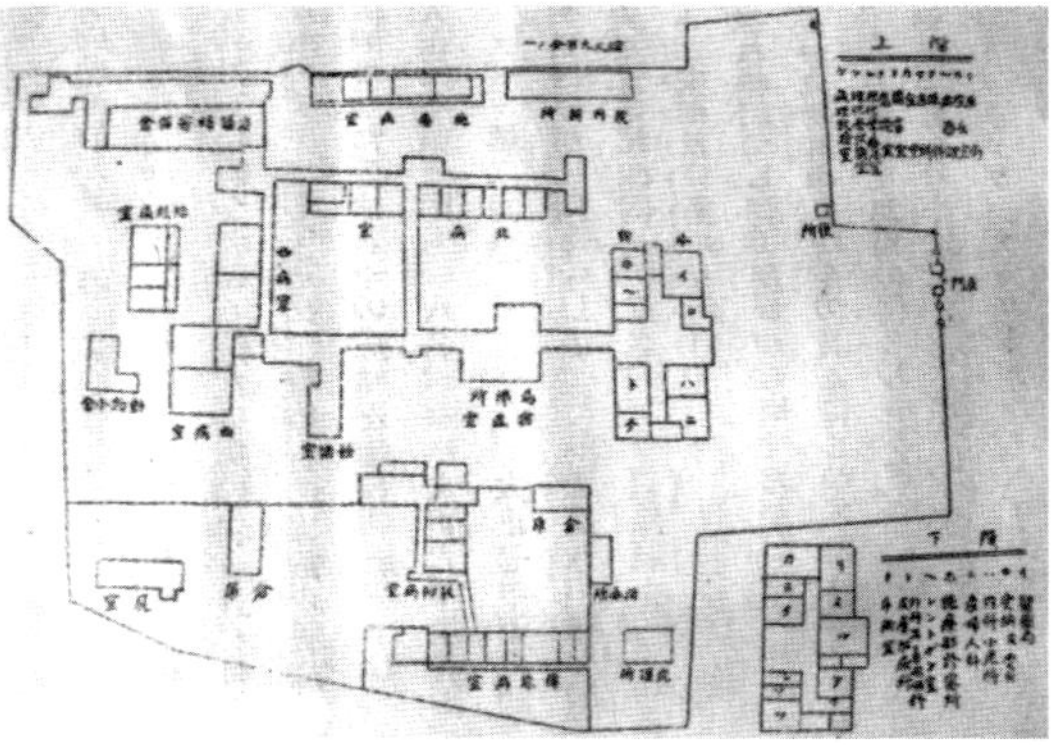

水原慈恵病院配置図

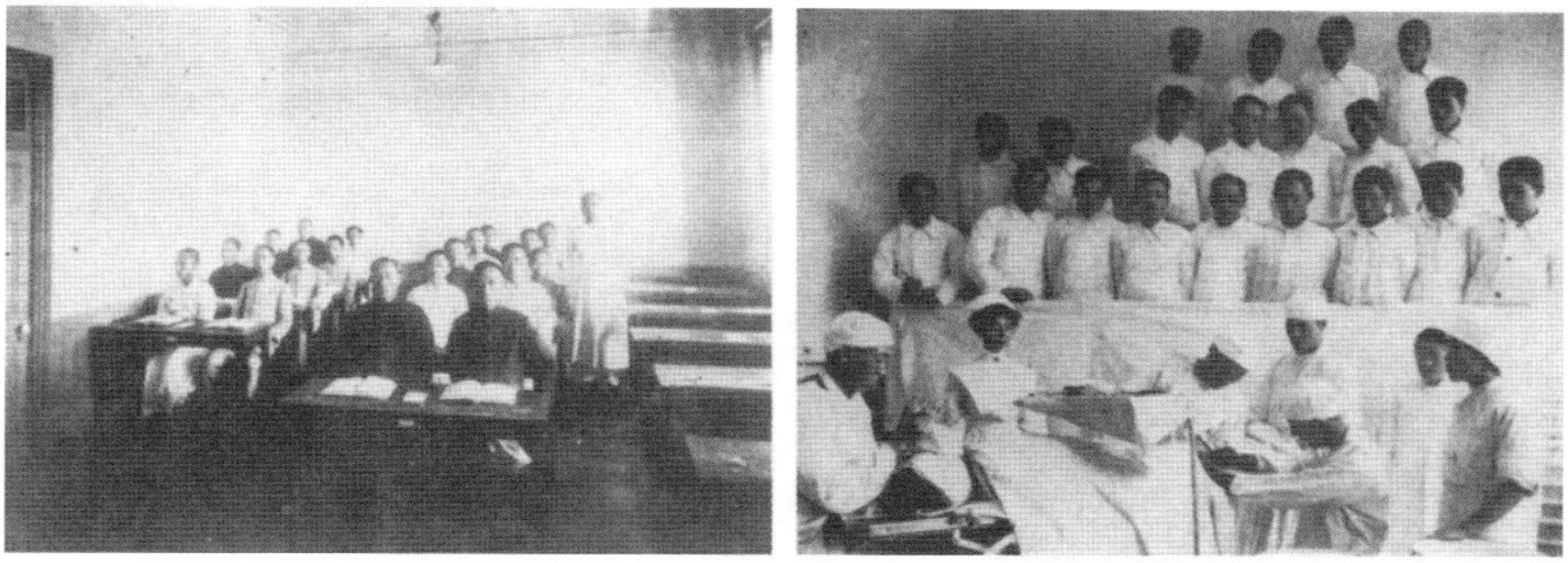

1910年前後の医学講義　左は大韓医院（朝鮮総督府医院）医育部の講義室、右はセブランス医院のインターン講義の様子。一方は坊主で、もう一方はハイカラ頭が対照的である。

鮮人を弾圧する裏面の〈馬前の人参〉としての、〈救療を通じた民心融和〉であったのである。

一九〇九年四月以後、各新聞紙上には日本の義兵弾圧、警察権引受、司法権引受、一進会の併合賛成などの記事と並んで慈恵医院の記事を掲載しはじめた。そして一九〇九年一二月以後全州、清州、咸興など三ヶ所に慈恵医院が設置された。この三ヶ所はそれぞれ韓国南部、中部、北部地域を代表する。慈恵医院職員はたいてい医師を二名にして、若干の補助スタッフが加勢した規模であった。医師としては（その地方に留まる）日本の軍医が雇聘された[19]。

日本の帝国主義者による朝鮮併合がかなり近づいた頃である一九一〇年七月二一日、慈恵医院を全国に拡大するという勅令第三八号が公布された。これは〈併合〉一ヶ月前間のことで、この官制によって慈恵医院は一九一〇年九月まで全国一三道にそれぞれ一ヶ所ずつ設立が完了した。京畿道の水原、忠南の公州、全南の光州、慶北の大邱、慶南の晋州、黄海道の海州、江原道の春川、平南の平壌、平北の義州、咸北の鏡城などである。観察道ないしは日本守備隊が駐屯していた場所を基準として選んだもので、当時の鏡城・咸興・平壌など九ヶ所には、日本守備隊の主力部隊が駐屯しており、公州、海州、義州には一個中隊が、清州には一個小隊が駐屯していた[20]。

慈恵医院設立決定は保健医療史上、そして日本の植民地政策上、重要な意味を持つ。なぜならば、これは開港以後、地方に国立形式で立てられた最初の病院であったからである。済衆院から大韓医院まで、すべての国家医療機関がソウルに集中していたので、他の地域は国家医療の死角地として残されざるをえなかった。このような状況の解消は、すぐに植民地化正当性の根拠として作動した。すなわち、ソウルに最先端の大韓医院を建設し、地方全域に高い水準の西洋医療を提供したこと、この点がまさに日本側がずっと主張してきた「発達した文明の移植」というスローガンと一致するのである。

一九一〇年八月二九日、われわれには国辱日となるこの日、日本の朝鮮併合を知らせる寺内正毅総督の布告文には次のような内容が含まれている。

凡ソ人生ノ憂患ハ疾病ヨリ酷シキハ莫シ従来朝鮮ノ医術ハ未ダ幼稚ノ域ヲ脱セズシテ以テ病苦ヲ救ヒ天寿ヲ全フセシムルニ足ラズ是最モ痛嘆スベキ所ナリ曩ニ京城ニ中央医院ヲ開キ又全州清州及咸興ニ慈恵医院ヲ設ケテ以来庶ノ恩波蒙ル者極メテ多シト雖未ダ全土ニ普及セザルヲ遺憾トシ既ニ令ヲ発シ更ニ各道ニ慈恵医院ヲ増設セシメ名医ヲ置キ良薬ヲ備エ起死回生ノ仁術ヲ施サシメントス

日本は朝鮮を〈併合〉して、善良な庶民のために大きな贈り物として各道に慈恵医院を設けたというのである。慈恵医院の患者についての内容は、朝鮮〈併合〉が断行されて一〇ヶ月が経った一九一一年六月に作成された統計を通じてかなり詳細に知ることができる。[21] この統計を見れば一九〇九年一二月から一九一一年六月までの全一九ヶ月間、慈恵医院の総診療者数は一八六三二八名であった。これを民族別に見れば、朝鮮人が一五七七五九名（八五％）であり、日本人は二八四七一名（一五％）で、朝鮮人が五倍以上多い。このような内容から判断して慈恵医院の設置目的に合わせて朝鮮人に対する無料治療を中心とした診療活動が展開されたことを知ることができる。弾圧と植民地化の裏面を隠すために、施療と現代医術の洗礼が行われたのである。

『朝鮮総督府月報』一九一一年四月号を見れば、朝鮮総督府医院をはじめ各慈恵医院において病気を治療した朝鮮人たちが〈感激して〉書いた数編の感想文が掲載されている。その内容は各院長の報告中いくつかの例だけを抜粋したものだが、朝鮮人の感想文は非常に多かったようで、この感想文が日本の施恵、そのまま植民政治の正当性を擁護する宣伝資料として利用された。この感想文には慈恵医院の治療に感謝するという内容を含んだ消極的なものもあるが、より積極的に「天皇陛下の蒼生の心と雨露の恵沢に感恩する」という内容もある。実際に、慈恵医院では患者に感想文を要求し、それは各種報道資料を通じて朝鮮植民地化の正当性を弘報するのに利用された。

なぜ、日本人患者の感想文はほとんど存在しないのか？　慈恵医院は日本の軍部が地方に建てた病院で、初期には植民地を正当化する役割を果たし、併合以後には植民地地方経営の中枢を担った。ところが、数年前に前初等学校教師用社会科目指針書の慈恵医院の項目を見てあっと驚いたことがあった。「慈恵医院が立てられ、韓国の医学が発達した」と書かれているではないか？　一九一〇年に朝鮮を併合した後、日本の総督が「天皇の恩徳で、以前、この地の朝鮮人が享受できなかった現代医学の恵沢を得ることができた」と〈訓諭〉した内容と、どうしてまったく同じなのか。それを参考として作ったものではないかと疑うほどであった。歴史学全般においては植民地史観の克服が相当になされたが、医学のような分野では、未だその残滓が消え失せていない。貴方の百科辞典では、どのように説明されているのか、一度、調べたし。

朝鮮末期の病院をどのように見るべきか

伝統病院から西洋式病院へ、救療病院から治療病院へと、朝鮮末期の病院は比較的短い期間ではあったが、驚くほど〈現代化〉の過程を経た。大韓医院、セブランス病院はその規模も規模であるが、医療スタッフ、医療装備などでも以前の病院と比較するのが難しいほど〈発達〉していた。

このような変化はどのように生じたのか？　この時期の世界医学史上の進歩を想起すべきである。すなわち、自然科学発達の果実を医学が享受することができたのである。麻酔法、無菌手術法などはもちろんのこと、顕微鏡、レントゲン写真、化学薬品などが診断と治療の手段として用いられた。しかし、医学の〈現代化〉過程は医療費用を急上昇させた。すでに病院は貧しい人たちを収容し、簡単な処置をする救療機関ではなかった。病院は各種〈先端〉の設備と教育スタッフを保有した医療の中心地となった。

朝鮮末期の状況を考慮する時、医学の〈現代化〉現象には二重の意味があった。西洋で発達した医術を共に享受できる機会ではあったが、他方では一次的に帝国主義膨張の口実となったという点である。日本は植民地統治を正当化するもっともよい手段として医療を活用し、宣教会でもこれを伝道の手段として利用した。

医療の特権化現象も指摘しなければならない部分である。医学の発達は医療費高騰をもたらし、負担はそのまま利用者のものとなった。西洋では産業化に伴う中産層の形成が病院の現代化を後押しした。彼らは基本的に高い医療を負担できる経済力があり、国家や社会はこれを扶助する方向へと動いた。朝鮮末期の状況はこれとは違っていた。経済力のない朝鮮人は発達した医術をほとんど利用できず、〈草根木皮〉の漢医術に依存するしかなかった。病院は特権的な機関になりはて、一般の朝鮮人は病院利用において大きく疎外された。

他の施設や機関と同じように、病院も社会の能力に応じて建設されなければならない。これは医療政策の基本常識である。不幸にも帝国主義勢力が支配する植民地的状況では、そのような政策的意志を持つことはできなかった。国民多数の健康を配慮するより、植民地経営者の健康を考えることが優先的な課題であったからである。したがって、朝鮮末期にこの地に立てられた西洋式病院・医院は、朝鮮人にとって恩着せがましい象徴的な現代施設に過ぎなかった。この点は二〇世紀初期の韓国保健医療史の悲劇である。

ある。

〔初出〕朴星来・申東源・呉東勲編『わが科学一〇〇年』（玄岩社、二〇〇一）所収の拙稿「韓末病院の姿」に加筆したものである。

訳註

（1）欧米列強の侵略に直面して、欧米諸国を排斥し、鎖国を維持しようとする思想。元来は朱子学を守り、邪学（仏教や天主教など）を排斥するという意味であったが、朝鮮王朝末期に前述のように変化した。

（2）李恒老（リ・ハンロ、一七九二〜一八六八）。朝鮮王朝末期の朱子学者。明の滅亡後、朝鮮を唯一の小中華と自認し、天主教を排斥し、開港に反対する衛正斥邪論・攘夷論を唱えた。その主張は大院君政権の鎖国攘夷政策を思想的に支えるもので、政府の要職にも就いた。文集に『華西集』がある。

（3）マテオリッチ（一五五二〜一六一一）。イタリアのイエズス会宣教師。明末中国に渡り、中国イエズス会の基礎を築いた。また、漢文の著作により西洋近代科学思想を東洋に紹介したことで知られる。

（4）崔漢綺（チェ・ハンギ、一八〇三〜一八七七）。朝鮮末期の実学者で、実学派最後の巨頭といわれる。植民地時代に朝鮮学を提唱した研究者たちが雑誌や新聞に実学者たちの紹介記事を書き、また彼らの著書も刊行されたが、崔漢綺の名前が知られるようになるのは一九六〇年に出版された『朝鮮哲学史（上）』（邦訳『朝鮮哲学史』、弘文堂）以降である。

一八〇三年、開城の両班の家に生まれた崔漢綺は、その後ソウルに移り住み、二三歳で科挙の予備試験である生員試に合格、一応「進士」として認められるようになり、科挙の勉強を中止した。それ以後は気一元論を独自の「気の哲学」へと深化させ、それに基づいて自然界における気の運動（大気運化）、人間社会における気の運動（統民運化）、人間身体における気の運動（身機運化）という三つの領域で考察を深め、自己の総合的な学問体系を構築しようとした。崔漢綺には厖大な著書があり、なかでも哲学書『気測体義』、政治社会学書『人政』、医学書『身機践験』がよく知られている。

西洋近代科学に触れる機会が多かった崔漢綺は基本的に開港論者であったが、日本が武力によって強要することに反発、官職についていた息子の炳大に口では和親を唱えて侵入する外勢に備えることを主張した「斥邪疏」を提出させた。開港一年後の一八七七年、崔漢綺はこの世を去るが、けっして書斎に閉じこもり研究にのみに明け暮れる人物ではなかった。二〇〇二年には生誕二〇〇周年に向けて『増補明南楼叢書』が刊行された。ちなみに明南楼とは崔漢綺の書斎の呼称である。

(5) 魚允中(オ・ユンジュン、一八四八〜一八九六)。朝鮮末期の開化派の革新官僚。一八八一年、紳士遊覧団を引き連れ日本を訪問、さらに上海と天津を視察し、紀行文『中東記』を書いた。一八八二年の軍人暴動以降、開化派とブルジョア改革運動で戦術的立場を異にし、甲申政変には参加しなかった。その後も政府の要職にあって開化派官僚として活動、一八九四〜九五年の金弘集内閣では度支部大臣として財政改革に当たる。しかし、一八九六年に国王がロシア公使館に居所を移すという事件(俄館播遷)が起きた時、金弘集は殺害され親露政権が樹立され、彼も政権から離れた。その後、親露派によって京畿道竜仁で殺害された。

(6) 宋憲斌(ソン・ホンビン、一八四一〜?)。朝鮮末期の官僚。一八九五年に農商工部商工局長となり、翌年、通信局の切手印刷機を購入するために日本を訪れた。一九〇六年に農商工部工務局長となったが、一九一〇年の韓日合併後に一九二一年まで中枢院副参議を務めた。現在、親日反民族真相究明委員会が発表した親日反民族名簿に掲載されている。

(7) 閔泳翊(ミン・ヨンイク、一八六〇〜一九一四)。明成皇后の甥で朝鮮末期の政治家。当初は金玉均らの開化思想に共鳴していたが、その後、保守派の代表的人物となり開化派の弾圧に乗り出した。一八八四年に起こった甲申政変時に重傷を負うが、アレンの治療によって命をとりとめた。その後、政府の高官を歴任したが、「乙巳保護条約」締結時に高宗廃位の陰謀に加担し、香港に亡命、一九一四年に上海で他界した。

(8) メレンドルフ(一八四八〜一九〇一)、ドイツの外交官で一八八二年に李鴻章の推挙で朝鮮政府の外交顧問となった。その後、対露政策で李鴻章と対立し、八五年に解任された。

(9) スクレントン(一八五六〜一九二二)、朝鮮末期に活動したアメリカの医療宣教師。エール大学を卒業後、ニューヨーク医科大学で専門知識を学び開業医となったが、一八八五年に医療宣教師として朝鮮に渡った。ちょうど自身を助けてくれる医師を求めていたアレンに要請を受けて、済衆院で治療行為を行った。アレンとの不和で一箇月ほどで辞任し私立病院(後の尚洞病院)を設立した。また、一八八七年には婦人専門病院である保救女館を設置した。一八九二年に尚洞病院に教会を設立し担当牧師となるが、一九〇七年に隠退、その後、独自の医療活動を行ったが、一九二二年に神戸で他界した。

(10) ヘロン(一八五六〜一八九〇)、朝鮮末期に活動した医療宣教師。一八八三年にテネシー医科大学を卒業し、八四年にアメリカ北長老会に朝鮮に派遣される最初の宣教医師に任命され。八五年に朝鮮に渡り、済衆院医師となった。八七年にアレンの後を受けて済衆院の責任者となり、高宗の御医となった。また、聖書翻訳委員会にも参与した。一八八九年に宣教師公助会が組織された時には会長を務めたが、翌年に健康を害し他界した。

(11) 統監府『韓国施政年譜』一九〇九。
(12)「朝鮮総督府医院の状況」『朝鮮総督府月報』一九一一年四月号。
(13)「大韓医院の看護婦」、『朝鮮』四、一九一〇。
(14) 統監府編、『韓国施政年報』一九〇七。
(15)『朝鮮総督府月報』一九一一年四月号。
(16)『皇城新聞』一九一〇年一月五日付。
(17)『朝鮮総督府月報』一九一一年四月号。
(18)『朝鮮総督府月報』一九一一年四月号。
(19)『皇城新聞』一九〇九年一〇月二四日付。
(20) キム・ジョンミョン編「朝鮮駧軍歴史」『日韓外交資料集成』別冊一、巌南堂書店、一九六七。
(21)『朝鮮総督府月報』一九一一年四月号。

韓国のヒポクラテス宣誓

韓国人の大多数の医師倫理を支配している二つの言葉を挙げるならば、おそらく仁術とヒポクラテス精神だろう。メディアも同様である。数年前、医師のストライキの時[1]に溢れ出た市民とメディアの不満は、だいたい、みな次のような論調であった。「仁術が地に落ちた」、「ヒポクラテス精神が失われた」。当然のことと考えるこのような倫理観は普遍的なものではなく、われわれの歴史の産物である。この倫理は差別的であり、利潤を追求する医師の暴走を防ぐブレーキの役割を果たしてきた。けれども、現代社会の医療問題を解決するうえでは、これといって助けにならない概念である。それだけではない。仁術とヒポクラテス精神は崇高な医術を仮定し、その封建的・受恵的特性は医学の脱権威を要求する現代社会において障害となる。したがって、現代の医療問題を充分に考察することは、仁術とヒポクラテス精神の克服から始まるといえる。

二〇〇〇年の医師ストライキがこの文章を書く契機となった。なぜ、仁術とヒポクラテス精神があれほど無力だったのか、また、なぜ医師集団がこれを自ら否定したのかが気になった。さらに、韓国で仁術倫理がどのように形成され、ヒポクラテス精神がどのように受容されたのかを知りたかった。最後に、仁術とヒポクラテス精神を捨てた空間を何で埋めるべきかをも考えてみたかった。

医学を仁術と呼ぶ理由

朝鮮医学史において仁術倫理が体系的な姿を整えて登場したのは、『医方類聚』（一四七七）が最初である。この本の「優れた医師の誠意を論じる（論大医精誠）」は、中国医書である孫思邈（六〜七世紀）の『千金方』から引用したものである。その内容は医師倫理の普遍的側面を包括的に掴んでいるという点において、古代ギリシャの「ヒポクラテス宣誓」の内容よりいっそう優れた姿を見せている。現代の各種医師倫理綱領に比べても遜色のない体系を備えている。これを通じて、昔、もっとも望ましい大医の姿がどのようなものであったかを窺い知ることができる。また、仁術の極致も感じることができる。

大医とは不断の学問練磨、患者の無差別、誠意を尽くす診療態度、謙虚な礼儀作法、営利追求の拒否、さらには薬材として用いる生命の尊重までを備えた人である。とくに、「患者の貴賤、貧富、親疎、国籍、年齢、容貌、学識を超越した無差別診療および患者に対する献身的診療」と「医師の報酬は患者を治した善行で足りる」とい

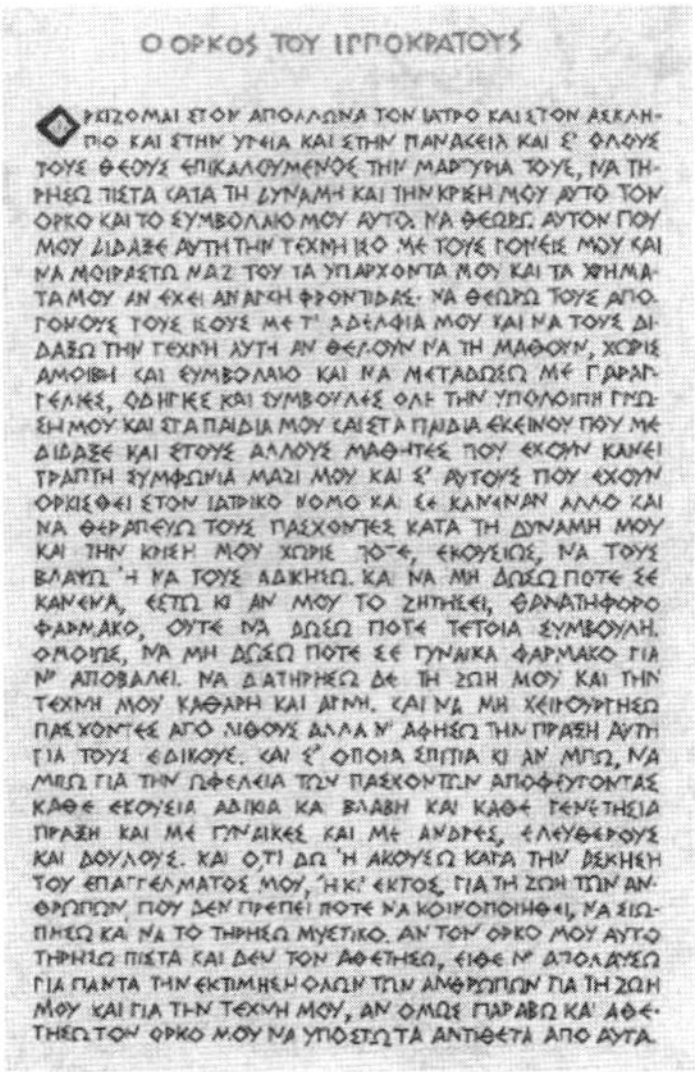
Ο ΟΡΚΟΣ ΤΟΥ ΙΠΠΟΚΡΑΤΟΥΣ

ΟΡΚΙΖΟΜΑΙ ΣΤΟΝ ΑΠΟΛΛΩΝΑ ΤΟΝ ΙΑΤΡΟ ΚΑΙ ΣΤΟΝ ΑΣΚΛΗΠΙΟ ΚΑΙ ΣΤΗΝ ΥΓΕΙΑ ΚΑΙ ΣΤΗΝ ΠΑΝΑΚΕΙΑ ΚΑΙ Σ' ΟΛΟΥΣ ΤΟΥΣ ΘΕΟΥΣ ΕΠΙΚΑΛΟΥΜΕΝΟΣ ΤΗΝ ΜΑΡΤΥΡΙΑ ΤΟΥΣ, ΝΑ ΤΗΡΗΣΩ ΠΙΣΤΑ ΚΑΤΑ ΤΗ ΔΥΝΑΜΗ ΚΑΙ ΤΗΝ ΚΡΙΣΗ ΜΟΥ ΑΥΤΟ ΤΟΝ ΟΡΚΟ ΚΑΙ ΤΟ ΣΥΜΒΟΛΑΙΟ ΜΟΥ ΑΥΤΟ. ΝΑ ΘΕΩΡΩ ΑΥΤΟΝ ΠΟΥ ΜΟΥ ΔΙΔΑΞΕ ΑΥΤΗ ΤΗΝ ΤΕΧΝΗ ΙΣΟ ΜΕ ΤΟΥΣ ΓΟΝΕΙΣ ΜΟΥ ΚΑΙ ΝΑ ΜΟΙΡΑΣΤΩ ΜΑΖΙ ΤΟΥ ΤΑ ΥΠΑΡΧΟΝΤΑ ΜΟΥ ΚΑΙ ΤΑ ΧΡΗΜΑΤΑ ΜΟΥ ΑΝ ΕΧΕΙ ΑΝΑΓΚΗ ΦΡΟΝΤΙΔΑΣ· ΝΑ ΘΕΩΡΩ ΤΟΥΣ ΑΠΟΓΟΝΟΥΣ ΤΟΥ ΙΣΟΥΣ ΜΕ Τ' ΑΔΕΛΦΙΑ ΜΟΥ ΚΑΙ ΝΑ ΤΟΥΣ ΔΙΔΑΞΩ ΤΗΝ ΤΕΧΝΗ ΑΥΤΗ ΑΝ ΘΕΛΟΥΝ ΝΑ ΤΗ ΜΑΘΟΥΝ, ΧΩΡΙΣ ΑΜΟΙΒΗ ΚΑΙ ΣΥΜΒΟΛΑΙΟ ΚΑΙ ΝΑ ΜΕΤΑΔΩΣΩ ΜΕ ΠΑΡΑΓΓΕΛΙΕΣ, ΟΔΗΓΙΕΣ ΚΑΙ ΣΥΜΒΟΥΛΕΣ ΟΛΗ ΤΗΝ ΥΠΟΛΟΙΠΗ ΓΝΩΣΗ ΜΟΥ ΚΑΙ ΣΤΑ ΠΑΙΔΙΑ ΜΟΥ ΚΑΙ ΣΤΑ ΠΑΙΔΙΑ ΕΚΕΙΝΟΥ ΠΟΥ ΜΕ ΔΙΔΑΞΕ ΚΑΙ ΣΤΟΥΣ ΑΛΛΟΥΣ ΜΑΘΗΤΕΣ ΠΟΥ ΕΧΟΥΝ ΚΑΝΕΙ ΓΡΑΠΤΗ ΣΥΜΦΩΝΙΑ ΜΑΖΙ ΜΟΥ ΚΑΙ Σ' ΑΥΤΟΥΣ ΠΟΥ ΕΧΟΥΝ ΟΡΚΙΣΘΕΙ ΣΤΟΝ ΙΑΤΡΙΚΟ ΝΟΜΟ ΚΑΙ ΣΕ ΚΑΝΕΝΑΝ ΑΛΛΟ ΚΑΙ ΝΑ ΘΕΡΑΠΕΥΩ ΤΟΥΣ ΠΑΣΧΟΝΤΕΣ ΚΑΤΑ ΤΗ ΔΥΝΑΜΗ ΜΟΥ ΚΑΙ ΤΗΝ ΚΡΙΣΗ ΜΟΥ ΧΩΡΙΣ ΠΟΤΕ, ΕΚΟΥΣΙΩΣ, ΝΑ ΤΟΥΣ ΒΛΑΨΩ 'Η ΝΑ ΤΟΥΣ ΑΔΙΚΗΣΩ. ΚΑΙ ΝΑ ΜΗ ΔΩΣΩ ΠΟΤΕ ΣΕ ΚΑΝΕΝΑ, ΕΣΤΩ ΚΙ ΑΝ ΜΟΥ ΤΟ ΖΗΤΗΣΕΙ, ΘΑΝΑΤΗΦΟΡΟ ΦΑΡΜΑΚΟ, ΟΥΤΕ ΝΑ ΔΩΣΩ ΠΟΤΕ ΤΕΤΟΙΑ ΣΥΜΒΟΥΛΗ. ΟΜΟΙΩΣ, ΝΑ ΜΗ ΔΩΣΩ ΠΟΤΕ ΣΕ ΓΥΝΑΙΚΑ ΦΑΡΜΑΚΟ ΓΙΑ Ν' ΑΠΟΒΑΛΕΙ. ΝΑ ΔΙΑΤΗΡΗΣΩ ΔΕ ΤΗ ΖΩΗ ΜΟΥ ΚΑΙ ΤΗΝ ΤΕΧΝΗ ΜΟΥ ΚΑΘΑΡΗ ΚΑΙ ΑΓΝΗ. ΚΑΙ ΝΑ ΜΗ ΧΕΙΡΟΥΡΓΗΣΩ ΠΑΣΧΟΝΤΕΣ ΑΠΟ ΛΙΘΟΥΣ ΑΛΛΑ Ν' ΑΦΗΣΩ ΤΗΝ ΠΡΑΞΗ ΑΥΤΗ ΓΙΑ ΤΟΥΣ ΕΙΔΙΚΟΥΣ. ΚΑΙ Σ' ΟΠΟΙΑ ΣΠΙΤΙΑ ΚΙ ΑΝ ΜΠΩ, ΝΑ ΜΠΩ ΓΙΑ ΤΗΝ ΩΦΕΛΕΙΑ ΤΩΝ ΠΑΣΧΟΝΤΩΝ ΑΠΟΦΕΥΓΟΝΤΑΣ ΚΑΘΕ ΕΚΟΥΣΙΑ ΑΔΙΚΙΑ ΚΑΙ ΒΛΑΒΗ ΚΑΙ ΚΑΘΕ ΓΕΝΕΤΗΣΙΑ ΠΡΑΞΗ ΚΑΙ ΜΕ ΓΥΝΑΙΚΕΣ ΚΑΙ ΜΕ ΑΝΔΡΕΣ, ΕΛΕΥΘΕΡΟΥΣ ΚΑΙ ΔΟΥΛΟΥΣ. ΚΑΙ Ο,ΤΙ ΔΩ 'Η ΑΚΟΥΣΩ ΚΑΤΑ ΤΗΝ ΑΣΚΗΣΗ ΤΟΥ ΕΠΑΓΓΕΛΜΑΤΟΣ ΜΟΥ, 'Η ΚΙ' ΕΚΤΟΣ, ΓΙΑ ΤΗ ΖΩΗ ΤΩΝ ΑΝΘΡΩΠΩΝ, ΠΟΥ ΔΕΝ ΠΡΕΠΕΙ ΠΟΤΕ ΝΑ ΚΟΙΝΟΠΟΙΗΘΕΙ, ΝΑ ΣΙΩΠΗΣΩ ΚΑΙ ΝΑ ΤΟ ΤΗΡΗΣΩ ΜΥΣΤΙΚΟ. ΑΝ ΤΟΝ ΟΡΚΟ ΜΟΥ ΑΥΤΟ ΤΗΡΗΣΩ ΠΙΣΤΑ ΚΑΙ ΔΕΝ ΤΟΝ ΑΘΕΤΗΣΩ, ΕΙΘΕ Ν' ΑΠΟΛΑΥΣΩ ΓΙΑ ΠΑΝΤΑ ΤΗΝ ΕΚΤΙΜΗΣΗ ΟΛΩΝ ΤΩΝ ΑΝΘΡΩΠΩΝ ΓΙΑ ΤΗ ΖΩΗ ΜΟΥ ΚΑΙ ΓΙΑ ΤΗΝ ΤΕΧΝΗ ΜΟΥ, ΑΝ ΟΜΩΣ ΠΑΡΑΒΩ ΚΑΙ ΑΘΕΤΗΣΩ ΤΟΝ ΟΡΚΟ ΜΟΥ ΝΑ ΥΠΟΣΤΩ ΤΑ ΑΝΤΙΘΕΤΑ ΑΠΟ ΑΥΤΑ.

ヒポクラテス宣誓　ギリシャ語原文のヒポクラテス宣誓

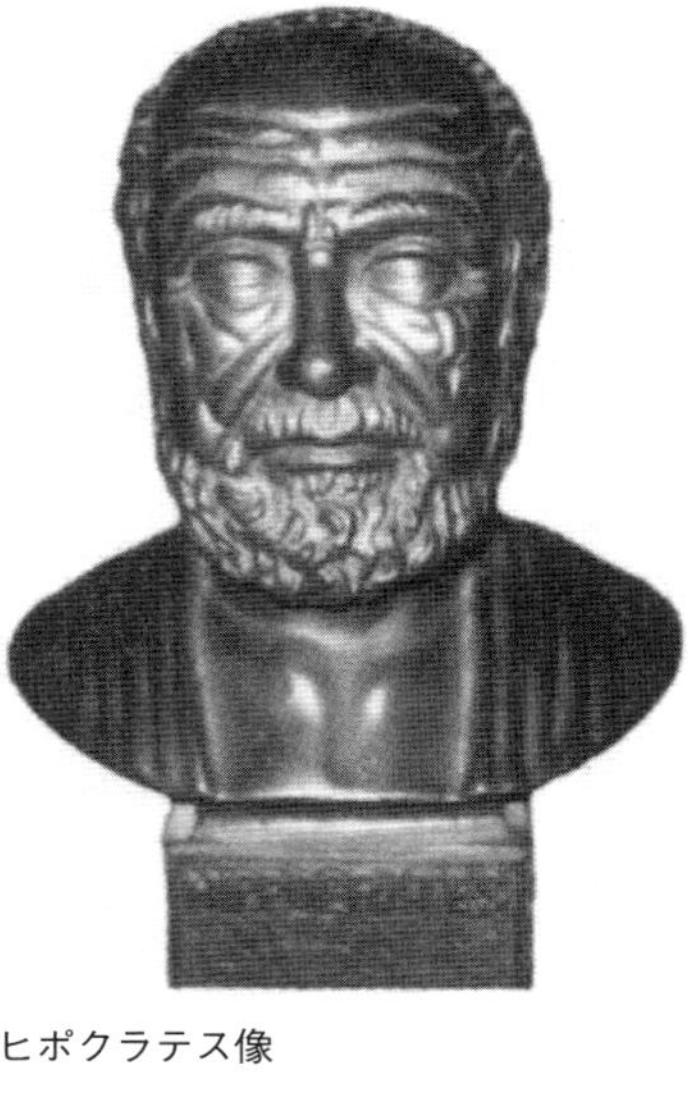

ヒポクラテス像

う章句は、感動的ですらある。テレビドラマ『許浚《ホジュン》』〔五一頁註（1）参照〕が志向する医師像が、まさに『医方類聚』の大医像と正確に一致する。このような大医像は、古代中国人や一五世紀の朝鮮人や現代の韓国人、その誰もが望むものである。また、このような願いが強くアピールするのは、昔も今も医療の現実がそれと反対の姿をしているからだろう。

『医方類聚』の仁術は、儒・仏・道三教合一精神の表出である。仏教からは大慈大悲の精神を見習う。これは仁術が究極的に志向する目的と、医師の超越的で献身的な診療の源泉として作用した。この慈悲心は単に人間にだけに局限されず、治療薬材の源泉となる各種生命体に対する畏敬にも繋がった。儒教はまず患者に対する〈仁〉、すなわち惻隠の心と忠恕を重視した。さらに、医師が患者、社会に対して守るべき各種礼儀範節を規定した。道教は医師の平静心と営利追求排斥の思想的基盤を提示した。無駄な欲を捨てろというのである。

朝鮮中期以降の仁術は、医術の崇高さを強調するという面で以前と同じであるが、その仁術は三教合一的仁術から儒教的仁術へと定型化した。儒教的医学倫理をはっきりとさせたのは一六世紀末から一七世紀初頭にかけて朝鮮に輸入され朝鮮医学界に莫大な影響力を及ぼした李梴の『医学入門』〔一五八〇〕、龔廷賢の『万病回春』〔一五八七〕、張景岳の『景岳全書』〔一六二四〕などの中国医書であった。

「医学は小道に属するが、性命がこれと関連しており、敢えて慎重にならざるをえない！」これは張景岳の『景岳全書』に出てくる言葉である。「寡婦と閨秀《けいしゅう》〔乙女〕を診察する時には、より挙止進退を謹まなければならない、これは疎かにできる礼節ではない。」これは、李梴の『医学入門』に出てくる言葉である。このような内容はすべて儒教的な医学倫理の一端を述べたものである。

儒教的な医師倫理のもっとも詳細な論議は、龔廷賢の『万病回春』の「雲林暇筆」〔全一二条〕に込められている。龔廷賢はこの文章の冒頭で、医師が備えなければならない最大の徳目として「仁なる心を抱き、多くの人々に広く施すこと〔在仁心、博施済衆〕」を挙げた。つづけて、「儒学の道理を体得すること〔通儒学〕」と述べた。

「論大医精誠」

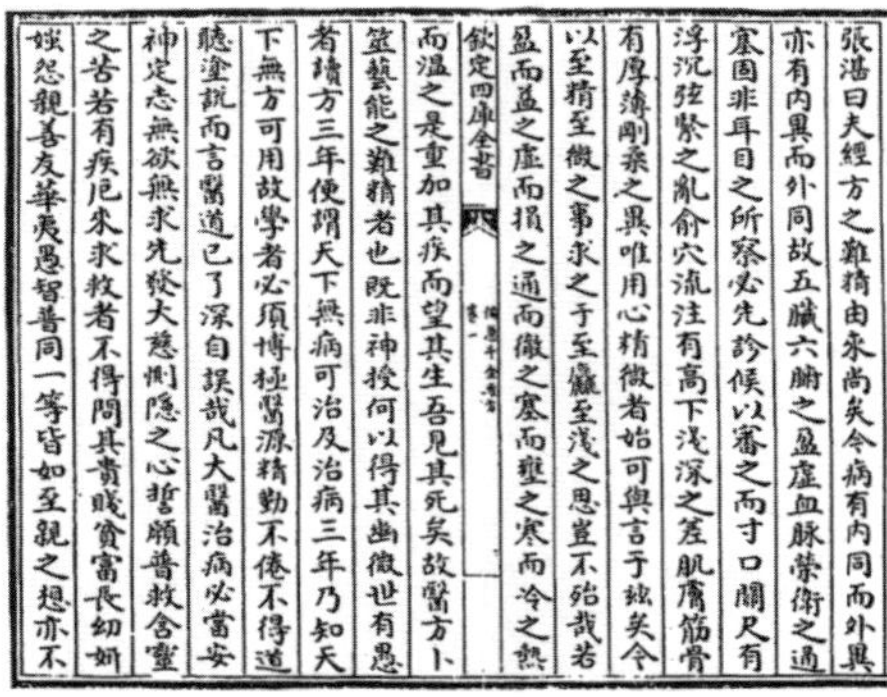
論大醫精誠第二
張湛曰夫經方之難精由來尚矣今病有内同而外異
亦有内異而外同故五臟六腑之盈虛血脉榮衛之通
塞固非耳目之所察必先診候以審之而寸口關尺有
浮沉弦緊之亂俞穴流注有高下淺深之差肌膚筋骨
有厚薄剛柔之異唯用心精微者始可與言于茲矣今
以至精至微之事求之于至麤至淺之思豈不殆哉若
盈而益之虛而損之通而徹之塞而壅之寒而冷之熱
欽定四庫全書
而温之是重加其疾而望其生吾見其死矣故醫方卜
筮藝能之難精者也既非神授何以得其幽微世有愚
者讀方三年便謂天下無病可治及治病三年乃知天
下無方可用故學者必須博極醫源精勤不倦不得道
聽塗説而言醫道已了深自誤哉凡大醫治病必當安
神定志無欲無求先發大慈惻隱之心誓願普救含靈
之苦若有疾厄來求救者不得問其貴賤貧富長幼妍
媸怨親善友華夷愚智普同一等皆如至親之想亦不

1. 医学を学ぶものは必ず医学原理について広く知り深く研究して、一時も怠けてはならない。……立派な医師は病気を治療する時も、必ず精神を安定させ意志を強くし、どのような欲や願いも持ってはならない。
2. まず、患者に対する慈悲と哀れみの気持ちを発揮し、人の苦痛をすべて救うという誓願をたてなければならない。病気にかかり治してくださいという人がいれば、職位の高低、お金のあるなし、大人と子供、美醜、恨みのある者と友人、華と夷、優劣の差異なく、みな自分の肉親のように対処しなければならない。また、前後を見て吉凶を問うことなく、自分の生命に固執し惜しんではならない。患者の苦痛を自分の苦痛とし、深い同情心を持って、険しい山道、昼夜、寒暑、空腹と渇き、体の疲労をかえりみることなく、ひたすら患者の苦痛を和らげるという一念で患者を救い、自分が患者のために苦労しているという素振りをみせてはならない。
3. 昔から名医たちはしばしば命あるものを用いて危急の病気を治療した。動物は賤しく人は貴いというが、命が大切なのはすべて同じである。他を害して自分を利するならば、相手が苦痛を受けるが、これは人としてすべきことではない。殺生で生命を救うならば、生命尊重から離れていく。命ある物を薬に用いるなとしたのはこれ故である。
4. 立派な医師の行動は常に精神を澄まし、心を引き締め、眺めてみれば威厳あるように見え、寛大さに溢れ、傲慢さや愚かさが出ないようにしなければならない。病気を診る時には最後まで考え子細に形態と症状を探り、髪の毛ほども逃してはならない。鍼や薬に対する処方を行う時も、少しも誤ってはならない。病気をすぐに治さなければというが、そうだとしても病気を診るのに疑惑があってはならない。必ず精密に問い、深くかつ広く考えなければならない。命が危急な時でも慌てることなく、名誉を得ようする行為は仁の精神に大きく反するものである。
5. 患者の家を訪れた時にも、美しい綺緞〔織物〕や布に目を奪われることなく、左右を見回さない。良い音楽が聞こえても聞こえないふりをし、豪華な料理でもさほどのことがないように接し、美味いお酒も見ないふりをする。たくさんの人が楽しく遊ぶ宴席に一人でもかけても、みんなは心穏やかではないのに、ましてや患者が一時も我慢できない苦痛を受けているのに、医師として泰然として娯楽を楽しみ傲慢でいるならば、このようなことは人も鬼神もみな恥ずべきことで、修養を積んだ人は行わないことである。医師の仕事を正しく行おうとすれば、喋りすぎたり笑いすぎず、冗談を言ったり騒がしくしてはならない。流言に関与したり、人物評を行ってはならない。名前を広げるのに心を砕くことなく、他の医師たちを非難せず、自身の徳に矜持を持つ。
6. 老子がいうに、「人が黙って徳を施せば、人は彼に報いる。人が悪いことをすれば、鬼神が彼を懲らしめる。」この二つの場合を知れば、因果応報を偽りといえるのか？　医師が自分の優れた技術を威張ったりせず、金儲けに心を砕かず、ひたすら患者の苦痛を和らげることだけを考えるならば、知らないうちにたくさんの福を得るだろう。また、裕福で職位が高い者に対し高くて貴重な薬を処方して、他の患者をして求め難くすることで自分の才能を見せつけるのならば、これは忠恕の道ではない。命を救うことを志したので、このように詳細に論じた。

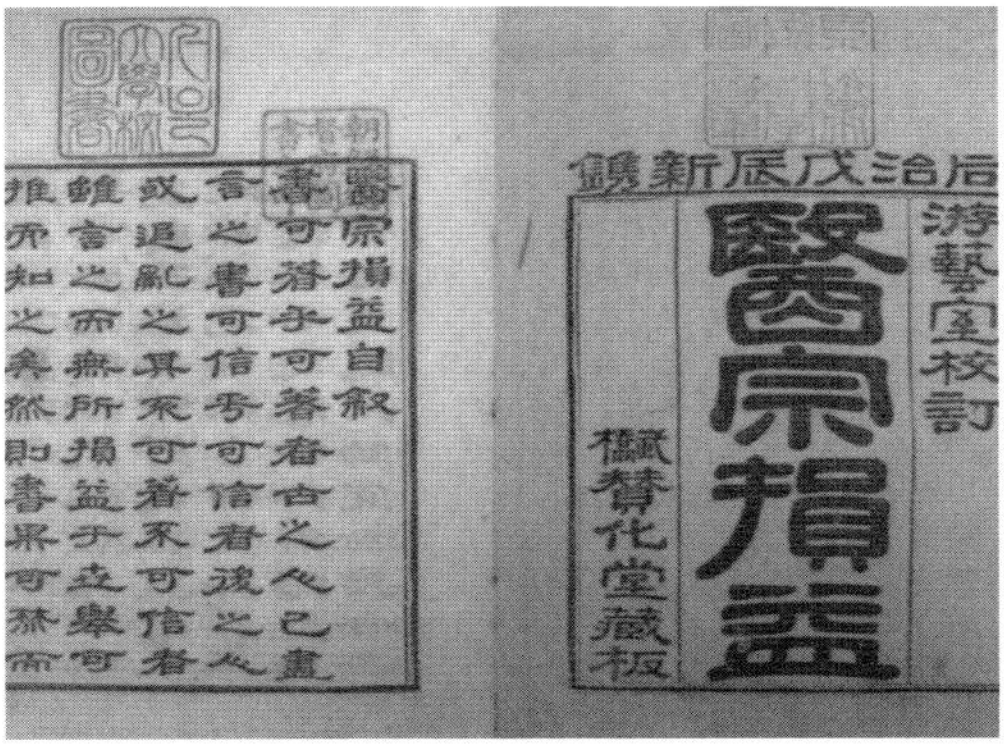

『医宗損益』（1868）

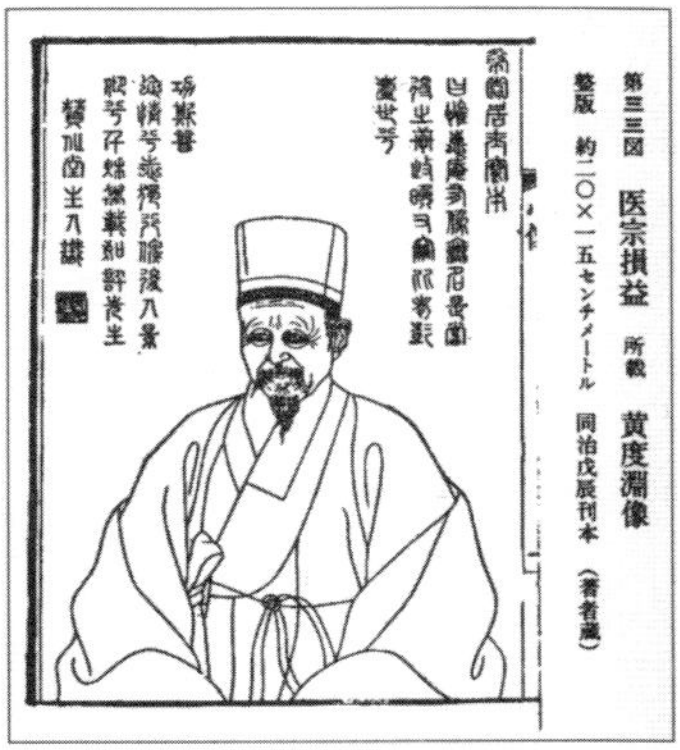
第三三図　医宗損益　所載　黄度淵像
整版　約二〇×一五センチメートル　同治戊辰刊本　（著者蔵）

黄道淵の肖像

最後に、「営利を追求せず、仁義を維持すること（勿重利、當存仁義）」に言及した。これは医学の究極的な目標、医師の心構えと礼節、医師の報酬などに対する儒教的精神を表したものである。より具体的には、彼は「医道は人の命を救うことにあるので、医師は貧富に関係なく最善の診療をすべて行うこと」と、「同僚医師をむやみに非難しないこと」と述べた。そうでなければ、それはそれぞれ医学の大前提である仁術と同僚に対する忠厚の心に反する行為となると非難した。

　朝鮮の医学者のなかで仁術論議を明確に展開した人物は、朝鮮後期の医学者・黄道淵《ファン・ドヨン》〔三〇頁註（3）参照〕である。彼は『医宗損益』で「医術は仁術」という原則を明らかにした。なぜ、そうなのかについては次のように述べている。「病気になって治療を乞うのは、単純に水に溺れたり火傷したのを助けてくれというのと同じである。医術は仁慈の技術なので、他のことをさておいてかけつけ救援することが正しい。」このように、彼は孟子が述べた性善説の根本、そのまま惻隠の心の発露を仁術論議の出発点として、「医師は人を生かす方向へと心を砕くので、医術はすなわち仁術」と把握した。

　ここに他の邪慝《じゃとく》〔よこしまな心〕が介入してはならない。けれども現実はそうではなく、お金と名誉が医師の純粋な心を遮り堕落が起こる。黄道淵は『医宗損益』で次のように述べる。

ある医師たちは他人の急な時を利用して欺瞞術策で金銭を取るが、これは努めて自分の利益だけを考える盗賊たちと同じである。どうして仁術でそのようなことができるか？　このようなことは低俗な悪事よりも、より大きな悪である。このような医師たちは禍いを免れることができるだろうか？　近来、医師の子孫をみれば先祖の栄誉をより多く占めようと良いことだけを押し出して官職を欲しがるが、このような行動も道理に反するものである。どうして一時の利益だけを考えて、善なる心と仁慈な技術と相反させるのか？　これは、万物を生む自然の理致にも反するものである。医術に従事する人たちは必ずこのようなことに深い注意を向けなければならない。

黄道淵にとって仁術とは、人の生命を救う本性の発露であり、詐欺や欺瞞、名誉、お金、利益の追求は仁術に反するものである。さらに進んで、万物を生んだ自然の理致にも反する。このような彼の見解は「所當然〔そうあるべし〕」の理致と「所以然〔なぜそうなのか〕」の理致を一つと見る性理学的倫理観の適用といえる。「利益を追わず、自然の理致を見習え！」黄道淵が述べた仁術の要諦はまさにこれである。

お金を取る医師ではなく、病を治す医師となれ

高度に発達した医学、治療水準に対する高い期待値、それにまったく符合しない経済と医療の現実、植民地の医師はこのような状況に置かれていた。彼らは植民地の優越したエリート集団に属して、他の職種より相対的に裕福だった。

開港と解放以後にも仁術あるいはその異なる表現である医道は、医師倫理の支配的な要素であった。植民地

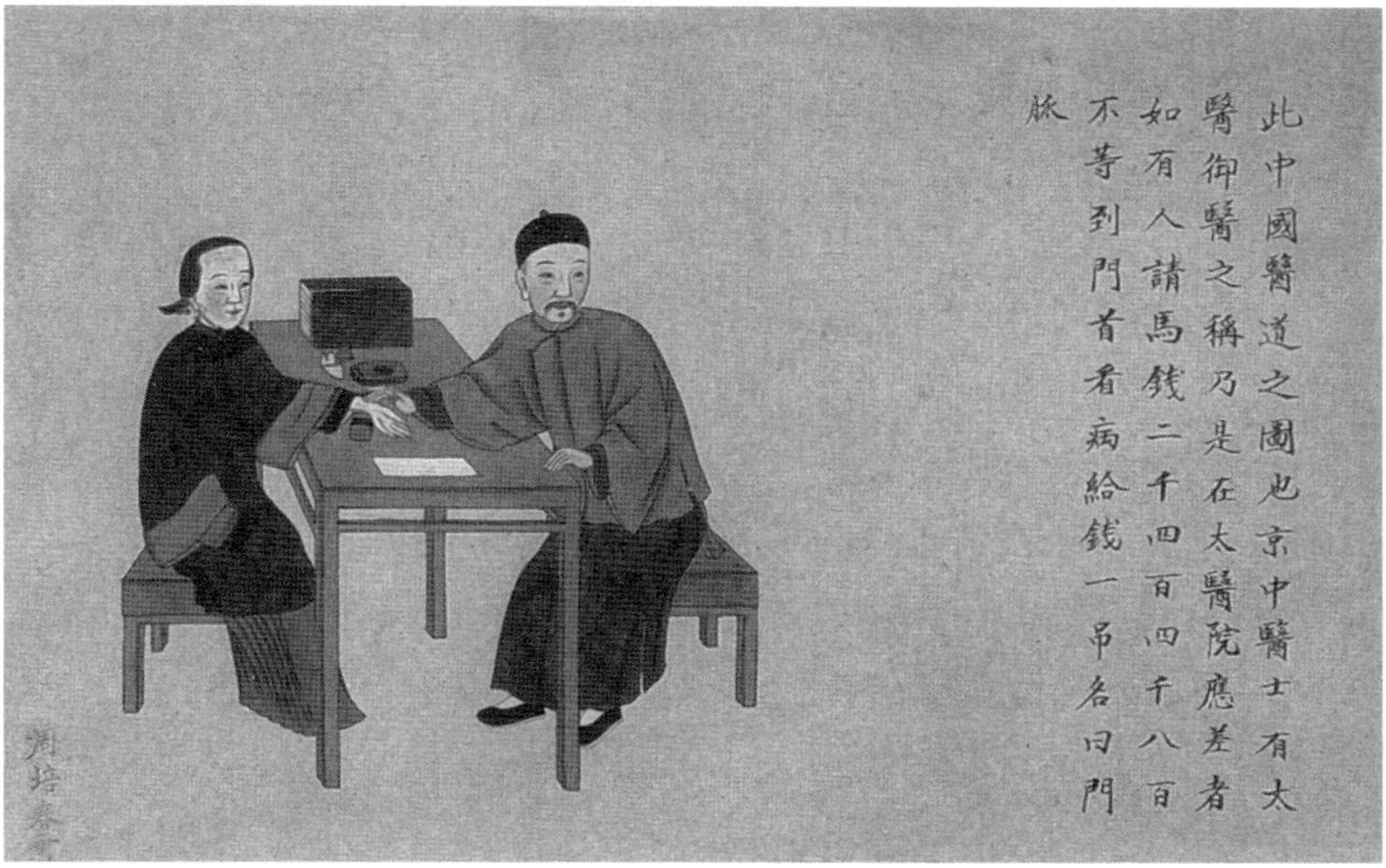
此中國醫道之圖也京中醫士有太
醫御醫之稱乃是在太醫院應差者
如有人請馬銭二千四百四千八百
不等到門首看病給銭一吊名曰門
脈

（上）**中国の医道を非難す**（19 世紀）　これは中国の医道に関する内容を描いたものである。「都の医師のなかには太医と御医と呼ばれる者がいるが、彼らは太医院に勤務する。外で彼らを呼ぼうとすれば往診費 2400 〜 4800 銭を要求され、患者の家で診療するときには再びお金を取られる。」これを見れば中国でも朝鮮と同様に名望がある医員による診療は簡単にはいかないことがわかる。　（下）**「お金をもらう医師よりも病を治す医師に」**（『朝光』1941 年 3 月号）

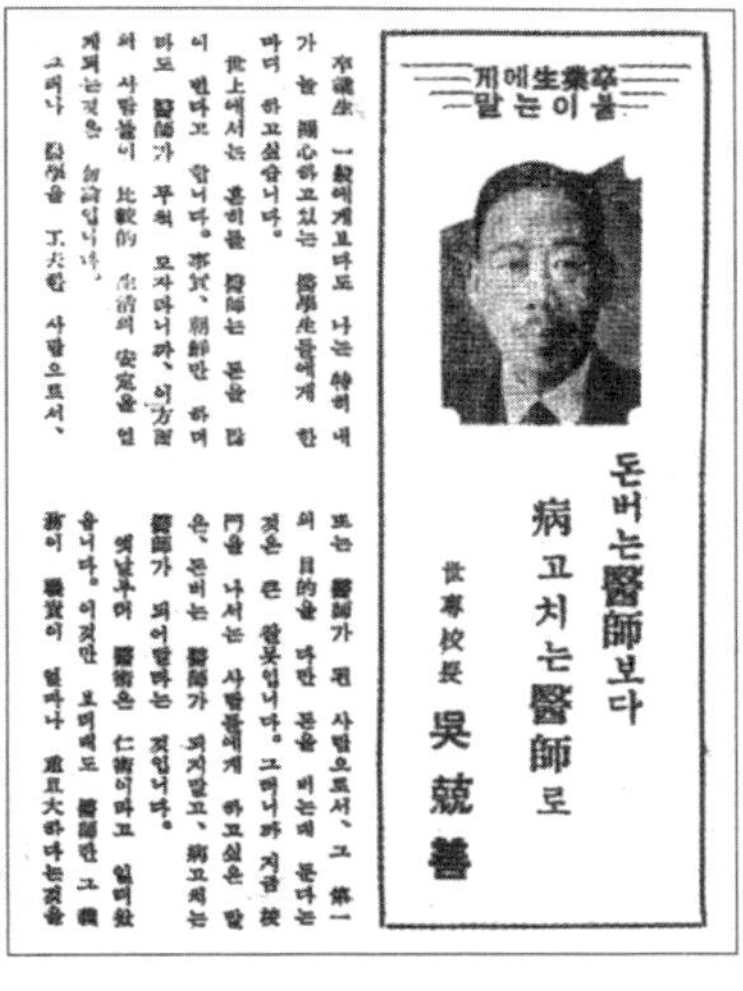
卒業生에게 붙이는 말

돈버는醫師보다
病고치는醫師로

世專校長 吳兢善

卒業生 一般에게보다도 나는 特히 내가 늘 關心하고있는 醫學生들에게 한마디 하고싶습니다。

世上에서는 흔히들 醫師는 돈을 많이 번다고 합니다。참으로、朝鮮만 하더라도 醫師가 무척 모자라니까、이方面의 사람들이 比較的 生活의 安定을 얻게되는것은 事實입니다。

그러나 醫學을 工夫한 사람으로서、또는 醫師가 된 사람으로서、그 第一의 目的을 다만 돈을 버는데 둔다는 것은 큰 잘못입니다。그러니까 지금 校門을 나서는 사람들에게 하고싶은 말은、돈버는 醫師가 되지말고、病고치는 醫師가 되어달라는 것입니다。

옛날부터 醫術은 仁術이라고 일러왔습니다。이것만 보더래도 醫師란 그 職務의 職責이 얼마나 重且大하다는것을

期、朝鮮に決定的な影響を与えた日本の医療は、仁術の実現を公式的に標榜した。京城医学専門学校教育綱領では「綿密周到な注意で済生の仁術を尽くす」と規定した。植民地期の新聞には医師を非難する記事が非常に多い。ほとんど大部分の医師の度を越えた営利行為を非難し、貧富貴賤による患者の差別を責める内容である。さらに、仁術と医道を守ることに対する懇切な願いの文章が付け加えられている。すべての新聞記者たちは医師が崇高な精神を発揮すべきことを強調した。

『東亜日報』の一九三五年三月二二日付のある社説の論調はこれとはまったく異なっていた。この社説は医師という職業も他の職業と同じく「商売であり、それ以上でも以下でもない」という認識に基づき論理を展開する。経済的自由を否定してはならないが、「医学が人の生命を扱うという点で社会的責任」があることを否定してはならないと述べる。この社説で医師に対する非難は次のように続く。

それだけでなく、医師たちが商売人としてはあまりにも傲慢で横柄なのは事実である。しかし、われわれがそのような態度を進んで受け入れるのは、それはひたすらその重大な責任を認めているからではないのか。また、それだけでなく医師らが時に軽率な挙措と慌しい環境で人命を損なうこともなくはない。しかし、われわれがそのような挙措と立場を多くは黙認するのは、ただ、その責任が重いということを了解するからではないか。それにもかかわらず、彼らのなかにはいつも金持ちの招請に応じて貧賤民の往診を拒絶し、金持ちの患者は親切に見て、貧しい患者を顧みないものが少なくなく、はなはだしくは危篤の病人をも拒絶するという……

「医師の度を越えた営利追求」、「患者に対する不親切」、「社会的立場による患者選択」、「緊急患者拒否」などを悪徳医師らの誤った行為として挙げている。医師の立場から見た時、このような批判は多少、納得のいかない側面がなくもない。開業医たちはそのようにならざるをえない植民地の医療状況と、患者たちの誤った行為を非難した。一九三三年に創設された朝鮮人開業医団体である〈漢城医師会〉が刊行した『漢城医師会会報』創刊号に掲載された座談会では、「朝鮮の劣悪な経済状況による医師開業活動の難しさ」、「往診をむやみに呼ぶなど患者の無理な要求」、「患者の巧妙な報酬拒否」、「いわゆる大病院で行う実費診療の盲点」、「医療保険の必要性」などが指摘された。このような現実的な問題意識と異なり、医師集団内で医療倫理の重要性を強調した人物もいた。京城帝大医学部の李在崑《リ・ジェゴン》とセブランス医学専門学校の呉兢善《オ・グンソン》らである。

李在崑は「医師として医師に送る苦言」という文章で「医学の本領が患者の診療にあり、医師の報酬は患者診療に対する謝礼であり、経済的代価ではない」という要旨の倫理を説いた。すなわち、利潤追求のための行為を放棄して、「医師となった自分の神聖さを自覚すること」を促したものであった。植民地時代、医療倫理論議の代表格である呉兢善は、医師となる卒業者に三つの事項を頼んだ。「お金を取る医師ではなく、病を治す医師となれ」、「卒業してすぐに開業する考えを捨て、高名な先輩の下で数年間医術を練磨せよ」、「都市周辺に集まらず、地方へと田舎へと行け!」彼の言葉には、貧困層と農漁村の医療が絶対的に不足している、醜悪で劣悪な植民地医療の現実に対する憂慮が込められていた。

開港以後、植民地時代の医療倫理の全体的な性格は、伝統的な仁術倫理が西洋医術を取り囲む様相を帯びた。さらには、西欧のキリスト教精神と赤十字精神に見られる博愛と慈善の倫理までも〈仁術〉のなかに取り込んだ。一九三七年セブランス医学専門学校の呉兢善は、フーフェランド教授の「医師としての患者に対する義務」を抄訳したが、そのなかで医師が守らなければならない事項を仁道と仁術とした。これは、医学的方法においては東・西洋の差異があるが、これまで医師倫理が追求してきた理念の水準は同じようなものであったからである。

一九三八年、韓国に初めて登場したヒポクラテス宣誓

「生は短く、術は長い」(ヒポクラテス)、一九三三年八月漢城医師会が刊行した『漢城医師会会報』創刊号巻頭言の言葉である。この言葉から、植民地時代にすでにヒポクラテスが西洋医学の医聖としてよく知られていたこと

を窺い知ることができる。しかし、この警句は医学における伝統の重要さを述べたものであり、医師の倫理意識を誓ったいわゆるヒポクラテス宣誓とは無関係である。

植民地時代にはヒポクラテス宣誓が、それほど重要には受け取られていなかったようである。後述するただ一つの文献を除いて、多くの医学論文集、医学的断想、卒業アルバムなどからヒポクラテス宣誓は見つけられない。甚だしくはヒポクラテスを論じたかなり本格的な文章でさえ宣誓の内容を確認できない。植民地時代においてヒポクラテス宣誓は、一九三八年度のセブランス医学専門学校卒業アルバムに初めて現れる。ここには日本語のヒポクラテス宣誓全文が書かれた写真が掲載されている。「私は医神アポロン、アスクレピオス、ヒュギエイア、パナケイア、およびすべての男神・女神たちの前で宣誓を行う……」と始まる宣誓は、古代ギリシャでヒポクラテスが直接作ったものではなく、彼の追従者たちがピタゴラス学派内部で行われた宣誓を真似て作ったものである。

この宣誓は神に対する誓いである序文、師に対する誓い、倫理綱領、宣誓を守る者と破る者に対する福と禍の代価を含んだ結語など四つの部分から構成されている。このなかの核心は九条からなる倫理綱領に関する部分である。ひたすら患者のための診療、毒薬使用拒否、堕胎法施術拒否、生活と医術の清潔な実践、外科手術拒否、患者の健康のための食餌療法勧奨、故意の非倫理的行為の禁止、性的に患者を誘惑することの禁止、患者の私生活に関する秘密漏えい禁止などがそれである。この九つの条項は、だいたい「患者の診療に最善を尽くし、人間生命の尊厳性のために努める」という原則が反映されている。けれども、われわれが知っている崇高な仁術概念を明確に探すことは難しい。とくに、わが社会でヒポクラテス宣誓に言及する時に念頭に置く、無差別的な診療に関する内容は見ることはできない。それにもかかわらず、医師の差別診療や診療拒否がある時、ヒポクラテス宣誓を思い浮かべる理由はなんだろうか?

少なくとも、植民地時代と解放後しばらくはそのようなことはなかった。仁術の失踪、医道の堕落に言及したとしても、ヒポクラテス宣誓には触れなかった。植民地時代の医師を非難する数多くの新聞記事は大部分が医師の度を越えた営利行為を非難し、貧富貴賤による患者の差別を戒める内容である。けれども、仁術と医道を守ることを懇切に要請するだけで、ヒポクラテスを押し出してはいなかった。

一九五五年、ヒポクラテス宣誓に遁甲したジュネーブ宣言

現代韓国人にヒポクラテス宣誓が意味を持って迫ってきたのは、一九五五年以後である。この年、延世大学がヒポクラテス宣誓を志向しはじめた。ところが、興味深いのは、その宣誓は元のヒポクラテス宣誓ではなく、一九四八年に世界医師協会（WMA）が提唱したジュネーブ宣言を翻訳したものであったことである。ヒポクラテス宣誓の形式を模倣して作られたこの宣言にヒポクラテスの権威をつけ加えたものである。その内容は以下の通りである。

〈ジュネーブ宣言〉


医療専門職の一員としての任を得るにあたり、
私は、人類への貢献に自らの人生を捧げることを厳粛に誓う。

私は、私の恩師たちへ、彼らが当然受けるべき尊敬と感謝の念を捧げる。

私は、良心と尊厳とをもって、自らの職務を実践する。

私の患者の健康を、私の第一の関心事項とする。

私は、たとえ患者が亡くなった後であろうと、信頼され打ち明けられた秘密を尊重する。

私は、全身全霊をかけて、医療専門職の名誉と高貴なる伝統を堅持する。

私の同僚たちを、私の兄弟姉妹とする。

私は、年齢、疾患や障害、信条、民族的起源、性別、国籍、所属政治団体、人種、性的指向、社会的地位、その他いかなる他の要因の斟酌であっても、私の職務と私の患者との間に干渉することを許さない。

私は、人命を最大限尊重し続ける。

私は、たとえ脅迫の下であっても、人権や市民の自由を侵害するために私の医学的知識を使用しない。

私は、自由意思のもと私の名誉をかけて、厳粛にこれらのことを誓約する。


ジュネーブ宣言は、元来、ヒポクラテス宣誓をかなり普遍的な形態に書き改めたものである。形式と内容において同じような側面も多いが、決定的に異なる部分は「私は患者の健康と生命を第一に考える」、「私は人種・宗教・国籍・政党政派あるいは社会的地位如何を超越して、ひたすら患者に対する私の義務を守る」という二つの条項である。最初の条項は、ヒポクラテス宣誓で漠然と暗示されていた内容をはっきりと明示したものであり、二つ目の条項は新しく追加されたものである。このような明示と追加を通じてジュネーブ宣言は古代ヒポクラテス宣誓より普遍的な人類愛を感じさせる様相を帯びるようになった。

韓国ではこのジュネーブ宣言を当初からヒポクラテス宣誓と呼んだので、現代韓国人たちは崇高な仁術、無差別的医術を代表するものとしてヒポクラテス宣誓に言及するようになった。このヒポクラテス宣誓は医科大学で行う綱領の形態をとったので、既存の仁術倫理を吸収して医師倫理の象徴となった。

二〇〇〇年、医師ストライキとヒポクラテス精神の破産?

仁術倫理、医師倫理あるいはヒポクラテス医師倫理は、強い家父長的温情主義に立脚した当為論的倫理観である。患者は可哀想な存在なので医師が医術を施さなければならないというものである。これは医術の差などを生んだ社会的構造を無視したまま、医師個人の道徳心に依存する形式であった。逆説的にこのような倫理は医療の問題点を解決するのに、これといった助けにはならない無駄な文書に過ぎなかった。医学はけっして崇高なものではなく、現実の医療問題はこのような観念を打ち破ることから始めなければならない。

二〇〇〇年、大韓医師協会が主導した歴史上類例のない医師ストライキ事態は、崇高な仁術倫理とヒポクラテス精神に対する根本的な疑問を提起した。韓国の医師たちの大部分がこのストライキに同調して、甚だしくは入院患者の手術が遅れ、救急患者がすぐに処置できないという未曾有の事態が繰り広げられ、市民とマスコミはこれを猛烈に非難した。医療倫理が攻防戦の激戦地となったのである。

これまでになく、ヒポクラテス宣誓と仁術が頻繁に強く言及された。おびただしい記事にいちいち言及する必要はないので二つほど挙げよう。「医療に従事するにあたり〈私は患者の健康と生命を第一に考える〉はヒポクラテス宣誓の志ではないか?」、「ヒポクラテスがあの世で涙を流している。」かえって、医師集団からは医療倫理、医師倫理綱領に対する強い懐疑が表明され問題提起がなされた。ある医師はヒポクラテス宣誓を行わなかったことを幸いとし、ある医大生は、元来ジュネーブ宣言とヒポクラテス宣誓は異なるという問題提起を行った。だいたい、多くの医師たちが〈医師の権利〉が社会的に確立されていない状態で、崇高な精神だけを叫ぶことは空虚なことであるという立場を見せた。

逆説的に、このような考えは韓国において医師倫理あるいは医師倫理綱領が、医師全体の経済的・社会的保障の範囲のなかで作動してきたことを物語る。超歴史的なものと見られてきた医術の普遍的崇高さは、実は歴史的規定に過ぎず、現実的限界を持ったものであることがあらわになった。

このように国民たちは伝家の宝刀のように振りかざした仁術とヒポクラテス精神の無力さを認識した。医師たちはそれを自身を縛る足かせとみなし否定した。これは韓国で仁術とヒポクラテス精神が、現代の複雑な医療と社会の関係を充分に反映できないことを意味する。

全世界的次元において二〇世紀中頃以降、医学と社会規範には大きな変化があり、それは以前とは大きく異なる医師倫理を生み出した。健康権など人間の権利の拡大によって、単純な医術の対象としてだけ規定されていた患者の権利が、医師の義務に劣らず浮上する反面、医術を行い健康問題を取り扱う専門職業として医師の自主性と自律性に対する要求が高まった。

韓国でもこのような変化を考慮した新しい倫理綱領が作られたが、一九九七年の医師倫理宣言は、その代表的な例である。この宣言文はとくに、まず医師の使命が国民の前に先験的に存在するのではなく、「人類と国民に付与されたもの」であることを明確にした。次には患者と医師の関係を対等に規定した。最後に望ましい医療環境の醸成と、それを通じた医師診療権の向上と国民健康権実現を規定した。

この内容は既存の仁術あるいはヒポクラテス精神と完全に異なるものである。医術は崇高なものではなく社会的契約に従うものである。また、医術は医師の一方的な施恵で行われるものではなく、人間の当然の権利としてそれを要求するものである。無差別的診療は医師の道徳心に依存するのではなく、医療環境の改善を通じて達成されるものである。

二〇〇〇年度の医師ストライキは、医師倫理の観点だけから見れば、市民・マスコミの仁術あるいはヒポクラテス精神に立脚した一方的な非難とそれに対する医師側の強い否定という極端な対立の形態をとった。両者とも変化した医療の現実に合わない遅れた医師倫理をもって争ったのである。

家父長的で温情主義的な崇高な仁術倫理は、これ以上韓国社会の医療問題の解決策にはなりえない。医術と社会、医師と患者の関係に対する考えの転換が必要である。少なくとも一九九七年の医師倫理宣言程度の認識が必要である。両者とも相互の権利を理解し尊重し、矛盾を調整する成熟した姿へと変わらなければならない。このような認識の変化は単に変化の始まりに過ぎない。倫理教育の強化や倫理綱領宣誓だけでなされることは少ない。医師倫理綱領とその実践の間には狭めることが難しい距離が存在するからである。宣誓は一つの集団が持つ共同の意識を意味し、綱領は一つの集団が胸深く刻み行動の規範とするものである。

現実世界においてこのような内容は形式、さらには様式に過ぎない。ヒポクラテス宣誓を行わない医科大学もかなり多く、また医師がこの宣誓に言及するとしても正確な内容をすべて知る人は稀で、同様に医師倫理綱領を一読しても全体の内容を記憶することはできない。さらに内容を知ったとしても、それを必ず実践しなければならないという強制があるのでもない。「医療倫理を高揚するために」医師倫理綱領を宣誓するが、綱領を制定した人もこれによって医師の医療倫理が大きく高まることを保障できるものでもない。

医療環境の全般的な改善がなされなければならない。韓国の場合、朝鮮後期から医療は私的領域を中心として成長し、仁術倫理とヒポクラテス精神はその問題点の別の表現であった。医療において公共領域が拡大されなければならず、医師と患者の間の民主的な関係が強化されなければならない。

〔原註〕本章は、「朝鮮医療倫理の歴史的考察──医師倫理綱領(一九五五〜一九九七)の分析を中心として」『医史学』第九二号(二〇〇〇)を簡略化したものである。

訳註

(1) 一九九九年、韓国政府は薬物の誤用・乱用を防ぐために医薬分業を実施した。しかし、医師集団はこの分業案が薬剤師に有利であり、自分たちの意見が反映されていないという理由で受容を拒否した。それにもかかわらず、政府はこの案の施行を強行、そして二〇〇〇年六月に医師たちは全国的規模で反対集会を組織し、病院・医院の休業を断行した。それは医療分野での未曾有の大混乱を招いた。

III

朝鮮医学か、西洋医学か

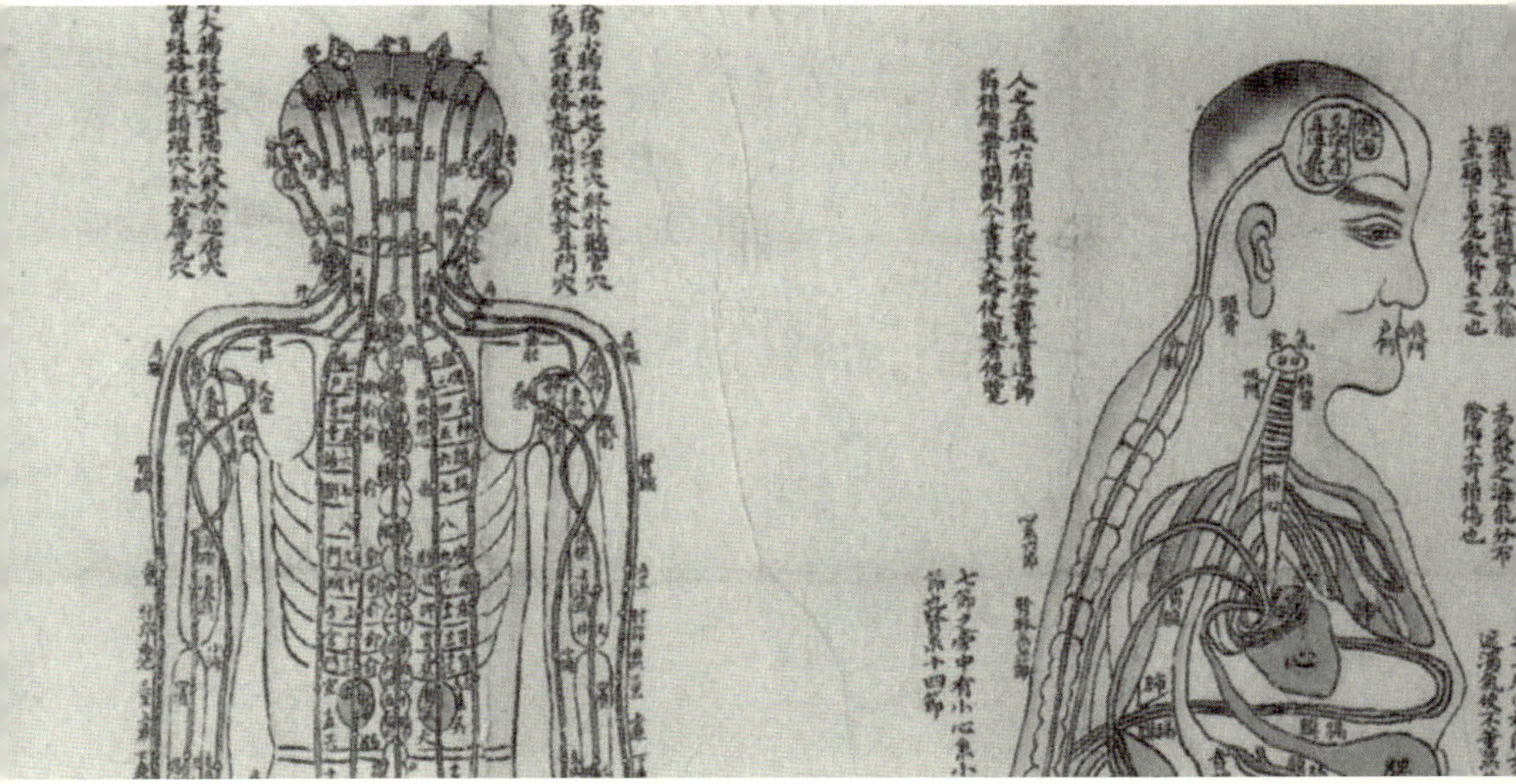

朝鮮医学は中国医学の亜流なのか――朝鮮医学の歴史的正体性

東アジア医学と朝鮮医学の関係

朝鮮独自の医学的伝統を論じようとすれば、これに先立ちその伝統が区別しようとする東アジア医学の伝統に対する理解が必要となる。東アジア医学は古代からネットワークを形成しており、朝鮮医学の伝統はそのネットワークのなかで作られてきたからである。

文化の属性がそうであるように、ある一つの地域の医学的成就は他の地域に流出していった。中国の医学が朝鮮、日本、ベトナムなどへ伝播し、朝鮮医学の内容が古代中国や日本の医書にも含まれた。このように東アジア医学がネットワークを形成していたという事実は、朝鮮医学の伝統に対する評価を行うには、それと連結しているネットワークに対する全般的な理解が必要であることを示唆する。すなわち、東アジア医学のネットワークを十分に把握した時、東アジア医学の伝統に対する理解が生じるはずであり、それに基づいて朝鮮医学の伝統を正しく評価することができるのである。

しばしば、東アジア医学の伝統は漢医学あるいは中国医学とその伝播と目される。それは東アジア医学の理論と方法が中国に由来し、そこで大きな発達を見せ、歴史上、常に中国が高い医学的水準を維持したからである。これは明確な歴史的事実である。

そうだとしても中国周辺地域の医学的努力と成就、寄与をそれの永遠の亜流、あるいは債務者として取り扱ってはならない。周辺地域にもすでに古代から中国医学が創案した医学的概念と方法が土着化しており、それに基盤を置いた高度な医学の伝統が作られたからである。中国医学を初めて導入する時には、中国とその隣国の水準

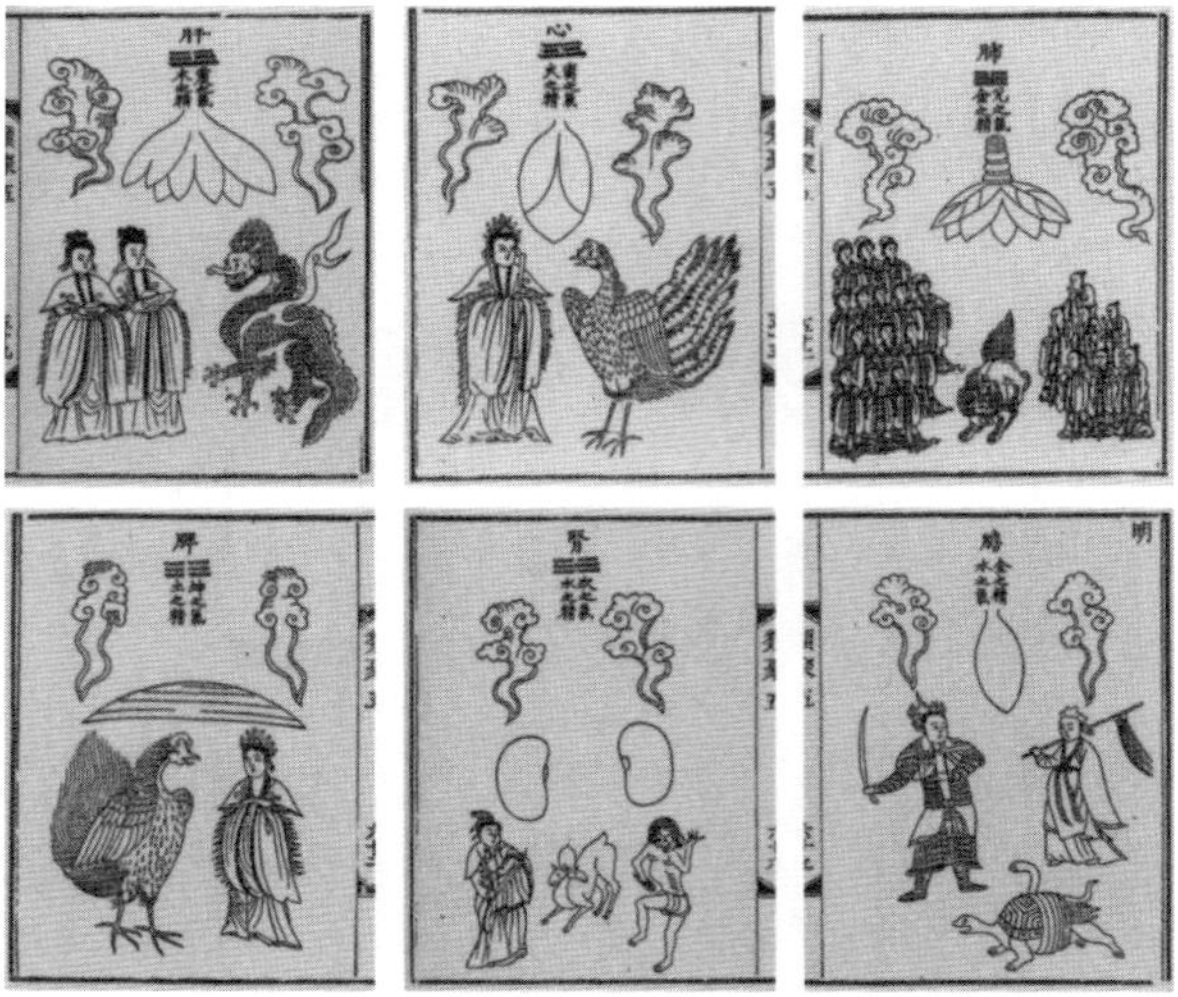

『医方類聚』の五臓図と膽の絵　『医方類聚』の五臓図は、五臓の形それ自体よりも五臓それぞれに神がいるという医学理論と、その神を人格化する道教的概念にしたがっている。

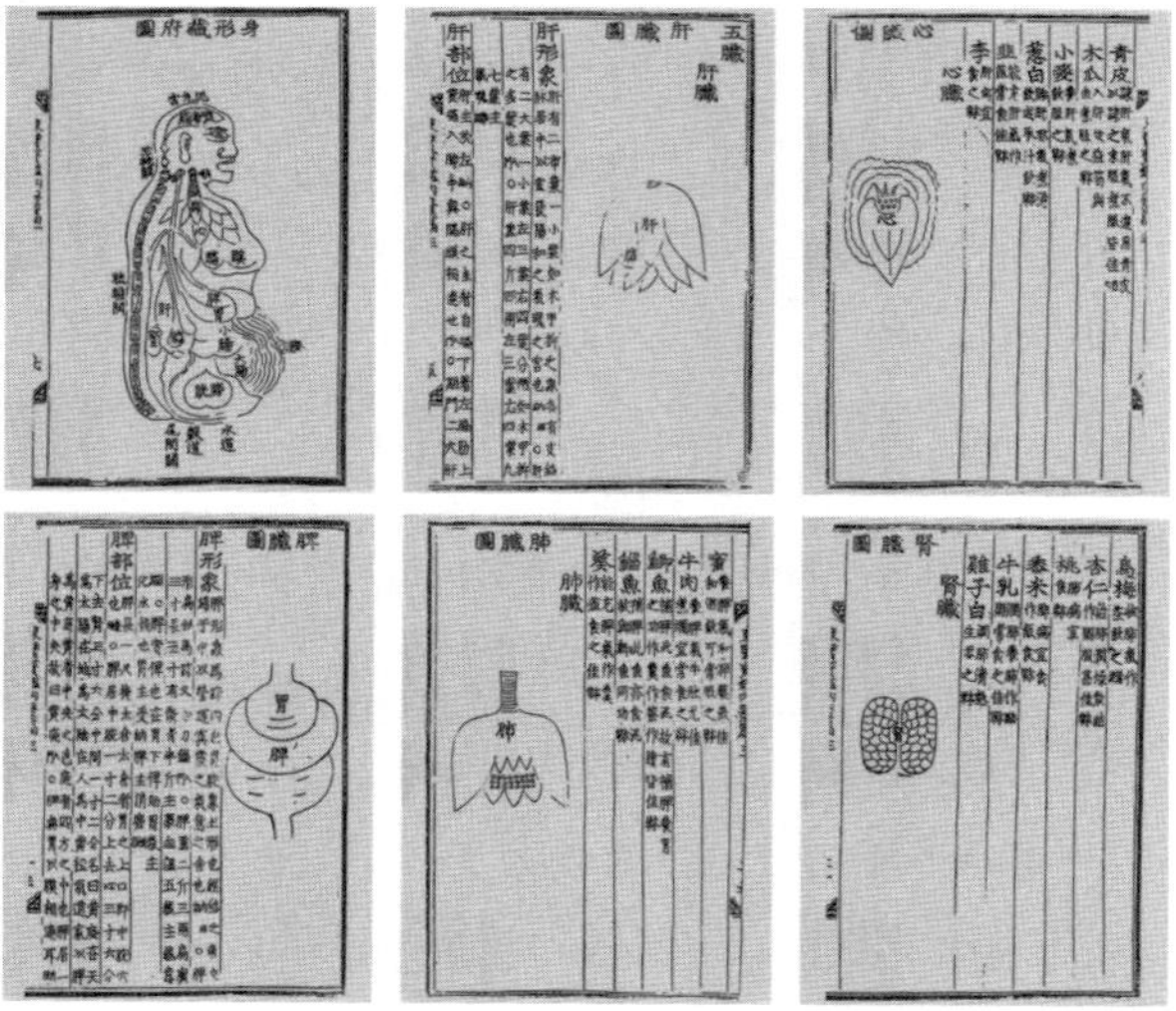

『東医宝鑑』の身形臓腑図と五臓図　『東医宝鑑』の五臓図は、人格的なものはもちろん五臓神の概念を排除し、その形と位置に関心を置いている。

差が非常に大きかったかもしれないが、数百年にわたって制度として土着化した後にはその格差が大きく減じ、時には水準が同じであったり、逆転した時代もあった。このような事実は、東アジア医学の伝統において常に中国が進んでおり周辺地域がそれを吸収・消化するように東アジアの歴史と文化が進行しなかったことを意味する。

したがって、東アジア医学の伝統を論じる時、〈中国医学〉がそれを代表するものと見ることは厳密ではない。中国医学の古典である『黄帝内経』に対する研究を一つの例として挙げるならば、後代の中国の医学者たちがこの本を研究することと朝鮮や日本の医学者たちが研究することにはどのような差異があるのだろうか？ 中国の学者が行うのは当然に中国医学の伝統を積み上げるものであるが、朝鮮や日本の学者たちの作業も中国医学の伝

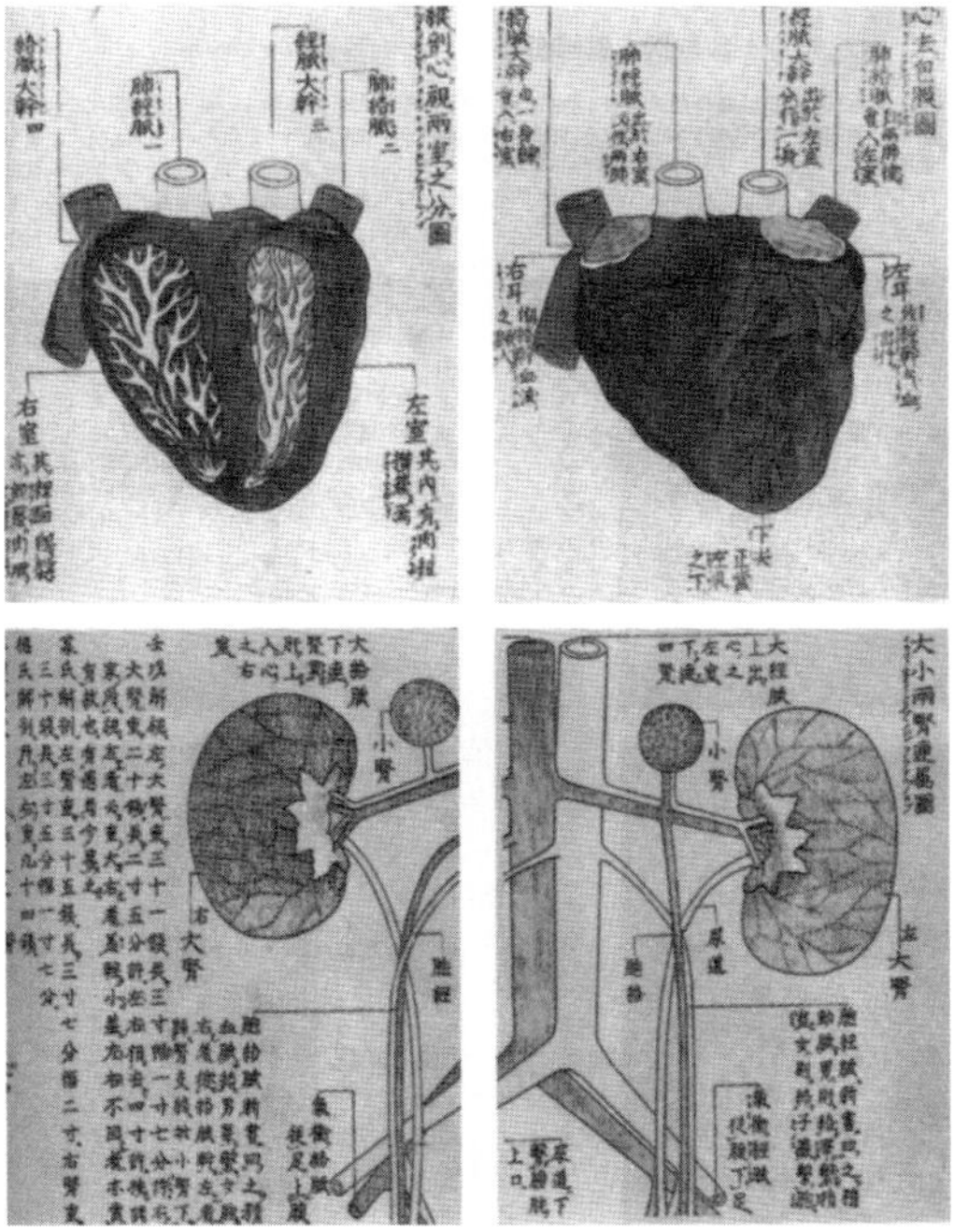

三谷公器の臓腑図（1813） 日本では、杉田玄白（1733 ～ 1817）が実際の解剖を行った後、西洋医学式の解剖図を『解体新書』に掲載し、その後に三谷公器がその伝統を受け継いだ。漢医学の心臓図とは異なり、心臓の血管を強調している。

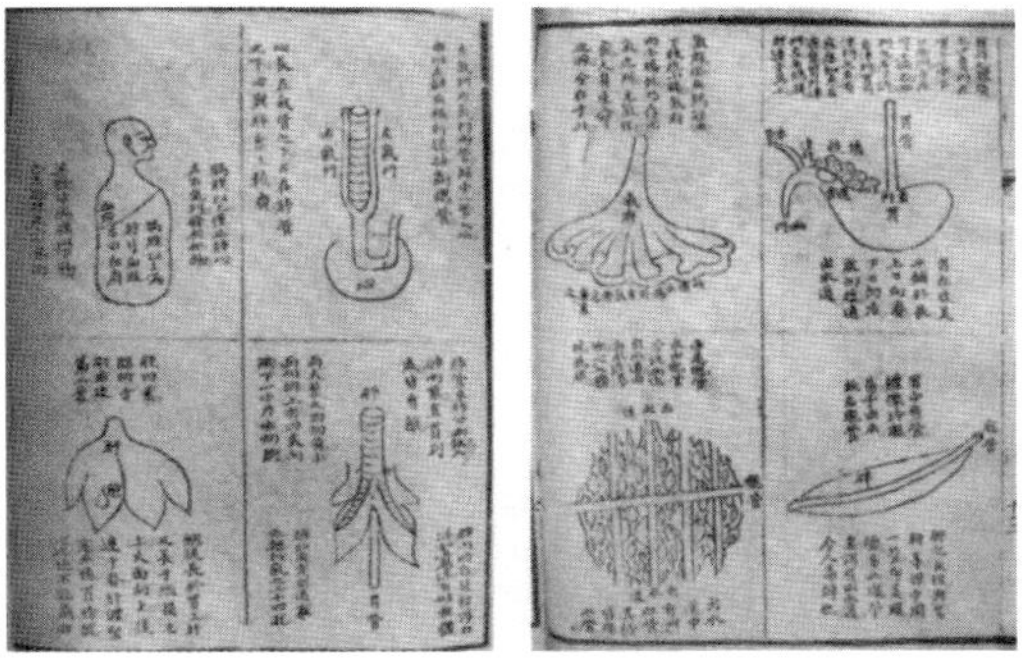

『医林改錯』の臓腑図（1830） 中国の王清任は自身の解剖経験をもとに既存の解剖図の誤りを正した。

統を積み上げたものと評価すべきか、あるいは朝鮮または日本医学の伝統を積み上げたものと評価すべきなのか。事実、『黄帝内経』に関する最高水準の研究は、中国ではなく江戸時代の日本において成され、最近の中国の学者たちの研究はこれに負うところが大きい。

この場合は、中国医学の伝統という概念よりも東アジア医学の伝統という概念がよりふさわしいだろう。すなわち、江戸時代の『黄帝内経』研究は日本医学の伝統の輝かしい成就であると同時に、東アジア医学の伝統に対する赫々《かくかく》たる寄与として評価されるだろう。一七世紀朝鮮で刊行された『東医宝鑑』の場合も同様の視角で眺めることができる。『東医宝鑑』の医学は当時の東アジア地域の最高水準を示し、中国医学界もこれを共有した。

朝鮮の伝統医学は東アジア医学のネットワークのなかにあって独自の形態の医学を進化させた。気・陰陽五行説などの自然観と、五臓六腑・経絡などの生理学、針術と薬物療法などの治療法の側面では東アジア医学の伝統を継承しながらも、他の地域のものとは区別される医学的伝統を作った。それは歴史・文化的独自性を見せると同時に、医学理論の内容や選択する処方に独自性を見せた。地理的、時間的、文化的、思想的、趣向的変数がこのような変奏を生み出したのである。

郷薬〔国産薬〕の伝統〔二七九頁以下参照〕は地理的差異による薬材生産の差異を克服するための性格を帯び、『東医宝鑑』の誕生には爛熟した朝鮮の生理学的養生観がはっきりとその役割を担った。朝鮮後期には朝鮮の医学的進化が中国のものと明確に異なる軌跡を示し、朝鮮医学は中国医学と異なるべき、という文化的自意識がはっきりと表出した。そして、ついには李済馬《リ・ジェマ》〔一四三頁註（6）参照〕が五行と五臓六腑を基本とする既存の東アジア医学の伝統とは大きく異なる四象医学を提唱するに至った。

筆者はこのような歴史的変化を東アジア医学の伝統の〈朝鮮的進化〉と呼ぶことにする。長期的変化においては東アジア的伝統を維持しながらも、朝鮮医学の伝統が独特な文化的・医学的様相を帯びたのはこのような進化の結果といえる。

朝鮮医学の起源

朝鮮医学の伝統は古代社会に遡る。人間が集団をなして生活する際、病気を治す儀式や治療法が行われることは当然である。医学を幅広く定義した時には、このような行為までも含まれる。したがって、朝鮮古代社会に見られる祭儀的、呪術的あるいは巫俗的医学が朝鮮医学伝統の起源をなしたといえる。驚くべきことにこのような原初的な医学はその後も消滅することなく、朝鮮人の生の重要な一部分を占めてきた。今日まで伝承されたシャーマニズム的治療法と類似のものが朝鮮古代社会にも発見される。

けれども、この医学を朝鮮の原型的な医学としてみなしてはならないだろう。医学文化も他の文化と同じように外部の影響を受け互いに絡み合い、共存あるいは対立することは一般的現象であるからである。祈禱し呪文を唱え病気を祓う医学の伝統には、シャーマニズム的要素だけがあるのではない。古代に輸入された仏教から朝鮮末期のキリスト教までもその傾向を見せている。

狭い意味でわれわれが朝鮮医学の伝統の起源という時には、われわれの歴史上、長い間主流を占め、今日でも中心的な医学の一つである漢医学の登場を意味する。漢医学の登場と関連する一つの重要な事実は、われわれの地で誕生したものではないという点である。これに劣らぬ重要な事実は、われわれの地で独自の伝統を確立していったという点である。一方で中国医学を輸入しながら医学理論を学び、そのなかの有用な処方を選び出す作業があったが、もう一方では有用な処方を創案しそれを受け継ぐ過程が存在した。

このような観点から見た時、朝鮮古代医学史の争点は、次の四つに凝縮される。第一は、古代社会において自然主義的医学の伝統はいつ始まったのか？　第二は、それはどのように制度化されたのか？　第三に、独自の医学的伝統の創案は確認できるのか？　第四に、古代医学の伝統はその後にどのように継承されたのか？

朝鮮の自然主義的医学の伝統の登場を述べる時は、まず古代の遺物のなかに見られる石針を挙げることができる。咸鏡北道慶興郡雄基面松坪洞で発見された石針と骨針が実際の針術に用いられたかは不確実ではあるが、これは古代の砭石《べんせき》[1]術と連関させて解釈することができる遺物である。朝鮮医学史の開拓者金斗鐘《キム・ドジョン》[2]は中国医学の経典である『素問』に見られる「東方で砭石が登場したのは」という記録と関連させて針術が古朝鮮に由来し中国に伝来したものという仮説を提示した。しかし、これは東方の領域をあまりにも民族的なものと解釈している点に問題を孕んでいる。

次に、古朝鮮、漢四郡、三国時代初頭の薬草に関する知識を挙げることができる。梁の国の陶弘景〔四五二〜五三六〕は古代中国の薬物知識をすべて網羅して『神農本草経』と『名医別録』およびその注釈書などを著したが、ここには広く見た時、菟絲子《としし》（古朝鮮）、丹雄鶏《たんゆうけい》（古朝鮮）、馬陸《やすで》（玄兎郡）などが言及されており、注釈には人参（百済、高句麗）、蕪荑《ぶい》（高句麗）、五味子《ごみし》（高句麗）、細辛《さいしん》（高句麗）、昆布（高句麗）、蜈蚣《むかで》（高句麗）などが言及されている。この薬物が古朝鮮の薬物学的知識を反映しているか否かは不明確ではあるが、薬草に対する知識があったことを推し量ることができる。

朝鮮の医師に関するもっとも古い記録は、西暦四一四年のもので、新羅の金武という良医が日本の允恭帝の足の痼疾を治したという内容である。これと同じ時期に新羅の医師・鎮明が允恭帝の王妃の咽喉病を治療したが、その処方が八〇八年に編纂された日本の医書『大同類聚方』に掲載されている。初期日本の天皇の歴史に対する後代の脚色があった点から、それを解釈するうえで細心の注意が必要であるが、日本の『日本書紀』、『古事記』、『大同類聚方』、朝鮮の『三国史記』の記録を総合的に検討した時、四一四年に新羅の医師が日本で医術を行った事実自体は真実である可能性が高い。あわせて五世紀初め、新羅には日本に伝播される程度に効能がある優秀な処方が存在したということである。[3]

三国のなかで中国文物の輸入がもっとも遅れていた新羅の姿がそうであったならば、高句麗や百済はどうだったのだろうか？　それは『日本書紀』巻一九、雄略三年〔四五九〕の記録で確認することができる。四五二年に日

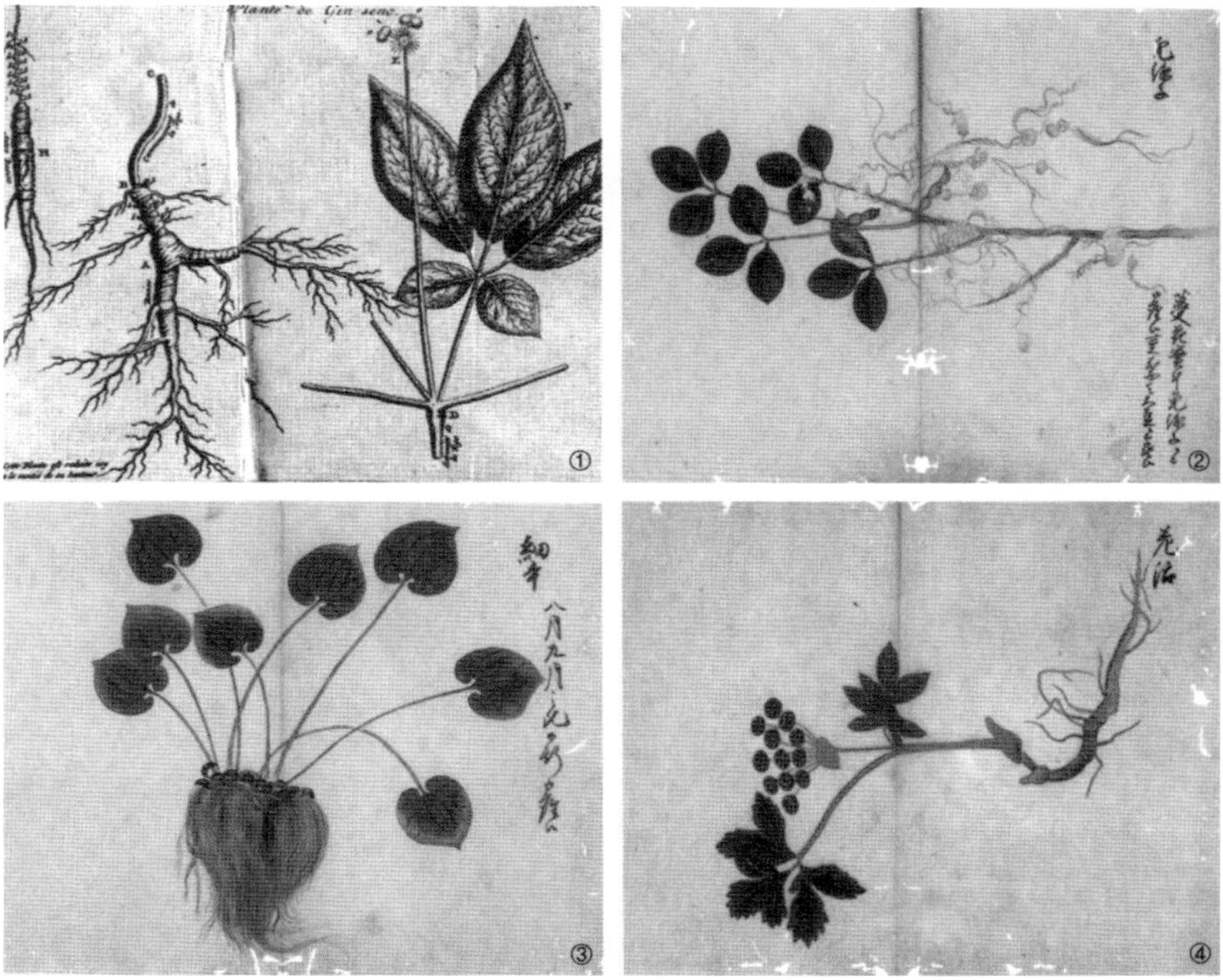

朝鮮の代表的薬材

①**古代から名が知られた朝鮮人参**　人参は朝鮮を代表する薬材である。『名医別録』には「百済産が高句麗産よりも良い」とある。康熙帝の命により1709～1716年にわたり実施された宣教師の測量資料がフランスに伝わって作成されたダンビルの朝鮮地図には山参を持った朝鮮人が描かれている。朝鮮人参の効能が知られるようになり、西洋人にも朝鮮は神秘的な薬草が産出される国として認識された。

②**朝鮮産菟絲子**　『神農本草経』には「菟絲子は古朝鮮の川沢、畑と野に生える」とある。（出典：田代和生『江戸時代朝鮮薬材調査の研究』、以下同様）

③**朝鮮産細辛**　『名医別録』には「東陽の海の近くのものは見栄えがよく辛いが、華陰地方と高句麗のものには及ばない」とある。日本では1718年から1751年まで朝鮮全国の薬材を調査し、画工に細密な絵を描かせたが、この絵はそのなかの一枚である。

④**朝鮮産五味子**　『名医別録』には「近頃、もっとも良いものは高句麗のもので、実が多く甘酸っぱい」とある。

本が百済に良医を招請したところ、高句麗の医師・徳来が派遣されたという内容である。徳来は日本の難波に住んで子々孫々医業を行い、難波薬師という称号を得た。このような記録を通じて西暦五世紀頃、三国の医術水準はみな一定の軌道に乗っていたことを推し量ることができる。

五世紀の三国と日本の医学的交流は、朝鮮医学の伝統の起源に関しても示唆するところが大きい。医学水準が高いところから低いところへと伝播する姿である。五四一年、百済聖王は中国に医師を派遣してほしいと願い、楊武帝はその願いを聞き届けた。この二〇年後である五六一年、中国蘇州の人である智聡が『内・外典』・『本草経』・『脈経』・『明堂』などの医書一六四巻を携えて高句麗に来た。[4] 医学分野は明示されていないが、これに先立ち西暦三七二年、高句麗が中国に倣って太学を設立した時、仏教、儒学経典とともに医学書籍が伝わった可能性が高い。

以上の内容を土台として見た時、三国の医学がある程度軌道に乗ったのはおおよそ四世紀前後と推測できる。医術を施す医師が存在し、医術で名声を広めた人物もいた。金武、鎮明、徳来などは日本に派遣され名を残したが、彼らよりも優れた医人は国内にもいたはずである。彼らはおもに王と貴族の健康のために王室医療の枠内に存在したはずである。

中国から派遣された医師であれ、国内で養成された医師であれ、彼らはどのような形式であっても自身の後継者を育てたと思われる。おそらく、日本に派遣された医師・徳来の子孫のように世業を継ぐ場合が一般的な形態ではなかっただろうか。しかし、国の枠が整備され医療の需要が多くなったならば、他の形態の医学習得が必要となる。医学の伝統を公的制度のなかで継承する方式がそれである。五五三年、百済聖王の時の記録、『日本書紀』巻一九を見れば、医博士という名称が見られる。医博士という名称が示唆するように教育を担当する医学官吏である。これは、医学教育が政府の公的機関のなかで行われたことを意味する。この制度は中国・魏の制度に倣ったもので、百済と同様に高句麗、新羅でも似たような制度が運営されただろう。

医学教育の形式が完備されたのは六九二年（新羅・孝昭王元年）である。三国統一後、新羅は官制整備に乗り出し、医学においては教育機関である〈医学〉が設置された。『三国史記』「職官志」には〈医学〉では「博士二名をして学生に『本草経』、『甲乙経』、『素問経』、『針経』、『脈経』、『明堂経』、『難経』などを教授する」とある。〈医学〉科目を見れば、すべて医学の基礎を学ぶためのものであったということがわかる。以上の書籍は、直接臨床に活用するためのものではなく、身体の生理学・病理学・診断学・経絡学・薬物学などの基本を理解するための教材である。それは、古代より現在まで変わらぬ特徴でもある。

〈医学〉は医師を養成するためのコースのすべてではなかった。新羅〈医学〉の模範である唐の制度と新羅よりもすこし遅れて公布された日本の制度を参考にすれば、医学を履修した者は、体療（内科医）の場合は七年、瘡腫（外科医）・少小（小児科医）・耳目口歯（耳鼻咽喉科・歯科医）の場合は五年、角法（一種の附缸《ブハン》（吸玉・瀉血）療法専門医）の場合は二年さらに修業するようになっていた。[5] 中国と日本の制度を参照すると、〈医学〉では一五歳前後の学生二〇名ほどを選んだものと推測される。医学教材と学習方法がこの時期になって現れたのではないだろう。三国で以前から運営されてきたものを統一・整備した後、明文化したものと思われる。

三国時代の医師たちはどのような医療を行ったのか？ また、それはどれほど独自の姿を見せていたのだろうか？ この問題は、朝鮮古代医学史を研究するすべての学者たちが執拗に関心を向けた主題である。彼らは朝鮮古代医学の水準が低いものではなかったということと、独自の性格が強かったということを示したかった。しかし、これを論じる資料があまりにも少なかった。独自に編纂した医書は一つも残っておらず、いくつかの処方の片鱗が中国医書『外台秘要』と日本医書『大同類聚方』と『医心方』に痕跡を残しているだけである。『高句麗老師方』の処方一つ、『百済新集方』の処方二つ、新羅法師の名前が付けられた処方四つ、そして鎮明の咽喉病処方一つ、わずか八種の処方が論議の材料すべてである。

しかし、以上の処方分析だけでも、当時、三国における医学の内容が必ずしも中国に追従したものだけではないことを明確にできる。それが他の医書と異質であったがために掲載されたものといえるからである。また、三国で創案された処方が中国と日本に影響を及ぼし、東アジア医学を豊かにする一助となった点を指摘することができる。『高句麗老師方』、『百済新集方』、『新羅法師方』などは、それぞれ三国の経験を収めた医学書である可能性が濃厚である。

それでも、これとともにはっきりと指摘しておかなければならない事実は、独自の医書編纂が古代中国と日本に比べて貧弱であった可能性である。その理由は、単に残っている記録が少ないからではなく、不明確ではあるが朝鮮古代社会は中国と日本に比べて相対的に医書編纂に高い優先順位を置いていなかったからといえる。

「早くから大宋と新羅の医書を読んで、新奇で重要なものを編んで、人々の便宜を図り、この名を『済衆立効方』として世に伝えた」という、金永錫《キム・ヨンソク》[6]の墓碑銘がなかったならば、われわれは新羅の医学が高麗の医学へどのように継承されたのかを知らずにいたことになっていたかもしれない。これは、新羅医学と高麗医学の連関に言及した唯一の記録である。けれども、『済衆立効方』は高麗毅宗の時に編纂された書籍で、現在は消失し、ただ処方の一つが『郷薬集成方』に見られるだけで、具体的にはどのように新羅医学を継承したのかを知らせてはくれない。

『備類百要方』（一二三〇～一二四〇年の間のものと推定される）に関する最近のアン・サンウの研究[7]は新羅、高麗、朝鮮を結ぶ端緒を提供する。この研究は朝鮮最古の医書にしばしば引用され、これまで、中国の医書と思われていた膨大な『備類百要方』が高麗固有の医書であることを明らかにした。この事実は、高麗以前の医学を推測するうえで示唆するところが大きい。

これまでは、『備類百要方』は中国の医書とみなされてきたので、そこに掲載された膨大な内容を固有医学の観点から議論できずにいた。『備類百要方』は、単方〔複数の薬を組み合わせないこと〕中心の医書として当時までの高麗医学の伝統をすべて網羅したものであった。この書籍は消失したが、その一部の内容が『郷薬集成方』に載せられ郷薬（国産薬）の伝統に吸収され、他の大多数は『医方類聚』に残された。『備類百要方』に含まれた数多くの内容は何を意味するのか？　それは当代の知識だけを整理したものではなかったはずである。高麗以前から存在してきた朝鮮医学の伝統がこの本に集められた可能性が非常に大きい。したがって、筆者は「統一新羅の時の医学の伝統が『備類百要方』に集められ、それが再び朝鮮医学の伝統に繫がった」という解釈を積極的に支持する。

麗末鮮初――郷薬医学の伝統が確立される

郷薬医学は輸入薬材ではなく、ひたすら国産薬材による処方を作ったものである。朝鮮医学の歴史的正体性〔アイデンティティ〕を論じる時、高麗中期以降に形成された郷薬医学の伝統は非常に重要な二つの意味を持つ。第一に、朝鮮医学の固有性をはっきりと意識した点である。第二に、それが医薬の需要増大と関連しているという点である。

郷薬医学の伝統は現存する一三世紀『郷薬救急方』をその嚆矢とする。高麗仁宗時代に避難所である江華島で『郷薬救急方』が刊行されたというのが、もっとも古い記録である。戦乱中に避難所でこの本が刊行されたという点は、示唆するところが大きい。輸入薬材が不足していた点、もっとも至急な救急状況に応じて国産薬材を活用しようという意志を知ることができる。

高麗末から朝鮮建国初期まで郷薬を基本とする医書編纂は継続した。現存しないが『郷薬集成方』や『医方類聚』にその内容の一部を見ることができるものとして、高麗末の『三和子郷薬方』、『郷薬簡易方』、『郷薬古方』、『郷薬恵民経験方』と朝鮮初の『郷薬済生集成方』、『郷薬採取月令』などがある。このような書籍は継承さ

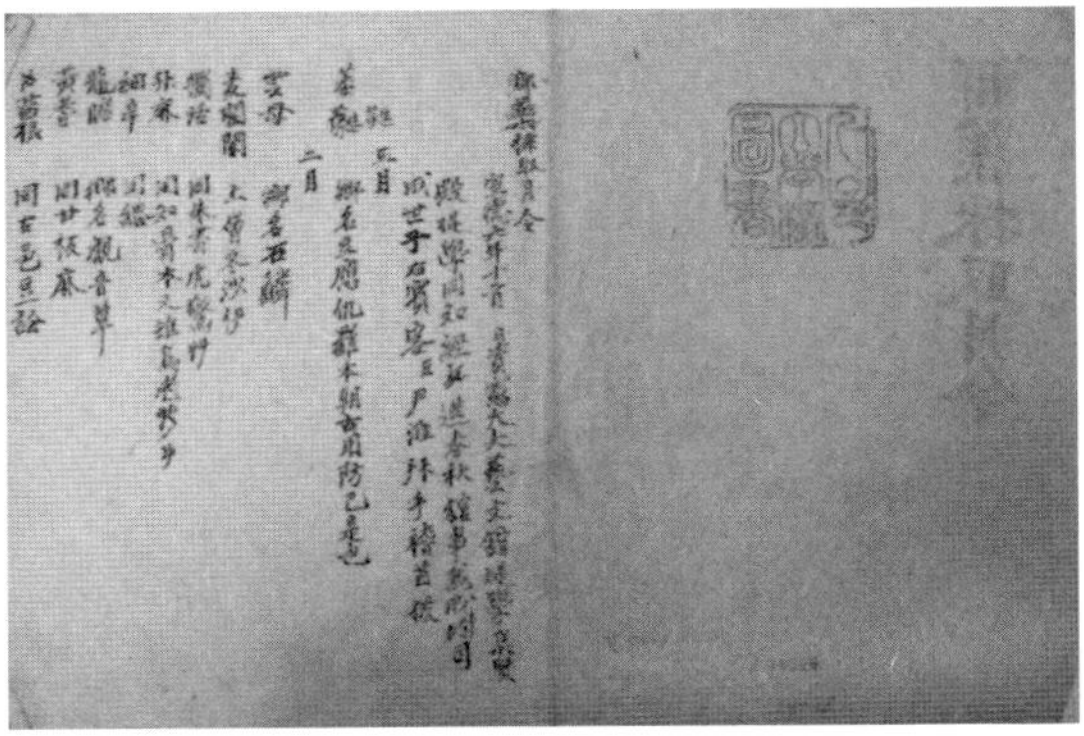

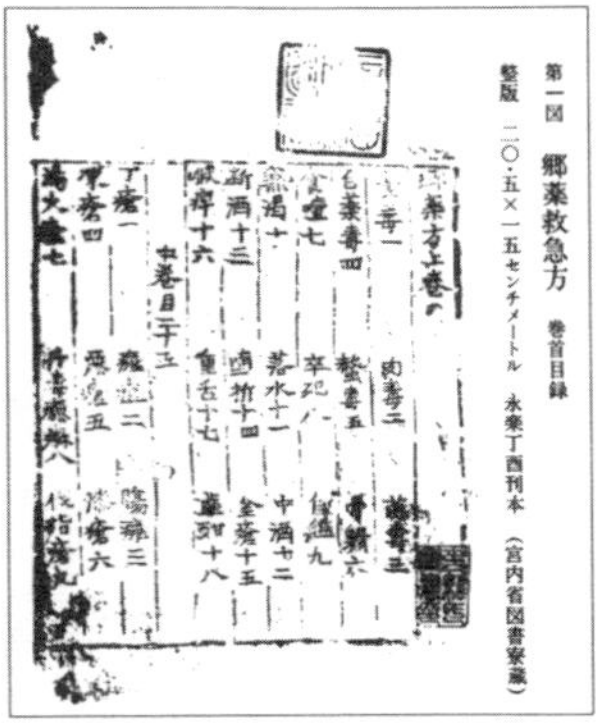

（右）『郷薬救急方』（1417年版本）　13世紀に刊行されたこの本は郷薬医学の伝統の嚆矢である。（出典：三木栄『朝鮮医書誌』）**（左）『郷薬採取月令』**（ソウル大奎章閣所蔵）　朝鮮全国で産出される薬材を調査し、月別に行うべきことを整理した本である。中国薬材と区分するために医官を中国に派遣し類似点と差異を一つ一つ比較して整理した。

れ、増補されてきたのである。『郷薬簡易方』は以前の『三和子郷薬方』を、『郷薬恵民経験方』は以前の郷薬医書を、『郷薬済生集成方』はこの本が出るまでの郷薬による治療の知識の蓄積を網羅した。とくに、『郷薬済生集成方』三〇巻（定宗元年、一三九九年）は三三八の病症に二八〇三の処方を網羅した大規模なものであった。朝鮮初期、郷薬研究はこれに留まらず、郷薬採取と管理に関する知識体系をうち立てる一方、より多くの病症に対するたくさんの処方を入れようとした。

『郷薬採取月令』（世宗一三年、一四三一年）は郷薬採取に活用するために編纂された。月令というのは文字通り全国各地で生産される薬材の薬名・産地・薬味・薬性・乾燥法などに関し月別に行うべきことを整理した本である。この作業のために医官を中国に送り、中国産と朝鮮産の正誤、類似と差異を逐一確認させた。『郷薬集成方』八五巻（世宗一五年、一四三三年）はすでに刊行された『郷薬済生集成方』三〇巻を大規模に増補したものである。病症は三三八から九五九へ、処方は二八〇三から一〇七〇六に増えた。これとともに、鍼灸方一四七六条、郷薬本草論、炮製《ほうせい》〔生薬の加工〕法などが付け加えられた。『郷薬集成方』の編纂によって、高麗末から継続されてきた郷薬医書編纂の伝統は一段落した。この本は以後、郷薬の基本資料となり、

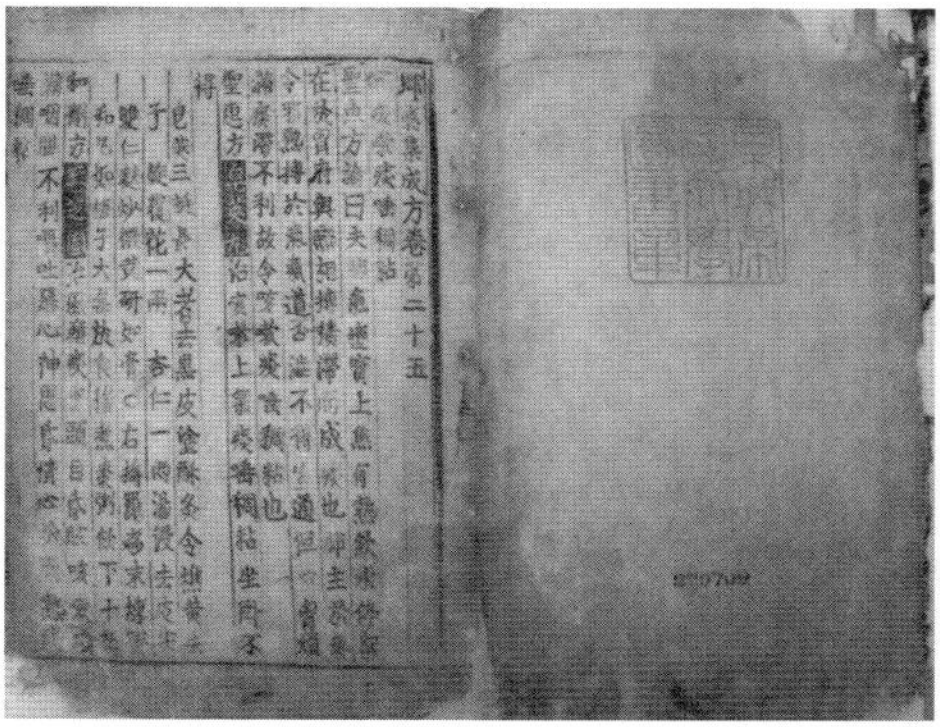

『郷薬集成方』（ソウル大奎章閣所蔵）国産薬材利用の便宜のための本で、この本の刊行によって高麗末から続いてきた郷薬医書編纂の伝統が一段落した。

『東医宝鑑』（一六一三）では時代の変化を勘案して郷薬の内容が新しく整理された。

高麗末から朝鮮初期に至る郷薬医書編纂の背景は何だろうか？ この時期、医療需要の増大に伴う国産薬材への関心の増加がその核心である。国産薬材を活用するためには、それが中国の医書に記された薬材と同じものなのかどうかを判断する必要があった。したがって、郷薬医書の編纂はより多くの疾病に対する、たくさんの国産薬材の活用とともに、正しい薬材に関する知識の提供を企図して行われた。『郷薬集成方』序文ではこれを「人々が国産薬材を求めやすくなり、疾病を治療するのに便利になったが、郷薬医書が中国医書よりも広く普及せず、薬名が中国と異なるものが多くて医術を行う者が困っている」と表現した。

郷薬医書の編纂は朝鮮本草学の確立を意味する。独創的な郷薬を開発し、地方の経験処方〔民間伝承的処方〕を網羅する未曾有の大事業であった。すべての薬材の名称を当時の言語である〈吏読〉で表記し誰もが簡単に分かるようにし、国産薬材の採取を標準化した。また、中国の薬材と名前が同じであるがまったく異なるもの、互いに似たような性格のもの、似た薬性を持つものなどを区別して薬の真偽を明確にした。

けれども、郷薬医学を当時の中国の医学理論から逸脱した独自的なものと誤解してはならない。『郷薬集成方』の一頁一頁を詳しく見れば、郷薬研究が独自の医学理論の創案と処方構成をなしてはいないことを知ることができる。単に処方のなかに入っていた輸入薬材を除外しただけである。この本に含まれたすべての医学理論は、

『太平聖恵方』、『恵民和剤局方』、『得効方』、『婦人大全良方』などいくつかの中国医書にほとんど全面的に依存している。ただ、〈郷薬本草論〉だけが独自の部分であるが、ここでは独自の医学理論の提起よりも国産薬材の鑑別と活用について述べているだけである。

『医方類聚』、東アジア医学を統合す

朝鮮世宗時代には『郷薬集成方』によって郷薬の伝統を統合したことに続き、すぐさま東アジア医学全体を一つに集める作業が完遂された。一四四三年（世宗二五年）、王命により王室が所蔵している中国と朝鮮のすべての医書を単一の著作に編む作業が始まった。以後三年にわたって本の大綱を定め、その大綱に従い関連する内容を集成する作業、集成された内容のなかでの重複を削る編集作業、編集された内容を監修する作業が行われた。そうして、一四四五年一〇月『医方類聚』三六五巻が完成した。このように完成された本に対して、一四六四年（世祖一〇年）まで校正作業が行われ、一四七七年（成宗八年）に刊行を見た。この過程で『医方類聚』は三六五巻から二六六巻に減じられた。

『医方類聚』は「総論」と「病症九一大綱門」巻から成っている。「総論」では、医学の本質、医師の倫理、五臓六腑論など基礎医学理論を整理した。「九一門」は風・寒・暑・湿門からはじまり婦人・小児門で締めくくられているが、これは当時知られたすべての疾病を網羅したものであった。各門の構成は病気に関する理論をまず載せ、関連する処方を引用出典の年代順に載せた。重複する部分がある時にはそれを知らせる表示がなされ、引用した文章は同じだが文字が互いに異なる場合は註をつけて正した。このような内容は当時の中国と朝鮮医学の全貌を一つの系統に整理したものであった。

『医方類聚』の引用書は全部で一五三種である。ここには『黄帝内経素問』、『霊枢』など古代医学経典とはじめ『傷寒論』のような漢代医書、『千金方』と『外台秘要』など隋・唐の医書、『聖恵方』と『和剤局方』のような宋代医書、『儒門事親』と『格致余論』のような金・元時代の重要な医書が網羅されている。この他にも明代初期の医書である『玉機微義』、『医経小学』、『活人心法』、『壽域神方』なども含まれた。国内の医書としては、高麗中期頃に崔宗峻《チェ・ジョンジュン》が編纂した『御医撮要方』（一二五六）と『備類百要方』の二種が含まれた。郷薬医書はここに含まれていないが、それは『郷薬集成方』で整理したからである。このような事実から『郷薬集成方』は徹底して郷薬医学を整理することを、『医方類聚』は普遍的な東アジア医学を整理することを目標としていたことがわかる。

筆者は『医方類聚』編纂を契機に朝鮮医学は東アジア最高水準に到達したと見る。中国と朝鮮の医学を統合整理しながら、医学全体に対する全貌を把握すると同時にそれを〈内在化〉したからである。東アジア医学の伝統においてはこのようなことが何度かあった。隋・唐代に中国の孫思邈と王燾は中国全域に散らばっていた医学を『千金方』と『外台秘要』に整理し、一〇世紀の日本はそれまでの東アジア医学を『医心方』に整理した。中国の宋は以前の伝統を網羅して『太平聖恵方』に載せ、一二世紀の金はそれを増補して二〇〇巻からなる『太平恵民和剤局方』を刊行した。このような伝統の延長線上で、朝鮮は一五世紀までの医学を『医方類聚』として整理したのである。『医方類聚』は

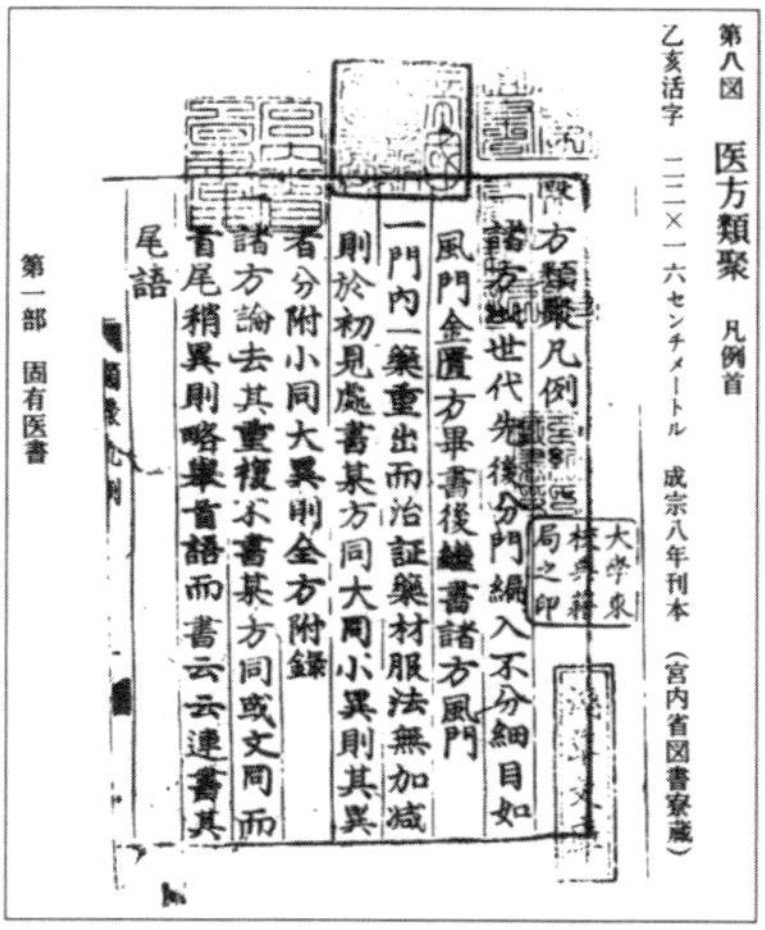

『医方類聚』（1477年初版本）　朝鮮と中国の医学を統合、整理した本で朝鮮医学発展の礎石となった。（出典：三木栄『朝鮮医書誌』）

データベースとして活用され、以後、朝鮮医学発達の礎石となった。一五～一六世紀にわたって朝鮮で刊行された『瘡疹方』・『救急方』・『救急簡易方』・『救急易解方』・『続辟瘟』・『医門精要』などはすべて『医方類聚』から抜粋したものである。(8)

もちろん『医方類聚』をもっともよく活用した人は許浚である。許浚は『東医宝鑑』を編纂しながら、数多くの医書を参考にしたが、そのなかで『医方類聚』以前のほとんどすべての医書は『医方類聚』からの孫引きといっても過言でないほど、この本に負っている。それだけでなく、『医方類聚』に系列的に一目瞭然に整理された内容は、彼が自身の医学の系統を掴むうえで大きく寄与したはずである。

一六一三年の『東医宝鑑』、東医の伝統を開く

『医方類聚』が統合ならば、『東医宝鑑』は深化である。一五～一六世紀を経て朝鮮医学界は大きな成熟を見せた。高麗末より中国から受け入れた性理学を内在化しただけでなく、それを凌駕する面貌を見せた。そのような姿は自然観、養生観、医学領域で同様に現れた。医学に高い関心を持っていた宣祖は当時中国の状況を「細々しく俗でこれといって参考にすべき価値はない」と評した〔『東医宝鑑』序文〕。そうして、宣祖は一五九六年に当時朝鮮最高の医学者である許浚《ホ・ジュン》〔五一頁註(1)参照〕にこのような状況を整理することができる新しい医書の編纂を命じた。医学に明るかった宣祖は、新しく編纂する本の性格まで規定した。それは、第一に「人の疾病は調摂〔健康維持に心を配ること〕できず生じるものなので修養を優先し薬物治療を次に行う事」、第二に「処方があまりに多く煩雑なのでその要点を抜粋するよう努力する事」、第三に、「僻村と陋巷《ろうこう》の者たちは医師と薬がなく夭折する者が

多いのに、わが国でたくさん生産される郷薬を人々が何も知らず用いることができずにいるので、わが国の薬の名前を記し民が容易に理解できるようにする事」などであった。

もちろん、このような命は許浚の共感なく出来るものではなかったはずである。養生の原則を立て細々とした処方の要点を抜粋することは容易な作業ではない。医学を見通す見識と臨床経験が必要であった。許浚は王命に従い儒医・鄭碏、御医・楊礼寿《ヤン・イエス》、金応鐸《キム・ウンテク》、李命源《リ・ミョンウォン》、鄭礼男《チョン・イエナム》らと編纂局を作り本を編纂したが、翌年、丁酉年（一五九七）の乱によって本の骨組みだけで作業は中止となった。乱が収拾した後、時期ははっきりとしないが、宣祖は『東医宝鑑』の編纂を許浚単独で行うよう指示した。一人で行うのでなかなか進まず、配流直前の一六〇八年三月まで半分も終わらない状態であった。忙しい御医の仕事に神経を注ぎ、本に専念する時間を作れなかったからである。しかし、配流地で本に専念したようである。その後、二年五ヶ月の間にその半分を書き終え、一六一〇年八月にそれを朝廷に捧げた。

漢医学史から見た時、『東医宝鑑』二五巻の構成はそれまでのどれとも異なる。単純に異なるだけでなく、高度に発達した形態を帯びる。『東医宝鑑』は漢医学史において初めて大分類方法を通じて全体の医学体系を分類した。「内景」編、「外形」編、「雑病」編、「湯液」編、「鍼灸」編、五つの基準がそれである。このように分けた理由を許浚は「集例」で次のように述べる。

この本はまず内景の精・気・神・臓腑で内編とし、次に外境の頭、面、手、足、筋、脈、骨、肉で外編とし、さらに五運六気、四象、三法、内傷、外感、諸病の症状を羅列し雑編とし、最後に湯液、鍼灸を加えてその変通の道理をすべて明らかにした。

この文章にあるように許浚は道教的養生思想に立脚し『東医宝鑑』の大筋を決めた。まず、彼は「道家は清

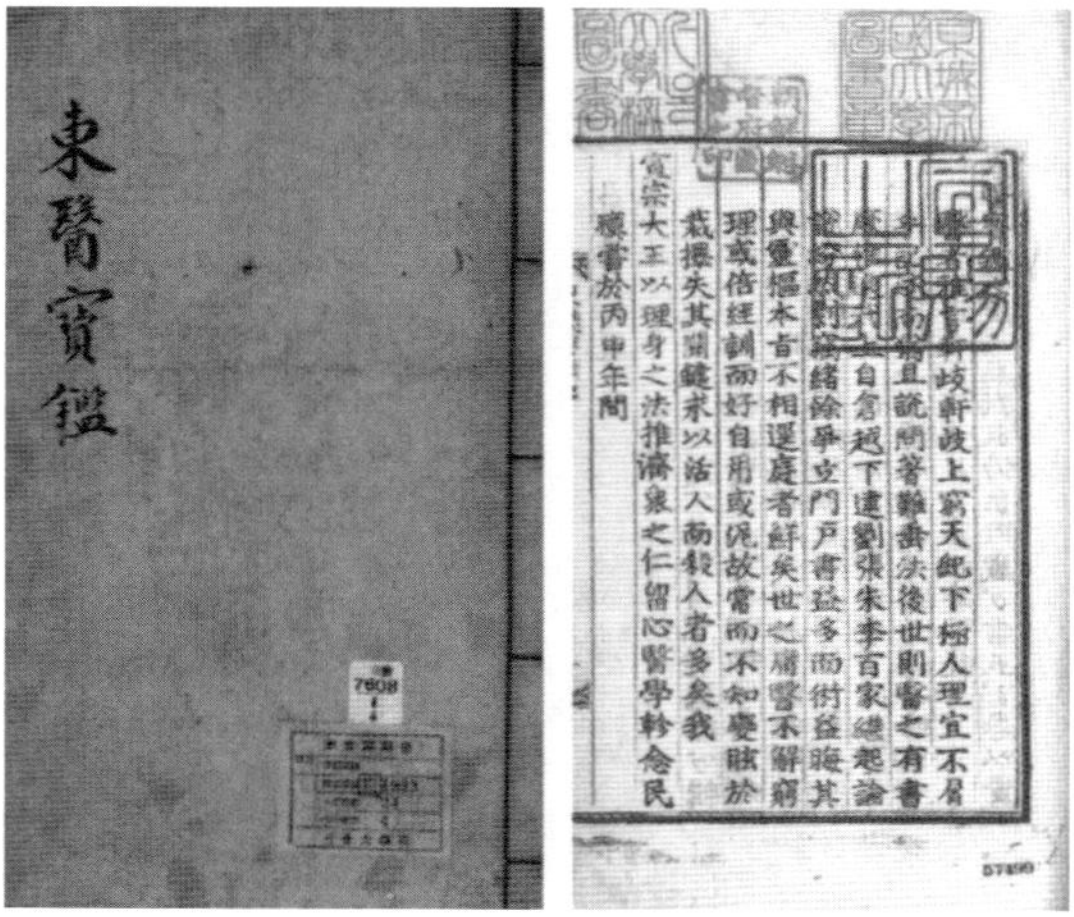

『東医宝鑑』（1613年初版本、ソウル大奎章閣所蔵）　東アジア医学の「朝鮮的進化」と評価される朝鮮最高の医書である。

く静かに修養することを根本にすえ、医学では薬餌と鍼灸で治療するので、これによって道家はその精《くわ》しさを得、医学はその祖を得た」として、体の生命力を育む養生が単純に病気を治療する医学よりも優先すると明らかにした。ゆえに、病気の治療と関連した湯液と鍼灸に関する内容を最後に置き、身体を育む行為とそれほど関連しない各種の病気に関する内容を中間に置いた。次に、養生と関連する身体に関する内容を内・外に分けて順に配列した。そのなかで精・気・神・五臓六腑など体のなかに存在するものは、身体の根本を成すと同時に養生の道と密接するので一番前に置き、筋骨、気肉、血脈など身体の形態を成すものはその次に配置した。このようにして、許浚は具体的な疾病の症状と治療法に強い医学の伝統と精・気・神を中心とする身体観を定立した養生の伝統を高い水準で一つに統合した。これにより、生命、身体、自然環境と人間の疾病、疾病の治療を一つの有機的な体系内で理解することが可能となった。

『東医宝鑑』は二つに散らばり流れてきた養生の伝統と医学の伝統を高い水準で統合した。病気の医療と予防、健康増進を同じ水準で見通せるようにしたのである。また、病気の症状、診断、予後、予防方法を一目瞭然に整理した。中国医書のなかにも『東医宝鑑』ほど、このような内容が充分に備わった本はほとんどない。

『東医宝鑑』のもう一つの大きな成就は、東アジア医学の伝統の核心を非常にうまく掴んだという点である。

許浚は非常に巨大な漢医学の伝統において二〇〇〇余の症状、七〇〇種ほどの薬物、四〇〇〇余の処方、数百の養生法と鍼灸法を抜き出したが、それは漢医学を総合するのに多くもなく少なくもない分量である。許浚は医学経典の精神に従い、それを取捨選択して信頼性を高めた。また、優れた編集方式と臨床経験によってそれを編んで、自身の医学をしっかりとうち立てた。このような自負は自身の医学を〈東医〉と表現したことによく現れている。自身の医学は東の地方で興った医学の伝統を継承したものであり、それは中国の南医と北医の伝統とともに普遍医学に寄与したというのである。

『東医宝鑑』の末裔たち

朝鮮医学界で『東医宝鑑』の影響は単にこの本が広く読まれたということに留まらなかった。ある意味では『東医宝鑑』の精神と内容を継承した後学たちの医書を通じて、その影響が倍加したと見ることができる。朝鮮後期を代表する医書である康命吉《カン・ミョンギル》(9)『済衆新編』(一七九九)と黄道淵《ファン・ドヨン》の『医宗損益』(一八六八)は、『東医宝鑑』の体系に忠実に従いながら、一部の内容を除いたり加えたりする形式を採っていた。二冊の本は『東医宝鑑』よりも分量がかなり少なかったので、医師たちが参考とするうえで非常に簡便である。この他にも正祖〔五二頁註(2)参照〕の『壽民抄詮』、李以斗《リ・イドゥ》の『医鑑刪定要訣』(一八〇七)、李圭晙《リ・ケジュン》の『医鑑重磨』(一九二三)などもやはり『東医宝鑑』を基本テキストとした本である。

『東医宝鑑』を基本テキストとした本の刊行理由が『東医宝鑑』の不完全性にあるという事実は非常に興味深い。正祖は『壽民抄詮』を著し自身の御医・康命吉に『済衆新編』を編纂させた動機を次のように述べている。

『済衆新編』が完成した。……本朝の医学書としては、唯一許浚の『東医宝鑑』がもっとも詳細であるといわれてきたが、文章が煩わしく内容が重複したり、疎かにされたり抜け落ちた部分もやはり多かった。これに対し、私がここに校訂を加え凡例を付け『壽民抄詮』九巻を著した後、再び内医院に命じていくつかの処方を採集して煩雑なものは削除し、要点だけを採った後に経験処方をそのなかに添付して世に流行させることができる一冊の本を別に編集するようにさせた(『正祖実録』正祖二三年一二月一一日)。

『壽民抄詮』序文では、「わが国の医書のなかで陽平君・許浚の『東医宝鑑』ほどのものがない」として『東医宝鑑』が朝鮮の最高の医書であることを明言したが、正祖から見て『東医宝鑑』は無駄な部分を含んでいる本であった。このような点を星湖・李瀷(一四二頁註(5)参照)も指摘したことがあり、一九世紀の黄道淵も言及している。彼らは共通して『東医宝鑑』のある部分は不必要に子細で、ある部分は非常に不足しているとした。そのうえ、時代とともに蓄積された医学的経験が反映されていない。まさに、このような理由で『東医宝鑑』の〈短所〉を克服しようとしていくつかの新しい医書が出現したのである。

新しい本はかなり簡潔でありながらも、必ず必要となる内容を含んでいる。しかし、このような試みは『東医宝鑑』を全面的に批判した結果ではなかった。膨大さと重複を除き、一部新しい内容を増補しただけである。正祖が書いた『壽民抄詮』や康命吉の『済衆新編』、黄道淵の『医宗損益』はみな『東医宝鑑』の順序に従い、その内容を中心として全体の内容を展開しており、われわれの眼には『東医宝鑑』を批判するというよりも、かえって忠実に継承していると映る。

『東医宝鑑』以後、朝鮮伝統医学の絶頂は、黄道淵・黄必秀《ファン・ピルス》(10)親子の『方薬合編』(一八八五)において締めくくられた。黄道淵は一九世紀朝鮮最高の臨床医学者であった。彼は四九歳の時に『東医宝鑑』の煩雑さを除こうと『附方便覧』を著し、五四歳の時には『医宗損益』を著して、簡明な医書刊行の流れの最高峰に至った。翌年には、そのなかでも要点だけを抜き出し『医方活套』という書名で刊行した。「この本は簡明でありながらも活用範囲が広く、また構成に条理があり明確で、一度見ただけで誰もが病気の症状によって薬を使い分ける」ことができるようになっていた（『方薬合編』序文）。

この本があまりに人気を博したため、入手できなかった人が再版を懇切に要求したところ、黄道淵はさらによりよい本を送り出したが、それが『方薬合編』であった。『方薬合編』は非常に簡潔な冊子で、処方と薬を一つに集めたものである。この本は、もっともよくある症状に対して一番効果があると思われる処方を補薬、調和する薬、攻撃する薬に分けて提示した。これに基礎的な薬材を暗記しやすいように歌にして付け加えた。それは、非常に単純でありながらも効果が大きいと認められ、刊行直後から医療界に大きな旋風を巻き起こした。見やすく応用しやすかったからである。専門的医学者でなくとも、それなりの知識を持った者ならば、この本一冊を用いて医術を行うことができるほどであった。近年でも漢医学界でもっとも影響力がある医書のなかの一つが『方薬合編』である。本の影響力は様々な増補版の刊行で確認できる。元刊本を含めて、およそ十数種に達する。大部分が植民地時代に刊行され、三、四種は解放以後に刊行された。朝鮮医学の歴史において『方薬合編』のように、しばしば後学によって増補改訂版が刊行された医書はない。

このように朝鮮時代の医学史を通じて『東医宝鑑』ほど、大きな影響を及ぼした本はない。『東医宝鑑』の朝鮮医学史における価値は〈東アジア医学の朝鮮的進化〉という概念でうまく説明することができる。この言葉は

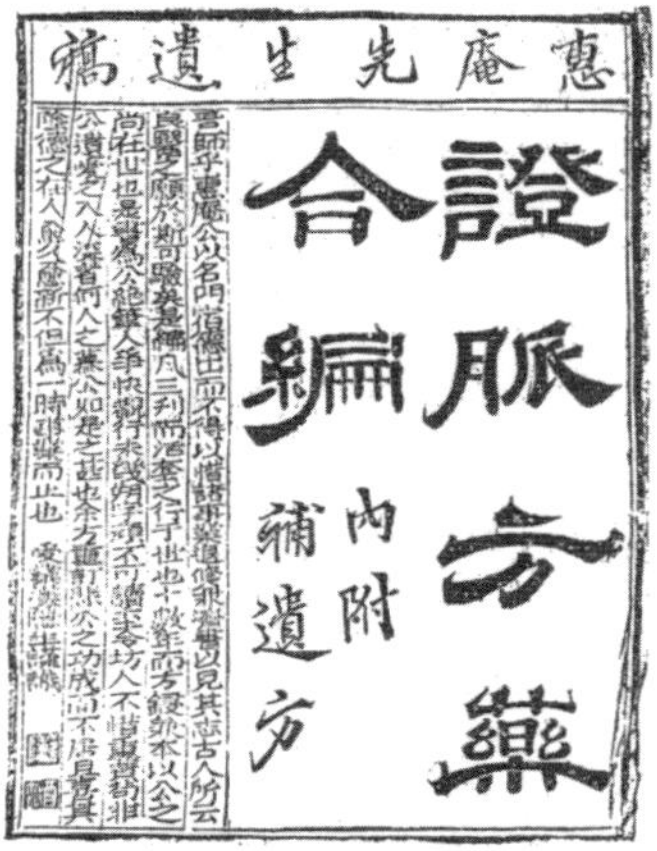

黄道淵・必秀親子の『方薬合編』
『東医宝鑑』以後、朝鮮医学の絶頂として評価され、刊行直後から医学界に大きな旋風を起こした。

『東医宝鑑』が出現する以前には、国内の医書で医学界全般を導いた本はなかったが、『東医宝鑑』の出現によって初めてそれが成されたことを意味する。高麗と朝鮮を繋ぐ郷薬の伝統は、あくまでも国産薬材の活用に限られたものであり、医学理論・薬物処方・鍼灸法などを網羅する新しい医学的伝統を作ったものではなかった。これと異なり『東医宝鑑』は医学理論・薬物処方・鍼灸法などを網羅した医薬体系の一つをうち立てた。後代の朝鮮医師と医学者たちはそれを模範として医薬を発展させていったが、これは朝鮮特有の医学的現象と見ることができる。われわれはこのような現象を中国、日本地域の伝統とはっきりと区別される朝鮮の医学的進化と呼ぶことができるだろう。『東医宝鑑』は、その中心にある。

朝鮮後期医学の新しい傾向——経験を重視して朝鮮的自意識を表出す

このような伝統とともに朝鮮後期には医学経典ではない、自身の経験を重視する風土が生まれた。いくつかの医書が〈経験方〉という題名で編纂・刊行され、そのような題名でなくとも自身と周辺の医師の経験を大事に取り扱い、〈経験〉あるいは〈徴験〉〔ききめ〕に関する医学的論議が活発になされた。これは、以前には決して見ることはなかった現象で、経典の普遍性より医学の地域的・個別的特性を強調したものである。したがって、朝鮮の医学は中国医学からより遠心的な形態を帯びるようになった。

一七世紀以降、一九世紀まで〈験〉という字が題目に入った医書が大きく増加した。朝鮮中葉まではわずか数種に過ぎなかったものが、一七世紀以降に知られているものだけでも数十種に及ぶ。たいがいは医師自身の治験を本にしたものであるが、なかには大々的に民間の経験処方を収集・整理しようとする努力も見られた。宋時烈の『三方』がその例である（三木栄『朝鮮医学史及び疾病史』）。経験を重視するのは規模が大きな総合医書や専門医書も同様であった。朝鮮後期を代表する李景華《リ・ギョンファ》(11)の『広済秘笈』（一七九〇）、康命吉の『済衆新編』、黄道淵の『医種損益』をはじめ小児科専門書である趙廷俊《チョ・ヨンジュン》(12)の『及幼方』（一七四九）でも自身と周辺の経験が重視された。

経験の重視はある特定された時期、朝鮮地域の医学の特殊性に対する自覚へと繫がっていった。経験は単により効果がある処方を探すためだけのものではなかった。朝鮮後期の医学者の一部は、なぜ自身の処方が医学経典や古典、あるいは有名な医書に載せられた処方より効果があるのかを論理的に理解しようとした。彼らは時代や地域風土によって人の体質が異なり、病気も異なり、生産される薬材が異なり、処方が異なるという論理を展開した。もっとも、代表的なものは『及幼方』の著者・趙廷俊の「東方六気論」である。彼は、朝鮮の環境が中国と異なるので中国医学と異なる標準を作らなければならないと主張した。黄道淵もやはりこのような見解を受容

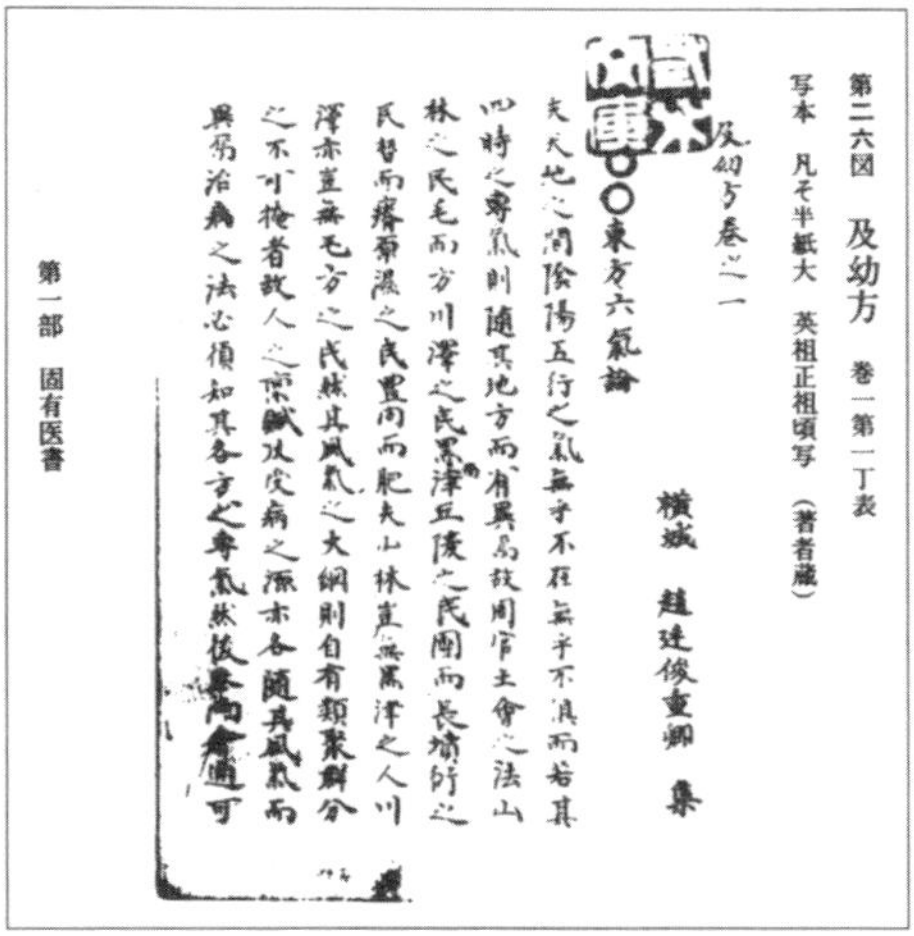

『及幼方』のなかの東方六気論　趙廷俊はこの本で朝鮮の環境が中国とは異なるので、中国医学と異なる他の標準を作らなければならないと主張した。（出典：三木栄『朝鮮医書誌』）

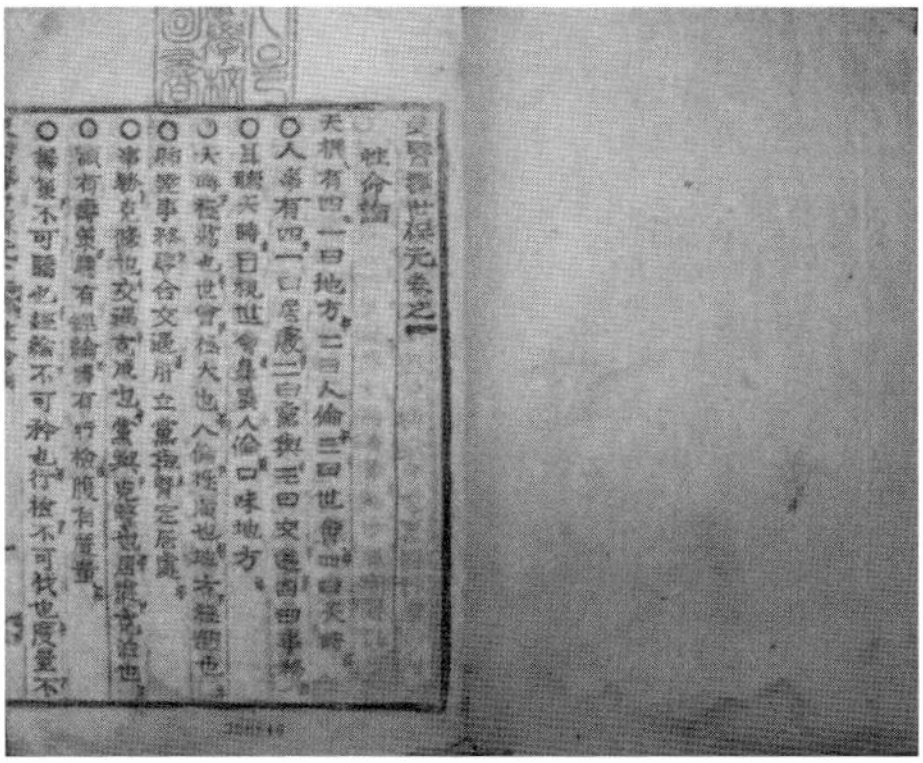

李済馬『東医壽世保元』（ソウル大奎章閣所蔵）
中国医学と区別される朝鮮医学の伝統の頂点といえる本である。

した。彼は『医宗損益』で風土と生活条件によって体質が異なり、それに合う処方を用いなければならないと主張し、自身が創案した経験方の価値を正当化した。

李済馬《リ・ジェマ》〔一四三頁註(6)参照〕が『東医壽世保元』〔一八九五〕で提示した四象医学も、やはりこのような流れのなかで理解することができる。李済馬は自身の独特な臨床経験を帰納して、人の類型によってよくかかる病気が異なり、したがって治療する方法も異なると主張した。李済馬の四象医学は中国医学と区別される朝鮮的医学の伝統の頂点に立つ。

李済馬の四象医学は既存の東アジア医学の伝統からもっとも遠くに離れていた。彼は、「医学の特殊性を認めながらも、医学理論は同一である」という黄道淵の立場よりもさらに進んで、東アジア医学の伝統のもっとも基本的な理論である五行説とそれに基づく人体観にそのまま従うことはしなかった。その代わりに四行論的な人体観を提示する。四象医学では、五臓六腑ではなく、四臓四腑を仮定する。さらに、耳目口鼻の四官概念と頸・胸・臍・腹の四知概念と頭・肩・腰・尻の四行概念を医学的説明の領域に引き入れた。

このような四行論を通じて究極的に四つの異なる形態の人間型である太陽人・小陽人・小陰人・太陰人を仮定し、人間の形態によってよくかかる病気が異なり、それに対する治療アプローチも異なるべきだと主張した。このようなアプローチは既存のそれと大きく異なる。既存の医学では人間を普遍的に見て、患者がかかった多様な病気の症状を把握して治療法を模索した。それに対し、症状より人間形態を先行的要素と見て治療法を探す四象医学の方式は、かなり特異なものであった。

李済馬も自身の医学体系が既存の東アジア医学伝統と大きく異なるという点を意識した。彼が使用した〈東医〉という言葉がこれを示す。けれども李済馬自身より、それに追従する後学がこの点をより大きく浮上させた。時を合わせて押し寄せた近代帝国主義の波が漢医学界にも少なからず影響を与えた。西洋医学と異なるものとして東洋医学を定義しなければならず、中国医学と異なる朝鮮漢医学の正体性〔アイデンティティ〕を明確にしなければならなくなったからである。この二つの流れのなかで、漢医学界の一角では『東医壽世保元』に大きな関心が寄せられた。彼らは、李済馬の四象医学に民族主義的要素を付与した。『東医壽世保元』の難しい内容をよく理解はできないが、民族的自己肯定心をもってそれを研究すべきと考えた。

エピローグ――再び東アジア医学と朝鮮医学を論ず

朝鮮で起こった歴史的変化は、東アジアの他の地域で起こった変化と明確に異なっていた。それは、歴史・文化的異質性を意味すると同時に、新しい医学処方の創案、医学的方法に対する善好度の差異を反映して、さらには医学理論の差異として現れたりもした。すでに述べたように朝鮮医学の起源、郷薬の伝統確立、『東医宝鑑』の出現と継承、地域性の強調と文化的自主性の表出、新しい医学である四象医学の提唱などがそれである。このような朝鮮医学の伝統に関する論議には二つの重要なものが残されている。第一に、朝鮮医学の伝統が作られていったとしても、依然として東アジア医学の普遍性が朝鮮医学の外延に存在するという点である。医学学習には『素問』のような経典が常に必須であった。医官を選ぶ科挙試験科目ではこのような本の他に中国の医書である『直指方』、『医学正伝』、『医学入門』などが主要教材とされ、その科目に含まれた朝鮮医書は朝鮮初期を除いてはなかったといえる。また、当時の中国の新しい医書がすぐに輸入され、国内の医学的風土を肥やした。とくに、明代の医書である『万病回春』や『医学入門』などは国内のどの医書よりも数多く出版され医学界の需要を満たした。これらの本は朝鮮の医書に劣らず人気を得た。中国においてよりも朝鮮で人気があったといえるほどである。

第二に、朝鮮医学の伝統は東アジアの伝統に寄与したのかという論議である。ここでは、朝鮮世宗時代に既存の中国と朝鮮医学の伝統をすべて網羅した作業である『医方類聚』の編纂、宣祖〜光海君時代に極度の混乱状況を呈していた中国の医学理論と処方を一目瞭然に整理した許浚の『東医宝鑑』の作業が含まれるだろう。まずは、当時の中国医学と朝鮮医学を一目瞭然に統合した内容を残した点、次に四〇余種の消失した中国の医書の内容を含んだ唯一の本という点である。

一七世紀『東医宝鑑』の編纂もやはり朝鮮医学が東アジア医学にもっとも大きく寄与したものといえる。中国では、宋・金・元・明代を通じて数多くの医学理論と処方が溢れ出て、医学上の混乱を極めていたが、許浚はこのような状況をすっきりと整理した。彼は中国のどの医学者よりも当時の東アジア医学の伝統を立派に整理した。まさに、この点によって『東医宝鑑』は朝鮮だけでなく中国、日本でも好評を博した。『東医宝鑑』は朝鮮より中国でより多く刊行された。一七四七年初版が出て以来、現在まで中国では二五回、台湾では三回（再版まで入れれば六回）発刊された[13]。『東医宝鑑』のおかげで朝鮮医学は東アジア医学の伝統に対する強い発言権を獲得した。

四象医学はどうだろうか？　その医学体系の独特さは一九八五年、中国医学界の公認を得た。現在、中国では四象医学を朝医学と呼ぶ。中国医学と異なる理論体系と治療アプローチを表現しているからである。実は中国医学と朝医学を別個に区別することには、現代中国の中華主義的思考が強く横たわっている。陰陽五行と五臓六腑理論をすべて中医学と規定し、それに対し異質であることを基準として朝医学という名前を付けたからである。東アジア医学をこのように把握することは歴史的過程に符合しない。東アジア地域の医学は同じ伝統を共有しながら、相互浸透し医学の外延を広げ、内容を深化させる過程を経てきたからである。これは日本医学やベトナム医学の伝統の場合にもそのまま適用される。

いくつかの国の地域的・文化的・民族的特殊性は存在するが、それらは決して排他的な関係ではない。一方的な主従関係では、なおさらない。常に、より良い医学を創造しようとする目標は国境よりも優先されたのである。

訳註

（1）中国古代に発生した伝統医術で、中国内地で採取される泗濱浮石（しひんふせき）を用いる。基本施術に感・圧・滾・擦・刺・划・叩・刮・扭・旋・振・抜・温・涼・聞・搗の一六種類がある。

（2）金斗鐘（キム・ドジョン、一八九六～一九八八）。三木栄とならぶ朝鮮医学史研究の先駆者。一九二四年京都府立医科大学を卒業、一年間内科副手を務め、一九二五年に北京に渡った。その後、満州の瀋陽やハルビンなどでの大学附属病院、鉄道病院、開業医などを経て一九三八年より瀋陽の満州医科大学東亜医学研究所で研究生活を送った。一九四六年に帰国し、本格的に朝鮮医学史研究を始めた。一九五四年に『韓国医学史（上・中世編）』、一九六六年に『韓国医学史（全）』、『韓国医学文化史年表』を出版した。

（3）イ・ヒョンスク『新羅医学史研究』梨花女子大博士論文、二〇〇一。

（4）馬伯英他、チョン・ウヨル訳『中外医学文化交流史』電波科学社、一九九七。

（5）イ・ヒョンスク『新羅医学史研究』。

（6）金永錫（キム・ヨンソク、一一四六～一一六六）。高麗前期の医学者。文才に優れ、「中書侍郎平章事」の官職にあった。六五歳の時に、風痺病（脳卒中と思われる）にかかりその後療養生活を送った。『済衆立効方』は高麗毅宗時代（一一四七～一一七〇）に書かれたと思われる医書で、新羅時代から伝わる医書と宋の医書のなかから、とくに大衆の役に立つ知識を抜粋・編纂したものである。

（7）アン・サンウ「高麗医書〈備類百要方〉の考証」、『朝鮮医学史学会誌』一三巻二号、二〇〇〇。

（8）アン・サンウ「『医方類聚』に対する医学史的研究」慶熙大韓医大博士論文、二〇〇〇。

（9）康命吉（カン・ミョンギル、一七三七～一八〇六）。一八世紀に活躍した医学者。一七六八年に医官となり、翌年には太医（王族の治療を担当する医官）となった。とくに、一七七七年以降は正祖の治療を担当する太医として重要な役割を果たした。『東医宝鑑』をはじめとする国内外の医学書二一種を参考に、実用的な治療を整理して一七九九年に『済衆新編』八巻を編纂した。

（10）黄必秀（ファン・ピルス）。朝鮮王朝末期に活躍した医学者黄道淵の息子。父の医学書、『医方活套』、『医宗損益』に基づいて『方薬合編』を編纂した。

(11) 李景華（リ・ギョンファ）。朝鮮後期の医学者。民間で流行する貴重な療法と郷薬に対する深い研究および自身の臨床実践から得た経験に基づいて、民間に医薬知識を広く普及する目的から『広済秘笈』を著した。

(12) 趙廷俊（チョ・ヨンジュン）。朝鮮後期の医学者でとくに小児科の名医として知られた。『及幼方』は五〇余年の治験に基づいて、八〇歳の時に著した医学書である。全一三巻からなり、小児の疾病六九種に対する病症と処方を提示している。

(13) チャン・ムンソン「『東医宝鑑』が中国医学に与えた影響」、『亀巌学報』第三号、一九九三年一二月号。

朝鮮後期の身体・臓腑に関する談論の性格

はじめに

本章では朝鮮後期における臓腑に関する談論の把握を試みる。筆者がここで「談論」という表現を用いたことには理由がある。生理学、自然観、時代的思想にわたる、臓腑と解剖の談論は断片的であり、かなり不連続的属性を帯びているからである。それぞれの境界を横切る談論が互いに連関しているが、歴史現象として注目すべき広範囲で内密な言説群を生むことはできなかった。また、それぞれの境界内での談論は連続的に把握されてはいるが、内的な連関性が大きかったわけではない。かえって、各談論は瞬間の一断層を述べるに留まる性格が濃い。したがって、本章で朝鮮後期における身体臓腑についての知識の形成と展開に関するダイナミズムを把握することとは無理なことである。

そのかわり筆者は今日われわれが関心を持っている「身体」という問題意識にそって、古文献の資料を再び整列させ、そこである現象を発見し、その現象を解釈して、なんらかの時代的価値を見出す方式を選ぶ。筆者は、ここで次のような五つの質問を投げかける。第一に、許浚《ホ・ジュン》〔五一頁註（1）参照〕をはじめとする朝鮮の医学者たちは身体臓腑をどのように理解したのか？　第二に、儒学者たちは心と心臓の関係をどのように把握したのか？　第三に、博物学者たちは身体臓腑に関してどのような論議を行ったのか？　第四に、西洋の身体と医学に対する知識が入ることによって既存の身体臓腑に関する論議の勢力図がどのように変わったのか？　第五に、身体臓腑に関する知識の源泉としての解剖に対する、朝鮮の学者たちの考えはどのようなものだったのか？

医学・儒学・博物学・西学〔西洋の学問〕の領域における論議は、それぞれ独立した性格を帯びるが、緩やかな関連がある。身体臓腑に関する談論を媒介として、この別個の領域を一つにまとめて見るならば、われわれは朝鮮後期における身体観の特徴と性格、歴史的展開をある程度把握することができるだろう。

『東医宝鑑』は身体と臓腑をどのように見たのか

高麗時代までの医学において、身体と臓腑がどのように見られていたのかはあまり知られていない。国内の医書として知られる本の題目でさえ一〇種にもならない。それさえも処方集に限られている。そうだとしても朝鮮時代以前の医学者たちに身体や臓腑に関する知識がなかったというのではない。彼らは医科試験に含まれる主要経典、とくに『素問』・『霊枢』・『難経』などを通じて身体と病気についての基本的な理解を得た。これらの書籍は中国の戦国時代から漢代にわたって著された本で、以後、漢医学の核心となり、その後の東アジアの医学を支配した。

一七世紀朝鮮の著作である許浚の『東医宝鑑』（一六一三）はこのような伝統をよく継承し、身体の概念を扱ったという点で、それまでの東アジアのどのような医書にもこれに匹敵するものはない。以前の医書で明らかにされていなかった臓腑と身形に関する論議を進展させた。その論議は『東医宝鑑』に掲載された「身形臓腑図」と

「五臓図」に凝縮されている。この『東医宝鑑』の解剖図も以後、朝鮮医学界を代表する図象となった。朝鮮後期の医学は道教養生的性格が強く、それは身体と心の修養を重視する士大夫〔両班知識人〕たちの精神ともうまく合うものであった。『東医宝鑑』の後裔たちは、この本を模範として凝縮・整理する作業を繰り返し、そのなかで自然に『東医宝鑑』の「身形論」を学習し再生産した。

「身形臓腑図」は身体の形と身体全体の機能をともに扱ったものである。「身形臓腑図」は何よりも前に、人体の各部位と天の運行が対応するという天人相応関係を明らかにした。「身形臓腑図」では薬王と呼ばれる孫思邈を引用して、身体の形と存在は天を模倣しており、丸い頭と角張った足、四肢、五臓、六腑、十二経脈、三六五骨節、二つの目、血脈、毛髪、歯牙など、これらすべてのものは天文と気象現象を模したものとした。また、仏教でいうところの地・水・火・風の四大《しだい》に従う身体部位の形成がこれと脈絡を同じくするとした。

「身形臓腑図」はすべての人の身体を画一に見てはならないという立場を新たに強調した。これもまた、以前の図では明らかにされなかった点である。許浚はいわゆる金元四大家の一人である朱丹渓の説を引用して「身体は人によって長短、肥痩、皮膚の色に差異があり、その差異は臓腑にある気の差異によって生じるもの」とした。その違いは、臓腑の気韻の差異からはじまり、外面上は身長の差異、体型の差異、色の違いに現れる。

「身形臓腑図」は、また道家的養生が医学よりもより生命の本質に近いということを押し出した。ゆえに「身形臓腑図」では、五臓六腑の間の系統を図で表す代わりに、以前の「臓腑図」と「明堂図」ではまったく見られなかった新しい内容を付け加えた。脳と脊髄部分の名称を脳髄海と尼丸宮・玉枕関・轆轤関・尾膂関と表現し強調した。この用語は道家的身体観の用語をそのまま借用したものである。脳髄海は『仙経』でいう上丹田によって「気を貯める倉庫」と表現される。尼丸宮は『道経』でいう脳にある九宮のなかの一つで、他に黄庭・崑崙・天谷などの名称で呼ばれ、「元神《がんしん》」〔人間の本来の心〕が存在するところである。また、魂魄が出入りする穴である。『仙経』によれば、身体の後面に三つの関門があるが、脳の後ろにあるものが玉枕関、背中にあるのが轆轤関、お尻にあるのが尾膂関である。この三つは精・気が通じる路と表示した。「もし、三関が北斗七星の基盤のようにうまくまわれば、精・気が上下にまわるのが、ちょうど天の川が流れまわるのと同じである」とした。このような道教的身体観は、許浚の『東医宝鑑』の「集例」〔凡例〕で明らかにされているものと符合する。彼は、「道家は清く静かに修養することを根本とし、医学では薬餌と鍼灸で治療するが、これは道家がその精微を得て、医学はその粗いものを得たということである」とした。

「身形臓腑図」のもう一つの特徴は、身体のすべての要素を「身形」という範疇のなかにすべて押し込めようとしたという点である。『東医宝鑑』の身体全面図の名称は「身形臓腑図」であり、このなかに「身形」という用語が入っている。これは既存の解剖図と異なるものである。許浚は身形という範疇のなかに、精・気・神などの生命の基本原理、五臓六腑、身体外部の各種器官を一つにまとめた。身体外部の器官は頭、顔、目、口と唇、歯牙、首、背、胸、乳、腹、腰、脇腹、脇、手、足、皮膚、筋肉、脈、腱、骨などで、それぞれ一つの独立的な門〔部分〕をなす。今日、漢医学で当然のように用いられているこのような「身形」の概念が明確に現れたのは、『東医宝鑑』が初めてである。

『東医宝鑑』の「身形臓腑図」は宋代以降の医学が追求した解剖研究の方向とは大きく異なる。宋元代の医学者たちは五臓六腑の生理学の解剖学的基盤を見つけ出そうと努力を傾けた。元代鍼灸の教授である忽泰は『金蘭循経』を著したが、そこでは「臓腑図」が掲載されている。「臓腑図」は図とともに身体部位の名称と、いくつかの身体部位についての簡略な説明を図のなかに加えた。この図が意図するのは、身体のなかの五臓六腑、骨と耳目口鼻をはじめとする身体の他の器官、身体の表面を覆う経絡がすべてネットワークで結ばれ、病気の転変もまたその流れに乗って進行するものであるということである。そのなかで「心臓が他の四臓を従える」という主張を解剖学的に立証しようとする試みが注目される。「臓腑図」の真ん中を見れば、心臓の外側の心包絡の上に三つの筋があるが、それは外側から腎系・肝系・脾系などと表現されている。そこには肺系という名称がないが、原本に近い『医学綱目』では心臓と肺を連結する筋として「肺心」が描かれている。これによって、この「臓腑図」は心臓が五臓と緊密に連結されており、肝・脾臓・肺・心臓などほかの四臓を従える中心器官であることを主張する。心臓は君主の機関であり五臓の中心であるという説は『内経』以前から伝えられてきたものであるが、解剖学的根拠を提示したのはこの図が初めてである。これは宋代以降の実際の解剖の成果を反映したものである。この図は朝鮮において非常に広く読まれた明代の医書『医学入門』の「臓腑図」と『万病回春』の「測身人図」の底本となった。また、朝鮮の医書としては柳成龍《リュ・ソンリョン》(1)の『鍼灸要訣』(一六〇〇)が、この図を載せている。『東医宝鑑』でも本文のなかでこのような内容を書いてはいるが、「身形臓腑図」ではこれを詳細には表示しなかった。心臓が他の臓器系列を支配するという側面よりも、脳と脊髄を通じた気の流れがより強調されている。医学に先立って宇宙と人体の合一とか、養生精神が強調された。

このような特徴は『東医宝鑑』の他の図である「五臓図」でも現れる。「五臓図」とは「肝臓図」・「心臓図」・「脾臓図」・「肺臓図」・「腎臓図」をいう。とくに、臓腑を通じた天地相応の関係は「心臓図」と「肺臓図」によく現れている。「心臓図」では心臓に空いている穴と毛を強調し、それらが宇宙自然の気韻と疎通するため、人間の知恵と関連していると把握した。もっとも知恵がある者は心臓の穴が九つ、毛が三本であり、知恵が少ない者は穴が五つ、毛が一本という図式である。肺臓図の場合もそこに開いた二四の穴を通じて、他の臓器に清らかな、あるいは濁った気韻を分け与えて、肉体を支える気である魄を担うということを強調した。既存の他の五臓図とは異なり、わざわざその穴を丸で描いて表示することによって、許浚はその穴の役割に対する自身の意図をはっきりと表した。

『東医宝鑑』の五臓図はほとんどの部分が昔の経典における言及を逐字的に形象化した図である。肝臓図は「二つの大きな葉と小さな葉の形をしており、木の皮が剝がれたようである」という『内経』の内容と、「左側に三つ、右側に四つ葉の形である」という『難経』の言及を図に写したものである。心臓図は「まだ、咲かない蓮の花のような形であり、九つの穴がある」という『内経』の見解、「真ん中の穴が七つで、毛が三本」という『医学入門』の見解と、「心臓を包む膜が心包絡」という『医学正伝』の見解を形象化した。肺臓図も「その形が肩が張ったようであり、そのなかには二四の穴が開いている」という『内経』の見解と「六つの葉と二つの耳を合わせて八つの葉がある」という『難経』の見解を形象化した。脾臓図は「馬の蹄《ひづめ》に似ており、なかで胃を包む」という『内経』の見解を形象化した。腎臓図は「腎臓は二つで、形態は赤い豆が互いに向き合っているようであり、背中の筋に斜めに付いている」という『難経』の見解を図式化した。

このような『東医宝鑑』の「五臓図」は以前の五臓六腑図とその形がかなり異なる。中国では五臓図はおもに明代の医書である『鍼灸聚英』に基づいているが、だいたいそれらは実際の解剖経験と近似したものを描いていく傾向を見せた。心臓図を例にとれば、『鍼灸聚英』では『東医宝鑑』が描いた毛と穴の代わりに上端部に肺と連結される管と肝・脾臓・腎臓の系統と連結される三つの管を描き、腎臓図の場合は脊髄を中心として両側に豆の形の二つの腎臓が付いた絵を描いた。いうなれば、『東医宝鑑』の解剖図でも新しい解剖によって五臓に関する記述が昔の経典の言葉より遠ざかる傾向を戻そうとする意地を垣間見ることができる。これは、「近来にあまりにも異説が粉々とし、処方が乱舞して昔の『霊枢』の精神をなくしたので、これを正す」ことにあるという『東医宝鑑』の著述動機と符合する。

そうだとして、『東医宝鑑』の図で表現された「解剖」という事実と、それ自体が与える知識の実在性を無視するものではない。許浚は五臓と六腑に対して、『霊枢』・『素問』・『難経』などを引用して長さ、周囲、直径、重さ、折り重なる回数、容量などを詳細に述べた。このような説明は実際の形象を見せる図と結合して、この身体に関する知識が、解剖を通じた「本当」の基盤上に存在するという効果をもたらす。

心臓は「心」とどのような関係にあるのか

心臓と「心《こころ》」の関係について、朝鮮の儒学者たちはこの問題について大きな関心はなかったようである。これについての悩みや論議はあまり見られない。ただ、数多くの「心」談論が心臓の存在と無関係に存在する。彼らは「心」が「全身を主宰する」として道徳的な源泉とみなしただけである。

このような態度は朱子（朱熹、一一三〇～一二〇〇年）の場合も同様である。朱子は「心は体の主宰者」と表現し、「心は方寸の間にある」と述べた。朱子は臓器と心性論を連結させる論議をほとんど行わなかった。彼の語録と著述には解剖学的知識、すなわち身体の各部分と器官に対する記述がほとんどない。例えば、彼はすべての人の身体に五臓六腑があることは知っていたが、これについての解剖的描写には関心がなかったし、唯一の例外は「心」が存在するという心臓であったが、それもそのなかは何もない空間であるとする程度であった。これは、単に人間の「心」が多くの道理を抱くことができるということを説明するためであった。朱子は「心」を心臓と心の二つと把握し、五臓の一つである心臓の病気は薬で治すことができるが、心の病は薬では治すことができないとした。けれども二つの心は互いに関連があり、心臓は神明の「心」が行き来する家（舎）として把握された。心臓を行き来する神明の心は思考、知恵、知識、知覚、人のすべての行動を掌握する。つづいて、朱子は心に関する生理学的論議、たとえば心が正しさを得るように誠実にすべきこと、外部の事物、雑念、感情、欲望などにとらわれないように修養すべきことをなどを論じた。朱子は心それ自体は身体を支配するもので、性は心の道理であり、情は心の発現として把握した。

朝鮮の儒学者たちは臓器と心性の関係については朱子の認識を受け入れ、だいたいその程度の範囲のなかでのみ心臓と心の問題を考えた。ただ、一部の儒学者たちは朱子の論議では見えなかった側面について述べ、一部の学者が朱子の論議を敷衍解釈したり、自己の主張を提示した。

李滉《リ・ファン》[2]は臓器としての心臓と心の関係を明確には論じなかったが、図象で「心」という字を角張らせるのではなく円く表現した。これは、心が一方で心臓を意味し円い存在であることを前提としたものである。これに対し、金謹恭《キム・クンゴン》[3]は「心が方寸の間にある」という根拠を挙げて心臓は円いものではなく、角張ったものだと反駁した。このような対立を見守っていた奇大升《キ・デスン》[4]は二人の見解を折衷した。「心臓の形は咲く前の蓮の花のようである」という医書の一文を挙げ、彼は「心」の形体を円いものと把握する一方で、「外は円いが、中は四角い銅で造られた斛〔枡〕を例に、心臓のなかは角張った形かもしれない」とした。このような論議はすべて心を心臓として把握する延長線上にある。

張顕光《チャン・ヒョングァン》[5]は朱子が問わなかった問題を投げた。なぜ、心臓は全身の主体となるのか、身体のほかの臓腑と部位の関係はどのようなものなのか？　心臓と天の心、地の心はどのような関連にあるのか？　なぜ、心臓を持った種類のなかで人間だけがもっとも霊妙なのか？　張顕光は心臓が身体の中心となるという論理については、「事実」よりも「当為」として説明した。血気がある存在が形体を持ち、形質を備えたならば必ず「神明が統率し、知覚を総括しなければならないが」、精神と魂魄が集まり「神明が留まり、知覚が現れるところ」がまさに五臓六腑の一つである心臓とされた。そうであれば、この心臓と身体の他の部分の間の関係はどのようなものなのか？　張顕光は心臓が身体の君主ではあるが、必ず身体の他の部位の助けを受けなければならないとした。「四臓の助けを受け六腑で滋養を得た後でこそ、神明の妙を行い、知覚の要をすべて行い」、「さらに、いずれ七竅《しちきょう》として出納を行い、百体として運用を行った後で、千もの変化を斟酌することができ、万事に応じて対処することができる」というのである。

張顕光は、また人の心臓はどのように天の心、地の心と連結するのかと問うた。彼は形があるものにはすべて心があるとし、人に心があるように天にも心があり、地にも心があることを認めた。けれども、人の心は心臓という場所を持っているという点で、そのような場所を持たない天の心や地の心とは異なると考えた。人間の心は一つの臓器に根ざし、心臓は場所を持ち、咲く前の蓮の花のような形に毛が生えた形状であり、大きさと重さを論じることができるものであった。人の心がこのような属性を持つようになったのは、それがまさに血気に基づく存在であるからである。これとは異なり、天は単に「気」の充満体であり、血気に基づく存在ではないので、方所〔方向と場所〕、内と外、前後のない存在であった。ゆえに、そこでの心とはすべてのことを理致〔道理にかなった趣旨〕のとおりに主宰する「理」であった。地の場合も水・火・土・石が集まった存在ではあるが、それ自体は心ではなく、『周易』の大全がいう「坤道《こんどう》」がその心であった。

　そうであれば、形体と方所を備えた人の心臓と、形体と方所を持たない天および地の心はどのように互いに通じるのか？　この件で張顕光は五臓と魂・義・魄・精・信の間の相応〔対応〕、五臓と五行、五臓と仁・礼・信・義・智など五常の相応を挙げた。五行に従い仁・礼・信・義・智などの五常が五臓と連関を結ぶ。身体のなかでそれは神明な「心」の統率を受けて、肺で礼節を、肝で謀慮を、脾臓で意思を、胆で決断力を、腎臓で技巧を司るものが現れて、他の七竅《しちきょう》、四肢、百体みな通じるようになる。

　張顕光は「心臓を持った存在のなかで人間がなぜもっとも霊妙なのか？」と問うた。人間が「心の理致」をりっぱに備えた存在であるから、というのがその答えであった。禽獣はそうではなかった。心臓は生理的に他の四つの臓器と身体のあらゆる部分を従えるのと同時に、知覚と感覚、道徳の源泉であるという事実は張顕光の同時代やそれ以後の儒学者たちもたいてい受け容れていた。

　李瀷《リ・イク》（一六八一～一七六三）〔一四二頁註（5）参照〕は血肉の臓器である心臓がそのまま心なのではなく、天地の気韻である神明がこの臓器にやどり、性情を統率すると考えた。李瀷は神明の心が物質的に作用する器官として心臓の一定の役割を認めた。朴趾源の場合も五臓の一つである心臓は肝・肺・腎臓・脾臓などと同じように、気が充満しているので「質」があるが、それが他の臓器と区別されるのはそこに「性」がやどっているからとした。それを理気の観点から述べるならば、心臓は気であり性は理である。丁若鏞《チャン・ヤギョン》（一七六二～一八三六）〔五二頁註（3）参照〕

は五臓中の心臓が道徳の「心《こころ》」を従えるという考えに、否定的な立場をとった。彼は心には次の三つの種類があると考えた。まずは心臓としての心、次に「英明の心」すなわち道徳心の主体としての心、そして「心の素発」すなわち感情の発露としての心である。そうして、彼は先儒たちが「心が性と精を統率する」として、心を気と考えたことを否定した。そうなれば、気が「理気」を統率するのかという問題が生じると考えた。「心」が心臓ではないことを弁論するために、丁若鏞は文字学まで動員した。彼は肝・肺・脾・腎の場合には、すべて「月」という部首が含まれるが、心だけはこれらとは異なり、そのため心臓は心の淵源とはなりえず、神明を意味する「心」が心臓を意味する「心」の字を借りたものではないとした。これは、身体の臓器である心臓と「心」の分離、すなわち身体と「心」の分離を意識しはじめたということである。さらに、丁若鏞はこの心というものも孟子が言及した四端だけ存在するのではなく、百、千にもなり、場合によっては公私、善悪を分別することができるものとした。このように丁若鏞は、彼の「心論」において四端の心を強調する性理学的論理自体を否定した。

身体臓腑はどのような自然学的含意を持つのか

『東医宝鑑』のような医書に表現された身体と臓腑に関する内容は、具体的な結果だけを載せているので、「なぜ、そうなのか?」という問いや、結果がでるまでの過程についての論議は見られない。例えば、「なぜ、五行と五臓が連関するのか?」という質問を見てみれば、医書では『内経』・『霊枢』・『難経』など古文献を引用して、肝が木と連関し、心が火と連関するという言葉だけが記されている。医学ではない博物学の領域で、このような根本的な問題に対する疑問を抱いた。

朝鮮で身体・臓腑の自然学に対し幅広い関心を持った人物は李徳懋《リ・ドンム》(6)である。彼は臓腑と身体との関係をいくつかの側面で論じた。他の文献を引かず自身の考えを披瀝した部分が垣間見える。彼の質問はだいたいすでに知っている知識を解明するためのものであった。例えば、「なぜ、五臓が五行と相応するのか?」、「なぜ、心臓は火に属し、腎臓は水に属するのか?」、「なぜ、臓は陰で腑が陽となるのか?」、「なぜ、身体のなかの五つの臓器は、表の耳目口鼻と五行に従って相応するのか?」、「三焦は実体があるのか、ないのか?」などのような質問である。このような論議は『東医宝鑑』のような大冊の医書を除いては、朝鮮の他の書籍ではほとんど見られないものである。また、『東医宝鑑』が「なぜ」、という問いを省略し内容だけを載せたことに反して、李徳懋の『耳目口鼻心書』は「なぜ」という博物学的質問を投げている。彼はこのような質問に対して、五臓の形・性質・位置などを連関させて答えを模索した。例えば、「なぜ、五臓が五行と相応するのか?」という質問に、李徳懋は五臓の品性が五行に従うことを答えとして提示した。彼は、肺は皮膚と毛と関連するが、毛は水気がなく鋭いので、その性質が金と同じだとした。これと同じように、彼は心臓に属する血の色が火のように赤いので火に属し、脾臓に属する筋肉は土の性質に通じ、肝に属する筋膜が木の性質と同じで、腎臓に属する骨髄の形体が水と同じなので水に相応するというのである。また、「なぜ、五臓の位置がそのように、すなわち医学でいうところにあるのか?」李徳懋はこれに対しても肺と心臓が上部にあるのは、血と気が互いに流れるためであり、肝と腎臓が下部にあるのは子供と母が互いに支えあっているのと同じであり、脾臓は中央に位置しているので土の正しい位置であるとした。このような方式で、彼は陰陽あるいは五行の理致で気になったことを解いた。心臓は前方かつ上部にあるので火に該当し、腎臓は後方かつ下部にあるので水に該当するとした。同様に、胃はアンモニア腑の根本で咽頭とつながり前方に位置しているので陽となり、臓を代表する肺は喉頭とつながり後方に位置しているので陰となるとした。ここで、昔の医学における図象では喉が前に咽が後ろに描かれているが、李徳懋は西洋の解剖図と自身の首を絞める実験を通じて咽と喉の位置を正した後、これをもう一度陽が前、陰が後という一般的な陰陽論で解釈している。また、彼は身体の穴のなかで喉は穀物を受け容れる入口となるので陽となり、肛門は後ろで残りかすを排出する出口となるので陰になるとした。身体のなかの五つの臓器と表の耳目口鼻の対応については、「肝には角ぶちがあるので、これは目の形を真似たものである」という方式でその関係を把握した。

李徳懋の臓腑論議で注目されるもう一つの点は、その一部の論議は解剖学的知識と関連しているということである。まず、彼の三焦に関する論議でこの点が見える。三焦は六腑の一つで、その実在性と位置について昔から激しく論議されてきた主題であった。これに対して、李徳懋はそれは実在するものであり、有形のものでへその下、膀胱に向き合った臓器、すなわち二つの腎臓のなかの一方で命門と呼ばれるものと把握した。この説は、宋代の徐遁の解剖に基づいたものであった。すなわち、「彼が飢え死にした人の臓腑を調べてみたら、右側下方に手のように大きな脂膜があって、ちょうど膀胱と相対し、そこから二つの白い脈が出て、脊髄に沿って上がり脳を貫通していた」が、その脂膜が三焦であったというのである。

彼が物質の通路として管を明確に認識した点も注目をひく。彼は肺と心臓の連結通路に関して、それが筋ではなく、そのなかは空洞で竹のように通じることができると考え、小便の排泄と精液の排泄の通路は異なり二つあると考えた。また、彼は昔の臓腑図に見られる、首のなかにある二つの管である咽と喉の間違った位置を正そうとした。この臓腑図には食道である咽が、気道である喉の後ろに描かれているが、李徳懋が見た西洋の臓腑図はそれが反対であった。彼は手で首を絞めてみるという実験を行い、西洋の臓腑図が正しく咽が前にあるとした。物質の通路として管を考えたことは、西学の解剖学的知識に従ったものと推測される。一七九三年、黄嗣永帛書事件[7]の余波で正祖〔五二頁註（2）参照〕が奎章閣にある西学関連資料を燃やしたが、その目録には西洋解剖図である『人身切開図説』が含まれていた。検書官李徳懋がこの本を見ていたことは間違いない。これは崔漢綺《チェ・ハンギ》（一八〇三～一八七七）〔二四七頁註（4）参照〕の『身機践験』（一八六六）以前に西洋解剖図に言及した唯一の記録である。

李徳懋の孫である李圭景《リ・キュギョン》[8]の身体談論は、身体の形態と骨図、臓腑の形と機能、解剖に対する談論などを包括する。それまであった身体、臓腑論議の総合版ともいえるほどである。李圭景の『五洲衍文長箋散藁』は宇宙・

自然から万物・人士・経史・詩文などを網羅した本格的な博物学書を志向したので、このように豊富な内容が盛られたのである。彼は身形と骨図がどのようで、身体の五臓六腑はどのように構成されており、身体各々の名称はどのようであるかから始め、半獣半人・石人など興味深い多くの事項を取り扱った。

李圭景の臓腑に対する論議は『臓腑全図與三焦弁証説』で展開されている。この文章は国内の著作のなかで唯一、解剖知識の最終結果だけを提示したのではなく、知識の生成過程も含んでいる。彼は『臓腑全図』を描く時、欧希範〔三一四頁以下参照〕とその一党三〇人を描いた生々しい解剖図を写し載せた。この記録は明代に著された章潢の『図画編』を引用したものである。この記録のなかで五臓六腑のメカニズムに言及した内容は前述の忽泰の「臓腑図」の内容と酷似するが、これと異なり人による臓腑の相違、五臓の状態による病因論などが加えられている。罪人の腹を割いてみれば、彼らの心臓はそれぞれ同じではなく、あるものは穴があり、あるものはなく、またあるものは毛があるが、あるものはなく、その形が尖ったものや長いものもあった。このような事実は人によって、臓腑の形が異なっていることを示す。ここでは、『東医宝鑑』が述べた「穴と毛の数字によって知恵の程度が決まる」という認識は見られない。また、欧希範は眼病を患っていたが、肝に白いもの、黒いものの二臓があったとし、彼は息苦しそうに咳をしていたが、腹を開けてみたら肺にしわがあり、色が黒かったという。このような観察を通じて解剖図を描いた人物は、病気の原因が局所である臓器にあるという病理解剖学的所見を示した。

李圭景はこれと関連した、また異なる事例である清代乾隆時代、李調原の『唾餘新拾』に掲載された解剖記録を紹介した。このような記録を土台にして、李圭景は君子と小人は体格が異なり、臓腑の形状も違い、それで性情と気韻の緩急が存在するようであるという体質論的意見を提示した。

心臓が身体の中心なのか、脳が身体の中心なのか

『東医宝鑑』は独特な身体臓腑論を展開したが、明示的ではなかった。それは、数多くの引用によって編まれた形式であったので、医学史的脈絡を考慮しながら許浚の意図を摑み取るしかなかった。それでも『東医宝鑑』以後、朝鮮の医学界では身体と臓腑に関する特別な論議は見られない。このような論議が現れたのは医学界ではなく、いわゆる「博物学」分野であった。一七世紀以後、学界では事物と世の中をみる目が以前と比べ大きく拡大したが、そのなかで身体と臓腑に関する論議もまた豊富になった。さらに、中国を通じてもたらされた情報の量も大きく増え、新しい情報の質もまた高いものが多かった。そのなかで西学の解剖・生理に関する知識は一時正しいと思われていた既存の知識体系と対立する要素を含んでいた。

李瀷は『星湖僿説』で、朝鮮で初めて西洋の生理説を紹介し、それに対する自身の立場を表明した。「西国醫」の記述がそれである。その内容はローマ時代のガレンの生理学をおもにドイツ人宣教師アダム・シャール（湯若望、一五九一～一六六六）の『主制群徴』の内容から要約したものである。

この本は五行を基盤とした五臓六腑の生理説ではなく、肝・心臓・脳を主軸とした生理説を述べていた。これに従えば、飲食すればまず歯でかみ胃袋を経て、その結果として精微な部分は肝にいって血となる。肝では血を造るが、その血の精微な部分をさらに変化させて血露、すなわち「体性の気韻」（植物の機能）を作りだす。一方、飲食物のなかで粗い部分は屑となるが、それは脾臓でもう一度精微な部分と粗い部分に分けられる。つづいて、胆は体に害となる物質をより分ける役割を果たし、腎臓は消化されないものを吸収し貯蔵する役割を果たす。肝で造られた血の大多数は、すべての血脈を通じて、出入りする穴を開けながら血を流して体をめぐらせるが、血の一部は心臓に入って心臓の作用を経て「生養の気韻」（動物の機能）を作る。さらに、このなかの一部が脳に上り、より精微になり「動覚の気韻」（精神の機能）となる。この気韻は五官・感覚・知覚の機能を担当する。

西医説〔西洋医学〕に現れたもっとも顕著な特徴は、脳を知覚と感覚の主体と見た点である。『主制群徴』によれば、筋が脳から出たものが六つあり、その一つが首を通って胸の下に至って胃の入り口に垂れ下がり、他はすべて頭のなかにある目、耳、鼻、舌、皮膚など五官に気韻を導いて働くようにし、感じるようにさせる。また、背中などの脊髄に沿う三〇の筋があるが、これらは横に分かれて皮膚や筋肉など至らぬところがない。

李瀷や彼の弟子・慎後聃《シン・フダム》(9)など、朝鮮後期の儒学者たちは西医説に関心を持ちながらも、この主張をすぐには受け容れることができなかった。彼らは、「自身の新儒学道徳規範の根本的仮定を脅かさない」枠内で西医説の内容を受け容れた。李瀷はこの生理説について「扱う範囲と言葉が、それ〔儒学〕とは思いもよらぬほど異なり、完全に理解できない」と告白しながらも、「以上（西洋人）の説を見た時、中国の医学者と比べてずっと子細で精密さを感じて捨てさることができない」と述べた。

西医説でいう身体知識のなかで伝統的な知識ともっとも衝突した部分は、身体を司る器官が心臓ではなく脳とみた点である。李瀷はこれについて脳が感覚の中枢という点は受け容れたが、知覚と道徳の主体という点は受け容れなかった。漢医学では心臓を「こころ」と精神活動がやどる器官とみなし、性理学ではこのような仮定に立脚して人間の本性を論じた。西洋の脳主説はこれに対する挑戦を意味した。それを受け容れた瞬間、漢医学の土台はもちろんのこと、性理学全体の前提が揺らぐことになる。

慎後聃も師である李瀷のように西洋医学の脳主説について論じた。彼は師とは異なり西学全般をかなり批判的に見た。慎後聃の脳主説論議には「霊魂と記憶の担当器官が脳室」という内容がさらに加えられていた。それはキリスト教宣教師フランシス・サンビアシ（Francis Sambiasi、一五九二～一六四九）の『霊験蠡勺』という本にある内容であった。慎後聃は師のように脳が感覚の中枢であることを認めた。けれども、彼とは違い西洋医学の脳主説理論に対して好意的ではなかった。彼は心臓ではなく、脳を人間の精神活動と関連した記憶の場所と見るのは根拠がないと断定した。さらに西洋人が述べた脳室というのも、すでに『内経』でいう天谷(10)、あるいは道教でいう脳の泥丸宮と同一のものと把握した。

李圭景は「人体内外総象弁証説」という文章で、『主制群徴』が提起した脳主説の問題を扱った。彼は先代の学者のように、脳が身体の感覚と反応の中心になるという説が正しいと見た。また、慎後聃のように道教医学で脳を精神の中枢と見た事実を根拠に挙げた。慎後聃には見られなかった、また別の根拠として清代の文献である『照朝新語』にでてくる「脳が傷ついた斎召南という人物が白痴になった事実」を挙げた。このような事例によって西洋の宣教師が提起した問題について、伝統的文献と新しい文献の事例で弁証しようとする李圭景の態度を読み取ることができる。李圭景は李瀷や慎後聃のように、身体の主宰者を心臓と断定しなかった。性理学の擁護という側面よりも、博物学的側面に関心があったからである。

崔漢綺も感覚を支配する中枢器官として脳の役割を認めたが、知覚と道徳の源泉が脳という点は受け容れなかった。彼が見た西洋医書である『全体新論』には、脳が感覚の中枢という事実に関して「鳩の大脳を取り除く」実験など数多くの客観的証拠が載せられていた。また、その本には脳が感覚を司る大脳と動作を司る小脳からなり、それが脳気筋という一種の神経で連結され、全身をめぐり五官、百体、血肉、筋骨、臓腑の内外につながれ、各種身体機能を遂行するという内容が、たくさんの図とともに非常に緻密に記述されていた。けれども、彼が読んだ宣教医師ホブソンの本では、その脳の精神作用が創造主が付与した霊魂と関連づけて説明されていたので、崔漢綺はこれを牽強付会の説として受け容れなかった。脳が知覚と道徳の源泉という説のかわりに、彼はその根源としての「心」を提示した。しかし、崔漢綺が述べた心は、医学と性理学でいう心臓ではなかった。重力が全宇宙に存在しているように、そのような性格の物理的性格が「宇宙心」であった。それは身体では中心に現れ、すべての傾きを正すような役割を果たす。これは、ちょうど張顕光が述べた天の心と似ているが、崔漢綺における宇宙「心」とは重力のように数量化することができる性格のものであったという点において、両者の間には大きな違いがあった。

崔漢綺における西医説は、既存のものと量的にも質的にも完全に異なるものであった。彼は脳主説を越えて、西洋医学知識体系全般に関心を持った。また、彼が見た西洋医学はガレンの医学ではなく、近代の医学であった。一七世紀以後、西洋医学は動物解剖ではなく、人体解剖と実験を通じた近代医学へと衣替えしていった。キリスト教宣教医師たちは自身の神学に符合するガレンの医学に固執し続けていたが、改神教宣教師であったベンジャミン・ホブソン（一八一六〜一八七三）は漢訳書である『全体新論』で、自身が学習した近代医学に神学的外套を着せる方式で、その内容を根本的に変えてしまった。

崔漢綺の西洋医学的身体観は『身機践験』に集約されている。この著作を通じて崔漢綺は、「身体という機械（身機）の作動原理を自ら実践し経験」して、自然界を規定する運動法則が身体もまた規定するという事実を明確に示そうとした。この本には、一九世紀中頃、西洋の解剖学・生理学の基礎を説明した『全体新論』のほとんど全部の内容がそのまま載せられている。その内容を見れば、最初の身体各論から最後の三九番目の調和論まで、全三九の論説から構成されている。本の目次と本文の間には正面人骨図などをはじめ二七一の解剖図が収録されている。身体略論と全身骨体論で身体の全般的な構造を概論的に論議し、各論においては骨の形と構造、筋肉の構造と機能、脳と身体神経網の分布、耳目口鼻などの構造と機能、臓腑の生理学的機能、脾尿器官、婦人生理学などについて論じた。

崔漢綺がホブソンの本から読んだ内容は、心臓を中心として、五臓六腑の活動、百脈、四肢、五官などを規定した漢医学的身体論に対するほとんど完璧な代案の身体知識体系であった。これを受け容れながら、崔漢綺は漢医学的身体観を全面否定した。彼は漢医学の五臓六腑的身体観を現実に基盤を持たない牽強付会の説とみなした。けれども、彼は西洋医学の身体に関する知識には長所があるが、治療術は劣っていると評価し、中国と朝鮮の豊富な薬物治療法でこれを補完しなければならないと考えた。

解剖は医学の発展に必須なのか

朝鮮時代の解剖に関する最初の談論は李瀷の『星湖僿説』の「五臓図」項目に現れる。これまで見てきた人体臓腑に関する内容は、その知識だけにとどまり、人体解剖の実践について論じたものではなかった。「五臓図」では既存の解剖事例に関する情報を集めたが、ここには朝鮮唯一の解剖事例も含まれていた。

李瀷は身体解剖が医学の発展に寄与した点を認めた。彼は解剖によって医術が発展した六つの事例を挙げた。一つ目は病気になって大量のユスラウメの実を種まで食べて、病気が治った妹を解剖したある人物に関するものである。その人物は妹を殺して解剖し、肝隔膜がすべて腐っていたが、ユスラウメの実の種が絡み合ったところは新しい肉が生じていることを発見し、ユスラウメの実の種が病気を治す薬であることを明らかにした。

二つ目は宋徽宗（一一〇〇～一一二五）の時代、四川地方で死刑になった罪人の解剖図を作成した事例である。死んだ者の隔膜を割いて心臓と隔膜の間の腫れた膏肓《こうこう》〔病が入り込むと治りにくい箇所〕を取り除いて、その形を描いた絵が人の臓腑を詳細に知らしめて医学の発展に大きな助けとなったと李瀷は評価した。

三つ目は宋仁宗（一〇二二～一〇六三）の時代の盗賊・欧希範一党三〇人の臓腑解剖図である。この時、五臓六腑をはじめ身体の内部器官の詳細な図が描かれた。李瀷は以後の解剖図すべてがこの欧希範五臓図から始まると書いた。

四つ目は王莽の解剖指示事例である。李瀷によれば、漢代の王莽は自分に反対する翟義の徒党・王孫慶を捕らえ、手先の器用な白丁〔賤民〕に腹を割かせ五臓を観察し、竹片で血脈を計りそれの始まりと終わりを見つけた。

五つ目は朝鮮の全有亨《チョン・ユヒョン》(11)による解剖事例である。参判・全有亨は儒医として壬辰倭乱の時、捨てられていた死体三体を解剖し、彼の医術が深まったと評価した。六つ目に李瀷は一二経脈以外の奇経八脈も（解剖によって）後世になってより精密になったと推定した。

けれども李瀷は人体解剖行為については、「その千万の人を生かすという功徳が、妹を殺した罪悪を拭い去ることはできない」とし、その愚かさをとがめた。死刑囚の解剖さえも、彼は激しく批難した。盗賊・欧希範の場合、彼を解剖させた広南の統治者・杜杞が〔盗賊を〕降伏させた後で殺したのも誤りであるが、さらに死体を解剖した事実に対して憤慨した。そして、李瀷は杜杞がしばらくして悪病で死んだのは、罪人を解剖したからと見た。王莽についても、彼はなにかにつけ聖人になぞらえたが、実際には罪人を解剖するほどに残忍な心の持ち主であったと責めた。全有亨の場合にも、李瀷は彼が甲子年の乱〔李括の乱〕に不本意にも巻き込まれ惨刑に処されたのは死体解剖のためと見た。

朝鮮医学界の解剖に対する保守的な態度は、一七六三年に朝鮮通信使随行医員として日本に渡った南斗旻《ナム・ドミン》(12)の言葉によく現れている。日本の儒医・北山彰が山脇東洋の解剖事例を挙げて、彼に対する南斗旻の意見を尋ねた。山脇東洋は解剖を通じて、一二の臓腑ではなく九の臓腑を確認して、五臓六腑に基づいた漢医学自体を否定する立場をとった。これについて南斗旻は、「解剖を行って新しい医学を探そうとする行為」自体を高く評価せず、朝鮮の医学界では黄帝と岐伯が提示した古医学の伝統を固守していることを明らかにした。むしろ彼は、「解剖をして知る者は愚かな者であり、解剖をせずに知る者は聖人の能力をもつ」として、日本の医師の解剖行為を低く見た。南斗旻の態度はすでに見た許浚や李瀷の態度と轍を同じくする。

これは日本の傾向と大きく異なるものであった。山脇東洋は日本の漢方医として一七五四年、数十名の死刑囚を解剖し、内部の状態を『臓志』という本のなかに描いたことがあった。彼の解剖は江戸時代の日本でなされた最初の公式のものであった。彼の解剖以後、二〇年が経った時には日本の学者は自分たちの努力によって西洋の解剖学書を完訳するまでになった。『解体新書』がそれである。解剖を通じての新しい医学の模索は江戸時代の日本医学界の一つの流れを形成した。南斗旻と北山の話題はまさに、この日本の解剖についてのものであった。

南斗旻がいった「解剖をせずに知る聖人の能力」の意味は、一九世紀中後半に著述された李圭景『五洲衍文長箋散藁』によって推して知ることができる。李圭景は解剖をしなくとも体のなかを見通して病気を治した名医の事例に言及した。「古代の名医・長桑君は上池の水を飲んで臓腑を見て病気を治し、唐時代の葉法は鉄鏡を通じて体のなかの病気を診て、臓腑の固まった部分を薬によって治した」というものである。また、李圭景は解剖を通じて得た解剖図が、かえって昔から伝えられてきた「明堂内景図色」の精密さには及ばないとした。しかし、彼はおおむね解剖を通じて得た知識を中立的に紹介する態度を堅持した。全有亨の解剖についても批難よりも「全有亨が必ず図を描いたはずで、それが伝わっていないのが残念である」という感想を述べている。

道徳的タブーよりも解剖を通じた医学の発展の必要性を積極的に擁護した人物は崔漢綺である。彼は開港以前にこのような態度を見せた唯一の人物である。崔漢綺は中国医学は五臓を五行配属に従い牽強付会したものなので信じられないと考え、西洋医学が正確と見た。もちろん、彼はホブソンの漢訳書に現れたキリスト教的色彩については否定したが、これを除いた医学は信頼できるものと認めた。なぜならば、その医学が実際の解剖に基づいているからである。崔漢綺は外科手術についても自分の意見を述べたが、ここで彼はなぜ中国人と朝鮮人が手術と解剖に消極的なのかを述べた。「心気が幼弱だから」というのである。崔漢綺は西洋医学の客観性を認め、それが解剖学から得たものであり、そのような解剖学の裏側には西洋人の制度的な後援と気質的な勇敢性が存在すると見た。

結語

朝鮮後期、身体臓腑に関する論議を一言で述べれば、医学的知識を基本として性理学的・博物学的論議が進行したといえる。性理学では特定の主題である「こころ」の根拠として心臓の存在に関する論議が主流をなし、この論議のなかで五臓をはじめとする他の身体器官、五常をはじめ性情論が包括された。博物学では五臓と五行の関係、五臓と五官の関係など医学で当然視されてきた各種現象の原因が追究されたり、三焦の論議のように医学では解くことができない論議が深められたりもした。医学ではすでに中国古代に身体臓腑に関する知識体系がほとんど完成しており、宋代以後には実際の解剖を通じて、その知識の正しさを再び確認したり、一部の見解を修正していった。朝鮮医書『東医宝鑑』は古代からの身体に関する医学知識を集大成した性格を帯びるが、それを道教養生的身体観に包摂するという特徴を見せた。また、実際の解剖に関して創出された知識よりも、古代医学の経典の知識体系が正しいという考えに立脚していた。

一七世紀後半以降、西洋医学の知識に関する談論が登場して、それは医学と性理学両方のすべての側面で緊張を強いた。歴史現象としてその緊張関係が深刻であったのではないようだが、知識の次元でそれは既存の身体観と両立不可能な性格を帯びた。脳を身体の中心と見た西洋医学的身体観は、心臓が体の根源であるという考えに基づいて展開された性理学知識体系の根本を脅かした。まず、肝・心臓・脳を中心として血管・骨・神経などの輸入された概念と身体全般に対するガレン医学的な詳細な説明体系は既存の医学体系に対する挑戦状であった。後に輸入された近代医学は、いっそう進展した人体解剖と実験・観察などに根ざしていたという点でより脅威的であった。

身体に対する知識体系の正当性確保が連関していたので、西医説の登場は単純な知識体系の輸入以上の意味を持った。既存の医学も途切れることのない自己の医学の正当性を解剖を通じて立証し、少なくとも内部ではこれに対抗するものはなかった。けれども、いっそう徹底した西洋医学の知識体系が登場することによって、その支配力は揺らぐ一方であった。開港以降にはこのような傾向が顕著な歴史的現象となった。二〇世紀初頭以降、漢医学において、解剖学にその根拠を見出すよりも、歴史的経験の蓄積により効果や医学の精神的側面を強調する談論が登場したのはこのような傾向の結果として解釈される。

このような状況のなかで李済馬の四象医学的臓腑論の登場と拡散は非常に注目される。四象医学は既存の五臓六腑の医学体系と大きく異なるものである。李済馬は人間と太陽・太陰・小陽・小陰の四つの類型に分け、それを臓腑の虚実と関連づけた。しかし、四象医学は臓腑からはじまるのではなく、「心」の性情から出発するという点で、既存の医学と性理学の関係を逆転させた。すなわち、彼は人の心性は本質的に喜怒哀楽が発露するものであるが、これが発動する以前の状態を生まれもった性と表現し、心性の喜怒哀楽がすでに発動している時には情として現れるとしながら、情が発動し臓腑に影響を及ぼせば、臓腑に「大小の虚実」が現れるというのである。この臓腑の大小の虚実に従い人間が四つの類型に分かれ、これによって人間には心性、性格、かかりやすい病気などの差異が生じる。李済馬《リ・ジェマ》〔一四三頁註（6）参照〕の四象臓器論は解剖学に基づいたものではなく、儒学的に類推されたものである。それは儒教的な倫理学の規範が極端な形態で内在化したもので、儒教的倫理学が身体の医学を創案するに至ったのである。四象医学はその医学の効果の有無を離れ、朝鮮人が創案した医学として民族主義的関心によって二〇世紀朝鮮医学を代表する医学体系としての位置を占めていった。西洋医学と身体観が非常に強い勢力を伸ばし、漢医学や儒学がすべて力を失っていった時代に、極端な心性論に基づいた四象医学と身体観が登場し、力を得ていったという現象は一つの歴史の皮肉である。

〔初出〕李泰鎮教授定年退職記念論叢刊行委員会編『文化でみる韓国史（2）物質文化と農民の生』テハクサ、二〇〇九。

訳　註

（1）柳成龍（リュ・ソンリョン、一五四二～一六〇七）。壬辰・丁酉倭乱時の宰相。李滉に学び二五歳で科挙に及第し、政府の要職を歴任した。李舜臣を推挙したことで知られ、秀吉軍の撃退で功績を残した。晩年は故郷に穏棲し、壬辰・丁酉倭乱の経緯を記録した『懲毖録』を著した。朴鐘明訳註による邦訳が平凡社から東洋文庫の一冊として出版されている。

(2) 李滉(リ・ファン、一五〇一~一五七〇)。朝鮮を代表する性理学者で、詩人、教育者としても知られる。号は退渓である。一五〇一年、両班の家に生まれた李滉は、早くに父を亡くすが、家財があり比較的裕福に育った。科挙に及第し、中央や地方の官僚として活動するが、後半生は故郷で引退生活を送り、書院を開き一五七〇年に他界するまで学問と後進の指導に専念した。

李滉は『朱子全書』を精読して以来、朱子に深く私淑、一生を通じて朱子学の継承と深化に尽力したが、なかでも奇大升との理気論争、「四端七情」論争は朝鮮儒学史上でもっとも有名な論争として知られている。その後、この論争は数百年にわたって繰り広げられ、当初は概念の精密化と鋭敏な批判的感覚を養うものであったが、しだいに政治的党争と結びつき、しばしば流血をともなう惨憺たる結果を招くことになった。

李滉には『朱子書節要』をはじめ膨大な著作があるが、それらは江戸時代に日本でも刊行され、日本の朱子学に大きな影響を与えた。

(3) 金謹恭(キム・クンゴン、一五二六~一五六八)。朝鮮中期の性理学者。李滉の門下生で見識が高い人物として知られ、李滉は自分の孫を彼に学ばせたという。

(4) 奇大升(キ・デスン、一五二七~一五七二)。朝鮮中期の性理学者。李滉の門下生であるが、理気論争、「四端七情」論争を繰り広げたことで知られる。

(5) 張顕光(チャン・ヒョングァン、一五五四~一六三七)。朝鮮中期の学者。早くに父を亡くし不運な人生を歩むが、学問の才に恵まれ一八才の時に宇宙の原理や変化、修学の指針などを明示した『宇宙要括帖』を著したという。一時期、官職に就いたこともあるが、ほとんどは官職に任じられても出仕せず学問に専念した。

李退渓を中心とした嶺南学派の代表的人物として知られている。五五歳の時に宋代宇宙論の内容を敷衍した『易学図説』を、七七才の時にはそれをもとに独自の宇宙論を展開した『宇宙説』を著している。

(6) 李徳懋(リ・ドンム、一七四一~一七九三)、一八世紀の実学者。劉得恭、朴済家らと朴趾源に学んだ。庶子出身であるが、正祖に抜擢され圭章閣が設置された時に検書となり、『国朝宝鑑』、『大典会通』などの刊行に携わった。社会政治的問題に関する著作は残さなかったが、詩文をはじめとする文学的作品が彼の息子によって『青荘館全書』として集成された。

(7) 一八〇一年の辛酉邪獄時、朝鮮政府は天主教(キリスト教)を過酷に弾圧した。教徒である黄嗣永は、その顛末を白い布地に書き記し、北京教区の司教へ伝えようとした。しかし、その密書は途中で摘発され、黄嗣永も処刑された。この帛書は義禁府倉庫に保管されていたが、一八九四年に発見され当時の朝鮮天主教主教の手に渡った。そして、一九二五年にローマで朝鮮天主教殉教福者の諡福式が行われた時に、教皇に伝達され、現在、教皇庁で保管している。

（8）李圭景（リ・キュギョン、一七八八〜一八五六）。開港前夜を代表する実学者で李徳懋の孫。号は五洲で、著書に百科事典ともいえる『五洲衍文長箋散藁』がある。官職に就かず、著述活動で一生を過ごした。彼がどのような生涯を送ったのかは定かではないが、その貧しい生活の一端は、『五洲衍文長箋散藁』の草稿から窺い知ることができる。掌大の薄い紙に細字でぎっしりと書き込まれ、その紙ものりでつなぎ、研究の深化とともに余白にも書き込みがされ、さらに小片の紙を貼り付け記事を補っている。すなわち紙を十分に購入できる生活状況にはなかったのである。

『五洲衍文長箋散藁』は哲学、歴史、経済、地理、語学、文学、天文学、数学、物理学、医学、動物学、植物学、軍事技術学、農学、工学、鉱物学などほとんどすべての分野を対象に、「〇〇弁説」という形で考証を加え、その由来と疑問点を解いて誤りをただしている。その項目は実に一四〇〇余りにもなる。ちなみに衍文とは無駄な、不要な文という意味であり、「五洲による無駄な長々しい文藁」となるがもちろん謙遜である。また、後に発見された『五洲書種博物攷弁』でも産業にとって重要な金属に関する記事や、化学、光学になどに関する知識が記述されている。

ところで、『五洲衍文長箋散藁』には次のようなエピソードがある。一九三〇年頃のことである。ある人がソウルの広橋の近くで焼き栗を買い、ふとその包み紙をみるとなにやら考証している文章が読めた。そこで、栗売りのおやじにこの紙はまだ他に残っているのかと尋ねると、いく束か本の形で残っているというので、すぐにその家に行き銅銭三〇枚で譲り受けた。後日、ある学者に鑑定してもらうと、それまで存在を知られていない珍本であることがわかった。この草稿こそ李圭景の『五洲衍文長箋散藁』であった。

（9）慎後聃（シン・フダム、一七〇二〜一七六一）。朝鮮後期の実学者。朝鮮にもたらされた漢訳西学書『七克』、『職方外紀』、『霊言蠡勺』などを通読し、『西学弁』を著した。そこでは、前掲の書籍のなかの天主教（キリスト教）教理を一つ一つ論評している。

（10）人体には上から天谷、応谷、霊谷の三谷があり、それぞれに神様が宿るとされた。丹田ともいう。

（11）全有亨（チョン・ユヒョン、一五六六〜一六二四）。朝鮮で初めて解剖を行ったとされる人物。県監を務めたが、医学にも造詣が深く、老いた許浚の代わりに内医院での教育を担当したこともあったという。彼は一六二四年に「李括の乱」が起こった時、反乱軍に内通したとして処刑されたが、それは解剖を行った罰と噂された。儒教社会において人体を切り刻む解剖はタブー視されていたことを示す逸話である。

(12) 南斗旻（ナム・ドミン、一七二五〜?）。朝鮮後期の医官。一七五四年に医科増廣試験に及第、医官として活躍した。一七六四年に通信使の随行員として日本を訪問し、日本人医師と医事問答を交わした。翌年、医科増廣試の参試官となり、その後、典医正となった。

朝鮮後期の西洋医学、漢医学に挑戦す

身体の中心は脳なのか、心臓なのか

朝鮮で西洋医学に対する最初の関心を表明した学者は一八世紀の星湖・李瀷《リ・イク》（一六八一〜一七六三）〔一四二頁註（5）参照〕であった。李瀷が著した『星湖僿説』には、西洋医学に関する箇所が二つある。その一つが「本草」であり、もう一つが「西国医」である。彼は西洋本草については、ドイツ人宣教師アダム・シャール（中国名・湯若望、一五九一〜一六六六）の中国本草八〇〇〇余種に関する薬理学的研究が後世に伝習されなかったことを残念に思い、西洋人たちの考察方法と物理説が中国人よりも優れていたと判断した。

「本草」の内容が断片的なことに比べ、「西国医」に書かれた西洋の生理説は比較的詳しい。それはアダム・シャールの『主制群徴』に従ったものである。古代ローマ時代ガレンの生理学を紹介したその内容は大きく四つの部分から構成されている。第一は生理原則である。「骨があり筋肉があって、体の形態が備わる。しかし、必ず熱を根本にして血が生じ、気韻〔生気〕を育み、行動と思考をする」ことができ、「体のすべての器官は脳の支配を受けるということ」である。第二は血液である。飲食物が肝臓で血液に変わり、それが全身をまわり生命活動

を営むというメカニズムを述べた。第三は呼吸である。「呼吸によって新しい空気を吸入し、溜まった空気を吐き出す」と述べた。第四は脳脊髄神経である。脳は体全体の神経・筋肉を掌握する中心機関で感覚の源泉である。[1]李瀷はこの生理説について、「検討してみたところ、中国医家の説に比べて非常に細密で疎かにできない」と評価した。李瀷はどのような点でそれが中国医学より細密なのか詳しいことは書いていないが、彼が感じた点は容易に推測することができる。各身体器官の実態が明確で、各身体器官間の有機的連結がはっきりしているからである。これに対比される漢医学の生理学は五臓六腑の説といえるが、それは観念的で抽象的な五行の転変過程に合わせるという論理を帯びていた。

李瀷は生理説を称賛したが、すべてにそのまま追従はしなかった。彼は脳が感覚の中枢であると認めたが、思考の中枢というアダム・シャールの主張には同意しなかった。この主張は東アジア思想体系の核心的仮定である「心臓が思考の主体」という説に強く立ちはだかるものである。[2]同じ脈絡で、李瀷は西洋生理説の外延である〈キリスト教的霊魂〉も認めなかった。

漢医学では心臓を心と精神活動が留まる器官とみなし、性理学ではこのような仮定に立って人間の本性を論じた。西洋の脳主説はこれに対する挑戦を意味する。それを受け入れた瞬間、漢医学の土台はもちろんのこと性理学全体の前提が崩れることになる。

朝鮮後期の幾人かの学者たちが西洋の新しい説に関心を持ちながらも、この主張をすぐに受け入れなかった根本的な理由はまさにここにある。事実、このような態度は朝鮮実学・儒学の融通性と硬直性を同時に示すものである。すなわち、自身の新儒学道徳規範の根本過程を脅かさない範囲でのみ西洋の解剖生理学を受容したからである。[3]

それにもかかわらず、脳主説を首肯する学者や、心臓が主体となる心主説を新しく解釈する学者がいた。一九世紀中頃の人物である李圭景《リ・キュギョン》〔三二〇頁註(8)参照〕は〈脳が運動感覚の中心となる説〉を単に紹介することに終

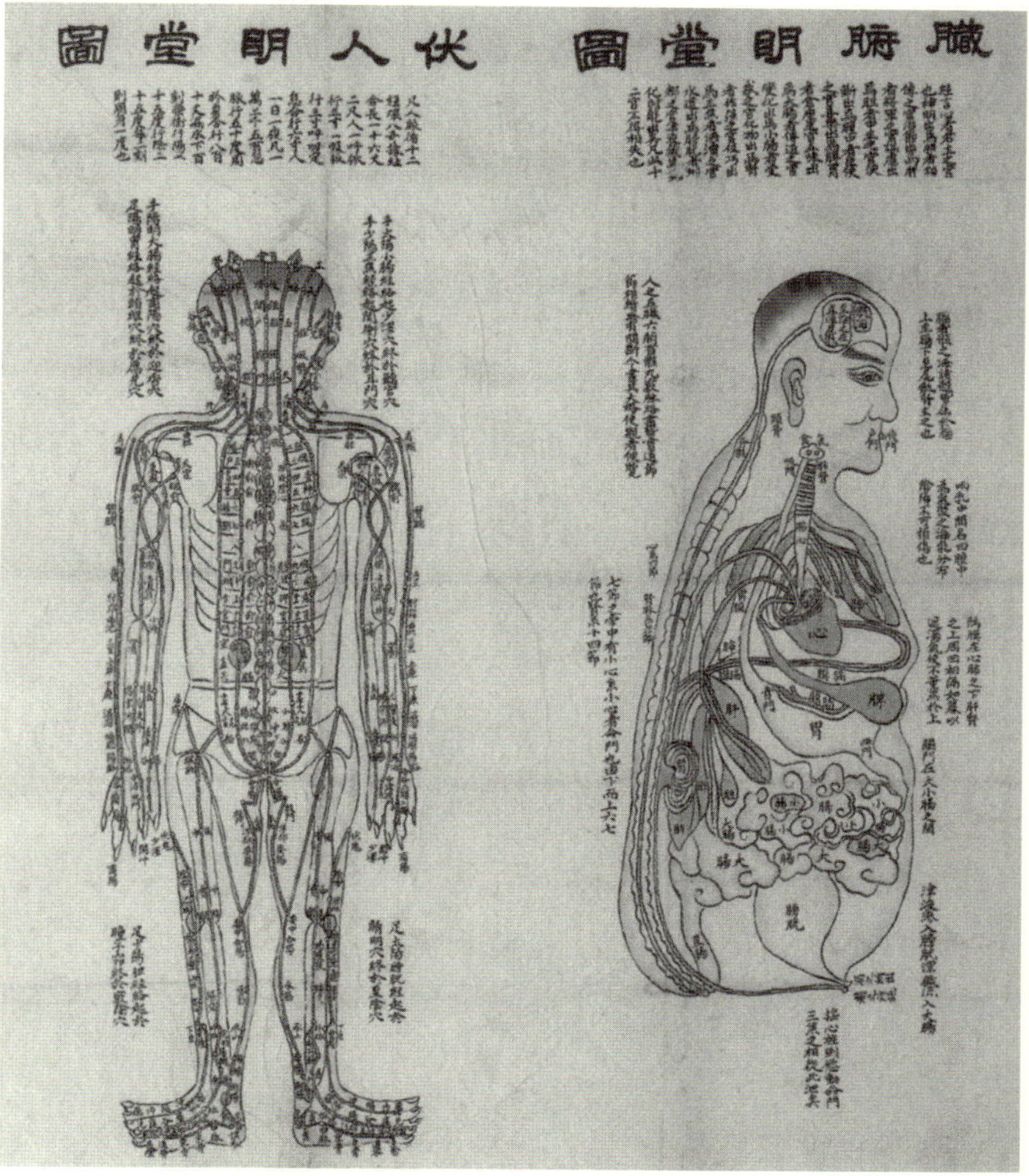

伝統的な経絡図と臓腑図（漢陽大博物館所蔵）　経絡図は体の表面の気が流れる経絡と穴の位置を表示しているが、西洋の解剖図のように筋肉を表示していない。臓腑図は体内の五臓と肉腑の位置を表示しているが、西洋の解剖図のように写実的な描写には関心を置かなかった。

わらず、その説の妥当性を弁証するまでに至った。彼は脳主説の妥当性を事例に基づいて立証しようとした。すなわち、「脳が傷ついた清代の斉召南という人物が白痴となった事実」で脳主説の正しさを主張し、道教の修練で〈脳を重視する態度〉を挙げ、その伝統が完全に異質的なものではなく、東洋にも存在したことを説破した。ここに、東西を折衷しようとした李圭景の態度を窺い知ることができる。

李圭景と同時代の人物である崔漢綺《チェ・ハンギ》〔二四七頁註（4）参照〕は脳主説を認めるとともに、心主説を新しく解釈して東洋の伝統を探ろうとした。近代西洋医学を本格的に学んだ彼は、いったんは「脳神経系の作用で各感覚器官が作動する」という西洋医学の脳主説を受け入れた。人体の感覚と知覚の源泉が〈脳〉であることを首肯したのである。

けれども、それより根本的なすべての身体の主宰、道徳的実践を可能とするものは〈心〉であるとした。ここで崔漢綺のいう〈心〉は心臓ではなかった。彼がいう〈心〉とは天と地に接した体の中心を固定する重さの中心であった。彼の表現を借りれば「神気の心」である。これはちょうど、体の中心が傾けば倒れるが、再び中心を戻せば真っ直ぐになるように、道徳も誤って傾きいびつな性質となることがあるが、再び中心を摑めば正しい状態になるということである。

崔漢綺は、なぜこのような形而上学的心主説を提唱したのだろうか？　いずれにしろ、体の器官を統率する中枢として脳を認めたならば、すべての人間の感覚と知覚が脳の活動からはじまるのではないか。また、心臓は心の主体という根拠をなくしたままで、単純に一つの身体器官に転落したのではないか。そうであれば、既存の性理学的土台はやはり根拠をはく奪されたのではないか。そう、彼はこのすべてを認めた。けれども、彼がこのように独特な心主説を主張したのには理由があった。一方で彼は性理学の否定とともにキリスト教の霊魂を否定しようとしたのであり、もう一方では自身が立てた宇宙と人間の間に気韻が通じるという〈気学〉が正しいということを述べようとしたのである。

西洋人、厳密には西洋宣教師が述べた脳主説は自然科学の水準の論議で終わらず、より進んで「脳はキリスト教的霊魂が留まるところ」であると主張した。それは、人間の感覚・知覚活動の源泉が形而上学的な霊魂、超越的な存在である神にかかわっていることを述べるものであった。李瀷は脳主説を否定して、李圭景は道教の修練の伝統を掲げ、この問題を避けようとした。彼らと異なり脳主説を本格的に認めた崔漢綺は、この問題を回避するのに苦労した。すなわち、その霊魂とキリスト教的な神を否定した後、宇宙秩序を意味する自身の心を想定し、その代わりにしようとしたのである。

西洋解剖学の観点から身体の構造を論ず

李圭景と崔漢綺は生理的側面だけでなく、〈身体〉の解剖学的根拠を探求した。李圭景はアダム・シャールの『主制群徴』を引用して人体の構造を問うた。「人体内外総象弁証説」がそれである。彼は脊柱髄と体の各部位に関する西医の主張に感嘆した。けれども、漢医学の経典である『難経』の〈人体骨度説〉を読んだ後には態度を変えた。この本の内容がアダム・シャールのものよりも、かなり詳しいというのである。

崔漢綺は彼とは違った。彼はホブソンが漢訳した近代西洋解剖学をそのまま採択した。彼はホブソンの『全体新論』に掲載された解剖図をすべて見たが、それを自身の本である『身機践験』には載せなかった。しかし、『身機践験』が仮定した身体の構造は『全体新論』のものとなんら異なっていなかった。このように、崔漢綺の医学は他の学者の西洋医学受容とははっきりと違っていた。彼は、西洋古代・中世のガレン医学ではなく近代医学を取り扱った。また、医学の一部ではなく、内科・外科・小児科・治療術などすべての分野に関心を示した。このような点で『身機践験』は、開港以前、西洋医学理解の最高峰に立っていたといえる。また。彼はホブソンの西洋医学をかなり深くまで理解し、その本に現れた神学的内容を批判し、それに完全に追従しなかった。

崔漢綺が見た西洋の解剖図は、今日の医学書で見ることができるものと別に異なるものではなかった。身体は中心の骨と各部位の骨が結合して構成されている。筋肉は各種の力の筋が細密でありながらも、写実的に描かれている。精巧さにおいて『東医宝鑑』のような本に掲載されている五臓とは次元が質的に異なっていたのである。一八世紀日本の医学者たちはその図を見て衝撃を受け、新しい医学の枠とした。すぐに、自ら死体を解剖し、それを解剖図に描いた。同じように中国の学者たちも西洋解剖学の精巧さに驚いた。同様に西洋解剖学に基盤を置いた新しい漢医学を模索しはじめた。これとは異なり、朝鮮の学者たちはその図を見ても努めて無視した。怪奇なものと非難した。崔漢綺でさえ、その図を自身の本に転載しなかった。なぜ、そうだったのか？　まず、彼は西洋医学それ自体を理解しようとしたというよりも、自身の気学を正当化するのに利用しようとしただけという点を理由の一つに挙げることができる。また、別な理由として伝統の壁がそれほどまでに厚かったという点を挙げることができる。

西洋特効薬に関心を示す

李瀷以後、複数の〈実学者〉たちは西洋医術から効果がある方法を見つけようとした。朴趾源は『熱河日記』で「わが国は医学処方が多くなく、薬材もやはり豊富でなく、すべて中国から求めて使っている。常に、ニセモノではと心配しており広く普及していない。本物の薬でなければ病気を治すことができない」として、当時、中国で効果があるものと知られていたオランダの医書『小児経験方』と『西洋収露方』の存在を紹介した。朴斉家《パク・チェガ》〔五〇頁註（4）〕は『北学議』で朝鮮薬材の問題点を指摘しながら、優秀だという西洋薬について聞いたが、中国

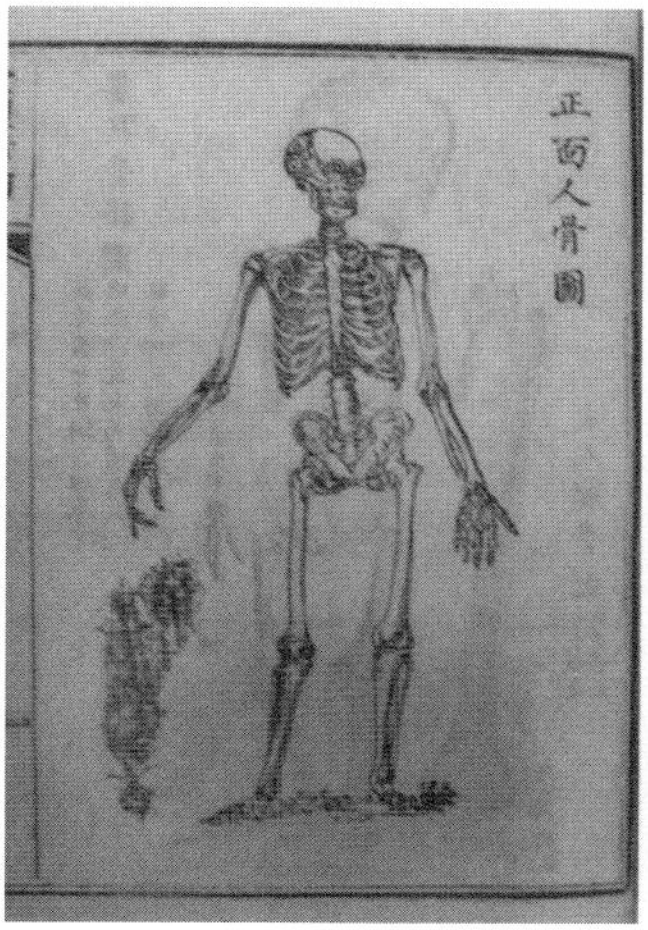

正面人骨図

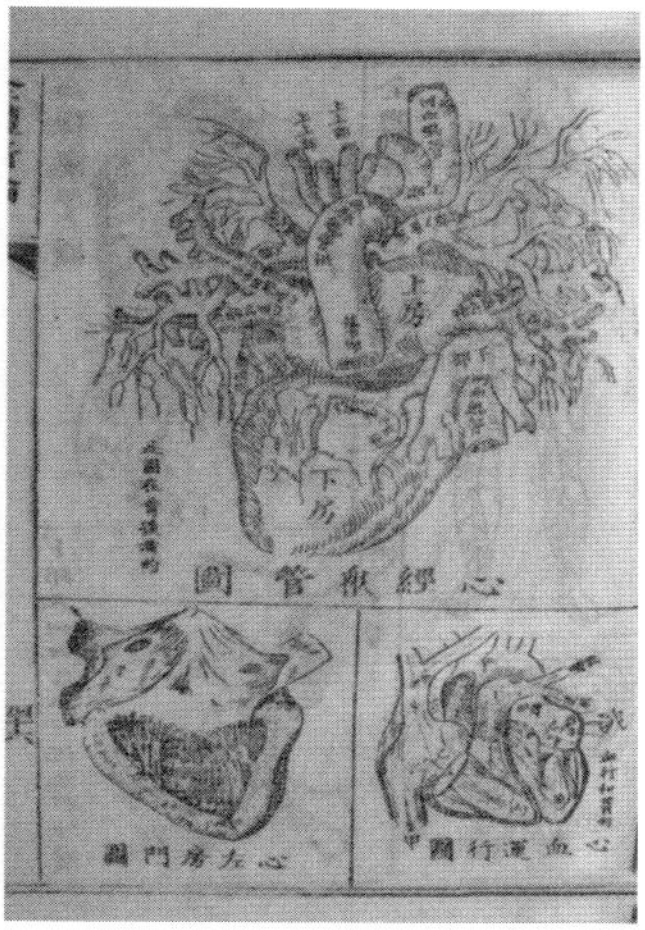

心臓図

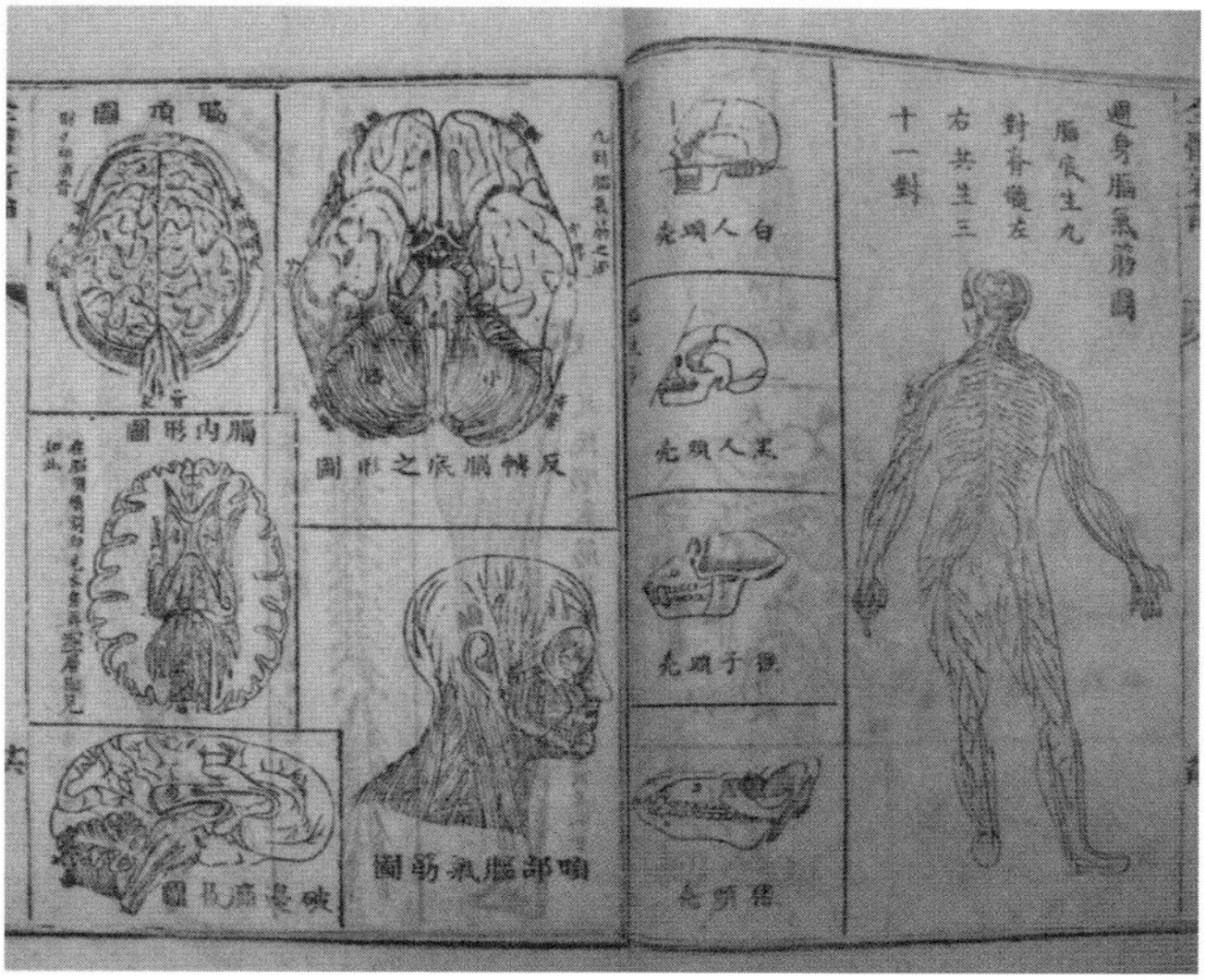

脳が支配する神経系

『全体新論』の西洋解剖図（1851、ソウル大奎章閣所蔵）　崔漢綺は自分が見た『全体新論』に掲載された解剖図自体については大きな関心を持たなかったようである。彼の著書『身機践験』には、これらの図が省略されている。

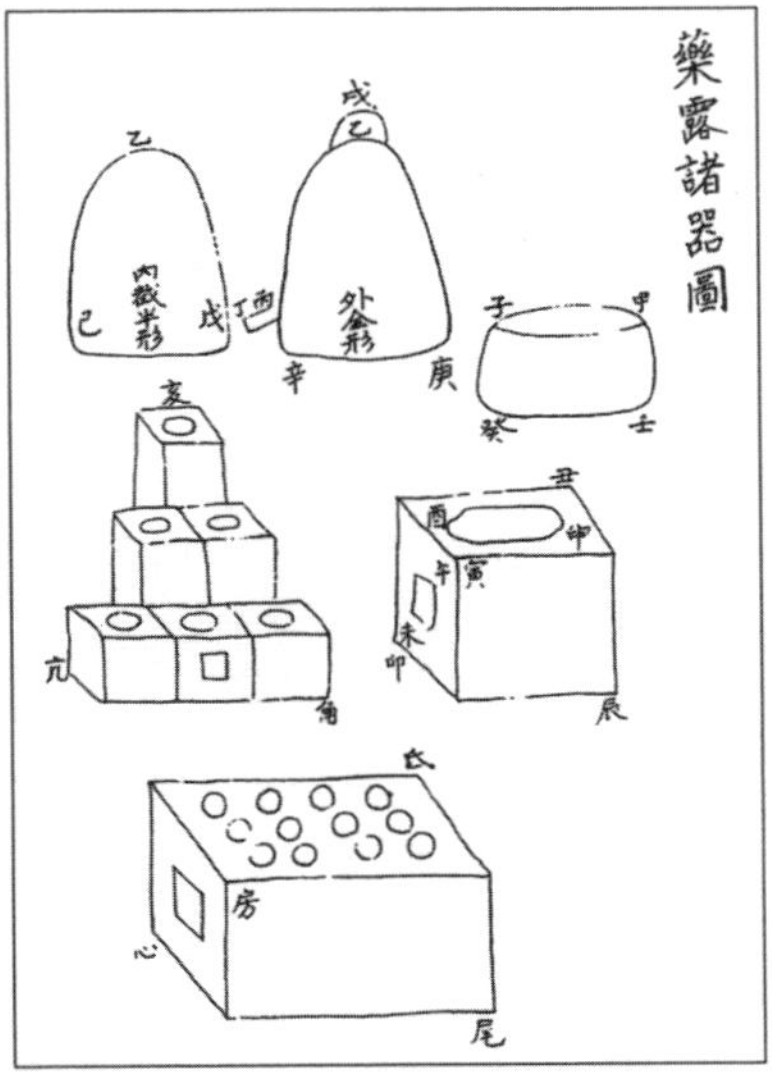

西洋の香水を造る器具 ── 薬露諸器図
午未の焚き口に火を入れれば、辛酉の穴に入れた壬癸銅のたらいの水に置かれたバラのような草花の液が露になって、それが上から被せた庚申の鐘のような形の金属に溜まり丙丁の管を通じて流れ落ちる。この時、鐘のような形の金属を濡れた布で捲いて湿らすことが重要である。露が溜まって流れ落ちるようにするためである。流れた露はガラスの器に入れておいて盤を蒸発させれば、真液が造られる。

でそれと関連した本を入手できなかったことを嘆いた。丁若鏞《チョン・ヤギョン》〔五二頁註（3）参照〕は『医霊』「薬露記」で西洋の内・外科治療に言及した。その内容は、趙在三《チョ・ジェサム》の『松南雑誌』「洋人医学」にも載っている。一方、安鼎福《アン・ジョンボク》は『順庵集』で疫病が流行する時、死体を燃やし、その臭いで疫病を追い払うという西洋の防疫法に妥当な理致〔道理にかなった趣旨〕があると述べた。

このような探究の背景には、朴済家の言及にも現れているように朝鮮の医薬、すなわち医療形態と使用薬材を信じることができない側面があったことは明らかである。けれども、西洋医術に対する探索は、伝統的な医療の真正な代案としては考えられていなかった。

西洋の牛痘法を導入す

西洋医術のもっとも代表的な事例として牛痘法を挙げることができる。牛痘法は簡単な予防接種で痘瘡を予防することができる画期的な方法であった。一九世紀初頭、西洋医学でこれだけはっきりとした医学的成果はなかった。朝鮮では朴済家、丁若鏞など一部の学者たちが種痘法に大きな関心を持ち、その方法を輸入して広めた。一八世紀まで西洋では人痘法が一般的であったが、一七九六年にジェンナーが牛痘法を体系的に確立した後には、早い速度でそれにとって代わられた。(4) 人痘法は、元来、中国に起源を持つもので、一八世紀中国では漢医学分野の一つとして確固たる位置を占めていた。半面、牛痘法は西洋で実施されて、わずか一〇年もたたないうちに中国に紹介された。朝鮮は中国を通じて牛痘法と人痘法を受け入れ、人痘法は一八世紀末に、牛痘法は一八三〇年頃に輸入された。

牛痘法に関する医書は燕京使〔中国北京に派遣された朝貢使節〕を通じて国内に紹介され、すぐに丁若鏞のような学者の目に留まった。この時、輸入された牛痘法冊子は中国医書である鄭崇謙の『種痘奇法』（一八〇五）、邱熺の『引痘略』（一八二〇）、スタンチンが漢訳した『新証種痘奇法詳悉』（一八二八）などである。

丁若鏞はこのなかで、『新証種痘奇法詳悉』を『痲科会通』巻末に掲載した。そこ

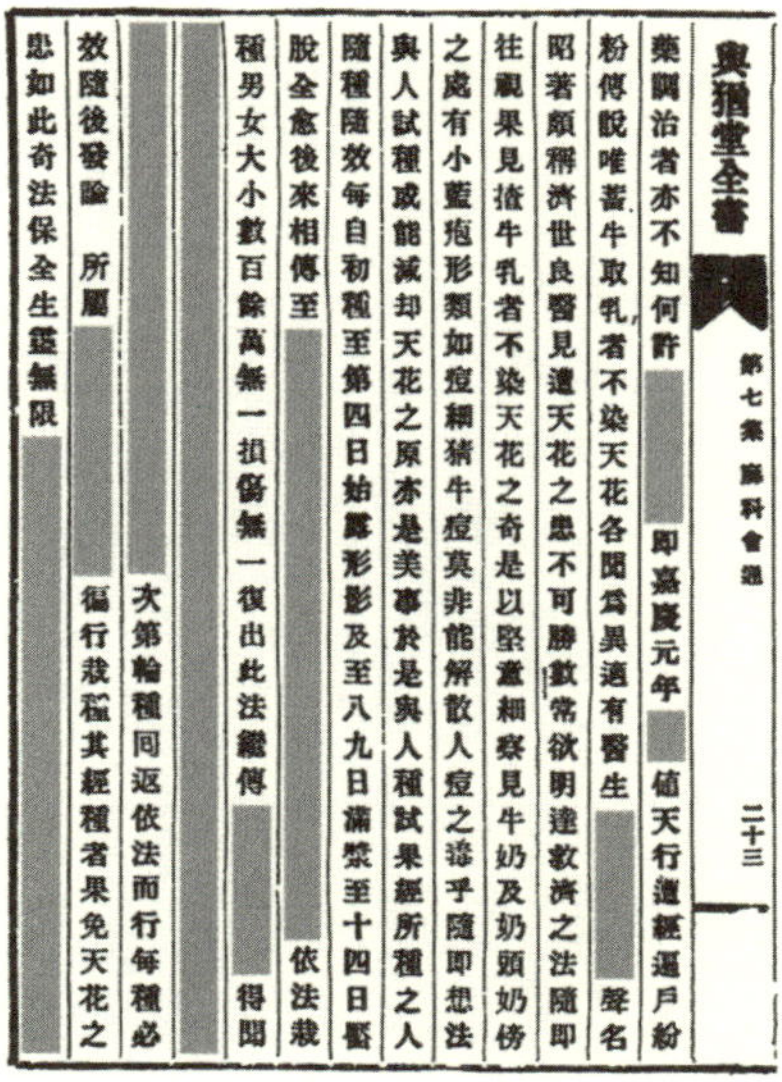

與猶堂全書　第七集　痲科會通　二十三

藥調治者亦不知何許　即嘉慶元年　値天行遍經遍戶紛
紛傳說唯畜牛取乳者不染天花各聞爲異適有醫生　聲名
昭著願稱濟世良醫見遭天花之患不可勝數常欲明達救濟之法隨即
往觀果見搾牛乳者不染天花之奇是以堅意細察見牛奶及奶頭奶傍
之處有小藍疱形類如痘細猜牛痘莫非能解散人痘之毒乎隨即想法
與人試種或能滅却天花之原亦是美事於是與人種試果經所種之人
隨種隨效每自初種至第四日始露形影及至八九日滿漿至十四日暨
脫全愈後來相傳至　依法栽
種男女大小數百餘萬無一損傷無一復出此法繼傳　得聞
次第輪種同返依法而行每種必
效隨後發驗　所屬　偏行栽種其經種者果免天花之
患如此奇法保全生靈無限

『痲科会通』付録の牛痘法紹介で省略された部分　丁若鏞はスタンチンが漢訳した『新証種痘奇法詳悉』を写す際、西洋の学問と関連する部分は省略した（塗りつぶされた部分）。

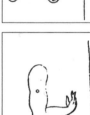

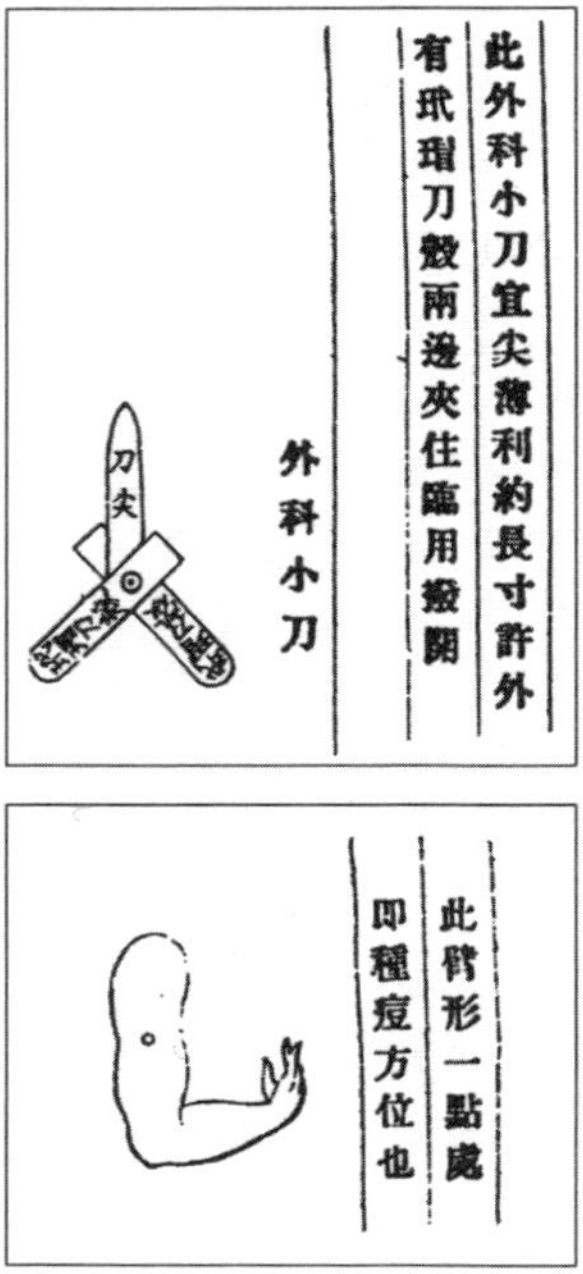

『痲科会通』付録　牛痘接種刀と牛痘接種の位置。

でスタンチンの本を翻訳した動機、接種方法、接種成功いかんの確認法、接種後禁忌事項などとともに小児の接種部位と接種器具についての図まで載せた。けれども丁若鏞はスタントンの本の内容をすべて載せなかった。西洋医学と関連した部分を削除したのである。西洋医学の痕跡を隠すためである。

丁若鏞以後に牛痘法を本格的に紹介した人物は崔漢綺である。彼は自身の『明南楼集』で一八三一年に刊行された邱熺の『引痘略』を紹介し、ホブソンの漢訳書のなかの『婦嬰新説』の「種痘説」を晩年の著作である『身機践験』で展開した。崔漢綺の「種痘法」は分量はそれほど多くはないが、人痘法と牛痘法の来歴と長短点、接種法、接種成功いかんの確認法、牛痘法を奨励する根拠などを載せた。これは池錫永の『牛痘新説』の「種痘説」と同じ内容である。

丁若鏞と崔漢綺の著作は一九世紀初頭から中盤、朝鮮社会の知識人のなかに牛痘法の存在に関心を持った人たちがいたことを示す。けれども、自分たちが学問的関心を越えて実際に種痘を接種したのかについては、まったく述べていない。一九世紀初頭から中盤、朝鮮社会で種痘法施術に関する情報は李圭景が書いた『五州衍文長箋散原稿』によって知ることができる。この本の「種痘弁証説」という記事は、丁若鏞が牛痘に関心を持ったという事実とともに黄海・平安道一帯で牛痘法が実際に施行されたという噂を載せている。その内容は次の通りである。

甲寅年（哲宗五年、一八五四年）春にある人が来て次のようにいった。礼成に住む人が伝えるのには、「平安道と黄海道で種痘を行う人が針を持って小児の腕の一穴に針を入れるが、男子は左に女子は右に入れた。すぐに、牛の乳汁を塗りつけると、以後、経過が順調で毒がなく一〇〇回入れても一〇〇回成功した」とした。ここでは、単に牛の乳汁を使用しており乳牛の瘡を使用したのではなかった。これは、真の方法なのか？　ある人がいうのに「広東で種痘を入れたある人は、ひたすら乳牛の瘡を使う」とした。……牛乳を使う種痘方法に至っては、即時に痘が生じて一日過ぎて瘡蓋がとれて、他の症状が一つもないだけでなく、もう一度生じることもなく、これを乳牛の瘡を使用する接種法と比べるならば、より奇妙で新奇な方法である。私は、何度もこの人が誤って伝えたものと疑ったが、その後には他の人も同じようにいっていた。必ず、その方法があるはずであるが、私が未だ得ることができないので疑いを拭い去ることができない。

たとえ、伝え聞いた話だとしても、この記録を通じて当時の朝鮮で牛痘法が行われていたことを窺い知ることができる。また、牛乳を使用するものと乳牛の瘡を使用するもの、二種類があることがわかる。右の記事は、一方では牛痘法が広く行われていたことを暗示する。一般に知られているように、牛痘法は人痘法に比べて安全性が高く効果が優れている。人痘は人が病む毒力が強く痘瘡の膿を利用するので接種者の健康状態が良好でなければならず、接種後にも継続して健康を維持させなければならない面で、施術上大きな制約点を持っている。これに比べて、牛の痘瘡の膿を利用した牛痘法はその毒力が人のものよりもかなり弱いので、幼い子供にも接種することができ、健康状態にそれほど神経を使う必要がなく、接種後にも人痘法の場合のように細心の注意が必要でなかった。それにもかかわらず、一九世紀朝鮮では牛痘法がしっかりと定着しなかった。すでに隣国ではその効果が広く知られていたので、牛痘法がしっかりと施行できなかったという限界はより大きく感じられる。

当時、牛痘法定着の決定的な阻害要因は、西学弾圧の雰囲気にあった。しかし、これよりもより大きな限界は、牛痘法の技術自体というよりも施術を奨励し強制する装置が欠如していたことにあった。西洋で牛痘法が効果を見せたのは、国家が先頭に立って接種を義務化したからである。同じ時期に日本では牛痘法を学習する教育体系が整っていたが、それを学習し施術することは全面的に民間の私的医療活動に留まっていた。

丁若鏞、漢医学理論を猛烈に批判す

身体と医学に対する西洋医学の考えは、漢医学理論批判の根拠となった。以前に、朝鮮で漢医学理論自体が批判された事例はほとんどなかった。医学者たちの間でどのような薬と処方がいいのかという論争があっただけである。漢医学の生理理論、病理理論、診脈理論、薬理理論を批判するためには、そのような医学を相対的に眺めることができる、〈目〉が必要であった。水の中を泳ぐ魚が水の存在を当然と思うがごとく、漢医学という医学体系がしっかりと君臨していた時代には、敢えてその体系全般を批判することは難しかった。ちょうどそんな時に輸入された西洋医学は、その間当然視していた自身の医学を相対的に把握する契機と論理を提供した。

漢医学批判の戦端を開いた人物は鄭東愈《チョン・ドンユ》[5]であった。彼は、漢医学の五行に従う五臓の配属理論が持つ問題点を指摘した西洋人の批判に注目した。その西洋人は漢医学経典である『素問』の五臓配属と漢代の楊雄（五三〜一八）が書いた『太玄経』の五臓配属が互いに異なることを指摘した。すなわち、『素問』では、心臓が火、肺が金、脾臓が土、肝が木、腎臓が水に属すると見たが、『太玄経』では脾臓が木、肝が金、肺が火、腎臓が水、心臓が土に属すると見た。『素問』と『太玄経』どちらが正しいのか？　もし、『太玄経』が正しければ『素問』における「気を抜くもの」がかえって「気を補充しなければならないもの」と変わってしまうという深刻な問題を生じさせる。

鄭東愈が自身の本にこのような文章を載せた意図は明らかである。その間、疑われることのなかった医学経典の理論を批判対象とするためであった。彼はさらに、「中国医術はひたすら五行の説だけを適用しているので、病気を治すことができない」と見た。[6] 丁若鏞は、鄭東愈よりいっそう鋭く漢医学を批判した。『医霊』という短い冊子で、漢医学理論に全方位的に批判の刃を向けた。丁若鏞以前、このように大胆に漢医学の核心的理論を攻撃した人物はいなかった。彼は、五行相克理論、例えば金の気韻が火の気韻に克ち、火の気韻は水の気韻に克つという方式の論理は杓子定規に合わせることに汲々とした馬鹿げた理論であると攻撃した。四季時附調和理論、すなわち以前の季節の過ちによって、次の季節に温病が生じると見る病理理論も理致に合わないと批判した。より進んで、悪い気韻が皮膚から五臓にまで侵入して病気を起こすという疾病伝変の理論、五臓六腑が一二経脈に互いに相応するという表理理論、五臓の状態が顔色に現れるという臓状理論、五臓間の虚実を問う虚実理論、薬の五味がそれぞれ好む臓器に向かうという薬理理論、脈の状態で各臓腑の病気を知るという脈状理論、これらのすべてのものが証明することができない無駄な観念に過ぎないと批判した。

実は、丁若鏞の漢医学理論批判は医学論の水準に留まっていたのではなかった。彼は伝統的自然観の根幹である気・陰陽・五行などの概念自体を懐疑し再考した。[7] 丁若鏞は西洋の自然観を学びながら、その理論に共感し、それに基づいて漢医学の理論体系を根元から疑うに至ったのである。

丁若鏞は西学の影響を受けて、寒・熱・燥・濕などを内容とする物質の四情理論を提示した。この四情理論はガレノス生理学の核心的内容で、人体を構成している四体液間の均衡が壊れれば病気となるという理論と類似する。また、彼は五行の代わりに、万物の基本形質として天・地・水・火を提示した。これは、西学書『天主実義』でいう四行と関連したものであった。漢医学の中心概念である陰陽については、「陰・陽の理論は日の光の射す、射さないから出たもので、日が陰れば陰となり、日が射せば陽となり、本来、体と質がなく、単に明暗だけがあるのみで、元来、万物の父母とはなりえない」として陰陽の生成論的機能を否定した。漢医学的世界観のもっとも基本的な概念である気について、「四行である火・気・水・土のなかの一つとして把握し、人体の気は生養動覚の根拠となる血と気の二つの要素中の一つで、血よりもより精細なもの」と理解した[8]。

丁若鏞は漢医学理論の牽強附会を批判したが、昔の処方と薬剤、自身の経験による医薬まで否定したのではなかった。かえって、このようなものを本当に役立つ宝石のように考え、自ら探し集めることに努めた。彼は『村病或治』という本を編纂して、医薬を利用せず巫俗による僻村医療の現実を克服しようとする努力を見せた。この本はいくつかの医書に掲載されている効験ある薬草を選んで作成された、利用するのに簡便な本であった。

『痲科会通』は丁若鏞の医学的態度を窺い知ることができる代表的著作である。この本は、紅疫〔はしか〕専門医書として病気の症状を論じた部分、処方を集めた部分、本草を集めた部分など三つから構成されている。このように構成して丁若鏞は病症から、処方から、薬物から紅疫治療にアプローチすることができた。陰陽五行説など観念的な医学理論を採択しなかった代わりに、彼は病症を細かく分けて、各症状に合う処方と薬物を使用するようにした。この作業のために、朝鮮と中国で刊行された数多くの紅疫専門医書と一大事となる疾患である痘瘡専門医書を比較検討して自身の見解を付け加えた。

『痲科会通』は東アジア紅疫研究の最高峰をなした。紅疫をはじめとする発疹性伝染病に関する中国、朝鮮のどのような医書も、その水準に達しなかった。体系の構成と編集方式が合理的であり、他のいろいろな説と自身の論議を比較する方式を通じて、より信頼できる医書を模索した。とくに、「吾見篇」で丁若鏞が提示した批判意識は、朝鮮医学史の伝統において断然抜きん出ている。

しかし、丁若鏞の漢医学批判にも大きな限界があった。なによりも、彼が受容した医学体系は西洋の近代医学ではなく、中世のガレンの医学体系であった。ガレン医学は丁若鏞が強く批判した漢医学に比べて、概念と方法の側面でより〈科学的〉ではなく、疾病治療にも効果的ではなかった[9]。また、彼は漢医学を批判しながらも、これに代わる体系を提示できなかった。『痲科会通』でただ可能性を拓いたのみである。症状の観察と比較、各症状に効果がある処方と本草の探索、一目瞭然に理解することができる本の体系がそれである。自身の〈合理性〉と〈経験〉がなによりも重要な基準であり、それは西欧の近代科学精神を連想させる。けれども、それが西洋科学の〈実験〉に至ったのではなかった。

崔漢綺、東・西折衷論を主張す

漢医学批判の最後に立ち、もっとも痛烈な見解を提示した人物は崔漢綺であった。彼は五行と五臓六腑の機能を連結することを牽強付会の憶測だとしてこれを否定した。彼は『身機践験』「凡例」で、漢医学理論を次のように批判した。

気の陽・陰だけを見て気の形質を見ることができなかった。また、五韻六気を一番と思い、干支と相生相克の理論をこじつけ、四時循環だけを見て地球の自転と公転、そして太陽と星たちが互いに調応することを見ることができず、虚に虚を加えた。

さらに進んで、「陰陽五行など方術を医学とこじつけたので、（漢）医学が賤しい技術に転落した」と主張した。崔漢綺は「形態があって触れることができ、測ることができる」医学を主張した。さらに、宣教医師ホブソンが提示したガレン医学ではない西洋の近代解剖学、生理学、病理学などの体系をそのまま受け入れた。同時に、彼は西洋医学の弱点を攻撃しながら、それを克服することができる東・西医学を折衷した新しい医学体系を模索した。

崔漢綺は西洋医学の理論と方法が優れていると見ながらも、その治療術はみすぼらしいものと見た。それに比べて中国と朝鮮の医学は、たとえ医学理論は強引ではあるが処方と薬剤は優れたものが多いと見た。したがって、彼は西洋医学の身体理論を受け入れ、西洋医学の方法論を通じて漢医学の処方と薬剤を実験することを主張した。

わが国で常用する湯・散・和・剤を相克のこじつけから切り離し、薬性の効能を試験したところ、分類基準（門）を増やす必要はなかった。補薬、血を減じる薬、収斂薬、雑薬、外治薬などである。

実験の基準は西洋薬の基準である五種を適用し、対象となるのは中国あるいは朝鮮の数多くの薬剤である。ある種の実験を通じて漢薬の効果を検証しようとする崔漢綺の考えは、丁若鏞の〈徴験〉〔自己の経験〕より一歩進んだ側面があった。また、それは近代以後、漢医学が歩んだ道とも軌を一にする。それにもかかわらず、崔漢綺個人において〈その仕事〉は一次的な課題ではなかった。彼は丁若鏞のように具体的な医学を得るために奮い立たなかった。彼のすべての関心は新しい医学の建設ではなかった。形而上学的気学を説明し正当化するために医学分野を論議の範囲に引き入れ、そこで西洋医学を重要な論拠として活用しただけである。

朝鮮後期、西洋医学受容に対する評価

朝鮮後期の医学史において西洋医学の需要と漢医学批判の部分は、もっとも熱く論議された主題であった。そこから、〈実学精神〉あるいは〈近代性〉を読み取ることができると考えたからであった。けれども、個々の事件と記事に埋没せずに、朝鮮後期の学界と社会全体という観点から西洋医学の受容と漢医学批判を冷静に問うな

らば、多少、悲観的な結論に至ってしまう。「これに関する論議はなかった」という程度が正しい理解ではないだろうか？　学問的に見た時、情報が絶対的に不足しており、論議の水準が広くも深くもなく、それは、はっきりとした研究の伝統として確立もされなかった。社会的に見た時、医療の変化と改革を導くうえでもほとんど寄与できなかった。そうではあるが、そのような制約のなかでも種痘法という世界史的祝福を朝鮮社会も共有しようとし、西洋医学を根拠に千余年間びくともしなかった既存の医学を批判しながら、より良い医学を模索した。このような点はけっして貶下することはできない。

〔初出〕延世大学国学研究院編『実学と科学』に掲載された論文「医学と実学」のなかの西学関連部分を再整理したものである。

訳註

（1）安鼎福「西国医」『星湖僿説』巻五。
（2）ドナルド・ベーカー著（金セユン訳）『朝鮮後期儒教と天主教の対立』一潮閣、一九九七。
（3）ドナルド・ベーカー『朝鮮後期儒教と天主教の対立』。
（4）許程『西洋保健史』、新光出版社、一九八四。
（5）鄭東愈（チョン・ドンユ、一七四四〜一八〇八）。朝鮮後期の実学者で陽明学に造詣が深かった。国語学にも関心を持ち、ハングルの優秀性を主張した。一八〇一年に済州島に漂流した外国人の言葉をハングルと漢文に写し、通訳ができるようにした。著書に『晝永編』、『玄同室遺稿』がある。
（6）鄭東愈（ナン・マンソン訳）『晝永編』上、乙酉文化社、一九七一。
（7）琴章泰「丁若鏞の思想における西学需要と儒学的基盤」『東西交渉と近代韓国思想』成均館大出版部、一九八四。
（8）金大元『丁若鏞の医霊』ソウル大碩士論文、一九九一。
（9）ドナルド・ベーカー（金セユン訳）『朝鮮後期儒教と天主教の対立』一潮閣、一九九七。

牛痘法は未明の暗さを照らす灯火なのか――牛痘法の政治学

過去一〇〇年間にわれわれの周辺では実に夥しい変化があった。それ以前の数百年、数千年間のその何時よりも根本的な変化がこの短い間に起こった。いわゆる近代的転換がそれである。しかし、「過去一〇〇年間いろいろな事が起こった」、「変わった」、「科学技術上の驚くべき成就があった」、「韓国人の幸福と福祉が増大した」、このような叙述の態度はえてしてある図式を仮定し、それを既成事実として扱う誤りを犯しやすい。皮相的な結果だけで、合理性あるいは近代性がすべてにおいて貫徹され勝利を得たように叙述されやすいのである。

世の中の物事には、変わるものもあるし、変わらないものもある。異なるものが混ざり合って新しく現れるものもある。また、大きな変化を直感すればそれに対する強い抵抗が伴うのが普通である。戦史を書くとき、どちらか一方の主張だけを受け入れるならば、それは不公平なこととなる。人間が活動する空間あるいは舞台は多面的であり、どの部分を照らすのか、また、まったく同じところでも、どこから照らすのか、どのような照明を使うのかによって、かなり異なる姿に形象化される。科学技術が論議される舞台も同じである。

筆者は、朝鮮で西洋科学技術導入の象徴となってしまった牛痘法の舞台を再検討しようと思う。牛痘法に関する一次資料を精読しながら、筆者は牛痘法の勝利を称える教科書的解釈に疑問を感じるようになった。その解釈というのはおおよそ次のように整理される。

「朝鮮時代末期まで、痘瘡（天然痘）の流行はかなり酷かった。痘瘡に対して伝統医学は無力であり、デタラメとさえいえた。大部分の人たちはチャンスン〔三〇頁註（2）参照〕やお祓いなど迷信的な行為に漬かっていた。しかし、西洋の牛痘法が導入されて状況が変わった。牛痘法は痘瘡を予防することができる画期的な方法であったからである。先覚者池錫永《チ・ソギョン》(1)は牛痘法の導入に決定的な役割を果たした。牛痘法こそ近代科学文物導入の凱歌である。」

筆者は、一九世紀末～二〇世紀初頭に牛痘法が広く施術されたという事実は、認めることができる。しかし、その事実を解釈する方式は、そのまま受け取ることができなかった。他の人が見なかったり、無視したり、単純化した史料が筆者にのしかかってくるからである。筆者は次の四つの部分を再び考えるようになった。

第一に、牛痘法導入の歴史において実際に池錫永はどれほどの比重を占め、彼を牛痘法の象徴的人物として浮上させた契機と動機は何なのか？　第二に、牛痘法に反対した人々の論理にも傾聴すべき点があるのではないか？　第三に、痘瘡の予防と治療という側面において、牛痘法と競争関係にあった人痘法と韓医学の姿はどのようなものだったのか？　第四に、痘瘡の被害規模はどの程度であり、人々が感じる危険度はどれほどのものだったのか？　ここでは、このような四つの疑問に答える形式で、既存の牛痘法解釈に深刻な問題があることを指摘する。それは、誇張、歪曲、単純化の問題である。さらに、このような解釈の裏面には植民地主義者、あるいは近代主義者の緻密な政治的計略が隠されていることを明らかにする。

戦史の叙述——朝鮮のジェンナー・池錫永

まず、朝鮮総督府科学館長兼海軍少将であった重村義一の発言を紹介しよう。彼は朝鮮には科学の発達はないと冗長に語った後、牛痘法と池錫永の寄与を次のように整理した。

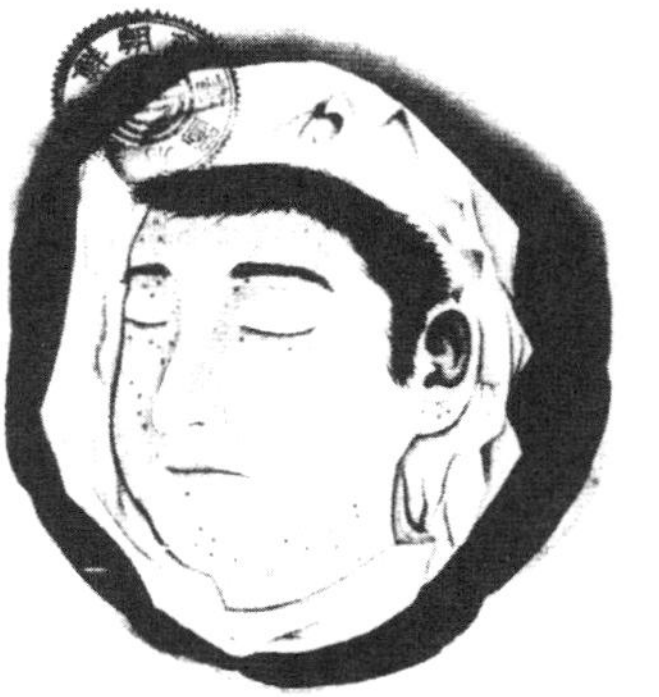

①発斑期

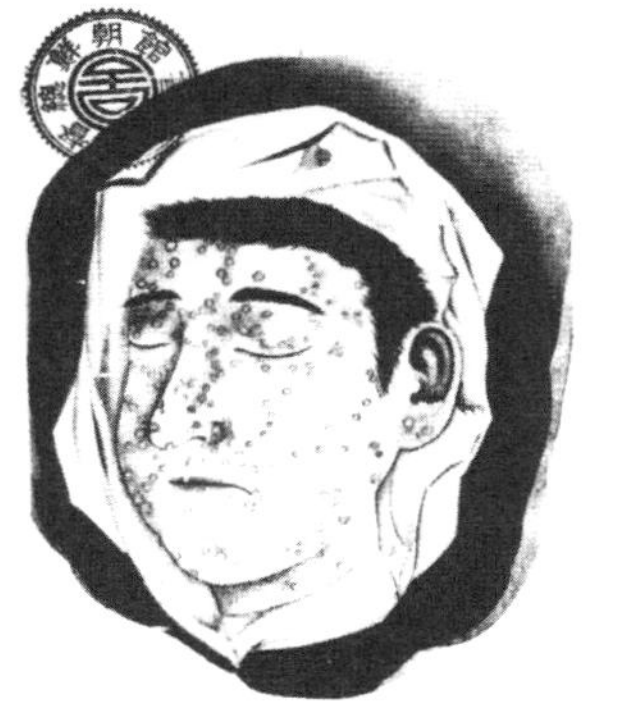

②水疱期

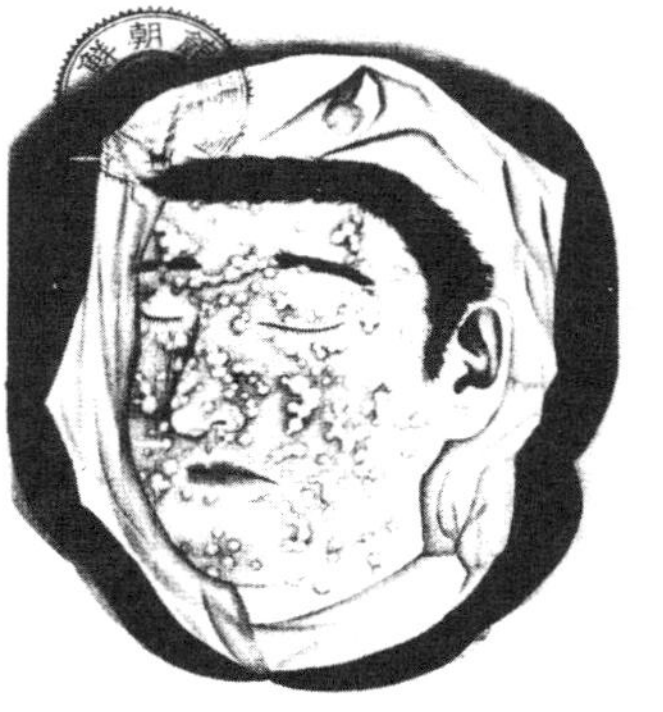

③膿疱期

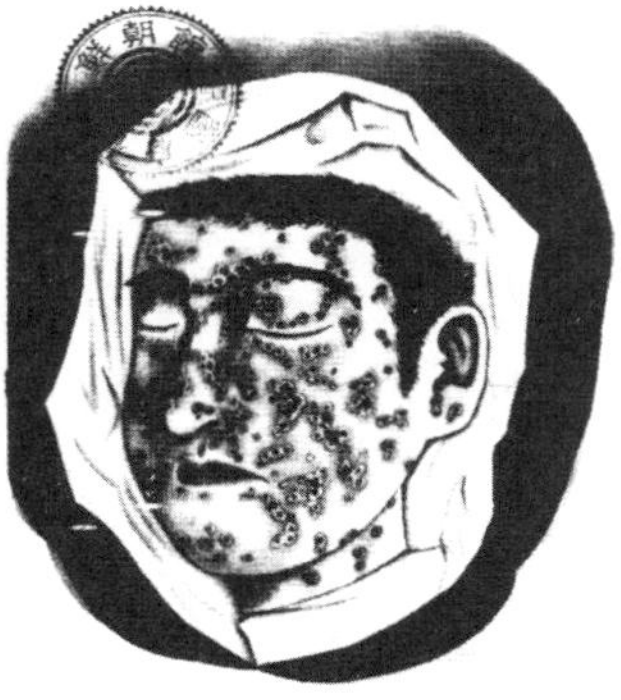

④結痂期

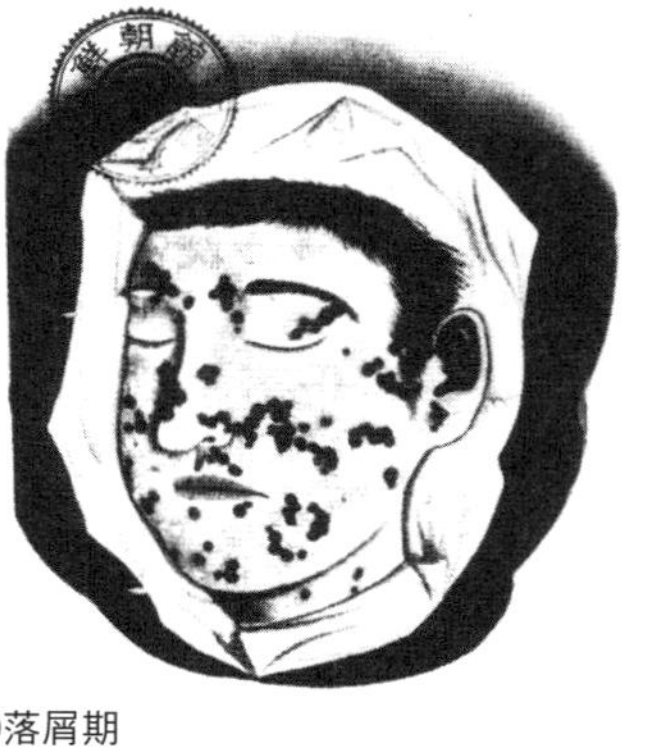

⑤落屑期

痘瘡の経過　痘瘡の症状は本当に大変である。はじめは熱がひどく上がる。その他の特徴がはっきりしないので、この時の痘瘡は他の発熱病である傷寒としばしば混同される。四日ほど経って、顔と体に痘の斑疹ができはじめる（①発斑期）。この四日間、患者は高熱などでひどく苦しむ。そうして、また四日ほどたつと痘斑疹が大きく腫れる（②水疱期）。さらに、三日で痘のなかが膿んでくる（③膿疱期）。この時にも患者は生死をさまよう。さらに四日ほどたつ間に、痘はかさぶたになる（④結痂期）。うまくかさぶたができれば一応安心であるが、あばたになったり目がみえなくなるという後遺症に注意しなければならない。そして、四日ほど過ぎればかさぶたがとれる（⑤落屑期）。

このような非科学的な雰囲気のなかでただ一つ光を放ったのは李朝末朝鮮のジェンナーと呼ばれる松村池錫永先生〔松村は雅号〕である。私は、精神的科学の有志者として先生を推薦したい。先生の歳はすでに八十を越え、残る余生を楽しんでおられるが、先生が死を覚悟して科学を擁護した残酷な歴史は実に涙なくしては読むことができない。

当時、医術としては漢医術しかなく誰も面倒をみることはなかった朝鮮八道では痘疫が収まらず、これによって幼い命がその災難を免れることができなかった。その時、朝鮮に住んでいた池氏は早くから種痘法に関心を持ち科学的に論述された書籍を入手して感銘深く読み、明治一二年冬奮然と京城を離れ風雪を冒して釜山に赴き、当時、駐在していた海軍軍医の戸塚積斎氏を訪ね種痘の核心を学びこれを各道に伝え痘疫の惨害を助けようとしたが種痘の科学的効果をまったく理解することができなかった民衆はかえってこれを外国の魔術、邪法とみなし、国家を汚すものと考え、家にも入れないなど悲惨な排斥を受けた。

明治一五年には、群集が集まり彼の種痘場に火を放つにいたり、氏がやっと逃れるような、その他のいくつもの危険な目に遭って、彼の苦衷は実に言葉に表せないほどであるが、これに屈することなく彼は種痘術を確信し、それを知らしめるために昼夜を分かたず筆で口で努力を惜しまなかった。しかし、当時の地方官吏なども未だ種痘の原理を悟ることができず、ついに捕縛令を出すまでになった。郷里に流されてもそれを放棄せず家の門に「一文の安い値で種痘を施行する」という紙を貼り、依然として種痘を実施し自身を犠牲にし世を救済しようとしただけで、一身上の利害をまったく図ることがなかったということが実に悲壮な決心といえる。

しかし、徐々に八道の文化も日毎にその様相が刷新され、過ぎし日の邪術と罵倒されていた種痘法も、天が下した福音と理解され全道がすべてその恵沢を受けることができた。そして、このような犠牲的事実が忘れられることを心配し、京城帝大総長である志賀博士と論議して、池氏の種痘に関する著書と当時使用していた種痘器具を収集し、これを科学館に陳列して長く氏の功績を褒め称えようとするものである。（「朝鮮の精神的科学者池錫永先生」『朝鮮同胞の光』、一九三四）

この文章では、池錫永の生涯と業績が短いが生々しく描写されている。事実だけを見るとき、この文章には誤りはない。池錫永が日本人が著した『種痘貴鑑』という本から牛痘法の存在を知り、すぐに釜山に出向き日本人医師から牛痘法の要領を学び、ワクチンを少量得て数人の朝鮮人に施術した。一八八二年に紳士遊覧団随行員[2]として日本に行き牛痘ワクチンの製造法を確実に会得した後、種痘場を開設し施術したが迫害を受け、それにも屈することなく継続して牛痘法を民間に施術した。これらのことはほぼ事実と認められる。

けれども、著者〔重村義一〕はそれぞれの事実に対する解釈と、それらを一くくりにする論調において感傷と興奮にどっぷりと浸っている。大枠としては社会の無知と弾圧のなかで先覚者池錫永の崇高な自己犠牲が花咲き、その結果、牛痘法がこの地に根を下したということである。このような解釈は隠蔽、歪曲、単純化の極致に至っ

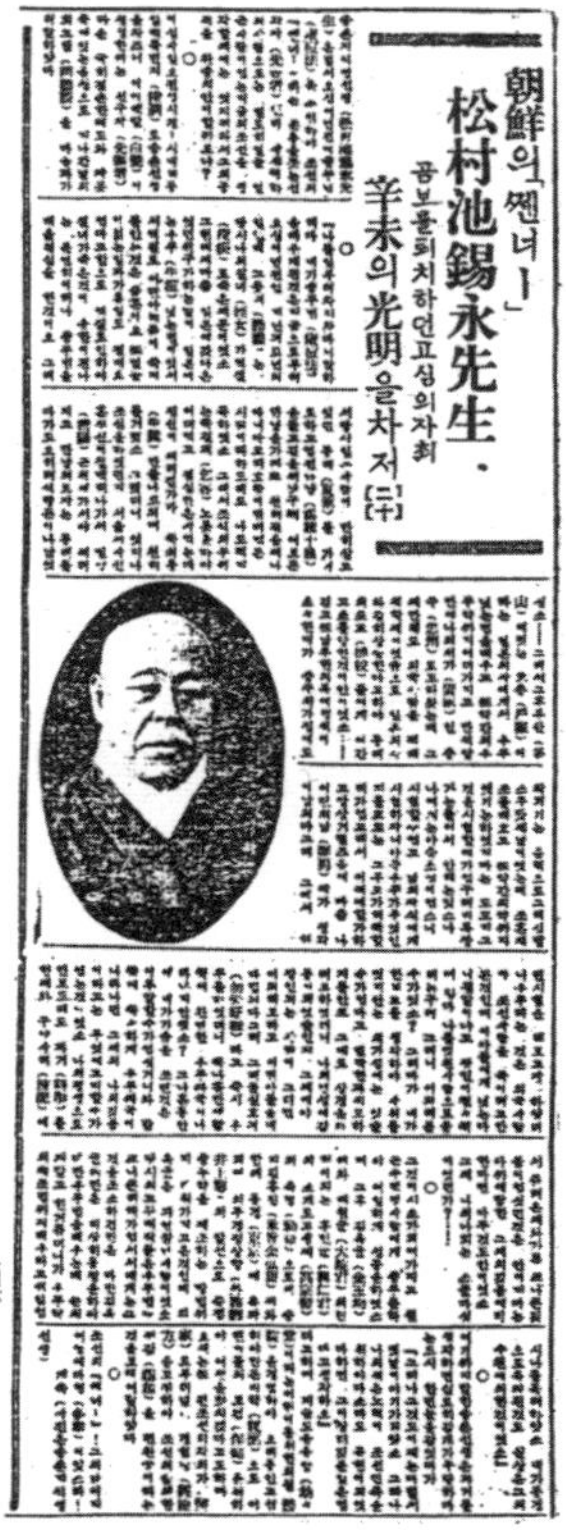
朝鮮의「젠너ー」
松村池錫永先生・
곰보를퇴치하던고심의자최
辛未의光明을차저〔二十〕

朝鮮のジェンナー・池錫永（『毎日申報』1931年1月25日付）

た恣意的なものである。

後で詳しく述べるが、ここには池錫永が存在することができた朝鮮政府の意図と努力が隠蔽されており、牛痘医師たちの経済的横暴によって下された捕縛令を牛痘法に対する無知と反対によるものと歪曲しており、他の牛痘医師たちの努力と広範囲の警察力を活用した強制処置が先覚者一人の崇高な情熱のなかに埋もれている。

野に埋もれていた池錫永を突然に呼び戻したのは、「牛痘法導入五〇周年（一八七九年、池錫永が日本人から種痘法を最初に学んだことを基点とする）」という行事であった。一九二九年、当時のマスコミは彼を探し、その業績を讃える大々的な宣伝を行った。総督府機関紙であった『毎日申報』は、牛痘法を最初に開発したイギリスのジェンナーに例えて「朝鮮のジェンナー・松村先生」について長く連載した。事実、前掲の引用文はほぼそこに連載された内容の要約に過ぎない。それと同様の内容が朝鮮種痘法に関する最初の本格的な研究といえる三木栄の『朝鮮種痘史』（一九三五年）にそのまま採用され、以後、それは朝鮮の牛痘法に対する模範的な「偉人伝」としての位置を占めることとなった。

これよりも二〇年前の一九〇八年に医学校の校長であった池錫永を学生監〔旧制における生活指導〕に引き摺り下ろし、結局は彼を追い出した日本人統治者たちが、在野で「医生」〔医師（医員）より低い身分〕として隠遁していた池錫永を再び呼び戻した理由は、彼に日本の植民地統治を正当化するなんらかの要素を発見したからである。

また、彼の功績を通じて朝鮮人の無知と朝鮮政府の無能を浮き彫りにすることができた。非科学的思考が幅を利かせていた朝鮮と科学的先例の源泉である日本の克明な対比、朝鮮政府の無能と日本の「善政」、植民地統治者が池錫永を浮上させようとした劇的効果はまさにこれであった。孤独な先覚者の水面下には多数の朝鮮人と朝鮮政府の無知と無能という評価が隠されていたのである。

牛痘法導入に池錫永はどれほど貢献したのか

朝鮮における牛痘法の定着は大きく五つの時期に分けて見ることができる。第一は開港以前に牛痘法が間歇的に紹介された時期であり、第二は開港直後（一八七六〜一八八四）、池錫永をはじめ幾人かの牛痘法接種医たちが民間レベルで施術した時期である。第三は、政府が全国的に義務接種を実施した時期（一八八五〜一八九〇）であり、第四は甲午改革以後[3]「種痘規則」と「種痘医養成所規則」に立脚して朝鮮政府が牛痘法を全国的に施行していた時期（一八九四〜一九〇五）である。第五は統監府警察によって牛痘法が強制的に施行された時期（一九〇六〜一九一〇）である。はじめの三つの時期を牛痘法の存在を知りはじめ、それを制度化するための努力の時期であったとするならば、後の二つの時期は牛痘法が実質的に民間に深く根を下ろした時期であったと規定することができる。このなかで　池錫永の活動は、第二・第三の時期になされた。

一時、朝鮮最初の牛痘法施術者は丁若鏞《チョン・ヤギョン》〔五二頁註（3）参照〕なのか、池錫永なのかという議論があった。牛痘法が登場する最初の文献が、丁若鏞が『痲科会通』の付録として掲載した「新証種痘奇法詳」（一八二八年）であることは明らかである。この本には、牛痘接種法、接種の成功を見極める方法、接種後禁忌事項、幼児の接種部位、接種器具などが紹介されているが、実際の施行に関しては記述がない。崔漢綺《チェ・ハンギ》〔二四七頁註（4）参照〕も『身機践験』（一八六六）で牛痘法をしたが、やはり施行如何については記述がない。ただ、李圭景《リ・キュギョン》〔三二〇頁註（8）参照〕の『五州衍文長箋散稿』には、一八五四年に民間で牛痘法を実施していたという記録があり、開港以前に一部の地域で牛痘法が施行されていたことを知ることができる。けれども、西学弾圧の社会的風潮のなかで牛痘法は広がらなかっただけでなく、制度的にも定着しなかった。

開港直後には、民間で何人かの人が牛痘法を施行したことを確認できる。よく知られている池錫永とその他の李在夏《リ・ジェハ》、崔昌鎮《チェ・チャンジン》、李鉉宥《リ・ヒョングアン》などが、一八八〇年代から九〇年代初頭に活動した人たちで、みな開港以後に清国や日本を通じて牛痘法を学んだ人たちである。なかでも、李在夏が注目される。彼自身が池錫永よりも早く牛痘法を施術したと主張しているからである。多分に池錫永を意識していることから、彼の言及は真実かどうかは疑問である。しかし、牛痘法に関する「神話」が作られていなかった一八八九年度の記録ということから、筆者はこの記録が事実である可能性が高いと考える。

一方、池錫永はすでによく知られているように一八七六年、修信使に随行した朴英善《パク・ヨンソン》という人物を通じて牛痘法の存在を知り、ついで一八七九年に釜山で日本人居留地の済生医院を訪ね牛痘法を学び、一八八〇年には修信使一行に従い日本に行き牛痘ワクチン製造に関する一切を学習した。[4]

よしんば池錫永よりも先に牛痘法を学んだと推定される人物がいて、池錫永と同じ時期に牛痘法を施術した人がいたとしても、この時期の牛痘法導入におけるもっとも重要な人物は池錫永である。池錫永の業績は朝鮮に牛痘法を最初に導入したことにあるのではなく、彼の活動に力づけられて牛痘法が政府事業のレベルに押し上げられたことにある。池錫永は牛痘法に関する情報を政府側の人間（朴永善）から聞き、本格的な牛痘法の学習を政府活動の一環（修信使）として行った。

牛痘法の歴史で池錫永が絶頂にあったのは一八八五から八六年の間であった。この年に、彼は忠清道牛痘教授官となって忠清道全域をカバーする牛痘医師を養成し、『牛痘新説』を著し牛痘法を体系的に整理した。甲申政変〔二九頁註（1）参照〕が失敗に終わった直後、朝鮮政府は済衆院における西洋医術の施術と、港口を中心とした検疫活動とともに牛痘法の全国的な実施を図ったが、このなかで牛痘法の実施がもっとも比重が高い事業であった。

この時の最大の功労者が池錫永である。しかし、一八八七年以後、池錫永は政府の牛痘事業にそれ以上関与することができなくなった。彼が甲申政変の首謀者の一人として弾劾され康津のある島に追放されたからである。一八九二年に幽閉から解かれた後、池錫永は漢城で「牛痘保嬰堂」を開設し、個人的に牛痘を施術したが、政府の牛痘事業には参与しなかった。

一八八五～一八九〇年、朝鮮政府の牛痘事業は、北は間道から南は済州島に至るまで全国的規模で施行された。一つの郡に少なくとも一名、多くは三名程度の牛痘医師が派遣され、すべての嬰幼児を対象として牛痘接種を実施した。しかし、この事業は民間の強い抵抗にあい成功しなかった。後で述べるように、民間の抵抗は外来のものに対する反感、巫女の扇動によるものであったが、それよりも民間の劣悪な経済事情を度外視した牛痘法運営システム、牛痘法医師たちの横暴がより重要な失敗要因であった。

朝鮮の牛痘定着過程において一八九四～一九〇五年は非常に重要である。一八九五年に全国民の義務接種を規定した「種痘規則」が頒布され、その施行に必要な人員の養成のための「種痘医養成所規則」も頒布された。一八九七年には種痘医養成所が設立され、一八九九年まで五三名の種痘医師が養成された。彼らはすぐに全国各地の種痘医員として派遣され活動に入った。そうして一九〇〇年以後、全国で毎年数万名以上が種痘接種を受け、毎年継続的に増加する趨勢となった。朝鮮の保健事業を高く評価しなかった日本までも、種痘法については自分たちが統治する以前に唯一成果を挙げた部門という評価を下した。この時期、池錫永は施術家ではなく、論客あるいは政治家としての面貌を見せた。彼は種痘医師の養成過程に直接関与せず、種痘行政においてもどのような位置も占めなかった。反面、一八九七年に『独立新聞』に牛痘法実施を促がす論説を発表し、一九〇三年には『皇城新聞』で当時の種痘事業を評価した。

種痘事業が行政力によってより強く定着したのは統監府による接種実施以降である。一九〇八年まで多少不振であった種痘接種事業は、この年から無料接種、強制接種を通じて接種者数を大幅に拡大した。また、女性種痘接種員を置き女児の接種を大きく増やした。その結果、接種者が夥しく増え一九〇八年末には全国で五四万名、一九〇九年末には六八万名が接種したという統計が出た。このように接種者数が大きく増えたのは、武断的な憲兵と警察を動員した結果であった。すなわち、牛痘法の実施が武断統治という全般的な統治基調の手段として活用されたのである。この時期に池錫永の種痘活動はほとんどなかったが、まったくなかったわけではない。種痘行政には参与しなかったが、一九〇八年に医学校学生監であった彼は統監府初期の種痘事業の不振を批判している。

ここまで池錫永の活動を念頭において、朝鮮末期の牛痘法の状況を簡単に見た。開港から植民地支配以前まで、牛痘法定着過程における池錫永の活動が継続して行なわれていることがわかる。彼は最初の導入過程で核心的な仕事を行い（第一段階）、最初の政府レベルの事業において主役を担った（第二段階）。このことは、彼が施術者として成し遂げた業績である。また、施術者として、あるいは牛痘法行政システムのなかに属していない状態においても、彼は論客あるいは政治家として政府レベルの「牛痘法の再実施」世論を促したり（三、四段階）、牛痘法の成果を監視すること（五段階）を怠らなかった。

もし、朝鮮の牛痘法導入という主題と関連して、ただ一人だけを選ぶとするならば筆者は池錫永を選ぶのにためらわない。他の人物の活動もあるが、これほど一貫して自身の関心を傾けそれを成功に導いた人はいないからである。けれども、ただ単に池錫永の活動によってのみ朝鮮に牛痘法が定着したというような解釈には同意しない。池錫永は朝鮮末期の保健医療状況と開化的状況をよく摑み、自身の能力を発揮したのであって、彼がすべてを作り出したのではないからである。どのみち牛痘法は西洋や中国、日本で成功を収めたもので、前述のように開化政府や守旧政府を問わず、みなが国家レベルで定着させる必要性を感じていた重要な事業であった。池錫永の活動はこのような雰囲気のなかで、他の人物よりも少し抜きん出たのであり、彼が体を張って無知と蒙昧を打ち破って、そのすべてを成し遂げたのではない。

牛痘法に反対した「守旧」の論理にも一理ある

若者　その間、お元気でしたか？

老人　わしは元気だが、子供が疫疾にかかったことがないのに、この頃、村に媽媽（天然痘の俗語）が流行って、心配じゃ。

若者　何をそんなに心配するのです？

老人　わしは疫疾と聞けば、不安になる。五人の子供を疫疾で亡くし、一人だけ残ったのだから。

若者　そんな不幸なことがありますか。その間に出た牛痘法が一番ですよ。なぜ、牛痘をしないのですか？

老人　牛痘が良いとはいうが、わしはそれはせん。

若者　どうしてですか？　媽媽で死ぬかもしれない子供を牛痘で助けるのがいやなのですか？　納得がいきません。私は、そんな言葉をきくと怒りたくなります。

老人　宿命によって媽媽で死ぬのであれば、牛痘でどうして助かるのか？　生死はみな自分の宿命によるものじゃ。わが国の人は他国の人とは違い、たとえ死んでも牛痘はせぬものじゃ。

若者　なんですと？　本当にもどかしいですね。あなたの言うとおりに生死が宿命によるものならば、病気になっても医院や薬は何の役にも立たないということになりますよ。

老人　それでも使うじゃろうが。

若者　なぜ、使うのですか？　すべてが宿命であれば、病が薬で治ったとしても、どれだけ生きられるのですか。

老人　それはそうだが、先祖から伝わってきた薬を使わぬわけにもいかんだろう。

若者　わかりました。あなたの先祖が服役したならば、あなたも服役し、あなたの子供、孫にもみな青いバジ・チョゴリ（囚人服）を着させなさい。

これは一八九八年七月一日付『毎日申報』に掲載された文章で、「守旧」を代表する老人と「開化」を代表する若者が対話する様子を戯画化したものである。この文章を書いた記者は、開化を代表する若者、あるいは近代の戦士の闘いが、どこでどのように繰り広げられるのかを正確に直視している。彼の矢は、長い間、朝鮮社会を押さえつけていた敗北主義的運命論を的にしている。彼の武器は牛痘法という新技術である。牛痘法は身のまわりで容易に効果を確認することができるものとして、開化された文明国ですでに確実に保証された性格のものである。彼はまさにこれを武器として、牛痘を受けない守旧的な者たちの「古びた」世界観の破壊を試みている。

ここで「守旧的な老人」は運命論と伝統という鎧によって防御しているように描かれている。彼らは、「人は、もし、早くに死んだとしても、寿命による」という。「そうであれば、どのような薬も使わないのか」という追及に、「先祖たちが使っていたものは、使うことができる」と答える。それでも、頑固に牛痘法は行わないとする。もし、効果があったとして先祖が使わなかったものなので、使わないという。これは、何の頑迷か？　まさに、このような頑迷こそが、この文章を書いた記者が狙っていたものである。開化した若者からすれば、守旧の老人の論理は何もなく、意地を張って因習だけに固執するものに過ぎない。「種痘の科学的効果をまったく理解できず、かえってこれを外国の魔術、邪法とみなし、国家を穢すものと考えたり、家にも入れない」と言った日本人重村の表現がこれとまったく同じである。

しかし、守旧派論者たちに対するこのような評価は、非常に素朴で図式的なものである。実際に、彼らが反対した論理は単純な因習だけによるものではなかったし、それが因習であったとしても簡単に罵倒できない側面があることを見過ごしてはならない。事実、牛痘反対論に対する評価は、すべて牛痘法を支持する側から作られたものなので、それを額面どおりに受け取ることは公正とはいえない。「守旧」の論理は支持しないとしても、なぜ、彼らが牛痘法にあれほどに抵抗したのかという理由を真摯に考えることが合理的な姿勢ではないのか？

残念ながら牛痘法に反対した側の資料を得ることは難しい。歴史上、彼らの談論が力を得ることができなかったからである。けれども、牛痘論者が言及したなかに現われた、彼らの発言に込められた論理を読み取ることはまったく不可能なことではない。反対の論旨を子細に見れば、彼らは牛痘法が確実に成果を保証するという点に疑問を抱き、ひいては牛痘法の政治性・経済性・社会性により敏感に反感を抱いたと推測することができる。

牛痘接種を受けたにもかかわらず痘瘡にかかった人が生じたならば、われわれはそれをどのように理解できるだろうか？　接種効果がなくて痘瘡にかかったと理解するのだろうか、でなければ接種を受けて病気になったと理解するのだろうか？　不幸にも、当時には接種者のなかに痘瘡発生者が少なくなかった。接種の効果を高めるためには、二次、三次接種が必要であったが、それが充分でなく一次接種者のなかで痘瘡にかかった者が少なくなかったのである。人々は、これを接種の不備によるものとは考えず、接種時に生じた病気の毒のためだと信じた。接種者の痘瘡発生という深刻な問題点は、牛痘法に反感を抱いていた人たちにとって都合のいい口実となった。一八八〇年代後半の記録によれば、「巫女と人痘施術者たちが、牛痘を受ければ痘瘡にかかり、この時痘瘡になれば助かることは難しく、もし、助かったとしても三〇歳までしか生きられないという噂を広げた」と書かれている。

牛痘接種が無料ではなかった一九〇八年以前には、経済的な問題が牛痘法の大きな障害となった。牛痘接種が人々の負担となったのである。朝鮮政府の牛痘事業は牛痘接種者が接種費を受け取ることを原則とした。その費用でワクチンを作り、牛痘医師の生活費を保障し、行政支援費用を捻出し、さらに国の税金まで解決しなければならなかった。そのようなことから、牛痘接種者には一回接種費用五両（一八八五年の場合）が課せられた。この時、下級米一升が一両だったので、五両はかなりの金額といえる。もし、二次、三次接種まで受けるならばその負担はかなりのものとなった。一次接種だけでも貧しい家では大きな負担であった。さらに、牛痘施術者の横暴と金品の無心が重なり、彼らに対する民衆の反感がより増幅した。彼らの横暴と金品の無心に対する記事は一八八〇年代後半から一九〇〇年度前後まで非常に目に付く。薬を入れなくても入れたとしたり、お金を出さない人たちを罪人のように扱ったりするなどの事例がそれである。

牛痘法の技術上の不備、比較的高額の牛痘接種費、牛痘医師たちの悪事とともに、牛痘法の競争者である巫女と人痘施術者は伝統と西洋の対立という論理を展開した。これは、牛痘論者たちが前近代と近代という論理を展開したことと類似しているが、西洋を眺める視角では両立が困難な差異が存在した。牛痘論者にとって西洋とは、「牛痘技術を精巧に発展させたところであり、それを用いて数多くの生命を救ったところで、われわれが見習わなければならない」ものであった。

反面、巫女や人痘施術者などの反対者の目には、西洋医学は朝鮮の子供を死なせる邪悪な魔術に見えた。甚だしくは西洋人が朝鮮の子供を捕まえて食べるという流言蜚語が広がり、これを恐れて幼い子供を抱いて山に逃れる人たちもいたほどである。反対者にとって、西洋とは時々刻々と浸透してくる西洋勢力を意味した。その「西洋」とは伝統的なものを「暴力的」に否定する元凶に見えた。牛痘法もこのような朝鮮末期の危機意識と切り離して考えることはできない。これを単なる無知とだけ批判してはならない。

再び、前述の若者と老人の会話に戻ろう。そこでは、老人の「頑迷」を戯画化して攻撃しているが、老人からは西洋が自分たちの生命を脅かし、生計を滅ぼすだけでなく、ひいては国を奪おうとする危険な存在に映り、ゆえに西洋のなかの牛痘法という構成要素を一つだけを切り離して、心置きなく受け入れることは困難であった。もし、逆に老人が若者を戯画化したならば、いくつかの餌につられて伝統的な美しい良俗を根元から捨て去り、国までも異国にさし出す愚か者として描写したかもしれない。牛痘法は近代の一方的な勝利の脈絡のなかにあったのではない。むしろ、伝統と近代、朝鮮と西洋という伯仲した緊張のなかで政治闘争を繰り広げていたのであ

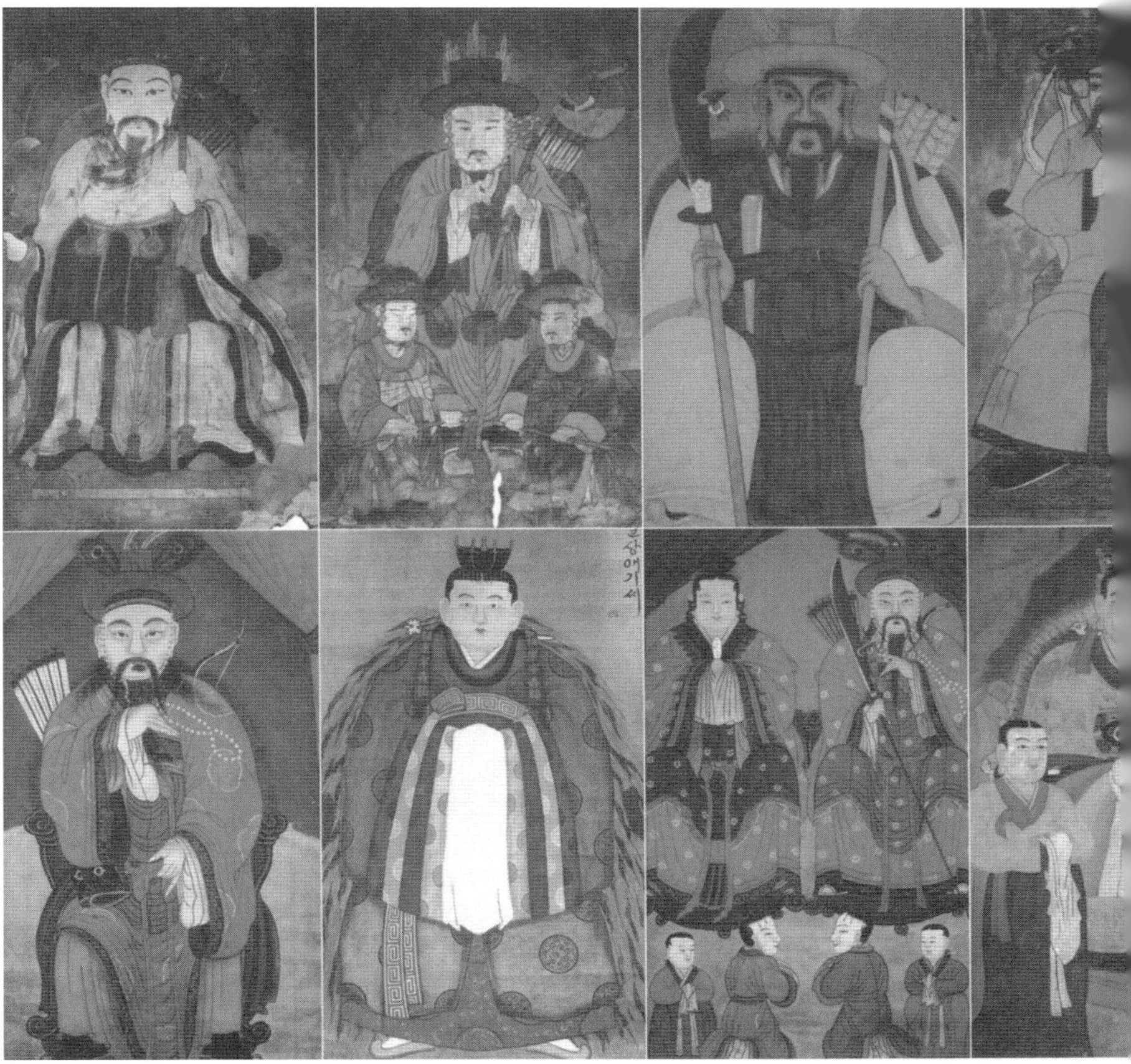

痘瘡の神たち　巫神図に現れる痘瘡の神である痘神には、男性・女性の二つの姿がある。男性の姿は、武将の装束で怖い表情で、右手には槍を持っている。背には弓矢がある。ある者は軍令を伝える棒を持っており、ある者は槍ではなく刀をもっていたり、いなかったりする。また、ある者は中国衣服であったり、ある者は朝鮮衣服であったりする。女性の姿は盛装した貴婦人の像であり、中国衣服あるいは朝鮮衣服を着ている。ある巫神図では二人が夫婦のように一緒に描かれることもある。

戦闘で軍令にしたがい敵を殺すように、痘神は家々をまわっては子供を殺す。痘瘡の神を「別星」というが、別星は命を受けて事を行うという意味がある。痘神はまた「戸口」あるいは「胡鬼」とも呼ぶが、両者の発音が同じことから意味が重なっている。戸口は家々まわらないところはないという意味であり、胡鬼は外国の鬼神で中国からくるというものである。この名称は丙子胡乱〔1636 ～ 37 年、中国清王朝の朝鮮侵略〕以後に生まれたものでると推測される。さらに客星と呼ぶことも、それが土着のものでないことを意味する。

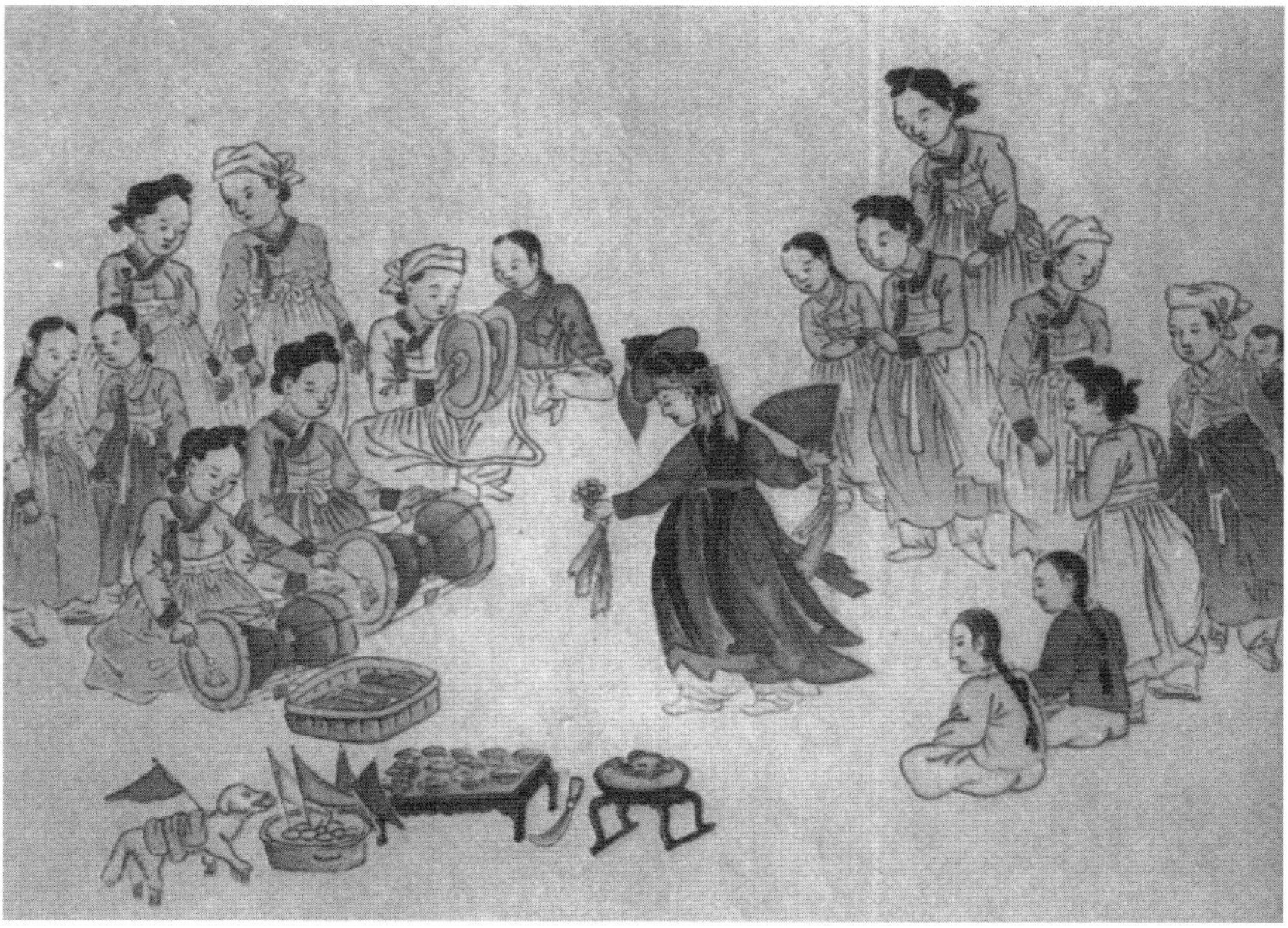

巫堂の排送儀式　痘瘡になれば二週間ほどでかさぶたとなり病気が安定するが、この時に媽媽が騒ぎを起こさず、静かに退くように排送の儀式を繰り広げる。これは病人一人だけではなく、村全体のために行われるものである。

る。

これと関連して、牛痘法の最終的な定着が日本の憲兵と警察が動員された武断的な力に基づいて成し遂げられたという点は、非常に示唆的である。未接種者を刑事犯のように逮捕し、さらには銃剣をかざして脅すという状況が繰り広げられることもあった。説得と啓蒙が一つの手段となりえたが、朝鮮を植民地化していった日本は伝染病管理と牛痘法実施を権力行使の手段として活用した。疫病の予防と健康の向上という目的の裏面には、植民地の人々に対する半暴力的な統治行為が濃く色づいていた。このような武断的行為に対し朝鮮の民衆は強い反感を抱き、それは彼らが道具として活用した牛痘法のような近代的文物それ自体にもそのまま繋がるものであった。

守旧論者の論理のなかで最後に注視すべきは、巫俗《ムソク》〔朝鮮シャーマニズム〕的世界観に関する問題である。単に現象だけを見るならば、お祓いをして助かった者は全体の七〇~八〇%にもなった。痘瘡患者の致命率が二〇~三〇%だったので、この数字は身近で数多く行われるお祓いによって痘瘡が治る人たちが数多く存在していたことを意味する。それは、死んでいく人よりも何倍も多い蘇生率であった。今日の視角からみれば、自然に治るものが治ったと判断されるこのような蘇生と死亡比率の意味を充分に知らなければ、あれほど長い間強く執着してきた痘神と巫堂《ムダン》〔シャーマン〕の存在を正しく理解することはできない。巫堂は自分のお祓いで媽媽を追い払ったと信じたし、人々もそのように受け止めた。仮に問題が生じたとしても、それは信心不足や必然的な運命などと、いくらでも説明することができた。

全体的に見た時、巫俗的な説明は成功と失敗をすべて満足させる、長い伝統を持った一般的な説明方式であった。開港以後、政治・経済・文化的状況が急激に変わっていったが、そのような説明方式には依然として有効な側面があった。多くの人々の目には、それに代わる信頼できる透徹した総合的な世界観が作られなかったからである。

技術から見た牛痘法と人痘法の優劣の程度

種痘法という用語は、「痘」を「植える（種）」方法をいう。「痘」とは、痘瘡を患った個体から得た瘡蓋（かさぶた）や膿を意味する。一八世紀初頭以降、患者から得た「痘」を利用する方法である人痘法が朝鮮にまず輸入された。この時、種痘法は人痘法を意味した。しかし、開港以降、患った牛から得た「痘」を活用する方法が本格的に輸入されて、二つの技術的差異を際立たせるために牛痘法という言葉が使用された。一八九四年まで、牛痘医師は牛痘施術者、種痘医師は人痘施術者を自称した。しかし、一八九四年の甲午改革以降、日本と同じように種痘法が牛痘法の公式用語として規定された。

事実、医学的原理だけを見るならば、人痘法と牛痘法はまったく差異がない。両方とも患った個体から微量の瘡蓋や膿を取り、健康な個体に施術する方式である。だけれども、朝鮮では人痘法の著作である丁若鏞の『種痘要旨』（一八〇〇年）、李鐘仁《リ・ジョンイン》[5]の『時種通編』（一八一七年）と牛痘法の著作である丁若鏞の『新増種痘技法常実』（一八二八年）と池錫永の『牛痘新説』（一八八五年）を比較すれば、接種液（あるいは瘡蓋）の採取方式、施術対象者の選定と事後管理、接種方式、接種液（あるいは瘡蓋）の保管、接種関連器具など細部では少なからず差異が見つかる。

人痘法では採取方式とは接種に用いる痘を選ぶことだけをいう。これに従えば、「もっとも良い瘡蓋は形が尖って丸く、色は赤みかがり、なめらかで、膿がたまり、取れた瘡蓋は蒼蠟の光沢を出し、大きく硬いもの」となる。これに比べて牛痘法はまず時期と場所を選ばず、接種液を大量生産することができた。すなわち、「子牛に接種するときにオスメスを区別せず、時を問題とせず、どこで生まれたのかにこだわらず、生まれてから三・四ヶ月か五・六ヶ月が経って成長した健康な牛を選び、縄で四肢と胸をきつく縛り動かないようにする。次に、仰向けして鋭い刃で下腹の毛をそり、布できれいに拭いて、新鮮な痘漿を接種する。接種する方法は人の場合と大きな差がない。その粒の数は三〇個から五〇〜六〇個にもなる」という。多量の接種液確保とともに牛痘法では、また、最初の接種液を採取した人と、再びそれを接種する牛、牛と牛、牛と接種対象者である人の間の仲介を通じて効果が大きく、副作用が小さい接種液を生産することができる。

接種対象者の選定過程をみれば、人痘法はかなり面倒である。施術対象者は必ず一歳以上の健康な子供でなければならなかった。重い病気にかかってあまり経っていない子供、体が虚弱な子供、急な病気の子供は除外された。このように施術対象者の体調に細心の神経を使う理由は、たとえ少量だとしても人から取った痘の毒が強いからである。このような事実は種痘施術に大きな限界があることを意味するもので、誤った場合は痘瘡を予防す

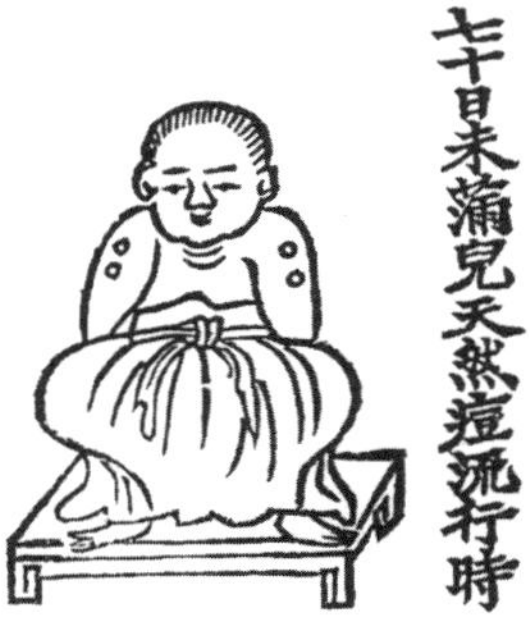

①70日未満の子供でも天然痘が流行するときには接種する。

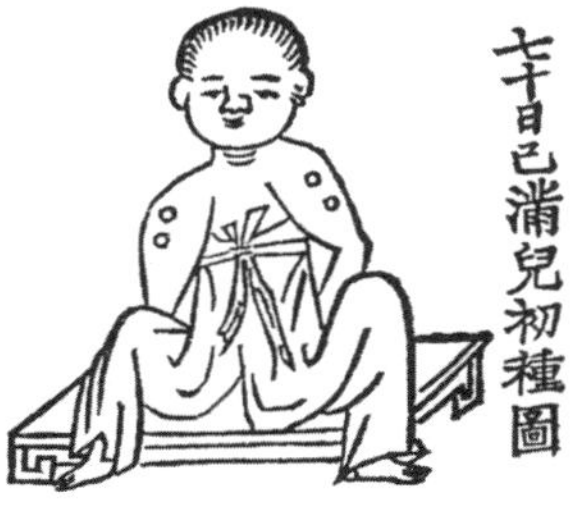

②70日になれば、すべての子供に1次接種を行う。

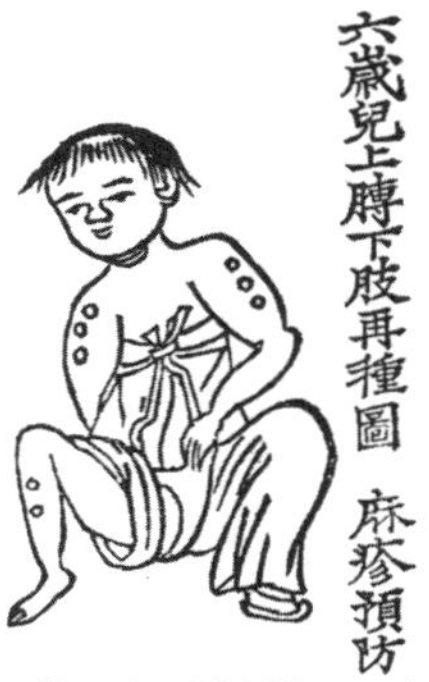

③6歳の時に肩と腿に2次接種、痲疹も予防する。

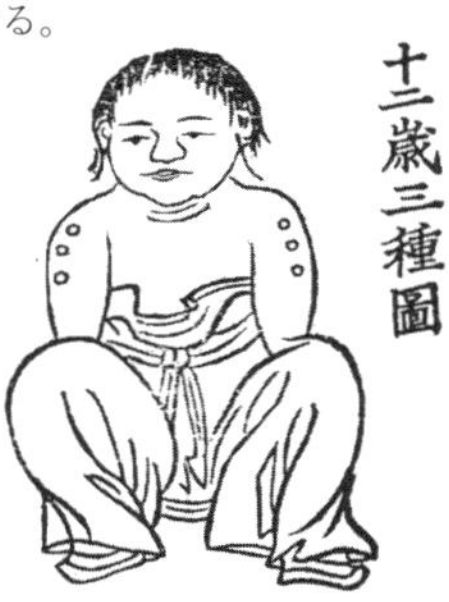

④12歳の時に3次接種。

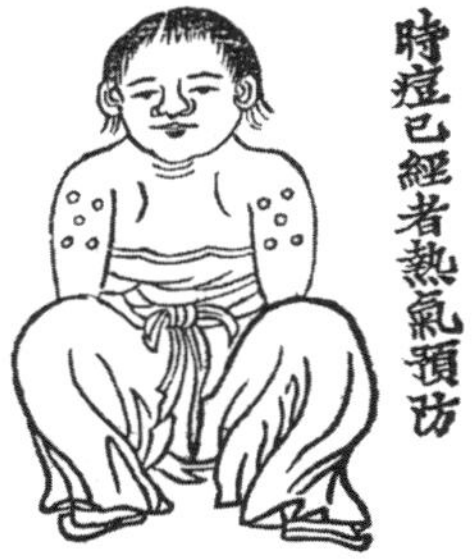

⑤すでに、痘瘡にかかったものも接種し、熱気を予防する。

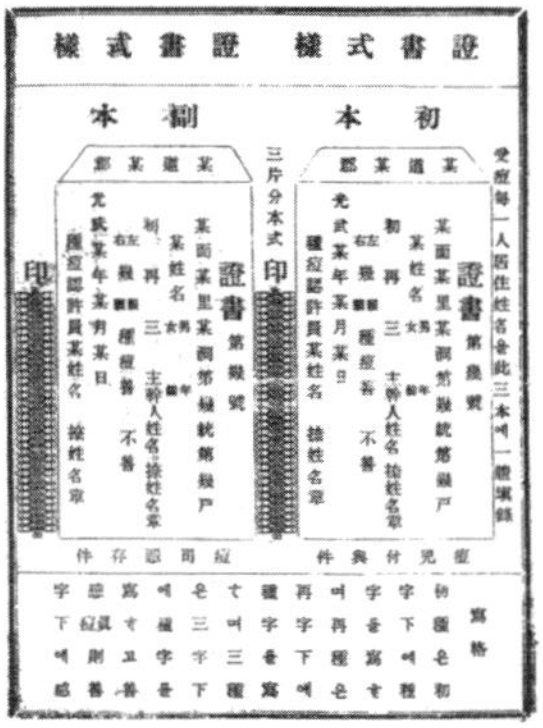

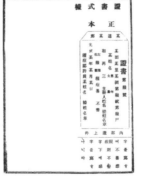

種痘接種証書 ── 痘兒付與件（1902） 種痘接種を終えれば、接種者は種痘認許院から証明書を受け取る。1次接種は初種、2次接種は再種、3次接種は3種という項目に「種」という字で表示する。接種状態がよければ「善」に、よくない場合は「不善」と表示する。

るどころか、かえって大変な結果を招くことにもなる。したがって『時種通編』では、これを「種痘自体ではなく、種痘施術者の知識不足によって」生じる問題とみた。一方、『牛痘新説』では生後七〇～一〇〇日程度が接種するのにもっとも良いとし、特別に子供の体調に神経を使っていない。これは牛痘の毒性が人痘よりも弱いことに起因する。牛痘法は施術時期を大きく前倒しして嬰児の痘瘡感染の危険を下げ、嬰児の体調に大きく左右されない点で対象者をより拡大できる長所があった。

人痘と牛痘の毒性の差異は事後管理でも違いを見せる。人痘法の書籍では施術後に現われる各種後遺症を治療するための処方が多数掲載されているのに対し、牛痘法の書籍ではそのような処方がかなり簡略化されたり、あるいは言及されなかった。

接種方式の差異も目立つ。丁若鏞の『種痘要旨』によれば、人痘接種方式では痘粒の膿を利用する方法、痘瘡を患った子供の服を着させる方法、痘瘡蓋を乾かし鼻の中に吹き入れる旱苗法、痘瘡蓋を湿らせ鼻のなかに接種する水苗法など四種が紹介されている。このなかでも、膿を利用する方法はあまりにも危険で、服を利用する方法は効果が疑問であることからあまり使われなかった。旱苗法は水苗法と効果は同じであるが、危険性が少し高く急いで効果を得ようとする時にだけ利用された。水苗法は安全性と効果面でもっとも良い方法として一般的に通用した。水苗法は綿を細くして乾かした後、湿らせた痘瘡蓋を鼻の粘膜に付ける方法である。

牛痘接種は外科用メスを使用し肘に若干の傷をつけ接種した。鼻の粘膜に吹き入れたり、付けたりする方法は、気道を通じた発病の危険がかなり高かった。肘の部位に傷をつけることは、そのような危険性がない安全な方法であった。皮膚に傷をつけ接種する方法は、元々西洋で人痘施術者が発展させた技法であるが、朝鮮では中国で用いられた方式である鼻のなかに吹き入れたり付ける方法をそのまま用いた。

接種液（瘡蓋）の保管面でも違いがあった。人痘法の場合、特別な保管方法がなかったので痘瘡蓋を乾かして保管する方式に留まった。しかし、腐らないように保管することは容易ではなく、とくに夏場ではより問題とな

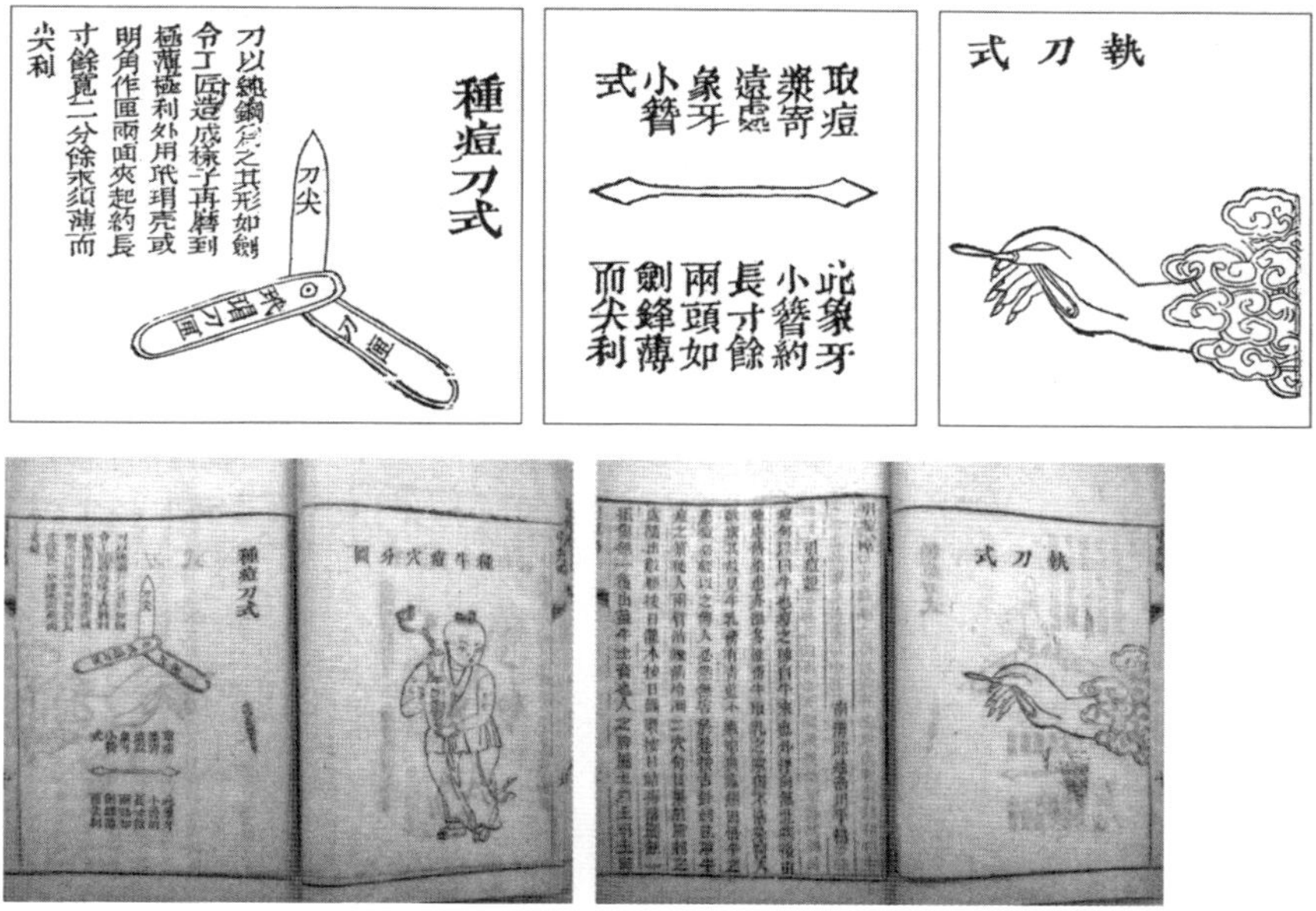

種痘刀と種痘鍼の使用法（ソウル大奎章閣所蔵）　玳瑁（ウミガメの一種）で造った容器に入れた刀を用いて肩に傷をつけ、種痘鍼で牛痘液あるいは牛痘かさぶたを塗り縫う。（出典：邱熺『人痘新書』1874）

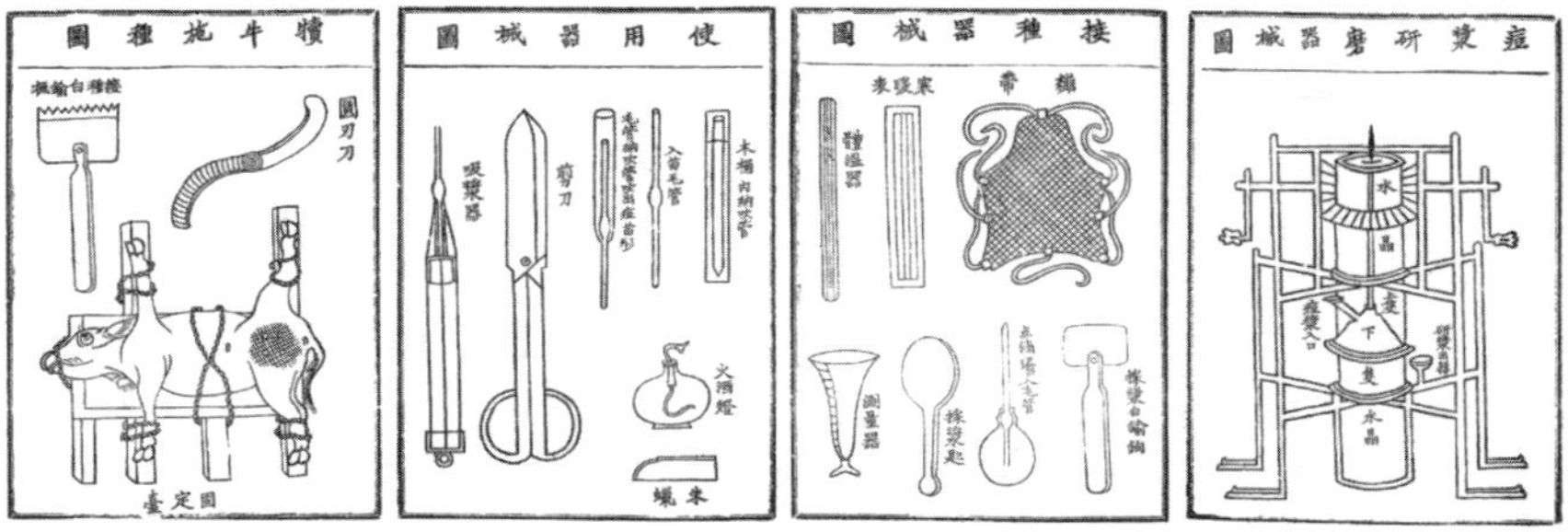

牛痘接種液の採取と管理のための道具（出典：古城梅渓『済嬰新論』、内部衛生局、1902）　左から、①円刃刀、接種白鑰梳、固定台　②筒内納吹管、入苗毛管、毛管納吹管吹出痘苗形、火酒燈、朱蠟、剪刀、吸漿器　③包帯、寒暖表、体温計、採漿白鑰鉤、点滴壜入毛管、採漿匙、測量器　④痘瘡研磨器械図

った。けれども牛痘法の場合、腐敗防止の効果を高めるためにガラスのケースや椻油（オリセリン）、磁器製の瓶、竹筒などを利用した。このなかでも、糖度が高い椻油は腐敗を防ぐうえで優れており、夏場でも一か月程度は保管できた。

器具の側面では人痘法と牛痘法の違いは大きかった。『時種通編』を見れば、人痘法の場合、瘡蓋を鼻のなかに入れる時の綿、瘡瘡蓋を砕くすり鉢、保管する小さな紙片がすべてであった。それらは普通の生活器具とはっきりと区別されないものであった。一方、牛痘法で使用される各種器具は今日の実験室で見ることができるものであった。ガラス製の毛細管、目盛りが入ったビーカー、メス、温度計、管を密封する時の接着剤などである。

牛痘法が人痘法に比べ、より安全でより精密で、大量接種が可能な方法であることは明らかである。しかし、二つの方法に技術上の優劣が厳然と存在するとしても、人痘法を実際以上に貶め、牛痘法を実際以上に讃えることは正しくない。歴史的に見た時、人痘法が牛痘法とともに痘瘡の予防に非常に大きく寄与したのは事実であり、これは朝鮮の場合も同様であった。西洋では、優れた施術者が人痘法を行った場合三〜四％しか失敗せず、より優れた施術者の場合は一％未満の失敗率と報告されている。これと同様の話を朝鮮の李鐘仁が著した『時種通編』でも見ることができる。朝鮮人痘法の最高功労者である彼は、「一〇回であれば一〇回、一〇〇回であれば一〇〇回、一回の失敗もなかった」と書いている。

李鐘仁の『時種通編』はかなり広く読まれ、さらに人痘法が民間に広く拡散した。一九世紀中頃、李圭景は『五洲衍文長箋散稿藁』の「種痘弁証説」で当時の状況を次のように記している。

抱川に住む李鐘仁（医官で官職が知懸にもなった）が始めて以後、再び嶺南に伝わり近世に種痘を行わない者はなく、李鐘仁が著した『時種通編』にその方法が記されている。

『五洲衍文長箋散藁』が、憲宗（一八三五〜一八四九年）時代に書かれた著作であり、『時種通編』が書かれた一八一七年以後、わずか二〇〜三〇年の間に人痘法が民間に広く浸透したことを知ることができる。「近世に種痘を行わない者はいない」という李圭景の言葉は少々誇張されているかもしれないが、これよりも四〇年ほど後の一八八〇年代には人痘法がかなり民間に広がっていた。一八八六年、アレン〔三一頁註（4）参照〕はソウル居住者のなかで一〇〇人中およそ六〇〜七〇人がこの種痘法を受けたと記録している。これも誇張されているように見えるが、人痘法が民間に広く浸透していたことを窺い知ることができる記録である。

一九世紀の人痘法の拡散は、牛痘法の歴史的意義を評価する時、非常に重要な変数として作用する。これは牛痘法が何もない状態から急に「光」として登場したのではないということを意味するからである。人痘法は小規模ではなく、民間に広く拡がっていたのである。よしんば安全性と効率性が牛痘法よりも劣る側面があったとしても、それでもそれがない状況を仮定するならば、人痘法の存在は「暗闇のなかの光」と同じであったと評価できるだろう。具体的な統計がないため、一九世紀朝鮮の人痘法が痘瘡予防にどれほど効果を上げたのかを述べることはできない。しかし、西洋において人痘法が痘瘡に因る死亡率低下に大きな影響を与えたのと同程度に、朝鮮社会の集団的免疫力の水準を引き上げたことは間違いない。

けれども朝鮮の人痘法は、牛痘法ほど後代の脚光を浴びることはなかった。それは人痘法が牛痘法‐池錫永‐日本の助け‐西洋科学‐文明化へと連結されるような巨大なネットワークを構成できなかったからである。また、それ自体で評価されることよりも牛痘法を浮上させるための対照物として、その存在が規定されたからである。

漢医学が必要とした人痘法、漢医学が必要としなかった牛痘法

今日、多くの人たちは種痘法を西洋的なものであり、漢医学と何の関係もなく、甚だしくは対照的なものと考える。しかし、一九世紀朝鮮の医学界を仔細に眺めてみれば、まったくそうではない。種痘法が西洋科学を代表するものとして漢医学を退け新しい「開明」をもたらしたかのように刻印されたことは、後代に行われた操作の結果である。新しい文物の導入に注目した人たちは、種痘法と漢医学の間隙を広げることにより熱中したが、二つが互いに結合している姿については関心を払わなかった。

一次的には種痘法（人痘法）は漢医学の範疇から発達してきたので、種痘法と漢医学は互いに密接に関連する。微細な量の痘瘡蓋や膿が痘瘡の予防に卓越した効果を発揮するという事実は、中国からかなり以前より知られてきたことである。李鐘仁の『時種通編』では、宋代の仁宗時代に四川地方のある医師が種痘を施行したことを最初の公的な施術として記録している。朝鮮に輸入された種痘法（人痘法）は明代の医書である『医種禁鑑』、『蘭臺軌範』、『種痘新書』などの漢医書に含まれた内容である。種痘法以前の漢医学を見れば、痘瘡の原因、予防法、段階別症状の鑑別、症状別の治療、後遺症の治療、患者の禁忌などから構成されていたが、種痘法を含んだ医書はこのような内容を付録とした。

朝鮮の代表的な人痘法の著書である『時種通編』では、時痘と種痘を共に扱った。時痘とは、痘瘡を患うことを意味するが、李鐘仁は詳細に痘瘡を治療する内容を載せた。自身の経験が多数含まれているが、時痘に関する多数の内容は以前の医書の伝統を継承したものであった。種痘に関する内容を見れば、接種方式とともに接種後の患者の状態に多くの処方を提示した。真性の痘をそのまま利用する人痘法は毒性が非常に強く、患者が酷く患うことがあるからである。処方は、熱を下げたり、体力を保ったり、薄れた意識を戻すなど、まさに漢医学において手馴れたものであった。

牛痘法は西洋で発展してきたものを輸入したので、中国の自然発生的な人痘法の場合と性格が多少違っていた。牛の膿を利用するという点、外科用メスを用いるという点、非常に精巧な器具を使用するという点において差異があった。原理的側面では大きな差異がなかったにもかかわらず、このような技法上の差異によって人痘法は伝統的なものであり、牛痘法は西洋のものとみなされた。一九世紀初頭、丁若鏞が「新増種痘法技法詳実」においても、牛痘法を最初に紹介しながら、西学弾圧の口実を与えないために西洋を連想させるすべての部分を削除したことからも知ることができるように、牛痘法は確実に西洋のものと認識された。また、この点は開港以降に、牛痘法支持者たちが西洋の代表的文物を受け入れ実践すると大々的に宣伝したことにも、よく現れている。

牛痘法は明らかに西洋的なものであった。それは大きな威力を持つものであったが、いくつかの側面において医学的限界、あるいは疑問点があった。まず、病気になった者についてはなんの処置も講じることができなかった。牛痘はあくまでも病気を予防する精巧な技術に過ぎなかった。もちろん病気を完全に予防して、敢えて治療手段を用いる必要がないようにする状況を作ることは理論的には可能な想像であった。しかし、現実的には周辺には多くの患者がいた。彼らに対する医療は依然として漢医学が担った。人痘法の場合、治療と接種を組み合わせる試みがあったが、牛痘法ではそれが混ざることはなかった。牛痘施術者は痘瘡の治療には関心を払わず、漢医たちは牛痘法を自身の医学体系に包摂しなかった。二つの医学の境界が比較的はっきりと引かれていたと考えていたからであろう。

そうだとして一九世紀末期に朝鮮で牛痘法と漢医学が出会わなかったというのではない。牛痘施術者たちはこの隙間を既存の知識と経験で埋めようした。西洋から入ってきた牛痘法は、痘瘡の原因は何であるかを述べず、牛痘法の効力が何故生じるのかについて沈黙し、接種後に生じる様々な症状の管理にも大きな関心を払わなかった。池錫永をはじめとする漢医出身の牛痘施術者はこの隙間で、自身の知識と経験を発揮した。

池錫永の『牛痘新説』と李在夏の『済嬰新編』、金仁済の『牛痘新編』では、共通して牛痘接種後に生じうるいくつかの症状についての漢医学の処方を提示した。例えば、『牛痘新説』では「瘡蓋ができた後、肘の上にできた瘡蓋周囲の赤い出来物が痘包とだいたい同じようになった時に、豆心漬あるいは三豆散を」、「ずるずるした場合は金華散を用い、膿がでて治らない場合は生肌散を」処方した。池錫永がおもに外形的特徴に対して薬を処方したのに対し、李在夏は発熱、驚気（ひきつけ）、呼吸困難、下痢など内科的症状について幅広い処方を下し、金仁済は初めから処方を歌（用薬賦）にして本の末尾に付した。

池錫永と李在夏が単純に種痘法の技法と治療について述べたのに対し、金仁済は「なぜ、肘に接種するのか？」、「なぜ、牛だけが効果があるのか？」という興味深い質問を投げた。

牛痘法の紀伝〔諸々の事績〕に問いを投げかけて、答えを出したのである。彼は、なぜ牛だけが効果があるのかという問いには、「鳥、犬、牛、馬、六畜を他国ではみな痘として用いるが、特別に牛から採るのは、牛が土の性質をもち素直であるからである」と答えている。彼は、素直ということを五行の論理から導き出した。「なぜ、肘に接種するのか？」については、五臓六腑の經絡弁証で問題を解いた。すなわち、「肘が陽經穴に属し、臓腑の熱を司るので、ここに接種すれば陽經穴脈を伝わり臓腑に入っていく」とした。

なぜ、痘瘡が生じるかについては右の三人は言及しなかった。最初に牛痘を導入した丁若鏞は母の胎内で不潔なものと接触して痘瘡が生じるという伝統的な胎毒説を認めた。彼は「胎毒が体のなかに隠されていたものが、時気に接触して（時期が来て）生じたもの」と述べている。牛痘論者たちはこれを受け入れなかった。一九世紀後半、朝鮮の種痘法では痘瘡がなぜ生じるのかについて、まったく言及しなかったからである。痘瘡がウィルスによる疾病と分かり、それの自然史が明らかになるのは二〇世紀初頭のことである。(6)

朝鮮で種痘法と漢医学の関係を完全に清算した文献は、大韓帝国学部で種痘医師養成所の教材として編纂された『牛痘新書』（一八九八年）である。この本は、以前の本とは異なり西洋医師出身である日本人古城梅渓が著した。一八九九年に医学校が建てられ本格的な西洋医学専攻者が出現して様相が変わった。彼らは、種痘法と漢医学を結合させなかった。牛痘接種の技術はより精巧になったが、依然として牛痘法がなぜ効力があるのか、痘瘡がなぜ発生しないのかについて説明できず、痘瘡後の雑症状を治療する効果的な手段ももたなかった。それでも、二〇世紀にはその部分についてくどくどと説明する必要がなく（おそらく、日毎発展する科学がそのような問いに答えてくれる）、敢えて漢医学という手段を用いて雑症状を治療しなければならない必要も感じなくなった。

時代をよく読む漢医師たちが主導した牛痘法の時代は去り、新しく育った西洋医師たちが牛痘法を掌握することになった。西洋医学と漢医学の距離は一〇年前よりももっと拡がり、すでに西洋医学のために漢医学を否定する時代に突入した。さらに、漢医学の無力と種痘法の威容をという談論が作られはじめた。しかし、それは一九世紀のことではなく、二〇世紀以後のことであった。

啓蒙された近代か、近代の洗脳か

一九世紀に牛痘法が深く根を下ろし痘瘡の予防に大きく寄与したことは事実であり、その過程で「先覚者」池錫永が重要な役割を果たしたことも事実である。そうであるが、その事実は劇的なストーリーで粉飾された。そのストーリーは、自然／人間、悪習／理性、科学／古い医術、先端科学／旧式技術、科学技術的側面／社会的側面、先駆者／追従者、朝鮮／日本などを素材としながら、二つの対立の間隙を実際の歴史的事実よりも大げさに拡げるように展開された。すなわち夥しい自然の災難に勝った牛痘法、無知と蒙昧の巫俗を打ち破った牛痘法、粗末な医術（漢医学）ではない真正な効力を発揮する牛痘法、人痘法よりもずっと安全で効果的な牛痘法、国家の行政力と武断的警察力に対する無視と先覚者の強調、同僚と助力者に対する無関心と偉人に当てられる華麗な脚光、滅びるしかなかった朝鮮の運命とその救援者である文明国日本の登場を主要な内容としている。

じっくりと見てみれば朝鮮末期の痘瘡と種痘法の状況は、そのようなストーリーのように単純ではなく、またそれほど劇的でもない。筆者は、これまで活用されなかった史料を提示しながら、極端に感じられた事項の境界線を薄める議論を行った。痘瘡に対する朝鮮人の巫俗的慣習と牛痘法に対する反対をただ無知で蒙昧なことと扱うことはできないと主張した。漢医学が種痘法が手を出せない領域を扱う反面、西洋に由来する牛痘法を補完する様相を帯びていた点を示し、人痘法も牛痘法に劣らず効果をもった方法であったし、歴史上大きな足跡を残したことを述べた。牛痘法の定着が単に幾人かの施術者の努力によって自動的に成し遂げられたものではなく、国家の強い関心、甚だしくは武断的な警察力によって成功したことを論じ、牛痘法の導入は日本の活動よりも朝鮮政府の強い意思によるものであることを明らかにした。

間違いなく牛痘法には巫俗と漢医学、人痘法がもつことができなかった実験と計量という近代的な精神がある。その精神が牛痘法に対抗したり、競争する他のものをはねのける原動力となったことも事実である。しかし、一九世紀朝鮮における牛痘法の勝利に関する「戦史」の著述には、その以上のものが込められている。感動と興奮、誇張と縮小、隠蔽と歪曲がそれである。すべて、近代的精神と正面から背馳するものである。しかし、その戦史は大成功を収めた。「定説」が作られ、それは教科書と各種媒体を通じて流布された。批判的理解よりも線を引いて暗記するようなことが盛行し、それ自体が一つの「真実」となった。

近代的精神を通じてわれわれが啓蒙され成熟したのか？　でなければ作られた「真実」を通じてわれわれが「近代」を学習したのか？　牛痘法の勝利を劇化し、ひいてはその事例を科学一般へと拡大し、究極的にはその源泉である誤った権力までをも美化する論理と方式を考えてみれば「近代」とは実に凄い怪物である。その喧騒と反復にはどれほどうんざりさせられることだろう！

〔初出〕「韓国牛痘法の政治学――啓蒙された近代か、〝近代〟の〝啓蒙〟か」『韓国科学史学会誌』第二二巻第二号（二〇〇〇）を改稿した。

訳註

（1）池錫永（チ・ソギョン、一八五八～一九三五）。朝鮮王朝末期の文臣で医学者。朝鮮で最初に牛痘法を施術したとして知られる。池錫永は一八七六年の日本への修信使に随行した医師朴永善から牛痘法とそれについて書かれた書籍を伝授された。その後、釜山の日本人が経営する済生医院で種痘法を再び学んだ。さらに、痘苗製造を学ぶために一八八〇年に日本に渡り、帰国後、様々な曲折を経て、故郷全州で牛痘局を設置し人々に牛痘を実施した。そして、一八八五年には自己の経験と知識を総合して、『牛痘新説』を著述する。これは、朝鮮最初の西洋医学専門書といえるものである。一八九〇年代以降は教育者・ハングル学者として活動し、一九三五年に他界した。

（2）一八八一年に派遣された、魚允中を団長とする六二名からなる日本への視察団。一二班に分かれて三ヶ月間、大砲、ガラス、陶磁器、船舶、養蚕、紡績、印刷などの近代技術と関連した工場と、博物館、新聞社、造幣局、燈台、天文台、学校などの近代的施設を視察した。紳士遊覧団の各班の責任者は当時の両班高位級官吏で、その随行員も両班・中人〔一九八頁註（5）参照〕層の若い者が選ばれた。彼らの多くは後に開化運動で主導的役割を果たした。

（3）一八九四年の金弘集を首班とする政権による内閣制樹立、科挙の廃止、租税の金納化、通貨の改革、身分差別の撤廃などの改革。同時に、科学技術部門の近代化のための処置として一連の機構を設けた。国のすべての建設物と施設の修理・補修を担当する「工務衙門」を置き、工業に関する事務、技術者登録、技師養成と技術研究を行う「総務局」を設置した。また、通信整備を担当する「電信局」、道路と鉄道建設を担当する「鉄道局」、そして各種鉱物探査・採集のための「鉱産局」を置いた。教育分野でも「学務衙門」が設置され、一八九五～一九〇〇年にかけて技芸学校、京城医学校、商工学校、鑛務学校などの近代的教育施設が設立された。

また、一八九五年に太陽暦使用が公布され、一八九七年には国号を「大韓帝国」と改めている。しばしば「旧韓末」という表現がもちいられるが、それは日本の植民地となる前の一時期、このような国号を用いたからで、それを現在の「大韓民国」と同じ意味で捉えてはならない。

（4）朝鮮王朝末期に日本に派遣された外交使節。以前には通信使としていたが、一八七六年の江華道条約以降に修信使と改称された。

（5）李鐘仁（リ・ジョンイン、生年不詳）。実学者として知られる朴斉家の家に所蔵されていた種痘書を見て、それに基づき種痘法を研究した。そして、二〇年間にわたって試験を行い、天然痘を防ぐことができる処方であることを確認した。その後、種痘法は広がりを見せるが、天然痘それ自体の治療は不振のままであった。そこで、李鐘仁は種痘に対する理論と方法および天然痘の治療法と自身の経験を総合して一八一七年に『時種通編』を著した。

（6）学校政策と教育に関する事務を担当する大韓帝国の行政機関。

一九三〇年代の朝鮮医学、西洋医学と一戦交える——漢医学の近代性・科学性論争

論争の背景と発端

過去一〇〇年間、西洋科学は朝鮮社会を圧倒した。西洋科学とそれに基づく世界観は合理的であり、実験を通じて立証することができ、驚くべき効用を発揮できるというものであった。このような視点からは、朝鮮科学の伝統とは観念的なもの、検証できないもの、迷信あるいは「惑世誣民〔世を欺き惑わせる〕」するものに過ぎない。そうであれば、開港以降、文明と種族の競争に踏み入れた朝鮮の為政者たちが選択すべき道は自明であった。また、朝鮮を植民地とした国ではあるが日本の統治者が掲げたスローガンの内容も自明であった。西洋科学とそれに基づく技術、ひいては科学的世界観の定着に力を入れ、その障害となる要因を除去しようというものであった。医学も例外ではなかった。衛生学、伝染病管理、体力管理などを包括する西洋科学は国家管理術の重要な一分野であった。大韓帝国はもちろんのこと、総督府も積極的に西洋科学と保健医療を採択した。二つの間に違いがあるとするなら、長い伝統をもって民間の主軸医療となっている漢医学を容認するか否か程度のものであった。大韓帝国が「酌古参新」〔古事も現代の知識も相互参照せよ〕の旗幟のもとに昔の医学の伝統を比較的重視したことに対

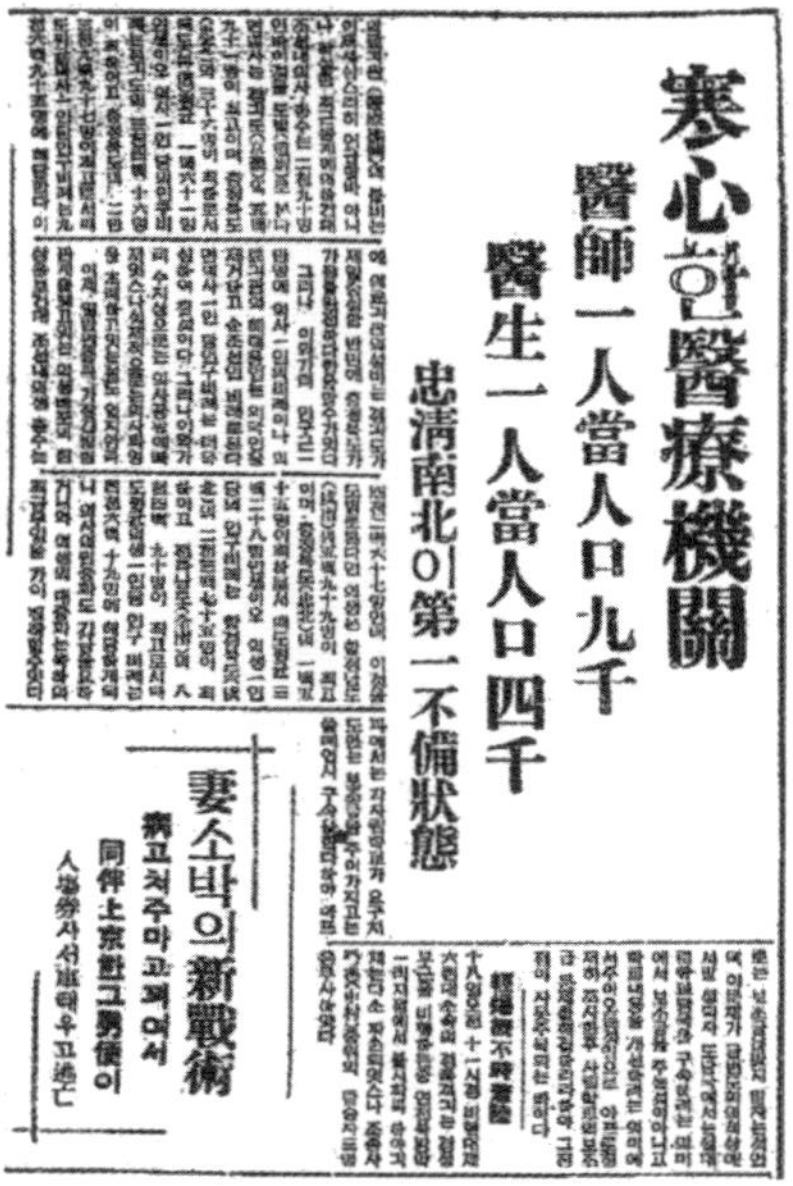

寒心한醫療機關

醫師一人當人口九千

醫生一人當人口四千

忠清南北이第一不備狀態

妻소박의新戰術

病고처주마고꾀여서

同伴上京數그男便이

人蔘券사서逃亡

『朝鮮中央日報』（1935 年 3 月 19 日付紙面）
医療機関の数の少なさを訴える記事。

して、日本帝国主義者はそれを徹底的に無視する政策を取った。日本はすでに一八八〇年代中頃に自国においても同様な政策をとっていたため、それに対して性急に「民族的偏見」を押し出す必要はない。当面の医療の空白を埋めるために、また、すでに既得権を持っていた漢医師たちの生存権のため、日本は当代に限ってのみ一時的に開業を認める政策を用いた。すなわち、教育と新規免許を徹底的に抑制してある程度の年月が経てば淘汰され消え去るようにしたのである。

植民地朝鮮でも一九一三年、「医生規則」の頒布によって、一時的に漢医学認定政策を取った。基本方針は同じように見えるが朝鮮と日本の場合は二つの側面で差異があった。第一に、日本では一時的に漢医学専門家にも西洋医学専攻者のように医師資格を付与し資格を一元化した一方、朝鮮では漢医を医師よりも一等級低い「医生」として規定するという二元的様相を帯びた。第二に、日本では西洋医学教育機関と医療機関が短期間に成長し漢医学に取って代わっていった反面、朝鮮ではその速度がかなり遅かった。植民地朝鮮の経済力が早い代替を支えることができなかった側面もあるが、スローガンとは異なり植民地統治者が急速な代替を積極的に願っていなかったという側面もあったことを看過することはできない。

徐々にではあるが漢医の数は減って洋医は順調に増えた。そうして、一九三〇年代になって漢医と洋医の数がほとんど同じになった。漢医が減少することよりも、より大きな問題は漢医と洋医を合わせた医師の数が人口増

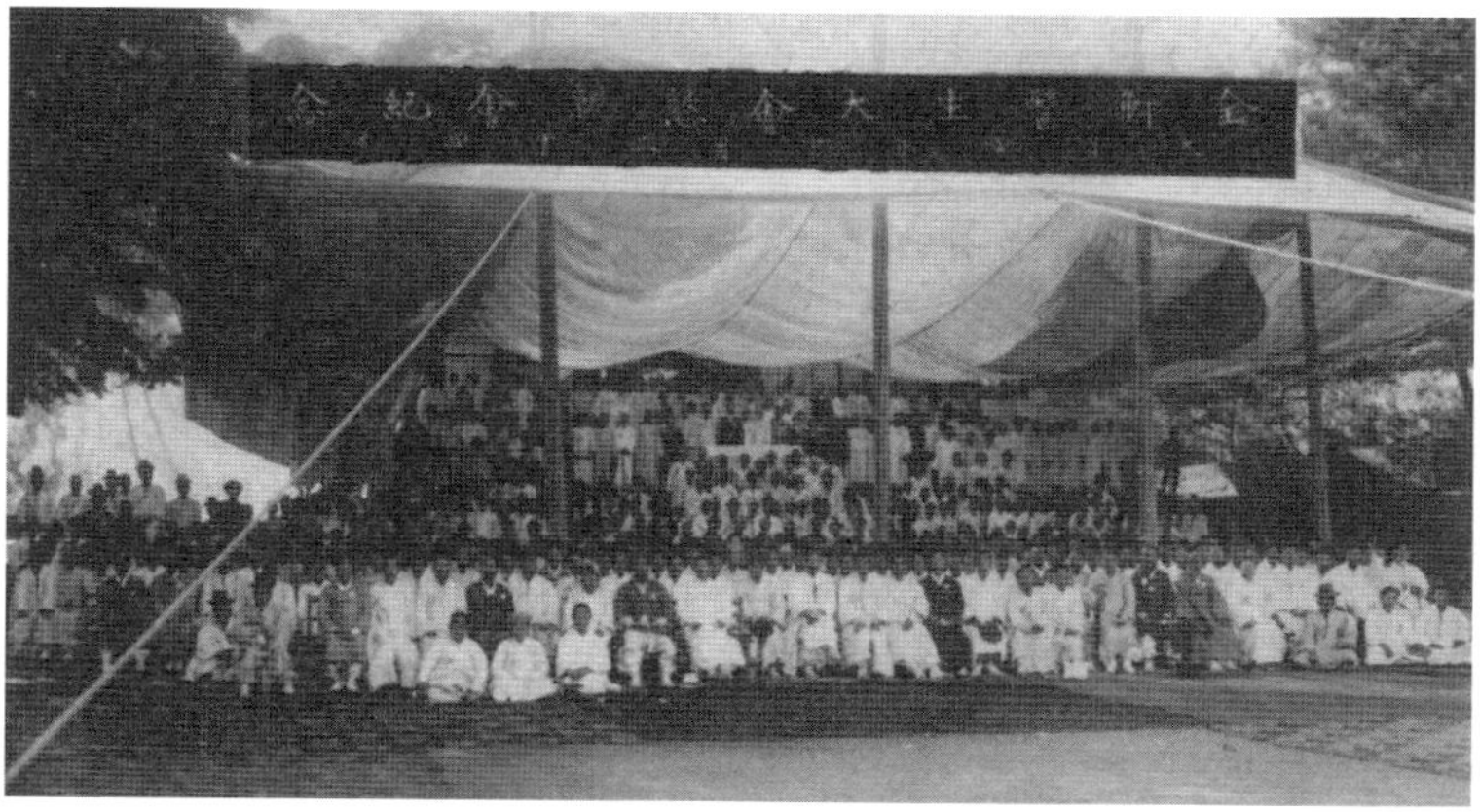

1915年、漢医師全国から集まる　共進会を契機に歴史上はじめて全国各地の漢医数百名が一堂に集まった。会合して団体を作り記念撮影も行った。サントゥで巾をした漢医もいるが、多くは断髪している。

加に追いつかなかったという点である。時代が大きく変わっていったにもかかわらず、人口一万名当り医師数は依然として低水準であった。植民地支配の正当化のために、あれほど強調していた現代医学の洗礼はいうに及ばず、普通医療の利用さえもまったく改善されなかった。朝鮮人の不満が大きくなり統治者は大きく慌てた。

そうこうするなかで、一九三〇年代には戦争の雰囲気が高潮し医療従事者と薬品に対する社会的需要がより増加した。このような状況をどのように解決すべきか？　医師はより不足し薬品もより品薄となるなか、有効な解決策はあるのか？当然に、漢医学に対する政策が根本的に再考された。官において率先して漢薬材栽培を勧奨し、漢薬研究機関を設置するという様相を帯びたのである。一九三〇年代中頃、漢医学復興運動の根本的な背景はここにあった。

他方、一九一三年に「医生規則」が頒布された後の一九二〇年代初頭までは「医生」は単に開業者に過ぎず、総督府が主催する西洋医学と衛生学の講習を受ける被教育者のみであった。同時に、公的な漢医学談論は徹底的に抑圧された。一般学校教育ではもちろん新聞紙上でも扱ってはならないものと規定された。漢医集団内でも漢医学の真の価値を、知識人と大衆に対して説得力を持った論理で述べられる論客はいなかった。

このような様相は一九二〇年代に入って徐々に変わっていった。漢医学を東・西医学という論議の範疇で理解し説明しようとする試みがなされたのである。日本の漢医学復興運動の論理に刺激を受けながら漢医界の現実を打破し、国内の保険医療の現実を改善しようとする一群の運動家たちが登場した。一九二〇年代後半までは彼らの声は個人的談論あるいは漢医界集団内においてのみやっと響いていた状態であったが、一九三〇年代に入ってからは状況は大きく変わった。医療受給に対する社会的憂慮と準戦時状況にはじまる非西欧的価値の擁護という雰囲気のなかで、漢医学復興の論議は狭い枠を越えて社会全体へ広がる準備を整えたのである。

漢医学は単に標準化がなされていないだけで、効果は優れた医学である

『朝鮮日報』に一九三四年二月一六日から張基茂《チャン・ギム》の「漢方医学復興策」という記事が三回にわたって掲載された。張基茂は大韓帝国時期に設置された医学校の第三回卒業生で、西洋医学を主専攻とする医師であった。彼は西洋医術に少なからぬ限界があるという事実を認識するようになって、やがて漢医学の世界へ心酔していった。このような彼の傾向は西洋医学を信奉する大多数の西洋医学専攻者の考えと大きく異なっていた。

張基茂は漢医学の問題は、漢医学体系それ自体にあるのではないと主張した。ただ、良くない部分は「それが難しい概念と言葉からなっており、標準化されていない」という事実にあるとした。したがって、この部分さえ解決するならば、漢医学は優れた医療としてまったく遜色はないというのが、彼の見解であった。であれば、どのようにしてこの問題を解決するのか？　ここに同調する勢力を作り独自の研究所と付属病院を設置して、漢医学標準化作業を行うのが、彼が出した代案であった。

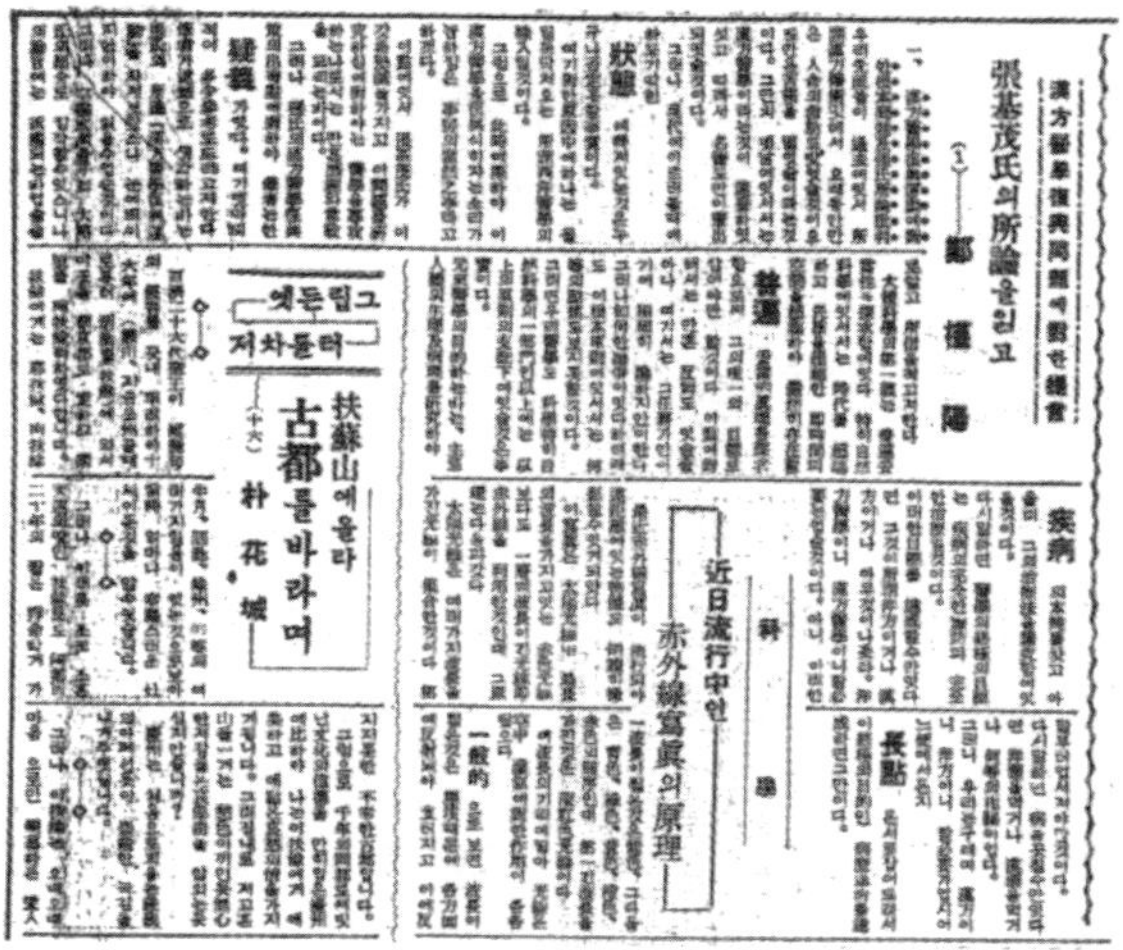

漢方醫學復興問題에對한提言
張基茂氏의所論을읽고
（一）鄭槿陽

近日流行中인
赤外線寫眞의原理

扶蘇山에올라
古都를바라며
（十六）朴花城

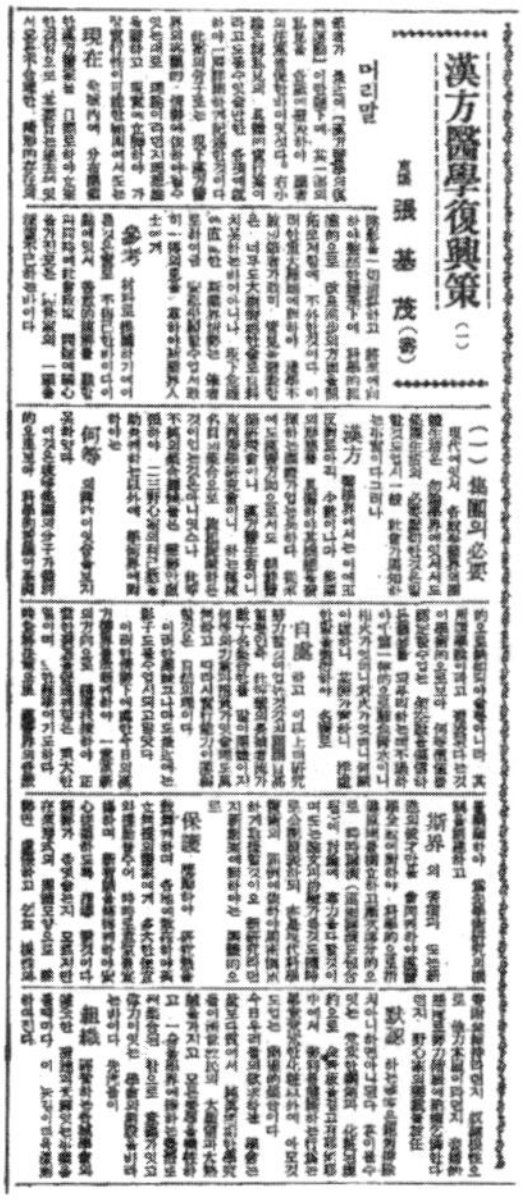

漢方醫學復興策（一）
張基茂（寄）

（右）張基茂「漢方医学復興策（1）」（『朝鮮日報』1934年2月16日付）（上）鄭槿陽「漢方医学復興問題に対する提言」（『朝鮮日報』1934年3月9日付）

医学にはただ一つの真の医学があるだけだ

漢医学自体は誤ったものではなく、単に標準化がなされていないという欠点があるのみの優れた医学とは！　西洋で確立された近代科学だけを普遍的な科学として学び信じてきた人たちには、それは受け入れることができない詭弁に過ぎなかった。張基茂よりも二〇年後学である京城帝国大学医学部出身の鄭槿陽は、すぐに『朝鮮日報』に反論を提起した（一九三四年三月九日以後、五回に渡って連載）。彼は、医学にはただ一種類、すなわち科学的方法というプリズムを通った医学があるだけであると主張した。彼も、漢医学にも役に立つ要素がなくもないが、その有用性はただ分析的・科学的検証を経た後に認定されると主張した。すなわち、漢医学は独自の標準化を通じて認定されるという性格のものではないというのである。このような鄭槿陽の態度は、当時の大多数の西洋医師たちの考えを代弁する見解といえるだろう。しかしながら、漢医学を「詐欺」と扱わなかった点において、彼の漢医観は他の同僚たちよりも友好的なほうであった。

鄭槿陽の反論に対して張基茂は、再び、反論を繰り広げた（同紙、一九三四年四月一九日以後、一一回にわたって連載）。ひとまず彼は、ただ一つの科学的医学だけがあるという鄭謹陽の主張を完全に否定しなかった。しかし、それはどこまでも理想に過ぎないもので現実性があるとは見なかった。そのような遼遠な理想を追い求めるよりも、漢医学発展の努力がより貴重であるとした。そして、「診断を中心とする漢医学の標準化はより至急で切実な課題」という本来の自分の主張を繰り返し明らかにした。

西洋医学は分析医学、漢医学は総合医学？

二人の論争が再度起こるなか、他の論客が中に入った。一人目は、解放後、茶山研究で有名となる「若い」李乙浩《リ・ウルホ》であった（『朝鮮日報』一九三四年三月一五日から一四回にわたって連載）。京城薬学専門学校を卒業したばかりの李乙浩は、もともと薬学専攻ではあったが、漢医学の大家にその深い内容を教授された人物である。彼も、鄭槿陽のように医学が追求する精神は一つでなければならないという点は認めた。しかし、その医学は分析主義的医学ではなく、生命と身体の器官を有機的に見る「総合的な医学」でなければならないとした。漢医学と西洋医学を二元的に把握した点や、漢医学の問題が医学体系それ自体ではなく臨床と制度にあると見た点で、李乙浩は張基茂と同列であった。しかし、総合医学（漢医学）対分析医学（西洋医学）という概念枠を用いて、分析医学が二つの医学の一元化の最終目標地とはならない事実を理論的に説明しようとした点において張基茂よりも一歩進んだところがあった。

事実、張基茂や李乙浩の論理と主張は、日本漢医界で編まれた雑誌『漢方と漢薬』に負うところが大きい。

「総合医学対分析医学」とか、「大衆医学対経験医学」という概念枠をはじめとする漢医学の標準化などの論議が、その誌面でかなり活発に繰り広げられていた。

西洋医学は貴族医学、漢医学は民衆医学?

漢医学復興を叫びながらも張基茂や李乙浩とは異なる性向の人物もいたが、それは趙憲永《チョ・ホンヨン》である。早稲田大学英文学部出身で新幹会東京支部会長、在日朝鮮留学生会代表などを歴任した彼のような人物が漢医学界に身を投じたことは、漢医学界にとって大きな幸運であった。

『朝鮮日報』論争に参加した趙憲永は、漢医と洋医の長所と短所について全方位的な議論を展開した。彼は、西洋医学を局所処置医術、人工治療医術、組織医学、解剖学に基づく静体医学、病所だけを治療する治表医学、防御医術、外科医学、画一主義医術、貴族医学、官用医術と定義する反面、漢医学を総合治療医術、自然治療医術、現象医学、動体医学、治本医術、内科医学、応変主義医術、平民医術、民用医術と定義した。同時に、それぞれの内容について実際臨床事例を挙げて限界と長所を鮮明にした。とくに、彼は漢・洋方医学の社会的性格を本格的に論議した。彼は、漢医学が西洋医術よりもずっと安く容易

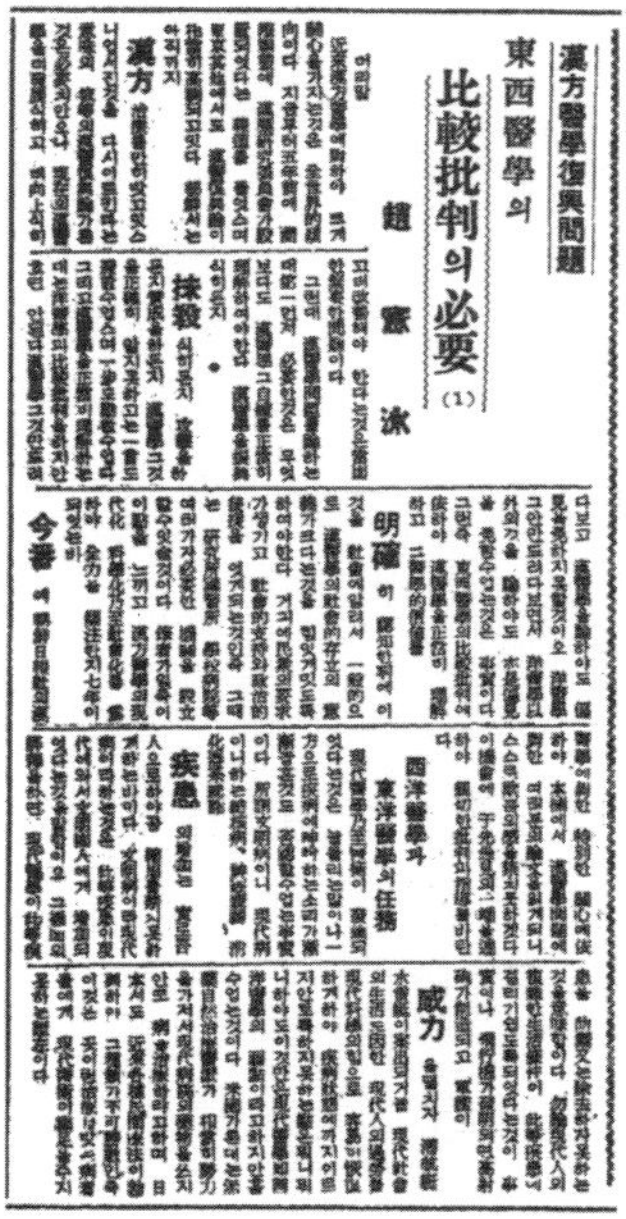
漢方醫學復興問題
東西醫學의 比較批判의 必要 (1)
趙憲泳

趙憲永「漢方医学復興問題」(『朝鮮日報』1934年5月3日付)

に利用できる民衆医学であり、その民衆性は漢医学の自然主義的アプローチによるものだと強く主張した。

一九三四年三月から始まった『朝鮮日報』の漢医‐洋医論争は鄭槿陽と趙憲永の反駁(一九三四年七月一三日以降)、これに対する趙憲永の再反駁(一九三四年一〇月一〇日以降)で大団円の幕を下ろした。二人は、依然として自身の主張だけを繰り返していたが、より豊富な事例が彼らの議論に取り込まれた。

一九三四年、年間を通じて行われた『朝鮮日報』紙上の熱い論争は、西洋医学を擁護する鄭槿陽と、漢医学の価値を擁護する張基茂、李乙浩、趙憲永ら三名の論争として整理することができる。どちらが勝ったのか? 紙面数をみれば漢医学擁護論がずっと多い。そうだとして、彼らの論争で公的地位を認められた科学的医学の聖域が壊されるというのは想像さえできないことであった。卵を岩にぶつけるようなものであった。しかし、朝鮮でもっとも影響力がある日刊紙で繰り広げられた九ヶ月にもわたる漢医‐洋医の論争の社会的反響は決して小さくはなかった。伝統の価値が社会的関心を集めて、この側面で漢医学界は非常に大きな成功を治めた。

漢医間論争——陰陽五行説か、『傷寒論』処方か

一九三四年『朝鮮日報』論争の余波は、漢医擁護論者の間に広がった。以降、『東亜日報』、『新東亜』、『朝鮮医学』などの紙面を通じて「価値ある漢医学とは何か」という論争が展開されたのである。

論争の核心は、『黄帝内経』に基づく陰陽五行論的臓腑理論と治療理論の脈絡を重視するのか、でなければ張仲景の『傷寒論』に基づく外感治療法の伝統(古方の伝統)を重視するのかということにあった。後者は、漢医学の価値ある部分は『傷寒論』的治療伝統にあり、観念的陰陽五行説的身体観は除去されなければならないとする。反面に、前者では後者を「洋医的漢医論」と規定して、真の漢医の価値は陰陽五行説とそれに基づく身体観

と治療術にあると見た。

右の論客のなかで張基茂は古方的伝統を重視し、趙憲永、李乙浩は陰陽五行論的価値を擁護した。しかし、李乙浩は概念的次元において陰陽五行説を主張したのに対し、趙憲永は臨床の細々とした側面でそれが一貫して現れる姿を示そうと努力し、医学の社会性を大きく強調したという点で、二人の間には少なからず見解の相違があった。

エピローグ――漢医学の挑戦と「近代」の再検討

おそらく、一つの新聞で九ヶ月も同じ主題で論争を続けた例は昔も今もほとんどないだろう。漢医‐洋医論争のどのような性格ゆえに、編集者はこの論争を重視し、読者も大きく熱狂したのか？　おそらく、過去三〇年間、朝鮮を貫通した科学と近代性に対する最初の反省と関連した主題であったからである。「科学」、「啓蒙」、「近代」は上から強要されたイデオロギーであったが、それと現実との間には大きな間隙があった。近代化を動力として植民地統治者が掲げた朝鮮人の健康改善が成されなかったことはもちろん、先進的な医療の恵沢の増加も実現しなかった。

西洋医療は植民地朝鮮が負担できないほどに高価であった。その原因は、医師養成過程と医療器具、医薬品がすべて高価であったからであり、また、それが高価なのは根本的に実験に立脚した科学的医学であったからである。さらに、そのように高価な西洋医療でも治せない病気は多かった。反面に徹底した否定の対象であった漢医学では、多くの病気を治し治療代も安かった。このような効果と経済性は西洋医術と肩をならべることができる経済力の源泉であった。どのようにして、これが可能だったのか？　このような問いは臨床的次元から始まるが、根本的には医学理論とそれを背後で支える世界観全般を論じなければ答を得ることはできないものであった。

両者の論争を見守ると、われわれの「近代」が先験的に仮定されたあるものがそのまま貫徹される単純な過程ではないことを推し量ることができる。われらの「近代」は物理的実体を持ったいくつかの価値の衝突、対立、折衷、相互浸透を通じて編まれた成果物であったのである。

〔初出〕「一九三〇年代、漢医学の近代性・科学性論争」歴史批評社編『論争で見る韓国社会一〇〇年』(二〇〇〇年)を改稿した。

医療がどのように民衆に近づいたのか——朝鮮医療史から見た民衆医療

一般庶民の医療生活はどのように変わってきたのか

現在、朝鮮医学史の書籍は学問としての医学、制度としての医療の発達にだけ焦点を合わせている。例えば「三国時代に王室医療機関があり、統一新羅時代に医学という医師養成制度があった」というような叙述方式である。このような方式は医学という学問の発達と国家医療の発達という側面を理解するうえで助けとなっても、それが多数の庶民の生にとってどのような意味があったのかは語ってくれない。例を挙げれば、朝鮮時代に内医院・恵民署など優れた制度があったことはたいがい知っているが、それがどのように可能となったのかについては知らない場合が多い。恵民署が対民医療機関であることを知っているが、それがどれほど多くの人たちに恵沢を与えたかは知らない。

筆者は本章で、わが先祖たちの医療生活はどのようだったのか、それが一般庶民の生とどのような関係を結び発展してきたのかに照明を当てようと思う。それは〈迷信的な〉治療行為、漢医薬、西洋医薬などの歴史的展開を述べることとなるだろう。

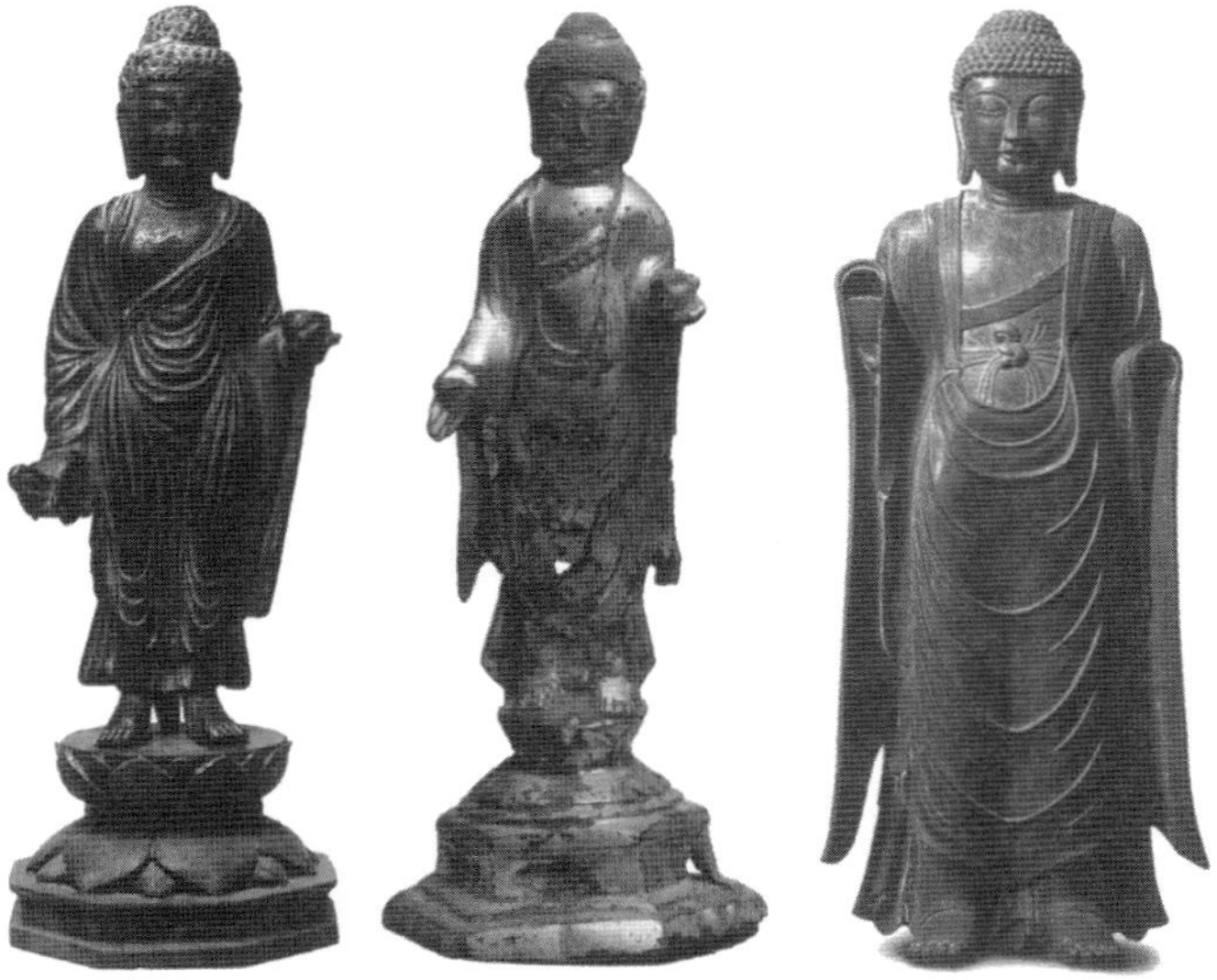

三国時代の薬師如来像（統一新羅時代、国立慶州博物館所蔵）　薬師如来は薬師信仰の対象となる仏で、薬王とも呼ばれ、すべての衆生の疾病を治し、災厄をなくす。左手にはすべての病を治すことができる薬が入った薬盒を持っている。古代から薬師信仰は非常に重要な信仰形態であり、仏教が導入された後、古代社会における治病のもっとも中心的な役割を果たした。『三国遺事』には密本法師が『薬師経』を読経して善徳女王の難治病を治したという記録がある。

宗教的医療の時代

過去、ほとんど大部分の人たちは医師が行う医療の恵沢を受けることができなかった。一六五三年、朝鮮に漂流したオランダのハメル[1]は紀行文で次のように書いた。「朝鮮人たちは病気にかかった時、その国で育つ薬草を服用するが、庶民たちは薬草についてあまり知らず、また医師たちは地位の高い両班に呼ばれていくので、それだけのお金がない人たちは奉事《ポンサ》（盲人）や占い師を訪ねるようになる。」これ以前に高麗時代の医療状況に言及した記録もある。一一七〇年、高麗を訪問した宋の国の徐兢《じょきょう》が一言残した。「高麗の人は病気になった時、薬を飲まず、ただ鬼神を御するだけである。」

五〇〇年の時差を置いて後の外国人の目に映った高麗と朝鮮の医療状況は、同じようでありながらも少なからぬ差異が

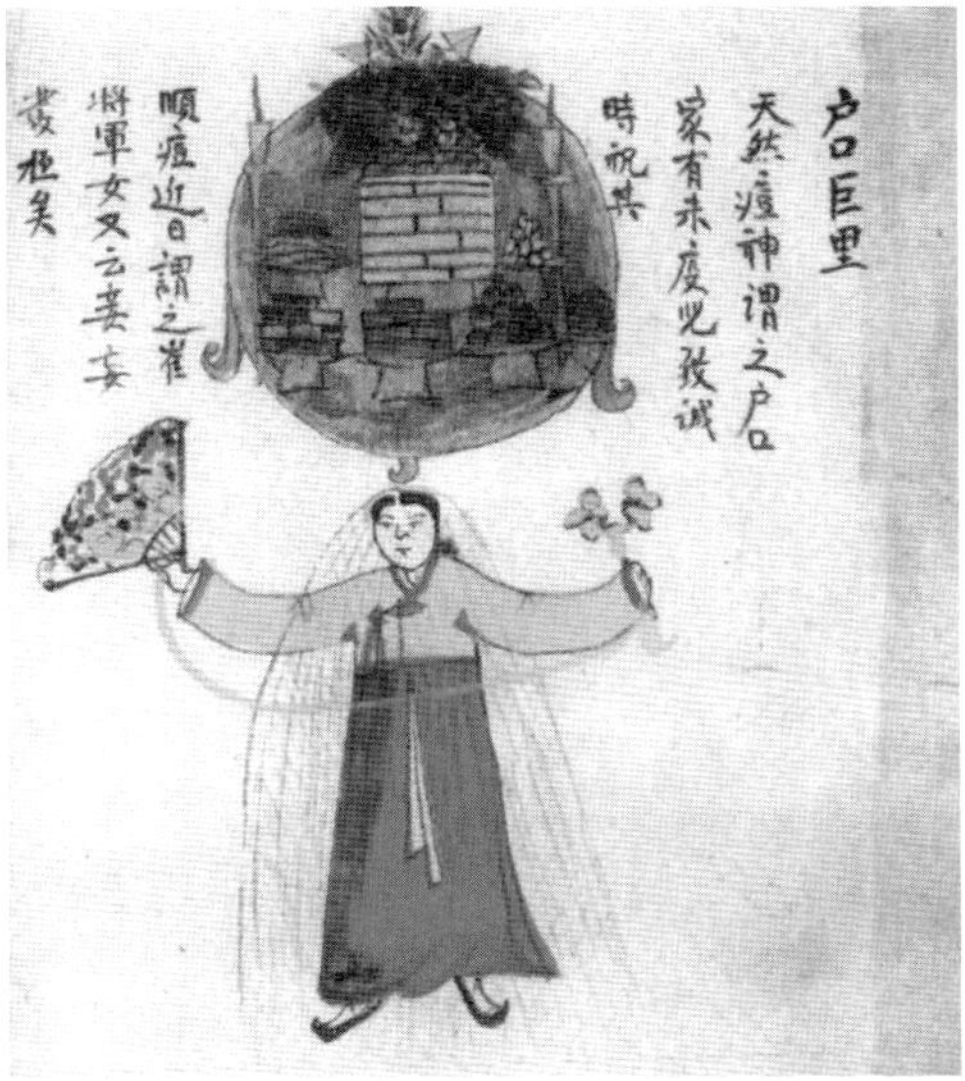

巫堂（シャーマン）の踊り　朝鮮時代、一般民衆においては「病気になったら医師を呼んで薬を用いる」という考えよりも「祈禱しなければならない」という考えが支配的であった。（出典：『巫堂来歴』、奎章閣）

ある。徐兢は誰であれ薬を用いないと述べる反面、ハメルは両班は薬を使うが平民は使わないとした。二人の外国人の記録を額面どおりに認めることはできないとしても、相変わらず多数の民は医療から疎外されていた事実を推し量ることができる。

ハメルが指摘したように支配層ではない場合、医師や薬から距離が遠かった理由は〈無知〉（あるいは宗教的信心）と経済力によるものである。大多数の人たちにとって「病気になった時、医師を呼び薬を用いる」という考えは、「薬を使わず、祈禱する」という考えよりも異常なことであった。さらには病気に薬を用いることがタブーとされた場合もあった。痘瘡（媽媽）の場合がそうである。痘瘡神が支配するこの病気にかかった場合、薬を使えば死ぬものと思われていた。民家ではもちろんのこと、王室でもそうであった。許浚《ホ・ジュン》〔五一頁註（1）参照〕が著した『諺解痘瘡集要』の跋文を見れば「王子が痘瘡にかかったが、どの医師も禁忌によって進み出ることができず、王さえも風俗に屈服し」という言葉が出てくる。

他の疫病の場合も同様であった。国が編纂した伝染病対策冊子に掲載された内容も祈禱的な内容である。一九〇〇年代初頭、コレラが流行すると志のある人たちが『八万大蔵経』に載っている疫病を追い払う仏教典を

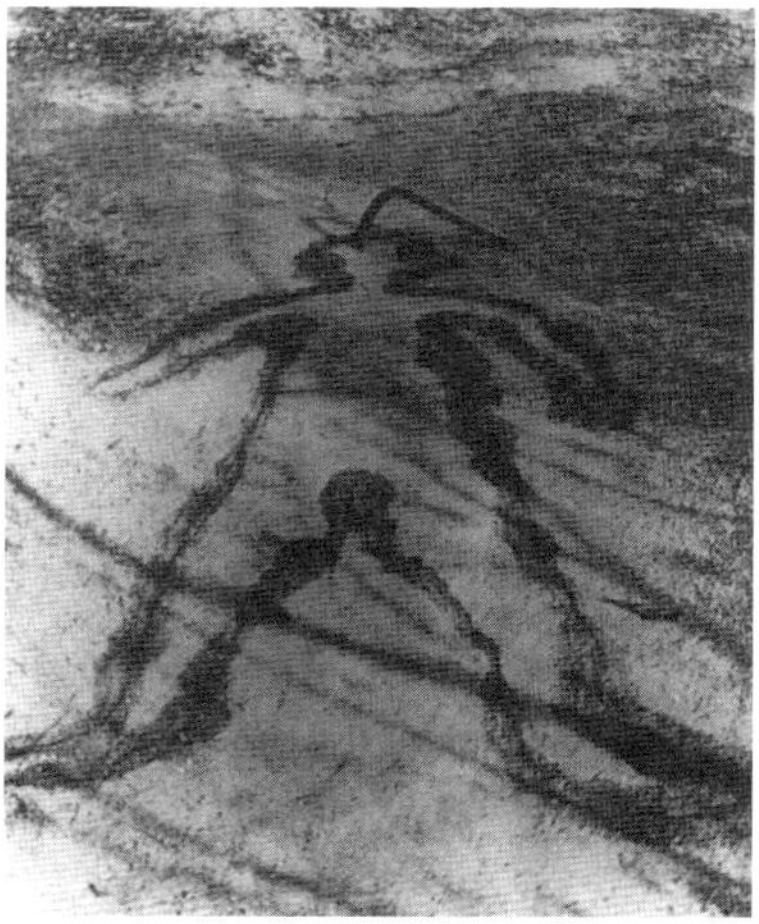

頭痛の民間処方　地面に人を描いた後、頭痛がある部分に鎌をさして、頭痛がなくなることを祈った。

印刷して配布した。朝鮮に入ってきたキリスト教徒もこの点で同じであった。「腹痛が治るようマテオリッチの名前で祈禱する」という祈禱文が崇実大博物館に残っている。伝染病をはじめとする多くの疾病は人間の統制外の災難であり、災難を解消するための祈禱はもっとも自然な解決策であった。このような宗教的治療行為は単純に無知の所産ではなく、自己の完結した世界観に立脚したものであった。宗教的世界観は死があまりにも身近な社会において、成功と失敗をすべて満足させる自足の手段であった。生き残れば幸いと叫び、もし死ねば運命の枠組のなかで悲しみと折り合いをつけることができた。これは西洋に由来する「自然は征服することができる」、という近代的世界観と本質的に異なるものであった。宗教的世界観は統制することができない自然について説明する枠組として作動し、宗教人は社会の周辺部で疾病と死を取りまとめる雑事を担った。

開港以後、宗教的世界観が萎縮してそのような治病行為の領域は狭くなったが、精神病など医学の死角地帯ではこのような治病行為が相変わらず続いていた。

朝鮮医学、貴族医療から庶民医療へ

支配層の場合にもこのような宗教的対応は、主要な解決方式の一つであった。けれども、彼らには医学というさらにもう一つの手段があった。王室や貴族あるいは両班は薬を得ることができ、医師を呼ぶことができる経済力があった。朝鮮医学の存在は三国時代から確認されるが、高麗の恵民局や朝鮮の恵民署のような機関は、対民医療機関として民間でも医薬を利用できるようにする主要な源泉であったが、それは中央に限定されており利用も無料ではなく有料であった。地方官庁でも薬局が設置されていたが、それもやはり地域の支配層のためのものであった。逆説的にこのような機関が存在しないほとんどすべてのところには、医師はもちろん薬を売る機関さえもなかったといえる。救急方〔次節参照〕の編纂、諺解〔ハングル翻訳〕本医書の刊行、薬契〔契とは講の一種で相互扶助組織、一九九頁註（14）参照〕の盛行は、医療状況が少しずつ大衆に近づいていく中間過程といえる。

救急方の編纂

救急方は危急の病気を医師に頼らず治療するうえで助けとなる冊子であった。地方には医師がほとんどいなかったので、官においてこのような冊子の発刊と配布を図った。〈迷信的〉方法の代わりに薬を用いる習慣を育てるという統治効果を狙ったのである。救急方は高麗仁宗時代の『郷薬救急方』にはじまるが、活発に編纂されたのは朝鮮初・中期であった。『救急方』（一四六六）が刊行された後、『救急簡易方諺解』（一四八九）、『救急易解方』（一四九九）、『村家救急方』（一五三八）、『諺解救急方』などが続いた。いくつかの救急方のなかでも許浚が編纂した『諺解救急方』が注目される。社会的にもっとも広く読まれたというのが一つの理由であり、経済的な鍼灸法と単方薬〔一種類の薬〕を重視したことがもう一つの理由である。

朝鮮中期に刊行された『諺解救急方』、『諺解胎産集要』、『諺解痘瘡集要』など諺解本医書は、おもに婦女の医学知識拡張を目指したものであった。今日でもそうであるが、過去においても家庭医療の担当者は女性であり、彼女たちを医学的に教化することが諺解本医書の刊行目的であった。朝鮮政府はもっとも核心的な医療事項である産科、疫病対策、救急事項、小児伝染病である痘瘡対策についてハングル翻訳を付けて民間に普及した。ときおり民間の処方も含まれていたが、それよりもいくつかの医書からよりすぐった内容が多く、これが民間療法へと定着した側面が大きい。すなわち、漢医学が〈民間療法化〉するのに、諺解本医書が大きな役割を担ったのである。しばしば、民間療法が自ずと発生し庶民の医療の主軸をなしたと推測されるが、事実は異なり今日われわれが知っている民間療法の相当数は右のような医学が流れ込んできたものなのである。

薬契の盛行

救急方と諺解本医書の編纂が官の主導でなされたものならば、薬契〔一九九頁註（14）参照〕は民間が主導した。朝鮮中期から病気には薬を用いなければならないという考えが、性理学の深化と合わせて地方両班層を中心に起こった。みずから薬局を整備しようとする動きがあった。彼らは〈契〉を組織して必要な薬と医師を確保し、このような方式で全国的に薬契が胎動した。朝鮮後期にはそれが官の医療を無意味にするほどに成長した。はじめは両班層を対象としていたのが、だんだんと平民にも下りてきた。

契の形態からはじまって、漸次固定的な店舗を置く薬房へと転化したようで、一九世紀末には全国に相当数の薬房があった。ソウルの場合、朝鮮を訪問したアメリカ人軍医ウッズは「朝鮮人たちは中国人と同様に医薬消費地の国であり、薬局が非常に多い。……朝鮮人のなかでの迷信的医療は中国よりかなり少ない」と記した。地方にも各地に薬局の表札〈神農遺業〉を掲げ、営業する薬局があった。一九〇八年頃の統計を見れば、漢医師が二六〇〇名、漢薬種商が三二〇〇余名ほどである。

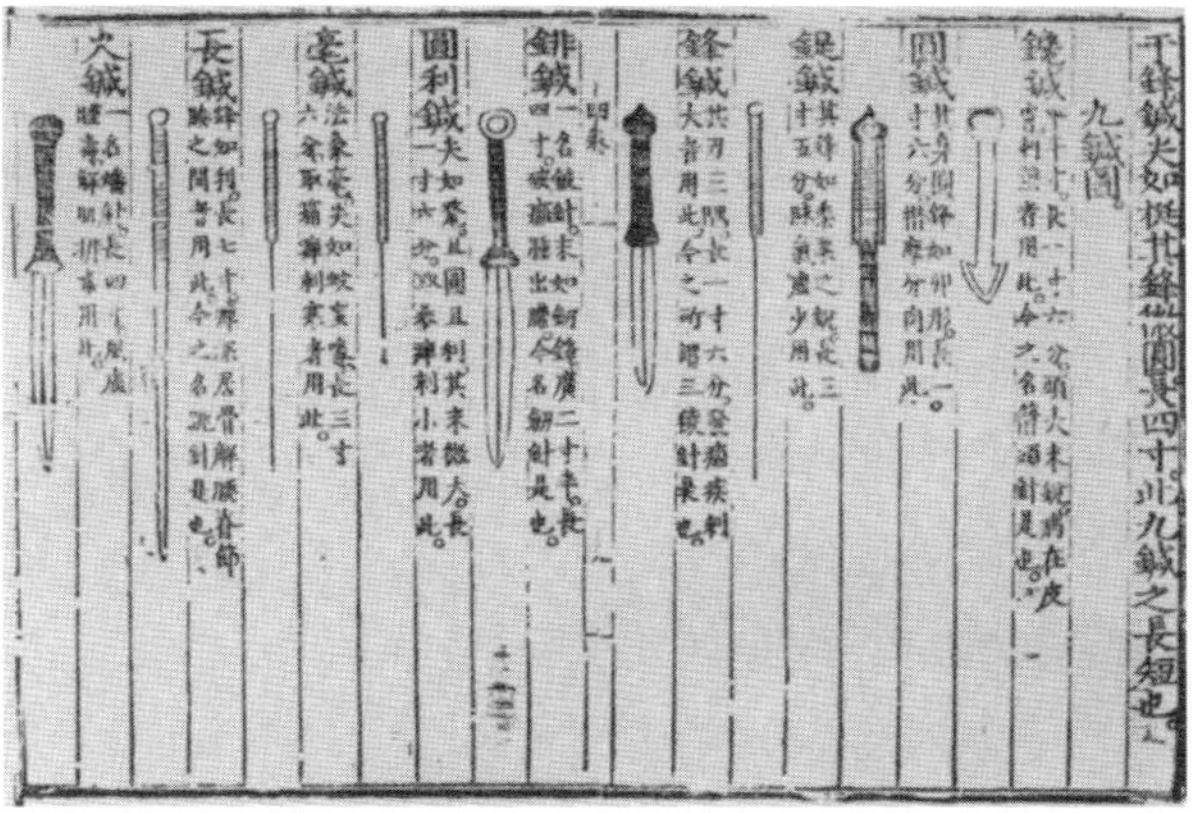

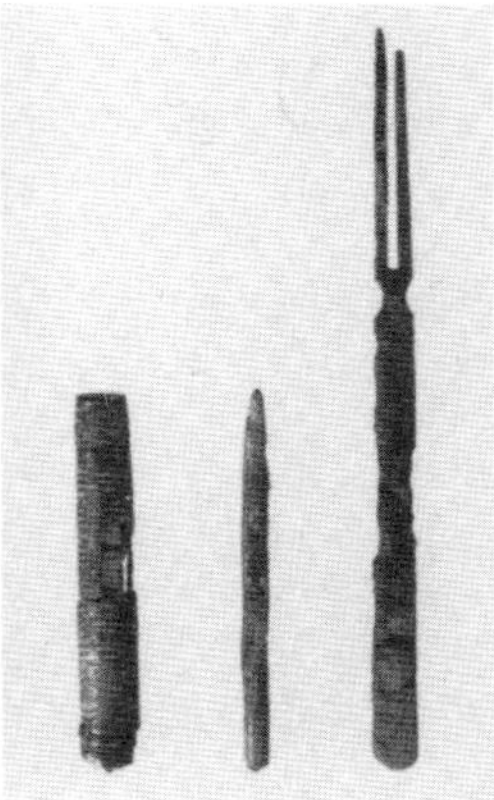

（左）九鍼図　　鍼には用途に応じて、図の右から鑱鍼、円鍼、鍉鍼、鋒鍼、鈹鍼、円利鍼、毫鍼、長鍼、大鍼の九種類がある。　①鑱鍼　長さは１寸６分で、鍼頭が大きく、鍼先が鋭い。おもに陽気を瀉す。　②円鍼　長さは１寸６分で、鍼先が卵形である。おもに分肉〔皮下脂肪と筋肉の境〕にある疾病の治療に用いる。　③鍉鍼　長さは３寸５分できびや粟のように鍼先が丸い。おもに、脈を抑えて気が入らないようにして、その後、気が通じるようにする。　④鋒鍼　長さは１寸６分で、鍼先が鋭い。おもに痼疾の治療に用いる。　⑤鈹鍼　長さは４寸、幅は２寸５分で、鍼先が剣峰のようになっている。おもに、膿んだところを切開するのに用いる。　⑥円利鍼　長さは１寸６分で、太さが牛尾の毛ほどで丸く鋭い。中ほどはやや太く、急に生じた邪気をなくす。　⑦毫鍼　長さは３寸６分で、鍼先が蚊や虻の口先のように鋭い。ゆっくり入れてしばらくそのままにしておく。痺れを治療する。　⑧長鍼　長さは７寸で、鍼先は鋭利である。長く患った痺症〔リウマチ、神経痛等〕を治療する。　⑨大鍼　長さは４寸で、鍼頭が釘のようで、鍼先は少し丸い。臓器の水を抜くときに用いる。**（右）高麗時代の鍼と鍼入れ**（13 ～ 14 世紀、湖岩美術館所蔵）　　金銀製鍼入れ、鍼と鍼の形をした道具で、高麗時代のものは珍しい。

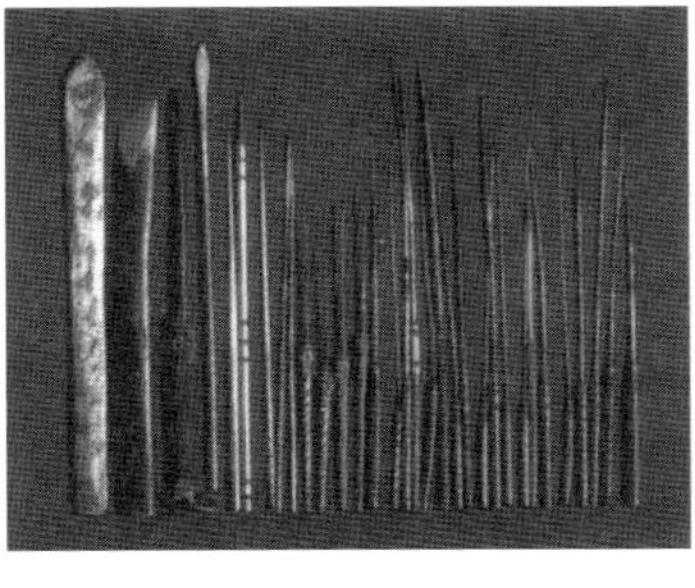

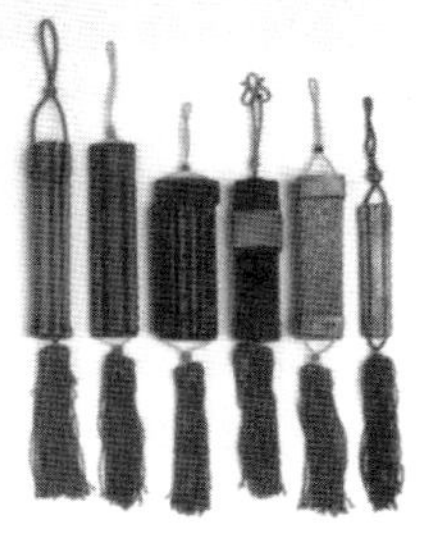

朝鮮時代の鍼（長さ 4.9 ～ 10.1cm）**と鍼入れ**（9.5 ～ 13.4cm）（延世大博物館所蔵）　　各種の鍼を集めた。鍼入れは使用者の趣向に合わせ携帯に便利な形と大きさで作られた。象牙・琥珀・白銅や、木・竹で作るが、蓋は同じ材料であったり、紙・皮などでも作った。

開港以後、西洋医療の登場

一八七六年の開港以後、朝鮮の保健医療は根本的な変化をこうむった。開港とはすなわち朝鮮が、世界列強が主導する国際秩序に編入されたことを意味する。もはや朝鮮は世界資本主義あるいは帝国主義列強に本格的に周知され、国際秩序のなかで生き残るためには近代的改革が不可避となった。帝国主義問題であれ近代化の問題であれ、西欧文物の導入は、当時、朝鮮社会の核心的事項であった。西洋医学と保健医療は西欧文物のなかの重要部門の一つであった。西洋医学は治療術として病気の診断と外科手術において卓越した効果を見せ、公衆保健は予防策として伝染病予防の実質的な対策となり、西洋医学的世界観は近代人の生の土台として作用した。

西洋医学の重要性にもかかわらず、それは完全に定着したとはいえなかった。一八八五年、朝鮮政府は済衆院を設立し民に西洋外科術を公開したが、それは単に朝鮮が西洋式病院を所有しているという象徴的な役割を演じただけで、西洋医療を行うための医学教育はただ一人の医師も養成できず幕を下ろした。一八九九年、学部所属学校を経て三回にわたり三五名の医師を輩出したが、彼らは朝鮮医療の棟梁として成長できず、植民地医療体系の一部に吸収されただけである。

開港以後から日本人は釜山〔一八七七〕、元山〔一八八〇〕、仁川〔一八八三〕など居留地と漢城の日本公使館〔一八八三〕に軍陣病院を建て西洋医術を施術したが、それは一次的に日本人を対象としたものであった。朝鮮高位層の歓心を買うための医療が付随的に行われただけである。西洋人の宣教医療の場合、一八八四年以後にはじまり植民期以前まで全国的に三〇余ヶ所に診療所が立てられたが、それもまた規模が微々たるものであり、朝鮮人階層を一次的な目的としたのではなかった。

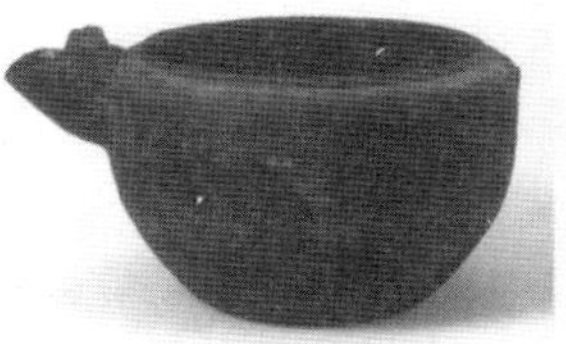
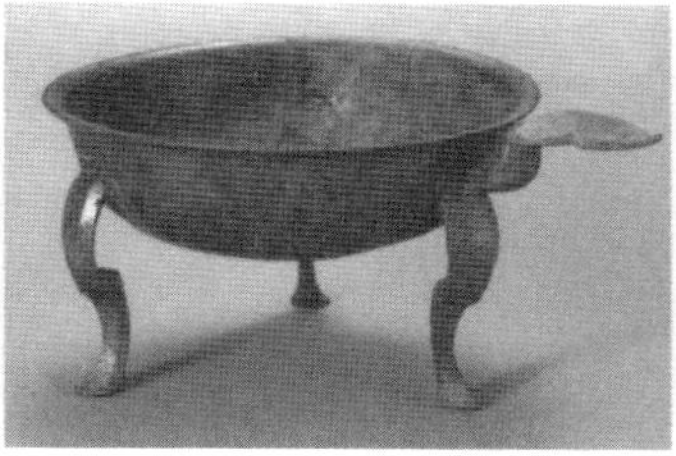
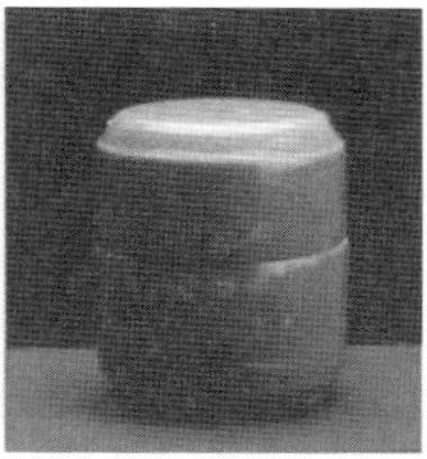

（左）土器の方口（高麗 12 世紀、11.9 × 9.4cm、延世大博物館所蔵）**（中）薬を煎る道具である青銅鐎斗**（扶余扶蘇山出土、統一新羅 10 世紀、国立扶余博物館）**（右）青磁象嵌尚薬局銘盒**（高麗時代）（写真提供：国立文化財研究所）

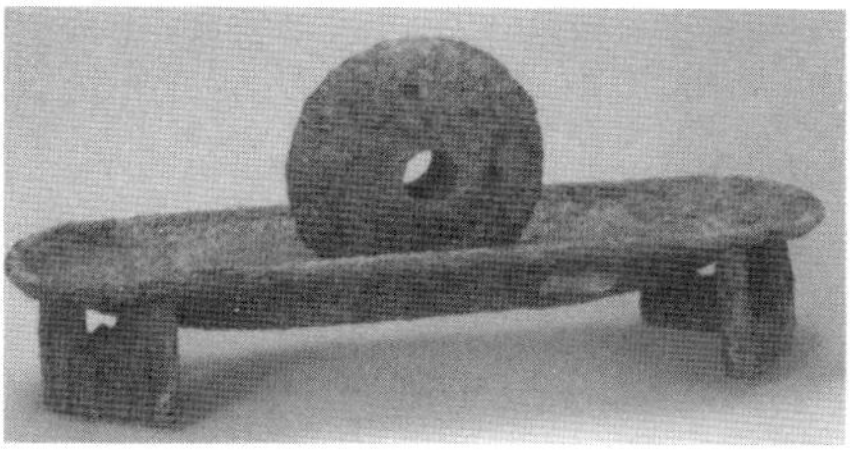
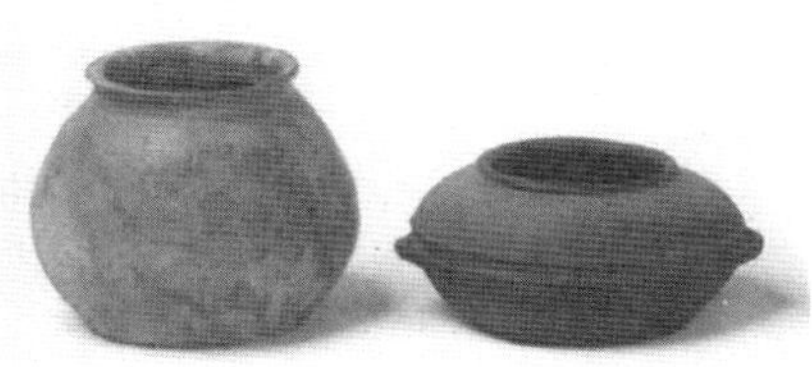

（左）高麗時代の鉄製薬碾（10 世紀、長さ 2.8cm、扶余扶蘇山出土、統一新羅 10 世紀、国立扶余博物館）**（右）高麗時代の緑青磁薬湯缶**（11 世紀、11.5 × 14.3cm）**と土器薬湯缶**（12 世紀、11.7 × 11.6cm）（延世大博物館所蔵）

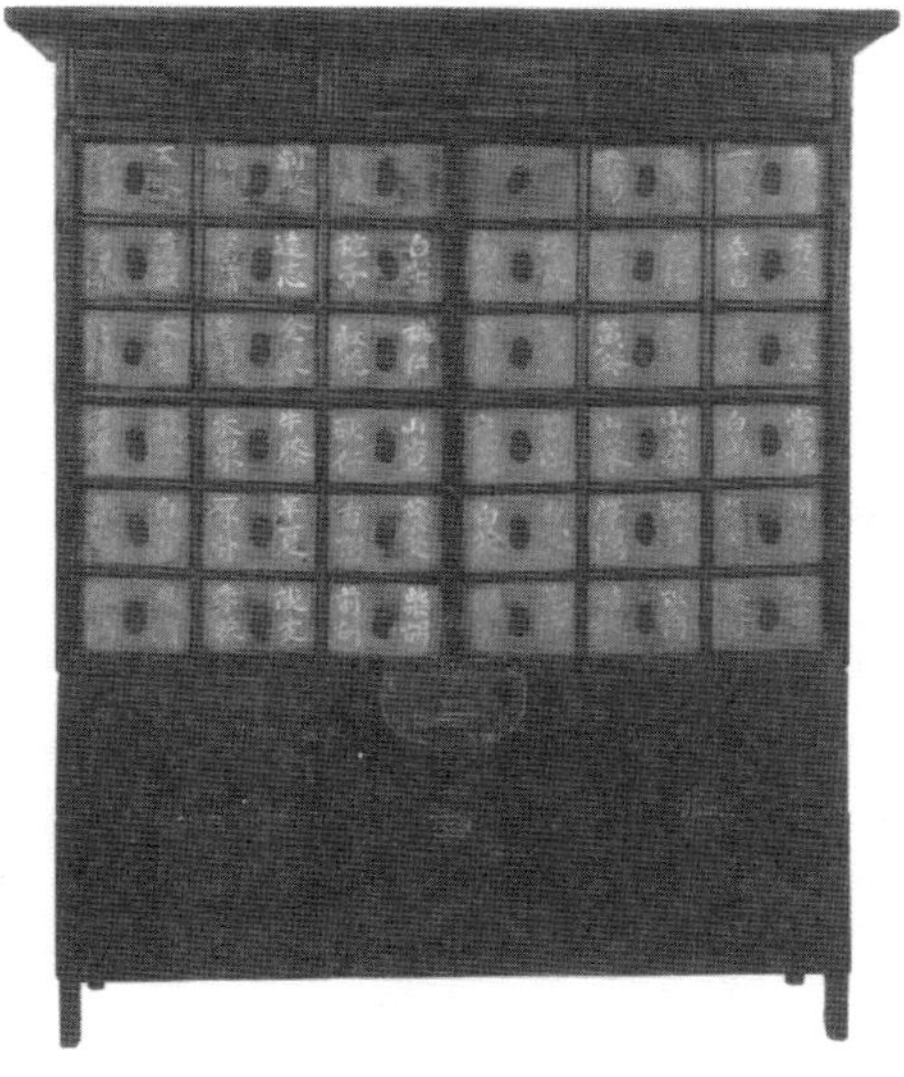

薬箪笥　75 種の薬種から構成された薬箪笥で、かなり小さいが普遍的な国産薬材を入れることができる。

特権層のための西洋医学、庶民側の朝鮮医学

植民期にはかなり整った西洋医学体系が形成された。植民地時代におおよそ二〇〇〇名の朝鮮人医師が養成された。大韓帝国期や植民地時代初期の数十名に比べるならば、その数字は明らかにすごいものといえる。一例として一九一二年に朝鮮人医師は七二名に過ぎなかったが、一九四二年には二四八七名となった。この数字は絶対的な水準で医学の成長を表示するものであるが、二〇〇〇万以上の朝鮮の人口規模と比較して見た時、あまりにも少ない数字であった。

植民地時代の病・医院は運営主体によって、朝鮮総督府が直接運営する官立病院、道と地方機関が運営する公立病院、民間人が運営する私立病院があった。官立病院は植民地時代を通じ朝鮮総督府医院をはじめ四ヶ所があり、公立病院も道慈恵医院は一九〇九年の全州、清州二ヶ所から一九三七年には全国四一ヶ所、一九四二年には四六ヶ所に増えた。私立病院は一九三九年当時、朝鮮人が運営する病院四六、日本人が運営する病院八、外国人が運営する病院が二二であった。官立・道立病院の場合は日本人医師が絶対多数を占め、私立病院の場合は朝鮮人と西洋人医師が多数を占めた。

植民地時代、西洋医学は少数の特権層のための医療に留まった。西洋医学は徐々に費用が高くなっていったが、植民地朝鮮人の経済状態はより悪くなっていったからである。現代医学の発達は医療器具と施薬、医師養成費用、補助人員、巨大医療機関建築などの側面で医療費上昇を招いた。半面、植民地社会は窮乏化が進んでいたので、高い医療費を支払う意欲さえ持てなかった。例えば、一九二九年の朝鮮労働者一日平均賃金は一～二・五円に過ぎなかったが、朝鮮総督府医院の一人平均診療費は入院二〇〇〇円、外来七〇〇円程度であった。この数値は普通の朝鮮人は病院を利用する気持ちにもならないことを物語る。もちろん、母国日本とは異なり植民地統治者は医療費負担を減じることができる医療保険のような社会的装置をまったく考慮せず、医療を徹底して私

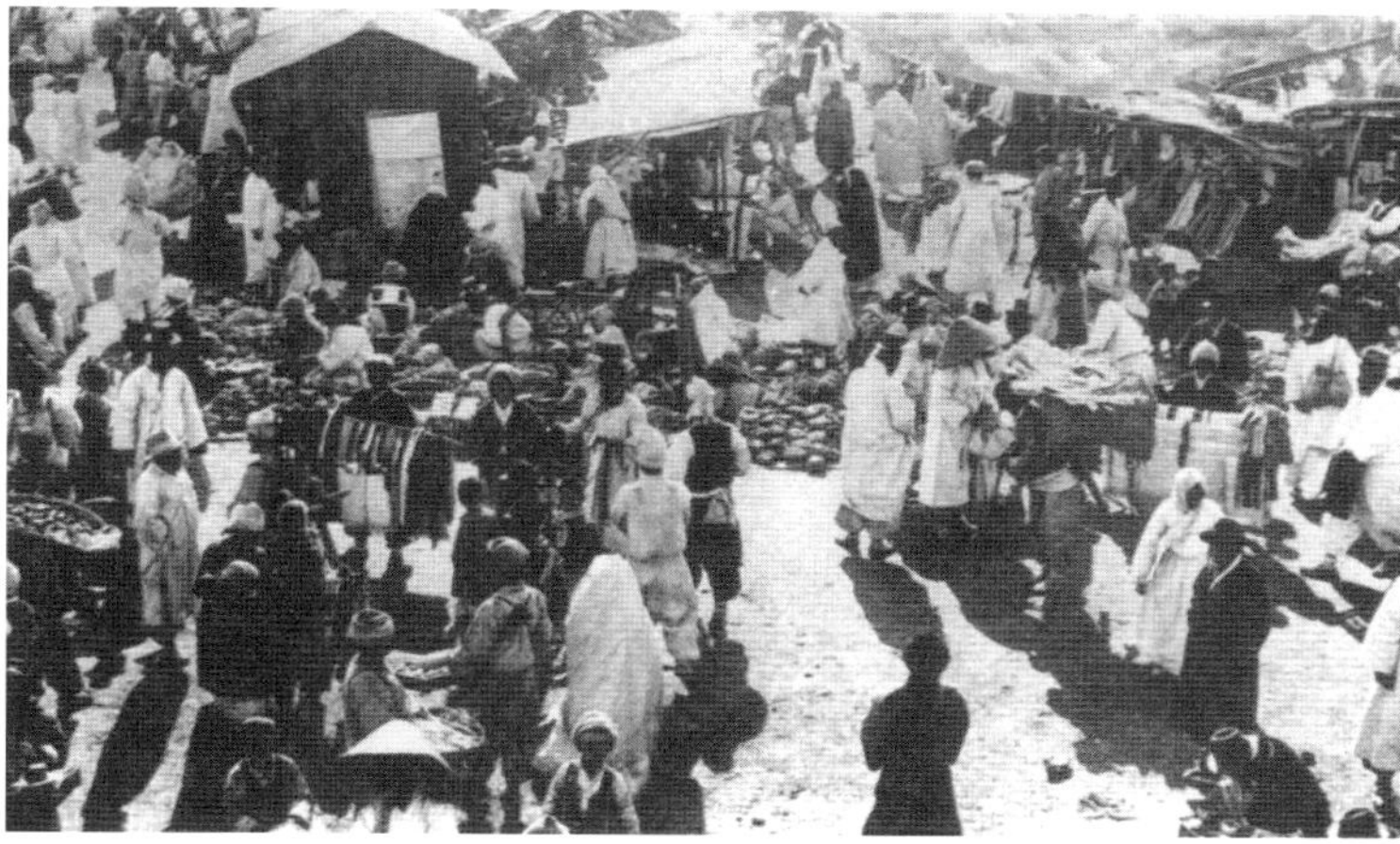

大邱薬令市（1900年前後）　薬を売りにきた人と買いにきた人で混雑している。

的領域に残しておいた。窮乏した朝鮮人が西洋式病院を利用できる機会は、朝鮮総督府医院と道慈恵医院で施される施療病症〔臨床試験〕を通じてであった。言葉の上では施療患者であるが、彼らはとんでもない別の施設で診療を受ける学習用あるいは実験用患者に過ぎなかった。

開港以後、西洋文物の導入は二つの側面において漢医学に影響を与えた。第一は、政策的に西洋医学が中心に置かれ漢医学は周辺へと追いやられたという点である。朝鮮後期を通じ宗教的医療を退けながら漢医学は中心的医療に成長したが、西洋医学という強力な競争者にその位置を明け渡した。第二は、漢医学の近代化を要請されたという点である。資格認定概念が導入され、漢医薬従事者にも適用された。大韓帝国は一九〇〇年に医師認可制度を通じて漢医薬従事者資格審査を行い、日本の植民当局は一九一三年、「医生規則」、「薬種商規則」においてより明確な資格審査を行った。

一九一三年の「医生規則」と一九二二年改定規則の大きな特徴は、新規免許を抑制し新しく免許を出す時にも医師がいない地域を指定して出したことである。このような政策によって漢医の数は継続して減じていった。一九一五年に五八〇四名であった医生数は二〇年後の一九三五年には四〇四四名に、一九四〇年には三一八七名に減った。一九二二年以後新しく免許を得た人は、面〔行政区域〕単位以下の特定の地域でしか開業できなかったので、僻地の医療を担当した。自然に都市地域の日本人と朝鮮人支配層は西洋医学を利用するようになり、地方の朝鮮人は漢医学をおもに利用するようになるという二元的構造が確立された。

これとともに注目すべき事実は、〈医生〉ではなく医術を施す七〇〇〇～一万名規模の漢薬種商の存在である。この薬種商は田舎のあちこちにいて、薬を売ったり簡単な処方も出した。総督府による各種生活調査報告を見れば、窮乏した朝鮮人がもっとも多く利用したのが彼らの運営する漢薬房であった。

国民医療の中枢となった現代医学

解放以後にも西洋医学が中心医療としての地位を占め、漢医薬はその場所を明け渡した。一九五〇年まで漢医師と漢薬種商（現・漢薬師）を合わせた数はおおよそ七〇〇〇名で、医師と薬師の数を合わせた五〇〇〇余名より少し多かった。それが一九五一年以降に状況が逆転し、その差異はより明確に現れるようになった。とくに一九六〇年代後半以降には薬師数が急激に増加して、西洋医薬従事者が大きく増加した。反面、漢医薬従事者には大きな変動はなかった。そうして一九六〇年には医師と薬師を合わせた数（医師七七六五名、薬師四六九六名）が漢医師と漢薬種商を合わせた数（漢医師二九二二名、漢薬種商二七七〇名）の二倍となり、一九八〇年代には六対一に広がった。一九九九年時点で、医師数は三六八二〇名、薬師数は四九二一四名、漢医師数は一一三四五名と集計されている。西洋医学を行う病・医院数も大きく増加して、一九七五年に一一一八八であったのが、一九九九年には三六八二〇にも跳ね上がった。

たとえ西洋医学に一等地を譲ったとしても、漢医学は現代の公的医療制度のなかへ進入するのに成功した。

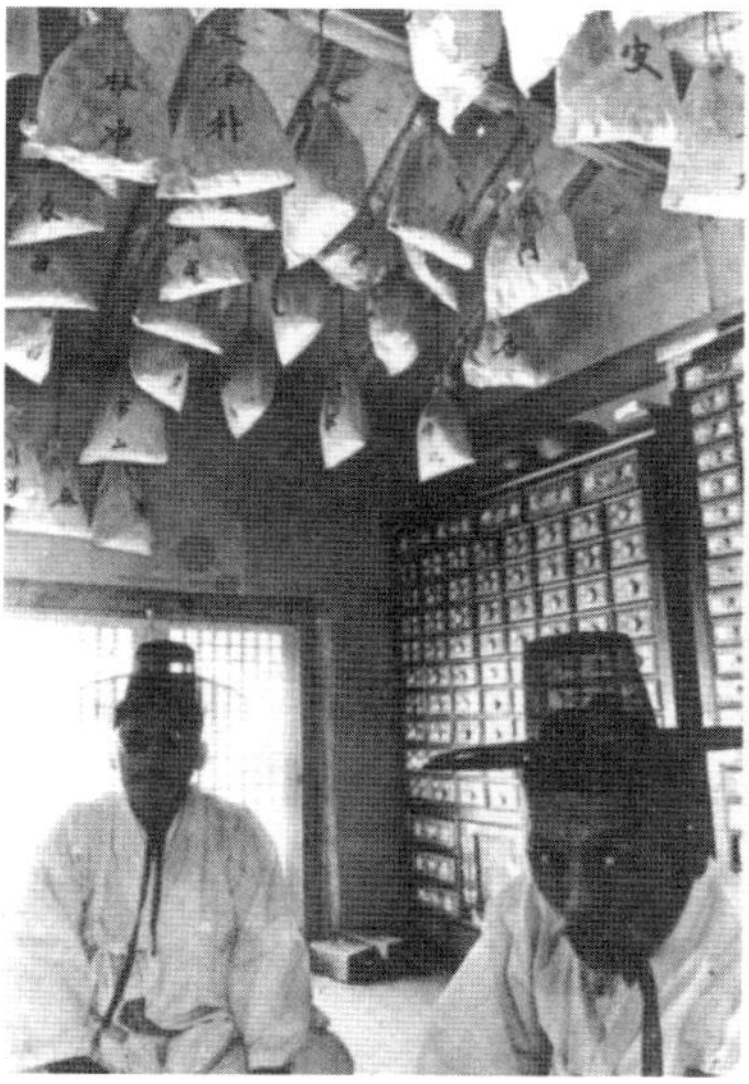

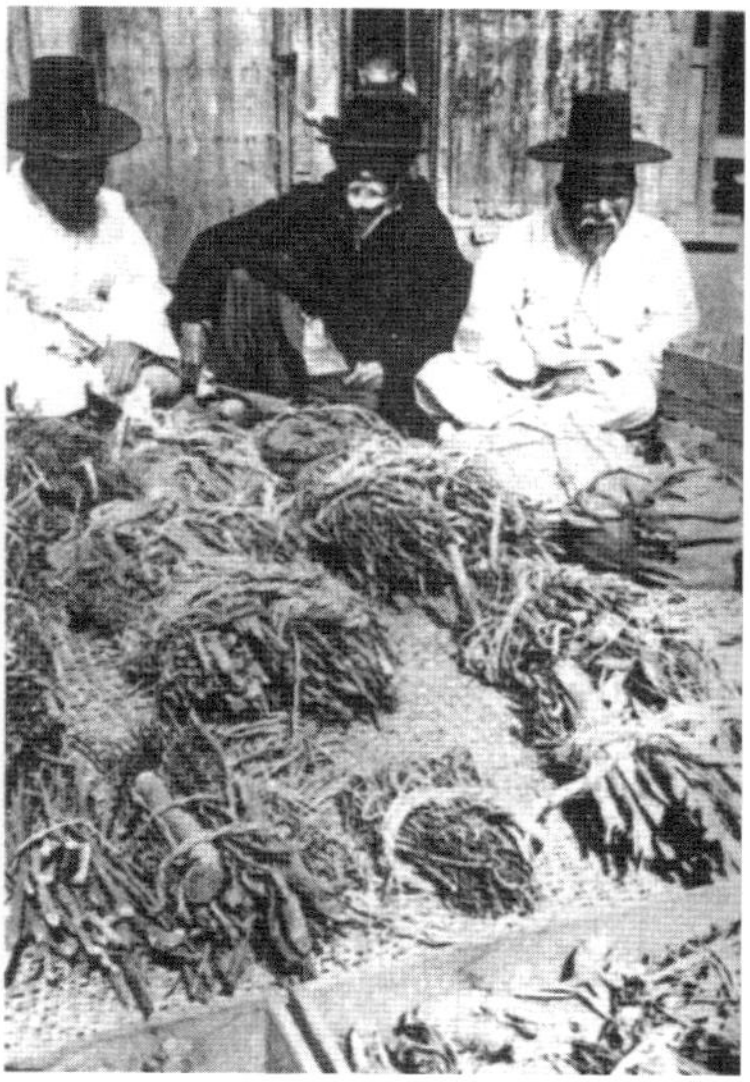

漢薬房と薬商　漢薬房にはかなり大きな薬簞笥二つがあり、天井にはたくさんの薬が吊られている。

一九九九年現在、漢医師が全体医師数の三分の一に肉薄する比率は世界の伝統医学のなかでも、類例がないほどの大成功を収めたといえる。さらに、集団の独占的地位がほとんど医師と同水準という点において、その成功はより価値あるものである。西洋医学教育と同じ六年制を勝ち取り、医師と同水準の免許制度を確立し、軍医官や保健所のような公的領域にも進出が可能となり、マスメディアにおいても一定の紙面あるいは放送時間を確保した。また、健康増進（補薬）分野に特化して高収入の職業となり、高い医療というイメージから抜け出して西洋医学に対する補完的医療体系としての位置を得た。おもに一九八〇年代以降に形成されたこのような職業的地位を、以前の漢医学はそのどの時代でも味わったことがなかった。

二〇世紀中頃から世界的次元で西洋医学は驚くほどに発展した。一九四〇年代以降のペニシリンのような抗生剤と結核予防のためのBCGワクチンの開発、一九五〇年代の〈第一次薬理学革命〉に従う各種生物学的新薬開発、一九六七年以降に急速に発達した臓器移植手術などが韓国医療界にも続けざまに導入された。また、病気の診断をより効果的にした電子顕微鏡、内視鏡、電算化されたX線断層撮影機（CAT）、陽電子放出X線断層撮影機（PET）、MRI、レーザー、トレーサー、超音波診断機のような革新的技術も韓国の病・医院に入ってきた。さらに一九五三年のワトソンとクリックによるDNA螺旋構造の発見と、遺伝子暗号解読以降に急速に発展した生化学と分子生物学、遺伝子工学も医学に大きく応用されている。以前の時代には夢にも思わなかった医学の発展はこの瞬間にも続いている。

現代医療利用の敷居を大きく低めたのは一九七七年から施行された医療保健制度である。一九七七年に五〇〇名以上の事業所勤労者を対象として義務的に職場医療保健が実施され、継続して適用対象が拡大された。その結果、一九八〇年度の医療保健対象人口は九二三万名であり、一九八五年には一八〇〇万名、一九九〇年四〇〇〇万名、二〇〇〇年四六〇〇万名に増えた。二〇〇〇年の韓国人推計人口が四七〇〇余万名であることを考慮する時、これはほとんどすべての国民が医療保健対象者となったことを意味する。医療保健はすべての疾病を完璧にカバーするのではないが、相当数の疾病を一般的な経済力の範囲で解決することができるようになった。

医療利用の拡大が可能となったことは、医師の慈悲によるものでも国家の善心によるものでもなかった。産業と軍事的側面において人口の健康価値に対する社会的要求が増加したからであり、国民個々人の権利意識が向上したからである。二〇世紀後半以降、国家の家父長的恩寵形式で国民に健康が施恵される形態は止揚されて、個人の意志を尊重しない国家の一方的な介入が少なくなった。そして、個人の自由を尊重する形で国家が国民保健に介入する姿が一般化した。このような趨勢は個人の権利として健康を追求するという理念（健康権）と互いに絡み合って進行し、進むほどにその領域が拡大し内容が深化する姿を見せている。

医学の驚くべき成就、しかし……

実に長い道筋であった。かつて、今ほどに医療を味わう時代はなかった。病気にかかった時、医薬を求めることはあまりにも当然なこととなった。もちろんお金がなくて病院と薬局を利用できない人もいなくはないが、病気にかかっても医療と薬を用いないという韓国人は何人もいない。すべての人が病気になれば医師と薬師を訪ねなければと考える。これは本当に歴史的な事件である。わずか最近数十年の間にこのようなことが起こったからである。また、多くの健康問題が病・医院を利用して解決されている。これは経済力が高くなり、医学がそれだけ発達したから可能となったものである。

けれども今日ほど医療が根本的な懐疑に直面したこともなかった。人間があれほど渇望していた恐ろしい疫病を追い払った矢先に、このようなことが起こるのである。医学は「それが発達するほどより良い健康を追求し、それを医学が満足させることができない」逆説的な状況に陥ってしまった。イギリスの医学史学者ロイ・ポーターは『絵と写真でみるケンブリッジ医学史』で、このような状況を次のように要約する。

過去数百年間、医療職はあまりにも取るに足らないもので、深刻な批評を受けるだけの存在ではなかった。馬鹿にする人たちもいたが、彼らは痛い時にはいつでも医師を呼ぶことができる人たちであった。良かったが悪かった昔、という逆説的側面において状況は単純である。人々は医学に大きなものを期待しなかったので、昔は医師が病気を治せなくとも患者は別に悪口をいわなかった。医学は専門的領域ではあるが、大きな特権はなく職業的地位も低かった。二〇世紀はそうではなく医学はより大きな権威を要求し、非常に贅沢なものとなった。いったん強い力を得ると、より多くの批判に直面した。さらに、いったん効果があると認定されると疫病の苦痛は忘れ去られ、医師たちはおもに権威の高い人物や家父長制の道具、でなければ国家の案山子と思われるようになった。

韓国の状況もこれと同じである。病気をよく治す医学があり、個人レベルで医療障壁が過去のどの時よりも低い時代である。そうであるが、社会という集団の次元で見た時、医療に投入される費用が莫大である。最近では健康保険財政が破綻寸前に到ったという報道も出た。医療部門にどれほど多くのお金を投入しなければならないのか、よくわからない。また、医学自体が権力となった。一例として、医師集団の強い力は二〇〇〇年の医薬分業騒動〔二六五頁註（1）参照〕の時にはっきりと確認された。また、異なる次元において患者は自分の病気の治癒主体になれず、医師に依存する存在に矮小化された。治療対象である人間が物質のように扱われる。なによりも大きな問題は、「医学の発展がすべての病気を治してくれる」という大きな迷信が居座ったという点である。この迷信に基づいて医学分野に、「底の抜けたカメに水を入れる式」でお金が投入されており、医学の権力が肥大していく。

国民のための医学とはどのようなものであるかという真摯な省察は、このような状況認識から出るものである。歴史的に見た時、最近までは庶民あるいは国民が信頼しうる医療を得て、それを大きな障害もなく利用しようと争い勝ち取る過程であった。けれども現時点の主要課題はパイをより大きく広げるのではなく、高価であり家父長的権力となってしまった医療体系の克服である。〈国民のため〉より〈国民の〉、〈国民による〉医療により多くの関心が集まるようになったのである。そして二〇世紀文明の洗礼の重要な徴表《メルクマール》であった「医療がすべての健康と疾病問題をみな解決してくれるもの」という楽観論が批判の対象として浮かび上がったのである。

〔初出〕「朝鮮医療史から見た民衆医療」『社会批評』二九号（二〇〇一秋号）を若干修正したものである。

訳註

（1）ハメル（一六三〇～一六九二）。オランダ東インド会社の船員。一六五三年日本に向かう交易船「デ・スペルウェール」号に乗船して日本に向かう途中で済州島付近で破船した。乗組員六四人のうち、ハメルを含む三六人が生き残った。彼らは朝鮮で幽囚されたが、ハメルを含む八人は一六六六年に日本に脱出した。その後、ハメルはオランダに戻り、朝鮮滞在期間の出来事を綴った『朝鮮幽囚記』を残した。生田滋による邦訳が平凡社の東洋文庫の一冊として出版されている。

付論　好敵手——金斗鐘と三木栄

一　はじめに

筆者が朝鮮保健医療史研究を始めてから、いつの間にか二五年が過ぎた。金斗鐘先生（一八九六〜一九八八）、三木栄先生（一九〇三〜一九九二）の朝鮮医学史研究歴に比べれば、まだまだ赤子に等しい。筆者がこの分野の勉強でもっともお世話になり、今もお世話になっている人を挙げるならば、やはりこの二人である。一九八六年に筆者はソウル大学校医学図書館で金斗鐘先生の『韓国医学史・上中世編』[1]に接し、朝鮮保健医療史を研究しようと心に決めた。半分以上が漢文というこの本を読みながら、朝鮮医学の過去を垣間見る一方で、他の人が研究していないこの分野を少なくとも一〇年、二〇年と深めればはっきりとした足跡を残せると直感した。この年、筆者はソウル大学校保健大学院で金斗鐘先生の弟子であり朝鮮保健史研究の開拓者である許程教授に指導を仰ぎ、本格的にこの分野に入門した。

筆者は許程教授から金斗鐘先生と三木栄先生の学問を学んだ。まず、許教授の研究室にあった『韓国医学史（全）』[2]、『韓国医学文化大年表』[3]をはじめとする金斗鐘先生のすべての著書と『朝鮮医学史及疾病史』[4]、『朝鮮医書誌（増修本）(5)』、『朝鮮医事年表』(6)などの本を好きなだけ読むことができた。それだけでなく、『朝鮮医学史及疾病史』、『朝鮮医書誌』は教授とともに最初から最後まで逐字的に読んだ。今は故人となられた大邱漢医大原典教授である金ユソン先生も読書会に休むことなく参席された。日本語が堪能な許程教授は西洋医学・朝鮮医学の内容を指導してくださり、金ユソン教授は難しい漢文の解釈と漢医学に関する内容を教えてくださった。事実、三木栄先生の本は内容が膨大で、濃密であるだけでなく、日本語であり漢文原典が解釈なしに提示されており簡単には読めない本である。筆者は金斗鐘先生の『韓国医学史』をまず読んで流れを把握した後、三木栄先生の著作を読んだ。この時に勉強したものが朝鮮保健医療史研究の大きな土台となった。

かけだしの研究者である筆者にとって、もっとも助けとなったのは金斗鐘先生の『韓国医学文化大年表』であった。そこに年代別に整理された一次史料の内容は、関連主題の内容を全体的に把握し、生々しい歴史的直感を育むうえで最適であった。これと双璧をなすのが、三木栄先生の『朝鮮医学史及疾病史』の末尾にある「朝鮮医学研究図書」であった。そこに掲載された膨大な一次・二次文献は、以後の筆者の朝鮮医学史研究者としての道しるべの役割を果たした。このように、筆者の研究は金斗鐘先生と三木栄先生のおかげといっても過言ではない。

私が金斗鐘先生にお目にかかったのはたった一度しかない。一九八六年頃であったが、ＹＭＣＡでの医学史懇談会に金斗鐘先生が参席された時である。「私が聞いたところでは、日清戦争時に……」このようなことを話された先生は、九〇歳にもかかわらず矍鑠《かくしゃく》としていた。懇談会が終わり、明倫洞のお宅までお送りすると申し上げると、手をふりながら「大丈夫だよ」と、しっかりと歩いて行かれた姿は今も印象が強い。小僧に過ぎなかった筆者は、あえてこの屈託のない姿の大学者を目標にした。試練の近代史を経た学問不毛の地である韓国でこのようにしっかりと自分の分野を練磨され、大きな業績をあげた学者は多くない。そのなかでも金斗鐘先生と比較できる対象は本当に少ない。

三木栄先生とは一度もお会いすることがなかったが、以前からしばしばお会いしていたように思えるほどに近しい気がする。あまりにも多く先生の本を紐解いたからである。筆者が朝鮮医学史に関する新しい資料を見たり、新しい解釈を得たと興奮したとき、先生の本を出して読んでみれば、その項目が存在し、常に例外なく同じような資料、同じような考えがその本にもあった。それはただ、紙面の都合で先生は論議を詳しく行っておらず、筆者の勉強が浅く、以前はその内容を十分に把握できていなかったからである。このように三木栄先生の研究は広く深い。数年前、韓国学術財団が推進する名著翻訳目録に先生の『朝鮮医学史及疾病史』を推薦したことがある。それまでの先生からの学恩に少しでも報いることができたと思えた。この本は優れた朝鮮医学史の同学である金皓先生の翻訳が終わり出版を待つばかりとなっているはずである。早く出ることを期待している〔二〇一五年現在、未刊〕。

二人が生きていれば、尋ねてみたいことが多く、二人の研究過程についても知りたいことが多い。同じ分野を長い間研究してきたが、二人の間にどのような交流があったのかも気になるところであり、互いにどのように評価していたのか、互いにどのような刺激を受けていたのか、そのようなことも知りたい。二人が故人となられた今では叶わないことである。

どのような理由からかはわからないが、二人の研究業績を一緒に論じたものはない。金斗鐘先生の場合は晩年に宋相庸、許程、洪文和先生らが、彼にインタビューしたことがあったが(7)、殊更にそれについては質問項目に入っていない。日本では三木栄先生に対する追悼の辞がいくつかあるが(8)、ここでも二人は一緒に論議されなかった。韓国では三木栄先生には触れずに金斗鐘先生の業績だけを称賛し、日本でも金斗鐘先生には触れずに三木栄先生の業績を褒める。二人のうちの一人だけを研究する傾向は、近年の後学の場合も同じである。

理由がなにかということは別にして、両者を分けて見ているので、二人の業績に関する研究史の整理が未完の状態に留まっている。すでに、二人が他界され二〇年ほど経っており、朝鮮医学史研究の今後の発展のために、この問題をこれ以上避けることができない時期になったと思う。本稿では後学の視点から、二人の学問の軌跡を辿りながら、二人が提示した「朝鮮医学史」研究を再検討したい。おそらく、二人がもっとも神経を使った事項はライバルの間でしばしば見受けられる、同じ時期に行われた学問の後先関係に関わる「先に作業成果を出すこと」、「真似たという印象を避けること」にあったと思われる。二人の業績を比較する際、このような側面を排除することはできないし、また、これを考慮すると先学はどちらなのかと慎重にならざるをえない。筆者は自分の推測や判断を自制し、研究の先行順にそって内容を提示し分析する方式で本稿を展開させる。ただし、後学の立場から二人の先学が残した業績を一つ一つ検討し、より専門的に比較することは後日の事とする。以下では学術研究の性格上、二人の尊称は省略する。

二　果たして二人は会ったことがあるのか

「金斗鐘と三木栄は果たして会ったことがあるのか?」同じような年齢で朝鮮医学史という同じ分野を、同時代に研究した二人の大家の出会いはあったのか? という問いを投げかけるのは、本当に逆説的である。驚くべきことであるが、筆者はいまだ二人が会ったという記録を見たことがない。二人の回顧談(9)はもちろん、第三者の記録でもそのようなことは見たことがない。

金斗鐘と三木栄は活動空間が大きく異なっていた。金斗鐘は馬山で生まれ、徽文高等普通学校を出て、一九一八年に京城医学専門学校に入学し一九一九年の三・一運動以後に退学し、日本に渡り一九二〇年に京都府立医科大学に入り一九二四年に卒業、一年間内科副手〔教務補佐員〕を務め、一九二五年に北京に渡った。その後、一九二六年から満州の瀋陽やハルビンなどで大学附属病院、鉄道病院勤務、開業医などを経て、一九三八年より瀋陽の満州医科大学東亜医学研究所で研究生活を送った。そして、植民地解放の翌年である一九四六年二月に帰国した。以後、一九五七年四月よりアメリカのジョンズ・ホプキンス大学に一年間留学し、翌年六月ヨーロッパを経由して帰国した後、ずっと韓国に住んだ。

三木栄は一九〇三年に大阪で生まれ、一九二七年に九州帝大医学部を卒業した後、一九二八年、京城帝大内科に配属され、一九三三年、医科大学助教授となった。一九三五年に京畿道立水原病院長となり、一九四四年に帰国し、大阪に住んだ。ゆえに、二人が朝鮮医学史を精力的に研究していた時期である一九六六年以前には居住する空間が完全に異なっていた。三木栄が朝鮮にいた時には金斗鐘は中国におり、金斗鐘が韓国にいた時には三木栄は大阪にいた。

ところが、二人の空間がほとんど一致した時が一度だけ見られる。『朝鮮医学史及疾病史』（一九六三年）序文を見れば、三木栄は朝鮮の医書改題作業をしていた時、資料蒐集のために満州医科大学の東亜医学研究所を訪問したという。前述のように、この東亜医学研究所は金斗鐘が一九三八年から勤務していたところである。金斗鐘は自分がそこに勤務していた時、「満州医大を卒業した中国人医師たちが、しばしば漢医および漢薬方に関連する論文を書く時に古医法書を参考にするために研究所を訪ねてきたが、古医法書の文脈のなかで理解ができない箇所があれば私に尋ねた」と述べたことがある。日本人についてではないが、自身が古医書に関して訪問客の対応をしばしば行ったことを明らかにした。ここから、三木栄がいつ訪問したかは具体的に明らかにしていないので、もしかしたら二人の出会いがあったのではないかという推測が可能となる。

けれども、一九五五年の『朝鮮医学史及疾病史』初版を見れば、満州医科大学東亜医学研究所ではなく、その前身である同校中国医学研究所になっている。中国医学研究所は一九三一年に設置された後、一九三五年に東亜医学研究所に拡大・改編された。この頃、金斗鐘は中国にいたが、ハルビンで開業医をしており、朝鮮医学史研究所に入門してはいない。ゆえに、一九三〇年代初めに二人が出会う必然性はまだなかった。

けれども、三木栄の一九六三年の活字本『朝鮮医学史及疾病史』では、以前の孔版〔謄写版〕では見られなかった「金斗鐘兄」という表現が序文にある。ここから見て、一九五五～一九六三年の間に最小限の手紙のやりとりがあったようである。一九七四年のインタビューで金斗鐘はより積極的な表現を用いた。

私の親友である日本の三木栄博士は朝鮮医学史を同じような時期に刊行した。彼は自分の著書が日本学士院賞にふさわしいと自負したが、別に願ってもいなかったわが国の学術院賞が六〇年に私に授与され、彼は賞をもらえず、私に酒を奢れとねだったこともあった。

三木栄の「金斗鐘兄」対し、金斗鐘は「私の親友」と表現した。先の文章のように金斗鐘は一九六〇年に学術賞を受賞したが、三木栄はそうではなかった。三木栄の周辺の人物である蒲原宏は三木栄に対する追悼の辞で、彼は韓国科学史学会感謝牌賞、日本医師会最高賞を受賞したが、日本の学士院賞を受賞できなかったことは不思議なことであると遺憾の意を表した。これは学士院賞が三木栄の大きな夢であったことを示すものである。酒を奢れとねだったことが書信を通じてのことだったのか、会って話したことかは定かではない。

本稿を書きながら、二人のことをよく知る全相運先生に二人の出会いについて聞いてみたが、彼は「藪内清先生と三木栄先生の対話の脈絡からみて、出会いはなかったようだ」と答えられた。

三　三木栄『朝鮮医籍考』（一九三五）を著す

自ら履歴書に明らかにしているように、三木栄は九州帝大医学部に通っていた一九二三～一九二七年の間に医学史に対する関心を持ったが、その背景には祖父が残した医書に対する関心を挙げた。彼は在学中に「五臓六腑の話」（一九二六）という論文を大学学友誌に、「神農一夕談」（一九二七）という論文を学報『九州医報』に掲載した。両者の題目から、この時すでに彼が漢医学に大きな関心と見識を持っていたことを推し量ることができる。すでに二編の短い論考を発表した三木は、一九二七年に卒業した後、日本医史学会会員となり、より本格的な学問の道を志していった。彼は日本医史学会に加入した後、『日本医学史』、『日本疾病史』を著した日本医学史研究の最高権威者である富士川游（一八六五～一九四〇）に出会い、よりその志を強くした。

三木栄がどのようにして朝鮮に渡ったのか、その経緯は定かではないが、一九二八年、九州帝大医学部卒業生である彼は、京城帝大医学部の内科に勤務することになった。朝鮮で職を得たが、朝鮮医学史のためにわざわざここに来たわけではなかった。彼は「一九二八年春、九州帝大から京城帝大内科に場所を移した後、朝鮮に来たからには空いた時間を無駄にすることのないように朝鮮医学史研究を行うことにした」と書いた。けれども、彼は朝鮮に来てすぐに、あらかじめ準備していたように朝鮮医学史研究を開始した。最初の作品は朝鮮の検視指針である『無冤録』に関する研究であった。陰陽五行説を扱う漢医学と異なり、法医学は朝鮮医学史の研究対象のなかでもっとも現代医学と類似する主題ということで、最初の対象となったのだろう。

三木栄は医書を解題する文章を一九三二年一一月から一九三五年一月まで二年二ヶ月間毎月、日本で刊行された『中外医事申報』一一八九～一二一五号に連載した。彼はこの作業のために古書籍目録と図書館目録を調べ、改題すべき書籍を確保した。この時に参考としたのは『朝鮮図書解題』、『朝鮮総督府古書目録』、『京城帝国大学付属図書館図書目録』（奎章閣図書を含む）、朝鮮古書刊行会の『朝鮮古書目録』、柳薬の『李朝実録から選んだ医書目録』、『増補文献備考』の「医家類」、日本人の畑黄山の『医学院軌範』、『李王家蔵書閣図書目録』、早野教授所蔵の医書および私蔵医書などで、数多い筆写本は除外した。

いったん連載を終えて、一九三五年にはその内容がこの雑誌の別冊本として出版された。三木栄が三三歳の時である。この本で、彼が解題した朝鮮の医書は、①『東医宝鑑』をはじめ朝鮮固有の医書九〇種、②『黄帝八十一難経』など中国医書の朝鮮版五五種、③『新註無面冤録』など医薬と関連する朝鮮書籍二五種、④『東医宝鑑』など朝鮮医書の中国版三種、⑤『牛馬医法』など朝鮮医書の日本版および関連書籍二五種、⑥『海東文献総録目録』など朝鮮医書目録類一四種など、合わせて二一五種である。

このように基本作業を終えた後、三木栄は中国、日本と異なり朝鮮の医書がかなり少ないという事実に驚いた。彼は、「なぜ、朝鮮では医書の著述とその刊行がこのように少ないのか?」という問いを投げかけた。彼はその理由として次の二つを挙げた。まず、朝鮮は昔から独立した国を建てることができず、中国の属国として存在したので、その学術すべてが中国の模倣であり、医学にもそれが現れて中国の医書を使用したからである。次に、朝鮮の社会階級制度を見れば、文官が最高位にあり彼らが実権を掌握し、その下に武官階級があり、医官の部類は中人階級と称されて賤しいものとされたので、卓越した人材がいてもそれなりの待遇を得ることができず、支配層である両班たちは吟風弄月《ぎんぷうろうげつ》に興じ自然科学に関心を持つのは恥ずべきこととしたからである。この結果、「朝鮮医書は九割がたが中国系統のものといっても過言ではない」という現象が現れたとみた。

『朝鮮医籍考』刊行以後も三木栄の改題作業は続き、補遺作業が継続された。一九三五年一一、一二月号に「補遺」二回分を発表し、一九三六年一二月号に第三回を、一九三八年七月号に第四回を発表した。五回分からは雑誌を移して『日本医史学雑誌』一九四二年二・三月号に、第六回は一九四四年一・二月号に掲載した。その結果、医書の数が増えて、固有医書は一五〇種に、中国医書の朝鮮版は九二種に、医薬関係の朝鮮書は七八種に、朝鮮医書類の中国版は五種に、朝鮮医書類の日本版関係書籍は六三種に、朝鮮医書目録類は一六種、合わせて三八六種が収録された。

この作業のために三木栄は直接購買はもちろん、京城帝大図書館、総督府図書館、李王家蔵書所、朝鮮学者の蔵書家など、朝鮮内外の医書を蒐集閲覧しただけでなく、日本各地の図書館に収蔵された図書を追加した。彼は宮内省図書寮、内閣文庫、帝国図書館、東洋文庫、静嘉堂文庫、蓬左文庫、京都大学図書館（富士川本）、大阪杏雨書屋などが所蔵する朝鮮医書を閲覧した。さらに、中国に出向き満州医科大学東亜医学研究所、北京人文科学研究所、国立北京図書館などを訪問して、関連文献を蒐集した。

医書解題作業は、そのまま朝鮮医学史研究の本格的な基礎を築く作業であった。朝鮮から生まれ、そして自分が蒐集した範囲内の医書をすべて読み、内容を整理したので、彼は医学学術史、臨床治療術の歴史などに相当な見識を獲得した。朝鮮医書を整理するなかで三木栄は種痘法、[10]「水原道立病院二五年史」[11]、「朝鮮伝染病史」[12]などの研究成果を発表し、伝染病の歴史と近代の歴史についても関心を持ちはじめた。

四　金斗鐘、『韓国医学史（上・中世編）』（一九五四）を刊行するまで

一九四七年金斗鐘はある論文で前述の三木栄の研究結果について次のように評した。

最近、日本医史学会報である『中外医事申報』に水原道立病院長であった三木栄の『朝鮮医籍考』が連載されたが、新羅・百済時代から李氏朝鮮まで、わが国固有の医書はもちろん朝鮮医学に関連した中国医書の朝鮮版などを系統的に列挙し、当該書の考証に必要な序跋と撰者の来歴と版本の真相を詳細に採録したものであった。本書は現存の医書以外に散逸した医書の目録まで考証編次したもので、わが医史学の研究に多大な裨益を与えることを確認することができ、その他、朝鮮種痘史、朝鮮伝染病史、朝鮮裁判医学などの論著も発表したことがある。その蒐集した書目中には漏落したものが少なくなく、その考証のなかには独断的傾向がしばしば見られることは残念であるが、これは史学に関する外人の記述では免れることができない難しい事実である。[13]

すでに述べたように金斗鐘と三木栄は一度も会ったことがない。それだけでなく、互いに評価しあったこともほとんどない。先の文章は金斗鐘が三木栄について言及した、筆者がこれまで発見した唯一の記録である。この記録を見れば、金斗鐘は三木栄の『朝鮮医籍考』が「現存する医書以外に散逸した医書の目録まで考証編次したもので、わが医学史の研究に多大な裨益を与える」として、この本が学界に寄与するところを肯定的に評価した。同時に漏落した本が少なくないことを指摘する一方、論証過程で見られる「独断的傾向」を批判した。とくに、金斗鐘は三木栄の独断的傾向が「史学に関する外人の記述では免れることができない難しい事実である」という属性からくるものと把握した。文脈からみて、ここで外人とは外国人を意味するが、金斗鐘は彼らの歴史観が朝鮮の医書を分析する際に作用したと考えたのである。けれども、金斗鐘は外国人の史学記述の問題が具体的に何を意味するのかは指摘しなかった。

すでにみたように、金斗鐘は一九四七年当時、韓国で三木栄の本を評価できる位置にいた唯一の医学史専門家であった。金斗鐘の専攻である医学以外の学術的行跡は一九二二年に最初に確認される。彼は京都府立医科大学三年に在籍中であった一九二二年に、京都で勉強する同僚たちとともに第一回京都留学生巡回講演を行ったが、彼が発表した主題は「現代生活と科学」であった。講演文を原稿として作成し、それを読むことが一般的な当時の形態からみて、基となる原稿があったはずである。

彼の公式な著作は一九三〇年代後半になって登場する。彼が四〇歳になる頃である。一九三八年、彼はハルビン済生医院長を辞めた直後、「内地に渡った新羅百済の医師たち」[14]という論考を書いた。彼は『日本書紀』の内容を検討し、日本古代允恭帝時代から約二〇〇年の間に新羅・百済の医師が日本に医学を伝え、医術発展に寄与したという論旨を展開した。さらに、この時に伝わった医学の性格を固有医学、中国古代医学、インド医学などとともに比較しながら論議すべきと主張した。

次の論考としては「文化史上から見た東医宝鑑」[15]を書いた。金斗鐘はこの論考で、『東医宝鑑』が古今の医書のなかで「本書のように古今を参酌し、長短を取捨し内外雑病など五大綱領（内経・外形・雑病・湯液・鍼灸――筆者）を区別し、多数の疾病を条目ごとに列記し、自説と他説を確実に分別して、臆断と想像を回避し、引用書を正確を標示して、学究の態度を鮮明にした医書は、当時の東方各国の医書のなかで稀有の珍品であり唯一の傑作である」と評価した。これは、それ以前の文献には見られない『東医宝鑑』に対する最初の評価で、現在までも通用している。また、そこで金斗鐘は『東医宝鑑』の中国、日本での出版状況を整理した結果、この本は朝鮮のものを原版として日本で翻刻され、清国で複版まで刊行された唯一の書籍であると指摘した。

本格的な論文ではない短いコラムのような性格の論考ではあったが、前述のように金斗鐘の最初の研究主題は朝鮮医学史上、古代と朝鮮時代のそれぞれでもっとも輝かしい二つの瞬間、またそれも外国のものを受容し、再び海外へと発信したことについてであった。

一九三八年から金斗鐘は満州医科大学の東亜医学研究所で本格的な研究を始めた。彼は規定に従い学位請求のための論文を準備したが、「漢方医学の解剖学的研究」を主題とした。彼は本格的に漢医学の骨学と内臓学に関する深い研究を行い、一九四五年六月、この研究によって医学博士の学位を取得した。この原稿はすぐには出版されず、一九七三年に日本東洋医薬協会が刊行する『漢方の臨床』に日本語で発表された。[16]この雑誌の編集後記では、この論文が満州医大東亜医学研究所に提出され、学位を授与された論文であると紹介されている。

金斗鐘はこの論文の巻頭言で自身が解剖学、とくに骨学と内臓学に関心を持った背景について言及した。（朝・中・日の）既存の漢医学研究は西洋科学と関連した漢薬成分検出、方剤の治療効果、鍼灸理論の実験的研究などの側面でたくさんの成果を挙げたが、解剖・生理・病理などの基礎分野については、研究がほとんどないので、この研究を行ったとした。彼は内経医学の時代、南北朝時代、隋唐代、宋金代、明清代、清代に至る時代に産出された、『素問』、『霊枢』、『甲乙経』、『洗寃録』など三六種の伝統医書、一種の中西折衷医書（『中西骨格弁書』）、一種の日本医書（『骨経』）、『説文』、『文選』など八種の辞典類を検討しながら、骨学・内臓に関する記録を探し、それの医学的特徴を明らかにした。彼は東亜医学研究所が所蔵する豊富な中国の医書を渉猟し、しっかりとした考証をもとにこの論文を書いた。東亜医学研究所長である黒田源次（一八八六～一九五七）が論文を指導した。日本の敗戦を経て、金斗鐘は一九四六年に帰国し、国内で朝鮮医学史研究を始めた。彼は自身が発行人兼主幹となった『朝鮮医報』に三編の小論文を続けざまに発表した。「朝鮮医学の鼻祖」（創刊号、一九四六）、「東西各国（独・英・米・中・日・わが国）の医史学に関する主要文献」（一巻二号、一九四七）、「日本に渡ったわが三国時代の医学」（一巻三号、一九四七）である。

金斗鐘は最初の論文で檀君神話に登場する桓雄天王の「主病」を医療制度の嚆矢、ヨモギとニンニクを薬物の嚆矢と見なければならないと主張した。彼は歴史的事実としてこれを受け入れることを主張したのではないが、神話・信仰伝説でも鼻祖と認識するには充分という立場を示した。「東西各国（独・英・米・中・日・わが国）の医史学に関する主要文献」はすでに言及した（四〇七頁引用文）。この論文で、彼は独・英・米など西洋医学史、中国医学史、日本医学史と関連する資料を紹介する一方、自身が蒐集した朝鮮医学史の資料を批判的に検討した。彼が世界医学史の研究傾向を検討して得た結論は「西洋は疾病の変遷と医学的知識の発達の攻究に多大な業績があるが、東洋では医人の伝記と医書の目録など、多くの資料を見ることができる。しかし、医史学的研究にもっとも重要なことは前者の歴史である」という事実であった。彼はこのようにして、いまだ不充分な東洋医学史研究が開拓されなければならないという所感を披瀝した。さらに、最近の朝鮮医学史研究の動向を次のように整理した。

> 最近では『朝鮮』という月刊誌に李能和《リ・ヌンファ》氏の『朝鮮医薬発達史』が連載されたことがあり、また、崔南善は『朝鮮歴史』の李氏朝鮮の学芸の項に李朝医学の変遷を簡単に記載し、洪以燮《ホン・イソプ》は『朝鮮科学史』に医学の

条を特に掲げて、歴代医学の変遷を簡略ではあるが、時代に従い編次した。しかし、大概は医学に関する歴代の史料と、医人たちの伝記を収録したに過ぎず、医学思想から見た学術的価値を批判したものではない。また、許浚《ホ・ジュン》、丁茶山、李済馬《リ・ジェマ》、李石谷諸先生の医学に関する記事が断片的に世間に紹介されたことがあり、数年前に『満鮮日報』に発表した拙稿で、日本に渡った新羅、百済の医師たち、東方文化交渉史上から見た東医宝鑑を紹介したことがあるが、やはり断片的に彼らの伝記と事実を紹介する程度のものである。

外人の記述としては、N. H. Bowmann 博士の朝鮮医学史に、欧米人による朝鮮に関する医薬関係の論文が記載されたが医史学的攻究に関する価値を論じたものではない。[17]

ここに言及された本のなかでもっとも詳細なものは李能和の『朝鮮医薬発達史』[18]である。この本はけっして少なくない分量で、朝鮮医学史の全般にわたる史料を時代順に羅列した著作である。ゆえに、金斗鐘はこの本を本格的な朝鮮医学史の著作とはみなさなかった。もっとも活発に研究結果を出した三木栄についての言及は朝鮮の古医書を紹介するところで見られる。これは前述のとおりである。三木栄の医学史研究の成果である朝鮮種痘史、朝鮮伝染病史、朝鮮裁判医学などの論文はここに短く言及されている。

金斗鐘の「日本に渡ったわが三国時代の医学」は本格的な論文形式を備えていた。満州にいる時の同じような主題のコラムとは異なり、この論文は実証的な資料を基にして構成されている。彼は朝鮮の固有医学である東医学の由来を辿りながら、日本に伝わった歴史的事実、日本に伝わった医学の性格などを一つ一つ根拠を挙げて論じた。とくに、医書に現れた処方と薬物に対する実証的分析を試みた。彼は『新羅法師方』、『百済新集方』など六種の三国時代の処方が「三木栄博士の朝鮮医籍考に初めて記載されたもの」と言及しながら、三木が企図しなかったそれらの医学的内容を分析した。その結果、金斗鐘は「三国時代の医術は固有の伝統を保持しながら、一方で中国の処方とインドの医学を輸入し、独自的医学発展の階段を形成したもの」と結論づけた。

解放直後、金斗鐘は朝鮮医学史研究とともに、研究の制度化に力を入れた。彼は『朝鮮医報』の創刊（一九四六年一二月）、大韓医史学会の創設（一九四七年四月）、ソウル大学校医科大学内医史学教室設置（一九四七年一〇月）などを主導した。このなかで、医史学教室は韓国よりも先進的であった日本の医科大学にもない制度であった。以後、いくつかの公職で多忙となり、さらには朝鮮戦争も重なり、金斗鐘は研究に専念することができなくなった。一九五一年四月、ソウル大学校キャンパスに復帰してから研究を再開することができた。彼は、それまで研究してきた漢医学の内臓学の編集を続けたかったが、文献資料の蒐集が容易ではなく断念し、「平素から常に始めなければと思っていた韓国医学史の著述に専念することにした。」三年にも満たない一九五四年一月に一応の成果物が刊行された。彼が五九歳の時である。『韓国医学史』の第一編「上世医学史」と第二編「中世医学史」がそれである。すなわち、朝鮮古代から高麗までの医学史研究が含まれている。

上世編・中世編だけでも成果を出すことができたのは、彼が研究方法を修正したからである。彼は広範囲の資料を渉猟した後、「単純な技術史よりも自身の力量がおよぶ範囲でわが文化史的、思想的背景から孤立しない医学史を書こう」としたが、「医学知識の歴代の変遷を中心とした単純な技術的事実を叙述」することに変更した。ただ、「わが学界にいまだこのような著述がないので、後人の草萊を開拓するのに少しでも役に立つのではないかと思い」単純な形態の本であるが、刊行することになったとした。この本で金斗鐘は自身が見た一次・二次文献を明らかにして一つ一つ註を付け、本の信頼性を高めた。例えば、『百済新集方』、『新羅法師方』、高麗の医書に関する三木栄の『朝鮮医籍考』を引用した。

よしんば上・中世編とはいえども、金斗鐘の『韓国医学史』はこの分野の最初の本格的な通史であった。以前に書いた論考もここに含まれてはいるが、それは全体の分量三一四頁のなかの二〇〜三〇頁というごくわずかに過ぎない。この三年間、金斗鐘は集中して原稿を書いた。まだ、この分野に関する三木栄の研究成果は公刊されていなかった。

五　三木栄、『朝鮮医学史及疾病史』（孔版一九五五、活字本一九六三）を著す

一九五五年、三木栄の著書『朝鮮医学史及疾病史』が孔版本で出版されたが、本の最後の章には「一九四八年原稿完成、一九五三年印刷開始、一九五五年一二月印刷完了」とある。この本の出版は一九五五年のことであるが、これよりも七年も早い一九四八年に完成したという事実を明らかにしたのである。また、この本には一九四八年三月に書いた「綜序」が掲載されている。これによれば、三木栄が朝鮮医学史に関する研究してきた成果物四種、すなわち『朝鮮医書誌』、『朝鮮医事年表』、『朝鮮医学史』、『朝鮮疾病史』が完成し、それを契機にこの綜序を書いたことになっている。

三木栄がこの本を書いた動機について、「半島医学の変遷を説いた著述で見られるものは、一つも存在しないと云うも過言ではないという現状である。中国には陳氏の『中国医学史』、王・伍両氏の英文の『中国医史』などがあり、日本には富士川先師の名著『日本医学史』、その他多くの労作があり、ほぼ完《まっと》うしていると認められるが、朝鮮医学史に関しては、右に比肩するものは、遺憾ながら全く存在しないのである」と述べている。

三木栄が五五歳の時である一九五五年に出版されたこの本は、有史以来、日本の植民地となるまでの朝鮮医学史の内容をすべて扱っている。彼は特定分野の文化を深く掘り下げるアプローチの代わりに、一般書が採択するような王朝の興亡盛衰に従う一般文化の変遷過程に基づいたアプローチを選んだ。さらに各王朝についても、王代に従い細分し、一般文化と医学の関係、各王代の主要医学関連事項を叙述した。場合によって、一つの王代の内容だけでは説明が難しい各分科医学の内容は各学問各論として、医療制度と医療人の社会的地位、外国との医学交流などは全時代を眺望する形式で分けて提示した。このようにして『朝鮮医学史及疾病史』は全時代にわたる朝鮮医学史の内容を豊富に収録した。

この序文では三木栄の以前の著作で見られる〈朝鮮医学が中国と似ており、これというのは別にない〉という

見解は緩和されている。一九三五年に出た『朝鮮医籍考』の内容はすでに言及したとおりであり、一九四〇年に出た『朝鮮伝染病史』では朝鮮文化が日本と中国に比べて低級で、その理由は両班の事大主義（中国を崇める立場）によるもので、伝染病の知識もまた低劣であるという認識を匂わせていた。『朝鮮医学史及疾病史』の綜序では、そのような事大主義が権力階級の自己保全や自身の享楽のためではなく、「有史以来、列国の激戦場に該当する東アジアで突出した半島国の地政学的な」属性によるものと把握した。けれども、このような事大主義によって「庶民の生活が疲弊し、固有文化が停滞して発展しなかった」という主張自体には大きな変化はなかった。

この本で三木栄は東アジア医学における朝鮮医学の位置についての自身の仮説を提示した。「朝鮮に通じなければ、日本と中国の医学を十分に説明できない」（不通朝鮮医学不可以説日本及中国医学）という見解がそれである。

東洋文化史上に於いて、この半島の演ずる役目は重大なものがある。日本文化を論じる上に、大陸文化の影響を説くことが必要であることは言うまでもないが、この際に懸橋的役割を果たした半島の文化に対して、改めて一段と深い関心を寄せることが大切である。また、中国文化を説く上にも、それが諸外国、殊に朝鮮に及ぼした影響を知り、互いに比較することは、未知の史実を明らかにし、緊要な研究分野を提供する。

続いて彼は、綜序のほとんど半分を使い日本医学史と中国医学史、あるいは東アジア医学史理解に寄与する朝鮮医学史上の八つの事件を例示した。それを順番に見れば以下の通りである。

① 中国の医学文化を受け入れながら形成され、それは日本古代医学の形成に非常に大きな影響を与えた。
② 中国宋代の医書と薬材が高麗医学を豊かにした。
③『郷薬集成方』、『医方類聚』と、中国医書がたくさん刊行された朝鮮初期の医学は、朝鮮医学史上の最

全盛期であり、当時の著作は日本でも発刊され、それは日本と中国の医学を理解するうえで大きな助けとなる。

④ 朝鮮前期に発達した治腫術は観血〔外科〕的方法で、朝鮮の特異な方法である。

⑤ 朝鮮中期の『東医宝鑑』は広く日本、中国でも利用された名著で、様々な側面から検討が必要である。

⑥ 朝鮮前期に発達した医学は、壬辰・丁酉倭乱時に日本に輸出され、日本医学の発展に大きな影響を与えた。

⑦ 朝鮮での伝染病の流行は、日本の伝染病の流行と酷似しており、比較研究すれば東アジアの伝染病理解の助けになるだろう。

⑧ 中国、朝鮮、日本で消失した医書が他の地域に残されている場合があるので、それを相互参照すれば大きな助けとなるだろう。

三木栄の『朝鮮医学史及疾病史』は金斗鐘が一年前に整理した古代～高麗時代の朝鮮医学史を超えて、植民地以前の朝鮮医学史の流れを一目瞭然に提示し、初めて朝鮮医学史の姿を余すところなく提示した。さらに、同じ本に収録された『朝鮮疾病史』は朝鮮疾病史に関する最初の通史であった。これによって、彼は自身が言及した中国医学史、日本医学史研究の大家とならび称される位置を獲得した。けれども、この三木栄の著作に先立って金斗鐘の本が出版されているにもかかわらず、この本のどこにも金斗鐘の本と論文への言及はない。

三木栄は八年後の一九六三年に『朝鮮医学史及疾病史』活字本を出版した。単純に活字としたのではなく、内容を増補したものである。どの部分をどのように直したのかを明らかにすることは本稿とは別の研究が必要となるだろう。ただ、本稿の主題と関連して注目すべき点は、一九六三年版謝辞の「一九四八年編成後において、親切なる教示と援助を給わった方々の芳名」の中に〈金斗鐘兄〉が入っている事実である。

また、増補された「朝鮮医学研究図書」に金斗鐘の『韓国医学史（上・中世編）』と金斗鐘の論文二編が記されている。「朝鮮に於ける痘瘡の流行と種痘法の実施」[19]「世宗の済生事業と医薬の自主的発展」[20]がそれである。これとともに、金斗鐘の弟子である李英沢の論文「朝鮮に導入された西医説」[21]、「近世朝鮮の法医学的裁判と無寃録の研究」[22]が掲載されている。しかし、本文に直接引用されているものはない。

六　金斗鐘、『韓国医学史（全）』、『韓国医学文化大年表』（一九六六）を出版す

金斗鐘は『韓国医学史（上・中世編）』を出版した一九五五年以降に朝鮮時代以後の研究に着手した。けれども「資料が意外にあまりにも膨大で扱う範囲も広くて、編集を終えるまでは相当な期日がかかると感じた。その資料は、あの浩瀚な近世王朝実録から歴代王朝の法典、公用文籍、あるいは民俗関係など、そして近代に入っては韓末の官報、新聞および各学会月報などまで含めなければならず、扱う範囲が隣接する中国漢医方の交流をはじめ、海洋を隔てた日本医学との交渉と甲午改革以後の欧米キリスト各教団の医療活動などにおよぶ」[23]ようになったからである。

金斗鐘は近世編・最近世編を書くというよりも、関連研究物を産み出した。個別の時期、個別の主題に対して論文と小冊子を準備する一方、医史学教室の弟子たちの論文作成を指導した。金斗鐘は先に言及した種痘法、世宗時代の医学的成就に続いて、医療制度に関する二編の論文、「漢城府創設期に設置された医療制度とその任務」[24]と「近世朝鮮の医療制度の変革と医療保護事業の追憶」[25]、単行本『韓国医学発展に対する欧米および西方医学の影響』[26]、「近世朝鮮の医女制度に関する研究」[27]（一九六二）、弟子である韓昇璉との共著、『わが国の疫病考』[28]を発表した。また、弟子の論文として先に言及した李英沢の二編の他、李英沢「わが国で実用された人体解剖図」[29]、韓

昇璉「東医宝鑑の書誌学的考察」[30]などの研究を指導した。

このなかで注目すべきは『韓国医学発展に対する欧米および西方医学の影響』である。この本は既存の外来文化受容の観点が、おもに北方、すなわち中国を通じたものに集中していたことを批判しながら、南方と西方、すなわちインド、アラビア、西欧の影響を古代から朝鮮末期まで探るという特徴を帯びた。そうして、朝鮮医学文化を、狭い東アジア的な観点を超えてよりグローバルな次元の視野で拡大することを狙った。この本に掲載された史料の相当数は三木栄の『朝鮮医学史及疾病史』で紹介されているが、アプローチを変え、同じ史料でありつつ、異なる叙述領域を確保した。その領域は先に挙げた『朝鮮医学史及疾病史』の八つの認識を超えている。

一九六一年、金斗鐘は定年で教職から退いてから、他の雑務をすべて断って、『韓国医学史』近世編と医事年表の草稿を整理することに専念して、その結果、一九六六年に韓国医学史のフルバージョンである『韓国医学史（全）』と姉妹編である『韓国医学文化大年表』を出版した。[31]彼の年齢は七一歳であった。

『韓国医学史（全）』に対する学術的感慨はこれといって披瀝されず、金斗鐘はそれについては『韓国医学史（上・中世編）』の序文と同様、とした。この本の流れは、次の通りである。第一編の上世史では古代原始および古朝鮮医学から三国時代および統一新羅医学の発展過程を探り、第二編の中世史は高麗医学を初・中・末期にわけて、各時期の医学的変遷を区分し、第三編の近世朝鮮医学史では前後二期にわけて、その時期に該当するすべての医学的事例を統合した。第四編の最近世史では西洋医学の導入に従う医学教育、医療制度の変革と医療活動の状況を明らかにし、第五編では国恥的受難期の医学と独立したわが国の医学を簡略に叙述した。[32]このなかで、第五編は三木栄の『朝鮮医学史及疾病史』では取り扱われなかった部分である。

『韓国医学文化大年表』について金斗鐘は大きな愛着を示した。古代から植民地期に至る時期の医学関連事項を年代順に整理したこの本について金斗鐘は、「専門書としての独創的意義を持つものではなく、系統的知識を得ることもできず、読書するには無味乾燥である」としながらも「わが医学的知識の歩んできた跡を系統的に分析し、わが医学の文化史的な全貌を時代順に考証し、わが医療技術と社会との時代的変遷を調べるためには、その資料を時間的に配列した年表式整理が必然的に要請される。……このような年表は医学関係者はもちろん、一般の人たちにとっても参考となり便利なものであることを間違いない事実として信じる」[33]として、この本の意義を自評した。

漢文まみれの昔の記録を一つ一つハングルに翻訳する作業は、それだけでも大変な苦労をともなう。この本の出版で金斗鐘は自身の研究が徹底して史料に基づいてなされたという点を知らしめると同時に、通史の本でいちいち言及できなかった生の史料を子細に翻訳して世に出すことによって、後学の理解力と想像力を満たす機会を提供した。

七　三木栄、自身の『朝鮮医誌』を完結す

戦後、日本では外国に関する学問である朝鮮医学史の専門書が出版の機会を得ることは、韓国よりもかなり難しかった。三木栄は一九四八年に自身の四部作である『朝鮮医誌』の草稿を書き終えたが、出版は容易ではなかった。すでに述べたようにそのなかの二つ『朝鮮医学史及疾病史』は一九五五年になって自費で一〇〇冊限定版で、孔版の形態でやっと出版を終え、朝鮮医学文献解題集である『朝鮮医書誌』もまた一九五六年に孔版一二〇部限定で印刷された。その事情が少しはよくなり一九六三年に『朝鮮医学史及疾病史』増修本が、一九七三年に『朝鮮医書誌』が、それぞれ活版で出版された。三木栄が『朝鮮医学史及疾病史』を書くために整理した『朝鮮医学史医事年表』はその後も出版の機会を得ることができなかった。やっと、日本医史学会と日本東洋医学学会の有志たちが、三木栄が生きている間の出版を勧め、一九八五年になって陽の目をみることができた。彼が八三

歳の時である。

この本を出版した際、三木栄は「私が切に願っていた朝鮮医史研究の全業績が六〇年をかけて完遂された」[34]との感慨を披瀝した。この年表を金斗鐘の年表と比較するならば、一つの事件に対する叙述量が少なく割愛されていることもあるが、核心を要約しており、より多くの参考文献から資料を抜き出したという特徴が見られる。

この年表は『朝鮮医学史及疾病史』とは異なり、植民地時代までを対象としている。彼はこの時期を〈代行政治〉の時代と呼んだ。朝鮮総督府政治という直接的な表現ではないが、〈代行政治〉という曖昧な表現もやはり強制的な植民性を帯びている。朝鮮医学の内容に対する三木栄の評価は時期とともに、低級なものから、日本と中国の医学を十分に理解するために必ず知らなければならないものへと変化したが、中国事大主義を朝鮮史のもっとも大きな特徴と把握した歴史観と、自身が職務を遂行した時期に対する認識は大きく変わることがなかった。

八　結語

金斗鐘は九三歳、三木栄は九〇歳まで長生きし、健康であったので主要著書の出版以後も活発な学問活動を行った。それは必ずしも朝鮮医学史研究だけに限定されたものではなかった。本稿では、それらについては関心を向けない。朝鮮医学史のライバルという観点から、二人の学問の軌跡を辿り整理するのみである。

ここまで、筆者は自分の判断を自制し、二人の生産物に表現された事実だけを浮かびあがらせようと努力した。本稿を結ぶにあたり、後学研究者としての判断が少しでも許されるならば、次の五つの側面で自分の意見を述べようと思う。

第一に、一般的な学界の慣行に従い発表に伴う優先権について述べるならば、金斗鐘は高麗時代以前の朝鮮医学史の叙述、年表作成において学問的優先権を主張する権利があると考える。同じような理由で、朝鮮医書に対する解題、朝鮮時代の医学史叙述については三木栄が優先権を主張する権利があるだろう。

学界で後先関係〔プライオリティ〕がどれほど重視されるかは、強調するまでもない。朝鮮医学史の場合、調査すべき史料の領域が比較的はっきりしているので、先に研究した人が先行研究として脚光を独り占めする可能性が高い分野である。ゆえに、先行研究者がまめに史料を検討した結果を出したならば、史観や解釈では差異があったとしても後学の研究者が先行研究と大きく異なる研究業績をあげることは難しい。後発の研究者は先行研究者と同じ史料を扱うことになるので、根掘り葉掘り先行研究の資料をいちいち認めながらの議論の展開はしづらいという側面がある。実際に二人の執筆結果がそのようであった。

金斗鐘が『韓国医学史（上・中世編）』、『韓国医学文化大年表』をまず出版したため、（すでに執筆を終えていたとはいうが、時間は遅い）三木栄の『朝鮮医学史及疾病史』、『朝鮮医事年表』作業は色褪せることになった。朝鮮時代に関しては状況が逆転した。三木栄の『朝鮮医学史及疾病史』が存在したので、金斗鐘の『韓国医学史（全）』の朝鮮時代に関するかなりの部分は最初の研究成果提起という脚光を浴びることが難しかった。

第二に、まさにこのような問題から二人はそれぞれの弱点に対する学界の〈剽窃〉の是非を強く意識したようである。一九五四年、金斗鐘の『韓国医学史（上・中世編）』が先に出たため、三木栄は一九五五年版『朝鮮医学史及疾病史』で、自身はかなり以前に朝鮮医学史研究をすべて終えていたが、印刷が遅れただけであるという点を特別に強調した。学問の優先権を念頭において、わずかな史料と解釈の重複が剽窃ではないということを示すための最低限の措置ではなかったか。

金斗鐘が『韓国医学史』の近世編、すなわち朝鮮時代医学史を整理しはじめる際、彼は丹念にレビューし翻訳した分厚い史料集である『韓国医学文化大年表』を同時に提出した。そうすることによって、独自の史料提示以外に、自身の研究が一次史料に基づいていることを明らかにする効果がもたらされた。同時に金斗鐘は、『韓国医学史（全）』やそれの基となった各種論文や本で、三木栄の業績に関する部分を必ず引用する態度を堅持した。

第三に、金斗鐘と三木栄は相手に対する公式の評価を自制した。後日の回顧を見れば、二人とも相手の学問的業績に全く言及しないことによって三つの効果を得た。自身が朝鮮医学史全般をすべて整理した学者であるという点、相手に言及した瞬間における複雑な後先関係を避ける点、すこしでも相手を攻撃して品格を損うことがないようにした点がそれである。大きな葛藤もなく、金斗鐘は韓国で朝鮮医学史の代表者として、三木栄は日本における朝鮮医学史の代表者としての地位を確保した。

第四に、二人は違いも大きかったが共通点も多かった。二人のおもな違いは「朝鮮医学史をどのように見るべきか」から生じた。もっとも大きな違いは、金斗鐘は朝鮮人を主体としてそれを把握し、三木栄は植民地官僚出身者として日・朝・中の関係網のなかでそれを把握したことによる。家中の漢学の伝統を受け継いだ点、西洋医学を学んだ点、古医書の蒐集過程を通じて医学を勉強した点は共通点である。また、学問的自尊心はかなり強く、自身の学問に対して非常に厳格な態度を堅持したことも大きな共通点である。さらに、人格が高邁でしばしば競争者間で見られる醜い姿を見せなかったことも共通点といえる。

第五に、それにもかかわらず二人の行跡には張り詰めた緊張感が存在した。よしんば同じ領域を研究したとしても、そのどちらかが不十分な場合にはその緊張の糸が緩んだり、最初からなかったはずである。その緊張の張り詰めぶりは二人の朝鮮医学史に対する学問世界が互角に張り合っていたことを意味する。本稿の題名に用いた好敵手という表現は、その適切さを失わない。二人にとってはどうかはわからないが、二人の実力ある研究者がいた朝鮮医学史学界は大きな福を得たといえる。二人は朝鮮医学史に関する研究成果物を豊かにし、医学における学術と文化の理解に対するいくつかの相違する論点を考えさせる。

蛇足を一言、二人の大家の熾烈な学問世界を通じて、筆者は朝鮮医学史に対する自身の学問を深めることができた。反面、二人に超えがたい壁をいまだに感じており、〈後生可畏〉という言葉を思い浮かべながら、よりしっかりと勉強に邁進せねばならない。彼らの研究成果は半世紀が過ぎても、依然として有効である。

〔初出〕『愛山学報』三八（二〇一二年）。

訳註

（1）金斗鐘『韓国医学史（上・中世編）』正音社、一九五四。

（2）金斗鐘『韓国医学史（全）』探求堂、一九六六。

（3）金斗鐘『韓国医学文化大年表』探求堂、一九六六。

（4）三木栄『朝鮮医学史及疾病史』富士精版印刷、一九六三、後に思文閣出版から再版（一九九一）。

（5）三木栄『朝鮮医書誌（増修本）』東大阪印刷、一九七三。

（6）三木栄『朝鮮医事年表』思文閣出版、一九八五。

（7）それらは奇昌徳編『一山金斗鐘博士医史学論文集』（アカデミア、二〇〇〇）に収録されている。

（8）三木謙「父三木栄」（『医譚』復刊六四号、一九九三）、蒲原宏「三木先生の御逝去を悼みて」（『医譚』復刊六四号、一九九三）、長門谷洋治「三木先生をお訪ねして」（『日本医史学雑誌』三九巻二号、一九九三）。

（9）二人の回顧談には次のようなものがある。金斗鐘「日本京都から奉天まで」（『私の交友録』（中央日報東洋放送、一九七七）、「私の学術生活回顧録」（『私が歩んだ道——学術院元老会員回顧録』大韓民国学術院、一九八三）。三木栄「朝鮮医学史を研究して思うこと」（『日本医師会雑誌』一九六五）、「私の医史研究の一生」（『医史学研究』五〇号、一九七八）、「医倫理高——東西医学史論（研究自叙論）」（私家版、一九八二）、「医史研究六〇年」（『堺市医師会報』一九八五）、「朝鮮医史研究六〇年」（『日本医事新報』一九八六）、『医史研究六〇余年著作目録附略歴』（自家出版、一九九〇）。

（10）三木栄「朝鮮種痘史話——池錫永先生追悼記」『東京医事新誌』二九二八—二九三六号、一九三五。

（11）三木栄「京畿道立水原医院二十五年史」『中外医事申報』一二三一—一二三三号、一九三六。

（12）三木栄「朝鮮伝染病史」『中外医事申報』一二七五—一二八五号、一九四〇。

(13) 金斗鐘「東西各国(独・英・米・中・日、わが国)の医史学に関する主要文献」『朝鮮医報』第一巻、第二号、一九四七。
(14) 金斗鐘「内地に渡った新羅百済の医師たち」満鮮学海社編『半島史話と楽土満州』満鮮学海社、一九四三。
(15) 金斗鐘「文化史上から見た東医宝鑑」満鮮学海社編『半島史話と楽土満州』満鮮学海社、一九四三。
(16)『漢方の臨床』第二五巻、第九号、一九七八。
(17) 金斗鐘「東西各国(独・英・米・中・日、わが国)の医史学に関する主要文献」。
(18) 李能和『朝鮮医薬発達史』、『朝鮮』一九三〇年第一号~七号。
(19) 金斗鐘「朝鮮に於ける痘瘡の流行と種痘法の実施」ソウル大学校論文集、一九五六。
(20) 金斗鐘「世宗の済生事業と医薬の自主的発展」ソウル大学校論文集、一九五七。
(21) 李英沢「朝鮮に導入された西医説」ソウル大学校論文集・自然科学、一九五四。
(22) 李英沢「近世朝鮮の法医学的裁判と無寃録の研究」ソウル大学校論文集・自然科学、一九五六。
(23) 金斗鐘「私の学術生活回顧録」。
(24) 金斗鐘「漢城府創設期に設置された医療制度とその任務」『郷土ソウル』第四号、一九五九。
(25) 金斗鐘「近世朝鮮の医療制度の変革と医療保護事業の追憶」『郷土ソウル』第五号、一九六〇。
(26) 金斗鐘『韓国医学発展に対する欧米および西方医学の影響』韓国学研究所、一九六〇。
(27) 金斗鐘「近世朝鮮の医女制度に関する研究」『アジア女性研究』第一集、一九六二。
(28) 金斗鐘、韓昇璉「わが国疫病考」『大韓医学協会誌』第三号、一九六〇。
(29) 李英沢「わが国で実用された人体解剖図」『ソウル大論文集・自然科学』。
(30) 韓昇璉「東医宝鑑の書誌学的考察」『総合医学』第六巻第一二号、一九六一。
(31) 金斗鐘「私の学術生活回顧録」。
(32) 金斗鐘「私の学術生活回顧録」。
(33) 金斗鐘『韓国医学文化大年表』。
(34) 三木栄『朝鮮医事年表』「序」。

訳者解説

本書は、朝鮮医学史に関する一七編の論考を「苦痛を受ける身体の歴史」、「歴史のなかの医療生活」、「朝鮮医学か、西洋医学か」の三部構成で収録したものである。

まず、本書の内容を紹介しよう。第一部「苦痛を受ける身体の歴史」は、伝統社会における医学の諸相を明らかにすると同時に、医学によって伝統社会を照らし出した論考を集めている。疫病だけが身体に苦痛をもたらすのではない。古い封建的因習が人々を精神的に苦しませ、また衛生の名目で権力が人々に襲いかかる。第一部ではこのような多岐にわたる内容を、時には一般人に馴染み深い伝統芸能である「パンソリ」をも題材にして論じている。例えば、『沈清伝』は盲人となった父を自己を犠牲にして救おうとする娘の物語であるが、そこから当代社会における盲人と障害者の問題を抽出するなど、著者の鋭い切り口と意欲的な論考は非常に興味深いものがある。

第二部「歴史のなかの医療生活」は、どちらかといえば解説に近い論考を集めている。というのも、近年『許浚』や『大長今』などのテレビドラマによって朝鮮の伝統医学に対する関心が高まったが、誇張された一面もなくはない。そこで医学史の専門家である著者は、できるだけ正確な知識を伝えたいと考えたにちがいない。そんな著者の意図は、「内医院・典医監・恵民署はどのようなところだったのか」、「医女のはなし」が、本書のための書き下ろしということからも充分に窺い知ることができる。

また、「駭怪であり、罔測である」は、これだけでは内容の見当がつかないが、それは西洋医術に初めて接した時の人々の感想で、この論考では朝鮮末期における西洋式病院を取り上げて説明するとともに、それらの運営主体である宣教師や日本政府の政治的意図についても言及している。最後の「韓国のヒポクラテス宣誓――その誤解の歴史を正す」は、第二部のなかではちょっと性格が異なる論考である。執筆の契機は二〇〇〇年にかの地で起きた医師たちのストライキで、医師の倫理についての歴史的変遷を述べるとともに、現代的観点からの問題点を指摘したものであるからである。ただし、朝鮮王朝時代からの医療機関やそこに従事する人たちの実態を明らかにするという点では、テーマは一貫している。

第三部「朝鮮医学か、西洋医学か」は、両者の葛藤をテーマにした論考を集めている。著者の学位論文は開港以降から日本の植民地となる一九一〇年までの朝鮮の保健医療に関するもので、東医学あるいは漢医学と呼ばれる朝鮮伝統医学と近代西洋医学との葛藤は、常に著者の基本問題意識をなしている。広くは東アジア医学史のなかで朝鮮医学の位置と独自性を探ることであるが、第三部では西洋近代医学の神話を打ち破り、朝鮮医学のいわば復権を果たすとともに、朝鮮医学それ自体の問題点を追求している。さらに、そこでは直接的あるいは間接的な日本の植民地支配の影響も考慮の対象としている。ゆえに、第三部の論考は本書のなかでも学術論文としての性格が強いといえるだろう。

例えば、「牛痘法は末明の暗さを照らす灯火なのか」は、元々『韓国科学史学会誌』に「韓国牛痘法の政治学――啓蒙された近代か、〝近代〟の〝啓蒙〟か」という表題で掲載された論文を再整理したものである。朝鮮医学史において朝鮮末期の池錫永による牛痘法の導入は偶像化された面があり、教科書などでも次のように記述されている。「痘瘡（天然痘）に対し伝統医学は無力であったが、西洋の牛痘法が導入されて希望が見えた。先覚者池錫永がそこで決定的な役割を果たしたが、牛痘法こそ近代科学文物導入の凱歌である。」

著者は果たしてそれは真実なのかと疑義を唱え、次のような問題提起を行った。第一に、牛痘法導入の歴史において実際に池錫永はどれほどの比重を占め、彼を牛痘法の象徴的人物として浮上させた契機と動機は何なのか？　第二に、牛痘法に反対した人々の論理にも傾聴すべき点があるのではないか？　第三に、痘瘡に関する医学として牛痘法、人痘法、朝鮮医学はそれぞれどのような性格を持つのか？　第四に、痘瘡の被害規模と人々が感じる危険度はどの程度だったのか？　これらの問題を検討した著者は、そこには誇張・歪曲・単純化の問題があり、このような解釈の裏面には植民主義あるいは近代主義者の緻密な政治的意図があったということを明らかにしている。まさに、著者の基本問題意識を如実に反映した論考といえるだろう。

さて、「虎列刺、朝鮮を襲う」が本書のプロローグなら、最後の論考「医療がどのように民衆に近づいたのか」はエピローグである。怪疾《ケジル》と呼ばれ人々を恐怖に陥れた虎列刺も、医学の発展によって克服された。その間、庶民の医療生活はどのように変化したのか、この論考は朝鮮時代から現代に至る過程を鳥瞰したものである。そして、最後に「医学がすべての健康と疾病問題を解決する」という楽観論が批判の対象として浮上したと結んでいる。

以上、内容を紹介したが、一言でいって多彩で内容の濃い魅力溢れる著作といえるだろう。本書は副題に「身体と医学の朝鮮史」とあるように、医学を社会史あるいは文化史的に論じて、「人間の病気を治療する実学」を超えた医学の本質にも肉薄している。これは、医学史研究における一つの視点あるいは方法論を提示したものといえる。また、医学史研究の成果を踏まえた医師の倫理問題や現代医学についての考察も、単なる歴史研究に留まらない医学史研究の有効性を示すものだろう。一般読者に対しても朝鮮医学史の諸相を知るのはもちろん、現代人が直面する医学問題を考えるうえで示唆するところが大きいのではないだろうか。

さらに、特記すべき点として本書には豊富に図が挿入されているが、それらすべてが原色である。伝統絵画や古典医書、古い写真など貴重な図も多く、一見の価値がある。（ただし、日本語版では印刷事情の関係から原色での掲載はかなわなかった。）

朝鮮医学史研究の嚆矢といえるのは、日本人医師・三木栄による『朝鮮医学史及疾病史』（一九六二）とそれと対抗するように刊行された金斗鐘の『韓国医学史』(一九六五)である。両書とも一次資料によって構成した朝鮮医学史の通史で、現在でもその価値は失ってはいない。その後の研究はそれを土台として、各時代の医学のより詳細な分析と社会との関係を明らかにすることに重点が置かれた。近年では、とくに開港以降に導入された西洋医学の実態とその朝鮮医学史における位置付け、さらに植民地期の医学の様相についての研究に関心が集まった。著者はこの分野の研究を精力的に行っている人であり、本書はその成果を知り、ひいては現在の韓国医学史学界の研究水準を把握するうえでの貴重な文献といえる。

さて、著者である申東源氏を簡単に紹介しておこう。ソウル大大学院科学史・科学哲学学科で『韓国近代医療体制の形成　一八七六〜一九一〇』で博士号を取得し、現在、韓国科学技術院の教授として研究および教育活動を精力的に行っている。韓国科学史学界にあって、独力あるいは外国で科学史を学んだ全相運、宋相庸、朴星来、金永植らが第一世代とするならば、彼らから薫陶を受けた研究者は第二世代ということになるだろう。そのなかでも申東源氏は年長であり、今後のリーダー格といえる人である。いや、すでに医学史研究では第一人者といってもいいのかもしれない。

一九九七年に博士論文を補充した『韓国近代保健医療史』を出版した後、『朝鮮人の生老病死』(一九九九)、『一冊で読む「東医宝鑑」』(共著、一九九九)『朝鮮人・許浚』(二〇〇一)などの著書があり、二〇〇六年には韓国科学技術院の学生たちとの協同で『わが科学史の謎』を出版、好評を博している。さらに、二〇一〇年には『韓国科学史の話　一』、二〇一三年に『虎患・媽媽・天然痘――病の日常概念史』、二〇一四年には大著『朝鮮医薬生活史』を出版、その旺盛な研究意欲は留まることがない。そして二〇一〇年からは二〇一九年の完成を目指して叢書『朝鮮の科学と文明』全三七巻の責任者となるなど、今後の活躍にも目が離せない。

訳者あとがき

本書は二〇〇四年にソウルの歴史批評社から出版された『호열자、조선을 습격하다』を日本語に訳したものである。内容に関しては「解説」で紹介したので、ここでは本書の成立について述べておきたい。

訳者の専攻は物理学であるが、ある時、朝鮮には物理学者はいなかったのかという問いが頭をよぎった。そして、出会ったのが一八世紀の実学者・洪大容であり、彼の無限宇宙論であった。その後、朝鮮科学史の研究を本格的に行うようになるが、その過程で韓国科学史学会の諸先生方とも親交を深めることになった。そのなかの一人が本書の著者である申東源氏である。彼からは著書が出るたびに恵贈していただいているが、なかでも本書のインパクトは強烈で、朝鮮医学史の奥深い内容に触れるとともに、それに肉薄する著者の筆鋒の鋭さに感心した。そして、日本科学史学会誌『科学史研究』に書評を書いたが（本書の解説はそれに加筆したものである）、できれば翻訳書を出したいと思った。その旨を著者に伝えたところ、すぐに快諾していただいた。もとより医学史には門外漢であり、さらには伝統芸能まで俎上にあげた原著の翻訳は手に余るものがあったが、それでも何とか終えることができた。

ただ、実際に出版されるまでは時間がかかった。日本は世界的に見ても科学史研究が盛んであるが、朝鮮科学史に関してはまったく不十分な状況にあり研究者も少なく、一般の関心も低い。ゆえに関連する書籍も多くはない。一般の関心が低いから関連書籍が少ないのか、関連書籍が少ないから関心が低いのか、現時点でそれを問うても無意味であるが、そのような状況を打破するためにはまずは書籍の出版が先決だろう。訳者はそのような問題意識からこれまでも朝鮮科学史の書籍を積極的に出版してきた。本書もその延長線上にあるが、朝鮮関係の出版状況が困難ななか、今回、縁あって法政大学出版局から出版できたのは本当に幸運といえる。

さて、日本語版についていくつか述べておきたい。原著は『韓国科学史学会誌』や『歴史批評』などに掲載された論考を集めて一般向けに書き直したもので、註がなく文中に最小限の引用文献が提示されているのみである。そこで、本書では各論文末にそれらを集めるとともに、日本の読者のために朝鮮の歴史的人物および歴史的事項、朝鮮固有の用語など、可能な範囲で註をつけることにした。文中に括弧で説明を入れた用語もあるが、古書籍の引用語句や漢文語由来の述語、伝統芸能パンソリの台詞などは直訳で留めざるをえなかったところも多い。

また、原著では一貫して「韓国史」と表記しているが、本書では植民地時代までは「朝鮮史」とし、それに伴い「韓医学」の表記も「朝鮮医学」としている。他方、伝統医学の意味で「漢医学」という表現もみられるのだが、それはそのままにしてある。ただ、ハングル表記は「韓医学」と同じであり、完全に区別できなかったかもしれない。また、その他にも訳者の浅学のため間違いがあるかもしれない。あくまでも文責は訳者にあることをお断りしながら、読者の寛容を乞う次第である。

原著が出版され一〇年ほど経っており、できるならばその間の著者の研究成果を反映したいと考えた。そこで、著者にお願いしたところ「朝鮮後期身体・臓腑に関する談論の性格」と「好敵手——金斗鐘と三木栄」の二編の論稿を提供していただき、著者の提案に従い前者は本文に収録し後者は付論とした。後者は朝鮮医学史研究の先駆者である金斗鐘と三木栄の研究業績について分析・検討したもので、研究史を知るうえでの重要な論稿であると同時に、著者が朝鮮医学史研究を行うようになった理由についても語られていて興味深い。さらに、著者からは日本の読者のために「序文」を送って頂いたが、それらによって日本語版がより充実したものとなったことは訳者としても嬉しい限りである。

日本に著者の研究を紹介するのは本書が初めてではなく、訳者が編者となって二〇一〇年に皓星社から出版した『朝鮮近代科学技術史研究』に彼の博士論文の要約といえる「朝鮮末期近代保健医療体制の形成過程とその意味」が収録されている。著者の研究に興味を持たれた方に一読を勧めたい。また、「牛痘法の政治学」も本書が初出ではなく、そこに収録されていることをお断りしておきたい。

著者と初めてお会いしたのは、二〇〇三年にプサンで開催された韓国科学史学会に参加するために彼の地を訪れた時のことである。六・一五南北共同宣言が採択され交流の機運が高まっていた時期ではあったが、朝鮮大学校の教員が南の学会に正式に招待されるのは初めてのことで、それが実現したのは学会の重鎮である宋相庸先生、当時の会長であった李成奎先生をはじめとする諸先生方のご尽力によるものである。七泊八日の日程で、学会での講演を皮切りに全北大、忠清大、ソウル大でセミナーを行いながら、行く先々で念願の文化遺跡を見学することができた。

日程を組まれたのは全北大教授の金根培氏で、申東源氏とお会いしたのも全北大でのセミナーでのことである。当時彼が所属していた韓国科学技術院は大田にあるが、訳者に会うためにわざわざ全州まで出向いてくれたのである。金根培氏とは博士論文を作成するために来日された時にお会いする機会があり、以後親しく接するようになったが、実は訳者が申東源氏のことを知ったのも金根培氏を通じてのことである。彼らはソウル大大学院の同期で、金根培氏からいろいろお話を聞いていたので、申東源氏とは初対面とは思えなかった。そして、来日時にしばしばお会いするようになり、著書が出版されるたびにお送りいただいているというわけである。それら、すべての読破に至っていないのは心苦しい限りだが、本書の出版によって彼のご厚意に少しは報いることができたのではないかと思っている。

『韓国科学史学会誌』に「韓国科学史学会に参加して」という紀行文を寄稿した際、末尾に一〇年後にはよりよい展望が拓けていることを信じながら研究に勤しみたいと書いたのだが、現実はまったく正反対である。しかし、こんな時こそ個人レベルでの交流がより重要だろう。本書がそのために少しでも寄与するならば訳者の望外の喜びである。

個人的には去年までに目標としてきた朝鮮科学史三部作、すなわち自身の研究成果をまとめた専門書『朝鮮科学史における近世――洪大容・カント・志筑忠雄の自然哲学的宇宙論』、一般向けの朝鮮科学史の解説書『エピソードと遺跡に見る朝鮮科学史』、そして南北朝鮮および在日の研究者たちの論文による通史『朝鮮古代中世科学技術史研究』、『朝鮮科学技術史研究』、『朝鮮近代科学技術史研究』の出版を終えた。むろん、それで終わったわけではなく、次の目標に向かって研究に勤しむつもりであるが、本書がその第一歩である。

最後に、本書の出版を引き受けてくださった法政大学出版局および編集の労をとっていただいた高橋浩貴氏に心からの感謝の意を表したい。高橋氏は訳文の誤りを丁寧に正してくれただけでなく、より読みやすい文章になるように注意を払ってくださった。拙い訳文がそれでもましになったのは高橋氏のおかげである。後は、本書がより多くの人に読まれることを願うのみである。

任正爀

二〇一五年一〇月二五日

索　引

あ行

か行

さ行

た行

な行

は行

ま行

や行

ら行・わ行

コレラ、朝鮮を襲う
身体と医学の朝鮮史

2015年12月25日　初版第1刷発行
著　者　申 東源
訳　者　任 正爀
発行所　一般財団法人　法政大学出版局
〒102-0071 東京都千代田区富士見2-17-1
電話03(5214)5540　振替00160-6-95814
組版：HUP　印刷：ディグテクノプリント　製本：積信堂
装幀：小林 剛（UNA）

Printed in Japan
ISBN978-4-588-37124-0

著　者

申 東源（シン・ドンウォン）

1960年生まれ。ソウル大学校農学大学卒業、同大科学史・科学哲学博士課程修了、理学博士。ケンブリッジ大学ニーダム東アジア科学史研究所客員研究員、韓国科学技術院准教授を経て、現在、韓国科学文明学研究所長、全北大学校科学学科教授。2015年から韓国科学史学会会長。著書に『韓国近代保健医療史』(1997)、『朝鮮人の生老病史』(1999)、『朝鮮人・許浚』(2001)、『わが科学の謎』(全2巻、2006-7)、『韓国科学史のはなし』(全3巻、2010-12)、『虎患・媽媽・天然痘』(2013)、『朝鮮医薬生活史』(2014)『東医宝鑑と東アジア医学史』(2015) ほか。2010年に刊行が開始されたシリーズ *Science and Civilization in Korea*（全37巻）の編集代表。

訳　者

任 正爀（イム・ジョンヒョク）

1955年生まれ。朝鮮大学校理学部物理学科卒業、東京都立大学大学院物理学研究科博士課程修了、理学博士。現在、朝鮮大学校理工学部教授。著書・編著に『朝鮮の科学と技術』（明石書店、1993)、『朝鮮科学文化史へのアプローチ』（明石書店、1995)『現代朝鮮の科学者たち』（彩流社、1997)、『朝鮮科学技術史研究』（皓星社、2001)、『朝鮮近代科学技術史研究――開化期・植民地期の諸問題』（皓星社、2010)『朝鮮科学史における近世――洪大容・カント・志筑忠雄の自然哲学的宇宙論』（思文閣出版、2011)『エピソードと遺跡をめぐる朝鮮科学史』（皓星社、2012)、『朝鮮古代中世科学技術史研究――古朝鮮から高麗時代までの諸問題』（皓星社、2014)。